Donde no hay doctor

una guía para los campesinos que
viven lejos de los centros médicos

edición actualizada y aumentada

por

David Werner

con

Carol Thuman y Jane Maxwell

Versión en español editada por Lisa de Avila

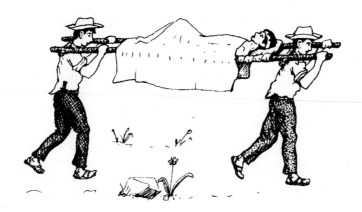

dibujos de David Werner

Library of Congress Cataloging-in-Publication Data

Werner, David, 1934-
   **Donde no hay doctor: una guía para los campesinos
que viven lejos de los centros médicos** / por David Werner
con Carol Thuman y Jane Maxwell: versión en español
editada por Lisa de Avila: dibujos de David Werner.
— Ed. actualizada y aum.
         p.   cm.
   Includes index.
   ISBN 0-942364-01-5
   1. Medicine, Popular.   2. Rural health.   I. Thuman,
Carol, 1959-   . II. Maxwell, Jane, 1941-   . III. Title
RC81.W48   1995
95-39889
616.02'4—dc20   CIP

Publicado por:

The Hesperian Foundation

1919 Addison St., #304

Berkeley, California 94704

EE.UU.

© The Hesperian Foundation, 1995

Primera edición en español, 1973

Segunda edición en español, 1995

2ª edición, 1ª actualización, noviembre de 2002

2ª edición, 2ª actualización, octubre de 2004

Queremos seguir mejorando este libro. Si usted tiene ideas o sugerencias de cómo cambiar este libro para que sea más útil en su comunidad, por favor mándenoslas a la dirección indicada arriba. Muchas gracias por su ayuda.

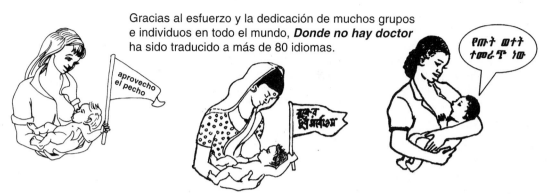

Gracias al esfuerzo y la dedicación de muchos grupos e individuos en todo el mundo, *Donde no hay doctor* ha sido traducido a más de 80 idiomas.

Las siguientes son algunas de las traducciones y las direcciones donde pueden obtenerse:

ESPAÑOL e INGLÉS:

The Hesperian Foundation
1919 Addison St., #304
Berkeley, CA 94704
EE.UU.
hesperian@hesperian.org
www.hesperian.org

ESPAÑOL:

Editorial Pax-México
Av. Cuauhtémoc 1430
Col. Santa Cruz Atoyac
México D.F. 03310
MÉXICO

Editorial Cuatro Vientos
Casilla 131, Correo 29
Santiago, CHILE
www.cuatrovientos.net

Editorial CBC
Centro de Estudios Regionales
Andinos Bartolomé de las Casas
Apartado 477
Cuzco, PERÚ
www.cbc.org.pe

FRANCÉS:

ENDA
54 rue Carnot
B.P. 3370
Dakar, SENEGAL
www.enda.sn

ALEMÁN:

Reise Know-How Verlag
  (Peter Rump GmbH)
Osnabrücker Str. 79
D-33649 Bielefeld
ALEMANIA
www.reise-know-how.de

ÁRABE:

Arab Resource Collective
P.O. Box 13-5916
Beirut, LIBANO
www.mawared.org

PORTUGUÉS

Editora Paulinas
Rua Francisco Cruz 229
Sao Paulo, S.P. 04117-091
BRASIL
www.paulinas.org.br

Sírvase escribir a la Fundación Hesperian o vea al sitio web para obtener información sobre otras ediciones, incluyendo traducciones en italiano, amhárico, bengalí, coreano, chino, dari, iban, lao, nepalés, pushtu, sindhi, sinhala, swahili, tamil, tailandés, urdu y vietnamés, como también ediciones en inglés adaptadas a regiones específicas.

Estamos buscando modos de hacer llegar este libro a los que más lo necesitan—es decir a personas en aldeas y comunidades aisladas de países pobres. Si nos pueden ayudar o dar sugerencias, les rogamos nos escriban a la Fundación Hesperian. Ofrecemos este libro a un precio rebajado a personas de bajos ingresos que viven en países pobres.

AGRADECIMIENTOS

Cada edición de **Donde no hay doctor** es el resultado de un esfuerzo cooperativo. Agradecemos a los muchos usuarios del libro en todo el mundo quienes, a través de los años, nos han enviado sus comentarios y sugerencias. Sus aportes nos han guiado para poner al día la información en estas páginas.

Carol Thuman y Jane Maxwell comparten el crédito por la mayor parte de la investigación, redacción y preparación de la edición actualizada en inglés en 1992. Les agradecemos profundamente su excelente y cuidadoso trabajo. También queremos agradecer a quienes ayudaron a investigar y escribir partes de esa edición: Suellen Miller, Susan Klein, Ronnie Lovich, Mary Ellen Guroy, Shelley Kahane, Paula Elster y George Kent. Nuestro agradecimiento a Andrew Pearson y los otros autores en Macmillan Publishers por la información extraída de la edición africana.

Muchos doctores y especialistas de todo el mundo revisaron generosamente partes de este libro. No podemos nombrarlos a todos, pero la ayuda de los siguientes fue excepcional: David Sanders, Richard Laing, Bill Bower, Greg Troll, Deborah Bickel, Tom Frieden, Jane Zucker, David Morley, Frank Catchpool, Lonny Shavelson, Rudolph Bock, Joseph Cook, Sadja Greenwood, Victoria Sheffield, Sherry Hilaskim, Oam Zinkin, Jordan Tapero, Robert Gelber, Ted Greiner, Stephen Gloyd, Rainer Arnhold y Michael Tan.

Los dibujos para la nueva edición fueron creados por David Werner, Kyle Craven, Susan Klein y Sandy Frank. También se usaron algunos de los dibujos de Felicity Shepherd de la edición africana de Macmillan Publishers. Agradecemos a la revista "New Internationalist" por el dibujo de la letrina ventilada, a James Ogwang por la ilustración de la página 417 y a CRC Press de Boca Ratón, Florida, por el permiso de reproducir el dibujo de la página 406, tomado de **Chagas' Disease Vectors,** Vol. 1, 1987, editado por R.R. Brenner y A. de la Merced Stoka. Como en la edición original, agradecemos a McGraw-Hill Book Company por el permiso para usar los dibujos que aparecen en las páginas 85 y 104 tomados de **Emergency Medical Guide** de John Henderson, ilustrados por Niel Hardy. Gracias a Dale Crosby por las ilustraciones en las páginas 29, 32, 35, 100, 181 y 200; y a Carl Werner por los dibujos de las páginas 5-8, 121, 187, 229, 231, 235-238, 240, 245, 256, 276 y 281.

La versión actualizada en español en 1995 estuvo a cargo de Lisa de Avila. Le agradecemos a ella su dedicación y su excelente labor en editar el manuscrito y coordinar su preparación. Por su invaluable asesoría médica para la edición en español, damos mil gracias a los doctores Brian Linde, Miguel Ángel Álvarez, Alejandro de Avila y Benno de Keijzer, autor de la sección sobre dígito-presión. Además, extendemos un cálido agradecimiento a los siguientes individuos y organizaciones que con esmero contribuyeron a la publicación de dicha edición: Tom Kelly (coordinación y apoyo), B.A. Laris (formato y gráficas computarizadas), Martín Lamarque (traducción y revisión), Linda Engelman y Shobha Hiatt (formato computarizado), Gail Valesky y Jane Kelly (mecanografía), OSO Publishing Services (revisión) y Amy Conger de Epicenter Graphics (gráficas computarizadas).

El excelente trabajo de quienes ayudaron a crear la versión original se refleja aún en casi todas las páginas. Nuestro agradecimiento a Val Price, Al Hotti, Rodney Kendall, Max Capestany, Rudolf Bock, Kent Benedict, Alfonso Darricades, Carlos Felipe Soto Miller, Paul Quintana, David Morley, Bill Bower, Allison Orozco, Susan Klein, Greg Troll, Carol Westburg, Lynn Gordon, Myra Pollinger, Trude Bock, Roger Bunch, Lynne Coen, George Kent, Jack May, Oliver Bock, Bill Gonda, Ray Bleicher y Jesús Manjarrez.

Por su ayuda con la investigación, redacción y preparación de las versiones editadas en inglés de 1996 a 2003, y su actualización en español en 2002 y 2004, agradecemos a Manisha Aryal, Marcos Burgos, Todd Jailer, Erika Leemann, Malcolm Lowe, Jane Maxwell, Susan McCallister, Gail McSweeney, Elena Metcalf, Christine Sienkiewicz, Lora Santiago, Sarah Shannon, Peter Small, Fred Strauss, Fiona Thomson, Kathleen Vickery, Sarah Wallis, y los médicos Sarah Buttrey, Syema Muzaffar, Carlos Rodas y Melissa Smith.

Finalmente damos nuestro cordial agradecimiento a los promotores de salud del Proyecto Piaxtla en México—sobre todo a Martín Reyes, Miguel Ángel Manjarrez, Miguel Ángel Álvarez y Roberto Fajardo—cuya experiencia y dedicación han provisto las bases para este libro.

CONTENIDO

Una lista de lo que contiene cada capítulo

Capítulo 10

PRIMEROS AUXILIOS 75

Capítulo 11

NUTRICIÓN: LO QUE SE DEBE COMER PARA TENER BUENA SALUD 107

Capítulo 12

MEDICINA PREVENTIVA: CÓMO EVITAR MUCHAS ENFERMEDADES 131

Capítulo 13

ALGUNAS ENFERMEDADES MUY COMUNES 151

Capítulo 14

ENFERMEDADES GRAVES
QUE NECESITAN ATENCIÓN MÉDICA ESPECIAL 179

Capítulo 15

ENFERMEDADES DE LA PIEL 193

Capítulo 16

Capítulo 17

Capítulo 18

Capítulo 19

Capítulo 20

Capítulo 21

INTRODUCCIÓN

Este libro es principalmente para los campesinos que viven lejos de los centros médicos, en lugares donde no hay doctor. Pero aún donde hay doctores, le conviene a la gente tomar más responsabilidad por el cuidado de su propia salud. Así que este libro es para quien se preocupa por la salud de su familia o de su comunidad. Se ha escrito tomando en cuenta que:

1. **El cuidado de la salud no es sólo un derecho de todos, sino la responsabilidad de todos.**

2. **El capacitar más a cada persona para que cuide de su propia salud debe ser la meta principal de cualquier actividad o programa de salud.**

3. **Si la gente recibe información clara y sencilla, puede evitar y tratar en casa sus problemas más frecuentes de salud. Muchas veces, la gente puede actuar de un modo más rápido, más barato y más efectivo que los doctores.**

4. **Los conocimientos médicos no deben ser un secreto guardado entre pocas personas, sino deben ser propiedad de todos.**

5. **Las personas con poca educación formal son tan responsables e inteligentes como las personas tituladas.**

6. **El cuidado básico de la salud no debe venir de fuera, sino ser promovido dentro de la comunidad.**

Uno de los requisitos para cuidar de su salud es conocer sus propios límites. Por eso, este libro da consejos no sólo sobre **qué hacer,** sino también sobre **cuándo conseguir ayuda.** El libro indica los casos en que es importante consultar a un trabajador de la salud o a un médico. Pero ya que a veces uno se encuentra lejos de un médico o trabajador de la salud, el libro también explica **lo que se puede hacer mientras llegue ayuda médica**—hasta para problemas muy graves.

Este libro está escrito en español sencillo, al alcance de personas que tienen poca educación formal. Usa lenguaje sencillo, pero no infantil. Se emplean unas palabras más difíciles donde es apropiado o necesario. Éstas generalmente se usan de forma que se pueda adivinar lo que quieren decir. De esta manera, los que lean este libro tendrán la oportunidad de aprender palabras nuevas al mismo tiempo que vayan aumentando sus conocimientos médicos.

Las palabras importantes que el lector quizás no entienda, se explican en una lista de palabras, o vocabulario, al final del libro. Cuando una palabra de este vocabulario sale en un capítulo por primera vez, generalmente aparece *en este tipo de letra*.

Donde no hay doctor fue escrito originalmente para los campesinos de la Sierra Madre Occidental de México, donde hace 34 años el autor principal ayudó en la formación de un sistema de salud a cargo de los mismos campesinos. ***Donde no hay doctor*** ha sido traducido a más de 80 idiomas y es usado por trabajadores de la salud en más de 100 países.

Ésta es la quinta edición en español. Gracias a las cartas y sugerencias de personas por todo el mundo que conocen la vida del campo y los problemas de salud de cada región, hemos ampliado y actualizado esta edición. Pero por eso, el libro ha perdido también mucho de su sabor Sinaloense (de Sinaloa, México) y de los campesinos que por tantos años han sido nuestros vecinos y amigos. Esperamos que, a pesar de todo, el libro siga siendo útil y fácil de entender.

Para que sea aún más útil en cualquier región, el libro debe ser adaptado por personas que conozcan bien las costumbres y necesidades de salud, los remedios caseros y el idioma de la gente.

* * * * *

Invitamos a las personas y a los programas de salud a usar este libro—o algunas de sus partes—en la preparación de sus propias guías para campesinos o trabajadores de salud. Para hacer eso, no se necesita pedir permiso de la Fundación Hesperian—**a condición de que las partes utilizadas se distribuyan gratis o al costo, y no con fines de lucro.** Sólo pedimos que se nombre la fuente de la información y que se nos envíe un ejemplar de la publicación a la Fundación Hesperian, 1919 Addison St. #304, Berkeley CA 94704, E.U.A.

Si su programa no tiene los recursos necesarios para preparar su propia guía, recomendamos que prepare cuando menos unas hojas o folletos con más información local, para usar junto con este libro.

En las **Páginas Verdes** (Usos, Dosis y Precauciones para Medicinas) se han dejado renglones en blanco para que se escriban las marcas y precios de medicinas que estén disponibles en su región. También es buena idea que el programa de salud prepare una lista de nombres genéricos o marcas baratas y sus precios, para distribuir junto con cada ejemplar del libro.

* * * * *

Este libro fue escrito para cualquier persona que quiera hacer algo para mejorar su propia salud y la salud de otros. Sin embargo, en muchos países se ha usado como manual para el entrenamiento de trabajadores de salud rural. Por eso se incluye una introducción especial para el trabajador de la salud, indicando que **el primer deber de dicho trabajador es compartir sus conocimientos y educar a su gente.**

Hoy en día, tanto en los países ricos como en los pobres, muchos de los servicios de salud no alcanzan adecuadamente a la mayoría de la gente más necesitada. No satisfacen efectivamente las necesidades humanas. En verdad no hay suficiente justicia social, ya que demasiado queda en las manos de unos pocos.

Esperamos que, al compartir más abiertamente los conocimientos médicos y al aprender lo que sirve mejor tanto de la medicina tradicional como de la medicina moderna, toda la gente pueda encontrar un camino más sensible y más humano para cuidar de su propia salud y para tratarse mejor unos a otros.

Notas sobre esta edición

En esta edición actualizada de **Donde no hay doctor**, hemos agregado nueva información y puesto al día la información existente, basándonos en los conocimientos científicos más recientes. Varios especialistas de salud de muchas partes del mundo generosamente nos han dado consejos y sugerencias.

Hemos añadido nuevos datos en la parte principal del libro, cuando ha sido posible hacerlo sin cambiar la numeración de las páginas. (Así, la numeración sigue igual y las referencias a páginas en otros libros nuestros, tales como **Aprendiendo a promover la salud**, siguen siendo correctas.)

Hay 2 secciones completamente nuevas al final del libro. Las **Páginas Azules** (pág. 399) contienen información sobre problemas de salud de creciente o especial preocupación: VIH/SIDA, llagas en las partes ocultas, leishmaniasis, complicaciones del aborto, enfermedad de Chagas y otros. Esta sección también incluye nuevos temas como la medición de la presión de la sangre, el mal uso de pesticidas, la drogadicción y un método para el cuidado de bebés prematuros y bajos de peso. La sección sobre **Dígito-presión** (pág. 419) explica cómo y cuándo usar este método para calmar diferentes dolencias.

Además, a través del libro entero se pueden encontrar nuevas ideas y datos, pues el conocimiento médico siempre está cambiando. Por ejemplo:

- Los consejos sobre **nutrición** han cambiado. Los expertos solían aconsejar a las madres que dieran a sus hijos más alimentos ricos en proteínas. Pero ahora se sabe que lo que más necesitan los niños desnutridos son más alimentos que dan energía. Muchos de estos alimentos que se consiguen a bajo costo, especialmente los cereales, proporcionan suficientes proteínas *si el niño come bastante de ellos.* Ahora se recomienda dar suficientes alimentos que dan energía, en vez de preocuparse por los 'cuatro grupos de alimentos' (vea Capítulo 11).

- Antes, para las **úlceras del estómago**, los médicos recomendaban beber mucha leche. Pero según ciertos estudios recientes, es mejor tomar mucha agua, no leche (vea pág. 129).

- También ha cambiado el conocimiento sobre **las bebidas especiales para la diarrea** (terapia de rehidración oral). No hace mucho, los expertos creían que las bebidas azucaradas eran mejores. Pero ahora sabemos que las bebidas hechas con cereales ayudan más a evitar la pérdida de agua, a disminuir la diarrea y a combatir la desnutrición que las bebidas hechas principalmente con azúcar o que los paquetes de "SRO" (vea pág. 152).

- Hemos añadido una sección sobre **cómo esterilizar instrumentos**. Esto es importante para evitar el contagio de enfermedades como el VIH/SIDA (vea pág. 74).

- Además hemos agregado secciones sobre el **dengue** (pág. 187), la **enfermedad de células falciformes** (pág. 321) y **los implantes anticonceptivos** (pág. 293). En las páginas 277 a 279 hay nueva información sobre **el cuidado de los pechos (senos).**

- En la pág. 139 explicamos cómo hacer una **letrina antimoscas perfeccionada.**

> **Si usted tiene sugerencias para mejorar este libro, le rogamos nos las envíe. ¡Sus ideas son muy importantes para nosotros!**

Las **Páginas Verdes** incluyen ahora más medicinas. Esto se debe a que algunas enfermedades se han vuelto resistentes a medicinas que se usaban antes. Por eso, ahora es más difícil dar consejo médico sencillo para ciertas enfermedades— especialmente el paludismo (malaria), la tuberculosis, la tifoidea y las enfermedades de transmisión sexual. A menudo mencionamos diferentes tratamientos. Pero **para muchas enfermedades infecciosas, usted tendrá que investigar** cuáles medicinas están disponibles y son eficaces en su región.

Al poner al día la información sobre medicinas, incluimos principalmente sólo las que aparecen en la *Lista de Medicamentos Esenciales* de la Organización Mundial de la Salud. (Sin embargo, también mencionamos algunas medicinas peligrosas pero muy usadas, para evitar y desalentar su uso—vea también las páginas 50 a 52.) Al tratar de dar información para las necesidades de salud y sus variaciones en muchas partes del mundo, hemos nombrado más medicinas de las que serían necesarias para una región determinada. A las personas que vayan a adaptar este libro, les sugerimos que acorten las Páginas Verdes y las adapten según las necesidades específicas y las rutinas de tratamiento de su propio país.

En esta nueva edición de *Donde no hay doctor,* seguimos reconociendo el valor de las formas tradicionales de curación y hemos agregado algunos otros "remedios caseros". Sin embargo, ya que muchos remedios populares dependen de plantas y costumbres locales, sólo hemos añadido unos pocos que usan productos comunes, como el ajo. Confiamos en que quienes estén adaptando este libro, añadirán remedios caseros útiles para su región.

La **acción comunitaria** es un tema central a través de todo el libro. Por ejemplo, hoy en día muchas veces no basta con explicarles a las madres que la leche de pecho es el mejor alimento para sus bebés. Las comunidades se deben organizar para asegurarse de que las madres puedan amamantar a sus bebés mientras trabajan. Al igual, los problemas como el mal uso de pesticidas (pág. 412), el abuso de drogas (pág. 416) y los abortos realizados en condiciones peligrosas (pág. 414), se resuelven mejor cuando las personas trabajan juntas para hacer de su comunidad un lugar más seguro, más sano y más justo.

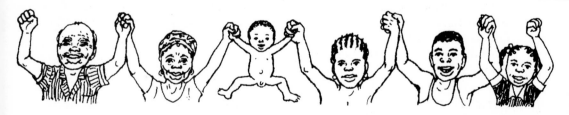

> **La "salud para todos" sólo se puede lograr a través de la demanda organizada del pueblo por una mayor igualdad en términos de tierra, salarios, servicios y derechos básicos. ¡Más poder para el pueblo!**

PALABRAS A LOS TRABAJADORES DE SALUD RURAL

¿Quién es el trabajador de salud rural?

Un trabajador de salud rural es una persona que ayuda a las familias y a sus vecinos a mejorar su salud. Muchas veces, él o ella ha sido escogido por otros campesinos como persona sumamente capaz y amable.

Algunos trabajadores de salud rural reciben entrenamiento y ayuda de un programa organizado. Otros no tienen un puesto oficial. Pueden ser personas de la comunidad que saben curar o que tienen conocimientos de la salud. Muchas veces aprenden observando y estudiando por su cuenta.

En el sentido más amplio, **un trabajador de salud rural es cualquiera que colabora para que su pueblo sea un lugar más sano.** Esto quiere decir que casi todos pueden y deben ser trabajadores de salud:

- Las madres y los padres pueden enseñar a sus hijos cómo mantenerse limpios.
- Los campesinos pueden trabajar juntos la tierra para producir más alimentos.
- Los maestros pueden enseñar a los niños cómo prevenir y curar enfermedades y heridas comunes.
- Los niños pueden compartir con sus padres lo que aprenden en la escuela.
- Los vendedores pueden informarse del uso correcto de las medicinas que venden y dar consejos a los compradores (vea pag. 338).
- Las parteras pueden aconsejar a las madres acerca de la importancia de comer bien durante el embarazo, de amamantar a sus bebés y planificar el número de hijos que tengan.

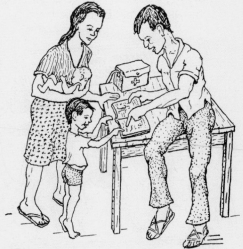

Este libro fue escrito para los trabajadores de salud rural en el sentido más amplio. Es para cualquiera que quiera saber y hacer más por su bienestar, el de su familia o el de su pueblo entero.

Si usted es un trabajador de salud rural, una enfermera auxiliar o quizás un médico, recuerde: este libro no es sólo para usted, es para **toda la gente. ¡Compártalo!**

Use el libro para ayudar a explicar a otros lo que usted sabe. Tal vez pueda reunir a la gente en grupos pequeños para leer un capítulo a la vez y discutirlo.

El trabajador de salud rural vive y trabaja al nivel de su gente. Su trabajo principal es compartir sus conocimientos.

t1

Estimado trabajador de salud rural:

Este libro se trata principalmente de las **necesidades de salud** de la gente. Pero para ayudar a que su gente sea más sana, también hay que tomar en cuenta sus **necesidades humanas.** Su interés y cariño por las personas son tan importantes como sus conocimientos de medicina e higiene.

Éstas son algunas sugerencias que pueden ayudarle a servir a su pueblo, tanto en sus necesidades humanas como en las de salud:

1. SEA AMABLE. Una palabra amistosa, una sonrisa, una mano en el hombro u otra seña de afecto a menudo quiere decir más que cualquier otra cosa que usted pueda hacer. **Trate a todos como sus iguales.** Aún cuando usted tenga prisa o esté preocupado, trate de considerar los sentimientos y las necesidades de los demás. A veces ayuda preguntarse a uno mismo— ¿Qué haría yo si esta persona fuera de mi propia familia?

Trate a los enfermos como personas. Sea amable sobre todo con los que están muy graves o se están muriendo, y sea amable con sus familiares. Hágales ver que a usted le importa.

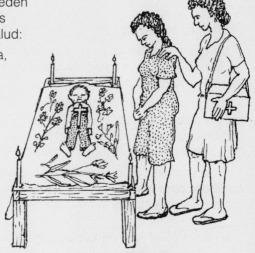

Tenga compasión.
El cariño muchas veces ayuda más que las medicinas. Nunca tenga miedo de mostrar su afecto.

2. COMPARTA SUS CONOCIMIENTOS. Como trabajador de salud rural, su tarea principal es enseñar. Esto quiere decir ayudar a la gente a aprender más sobre cómo evitar enfermedades. También quiere decir ayudar a la gente a reconocer y vencer sus enfermedades, y usar con cuidado los remedios caseros y medicinas modernas.

No hay peligro en enseñarles a otros lo que usted sabe. Sólo debe asegurarse de explicar todo bien. Algunos doctores dicen que es peligroso curarse uno mismo. Tal vez sea porque prefieren que la gente dependa de sus servicios caros. Pero en realidad, **la gente puede tratar las enfermedades más comunes más pronto y muchas veces mejor en casa, por sí misma.**

Busque maneras de compartir sus conocimientos.

3. RESPETE LAS IDEAS Y TRADICIONES DE SU GENTE.

El hecho de que usted aprenda algo de la medicina moderna no quiere decir que por eso deba despreciar las costumbres y maneras de curar de su gente. Muchas veces, la sensibilidad humana se pierde en el área de la medicina moderna. Esto es una lástima porque ...

> **Si usted puede usar lo mejor de la medicina moderna junto con lo mejor de la medicina tradicional, esta combinación puede ser mejor que cualquiera de las dos por separado.**

De esta forma usted estará contribuyendo a la cultura de su gente y no disminuyendo su valor.

Claro que si usted ve que alguna costumbre casera es dañina (por ejemplo, poner caca en el ombligo de un recién nacido), usted querrá tratar de cambiarla. Pero hágalo cuidadosamente, sin perderles el respeto a las personas que creen en esas tradiciones. Nunca le diga a nadie que sus creencias son falsas. Ayúdele a entender POR QUÉ hay que hacer algo de un modo diferente.

La gente tarda bastante en cambiar sus actitudes y tradiciones, y con mucha razón. Defienden lo que creen que es correcto. Esto se debe respetar.

La medicina moderna también tiene sus fallas. Ha ayudado a resolver algunos problemas pero ha causado otros. En poco tiempo la gente llega a depender demasiado de la medicina moderna y de sus expertos, usa demasiadas medicinas y olvida cómo curarse a sí misma.

Por eso, vaya tanteando su camino, y siempre mantenga un profundo respeto por su gente, sus tradiciones y su dignidad humana. Ayúdeles a aprender más, usando los conocimientos y habilidades que ya tienen.

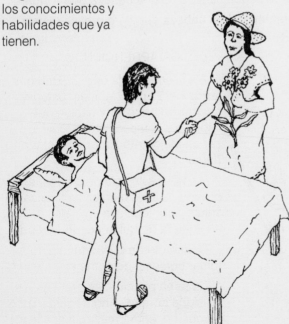

Trabaje con los curanderos y parteras— no en contra de ellos.

Aprenda de ellos y al mismo tiempo anímelos a que aprendan de usted.

4. CONOZCA SUS LÍMITES.

Por grandes o pequeños que sean sus conocimientos y habilidades, usted puede hacer un buen trabajo si conoce y trabaja dentro de sus límites. Esto quiere decir: **Haga lo que usted sabe hacer.** No trate de hacer cosas cuando le falte conocimiento o experiencia, sobre todo si pueden dañar a alguien o ponerlo en peligro.

Pero use su juicio.

Muchas veces, la decisión sobre lo que debe hacer dependerá de la distancia que tenga que recorrer para conseguir ayuda más efectiva.

Por ejemplo, una madre acaba de dar a luz y está sangrando más de lo que a usted le parece normal. Si usted se encuentra a sólo media hora de un centro de salud, quizás lo mejor sería llevarla allá. Pero si la madre está sangrando demasiado y está muy lejos del centro de salud, tal vez usted decidiría sobarle la matriz o inyectarle un oxitócico (pags. 265 y 266), aunque nunca se lo hayan enseñado.

SABEMOS QUE EL CENTRO DE SALUD QUEDA LEJOS, PERO AQUÍ NO LE PODEMOS DAR EL TRATAMIENTO QUE NECESITA. VOY CONTIGO.

Conozca sus límites.

No tome riesgos innecesarios. Pero hay veces en que si no se hace nada, el peligro es mayor. No tema intentar algo que usted crea con certeza que ayudará.

Conozca sus límites—pero también use la cabeza. Siempre proteja más al enfermo que a usted mismo.

5. SIGA APRENDIENDO.

Aproveche cada oportunidad que tenga para aprender más. Estudie cualquier libro o información que llegue a sus manos y que le ayude a ser un mejor trabajador, maestro o persona.

Siempre esté listo para hacerles preguntas a los médicos, oficiales de salubridad, técnicos agrícolas o cualquiera de quien pueda aprender.

Nunca pierda la oportunidad de tomar cursos o de entrenarse más.

Su tarea principal es enseñar y, si no sigue aprendiendo, llegará el día en que no tendrá más que enseñar.

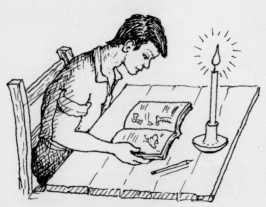

Siga aprendiendo—
No deje que nadie le diga que hay cosas que no debe aprender o saber.

6. PRACTIQUE LO QUE ENSEÑA.

La gente se fija más en lo que usted hace que en lo que dice. Como trabajador de la salud, es importante que usted sea un buen ejemplo para sus vecinos, tanto en su vida como en sus hábitos personales.

Antes de pedirle a la gente que haga letrinas, asegúrese de que su propia familia tenga una.

Igualmente, si usted ayuda a organizar un grupo de trabajo, por ejemplo para hacer un basurero, asegúrese de trabajar y sudar tanto como los demás.

> **Un buen líder no le dice a su gente lo que debe hacer. Él da el ejemplo.**

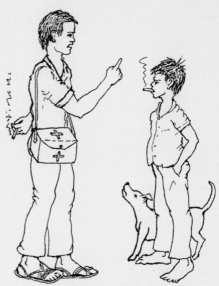

Practique lo que enseña
(si no, ¿quién le va a hacer caso?)

7. TRABAJE POR EL GUSTO DE TRABAJAR.

Si usted quiere que otras personas participen en el desarrollo de su comunidad y en el cuidado de la salud, usted mismo tiene que hacerlo con gusto. Si no, ¿quién va a seguir su ejemplo?

Trate de hacer que los proyectos de la comunidad sean agradables. Por ejemplo, cercar la fuente de agua pública para que no se metan los animales es un trabajo pesado. Pero puede ser divertido si todo el pueblo coopera y lo hace en forma de fiesta. El trabajo se puede alegrar con música o comida y aguas frescas.

Los niños trabajarán con muchas ganas una vez que el trabajo se convierta en juego.

A veces nos toca trabajar sin que nos paguen. Lo importante es que nunca dejemos de preocuparnos por la gente, aunque sea pobre y no nos pueda pagar.

Con esa actitud se gana el respeto y la confianza de la gente. Ésas cosas valen más que el dinero.

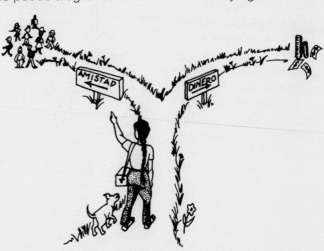

Trabaje primero por la gente, no por el dinero.
(La gente vale más.)

8. PIENSE EN EL FUTURO—Y AYUDE A OTROS A HACER LO MISMO.

Un buen trabajador de la salud no espera a que la gente se enferme. Él o ella trata de prevenir las enfermedades. Anima a la gente a actuar **ahora** para proteger su salud y bienestar en el futuro.

Muchas enfermedades se pueden prevenir. Su trabajo, entonces, es ayudar a la gente a entender las causas de sus problemas de salud y luchar para evitarlos.

La mayoría de las enfermedades tienen más de una causa; una conduce a la otra. Para resolver un problema por completo, hay que buscar **sus causas más profundas** y luego corregirlas. Hay que llegar a la raíz del problema.

Por ejemplo, en muchos pueblos la diarrea es la causa más común de la muerte en los niños chiquitos. Una causa de la diarrea es la falta de limpieza (falta de *higiene* y *saneamiento*). Una manera de combatir este problema es haciendo letrinas y enseñándole a la gente las bases del aseo (pág. 133).

Pero los niños que más sufren y mueren por la diarrea son los mal alimentados. Sus cuerpecitos no tienen la fuerza para combatir las infecciones. Así que para prevenir muertes por diarrea también hay que prevenir la desnutrición.

¿Y por qué tantos niños están desnutridos?

- ¿Será porque las madres no saben cuáles alimentos son más importantes para los niños (por ejemplo: leche de pecho)?
- ¿Será porque las familias no tienen suficiente dinero o tierra para producir los alimentos necesarios?
- ¿Será porque unas pocas personas controlan la mayor parte de la tierra y las riquezas?
- ¿Será porque los pobres no saben aprovechar bien la poca tierra que tienen?
- ¿Será porque los padres tienen más hijos de los que pueden alimentar?
- ¿Será porque los papás pierden la esperanza y gastan el poco dinero que tienen en alcohol?
- ¿Será porque la gente no planea para el futuro? ¿Será porque no se dan cuenta de que trabajando juntos pueden cambiar las condiciones en que viven y mueren?

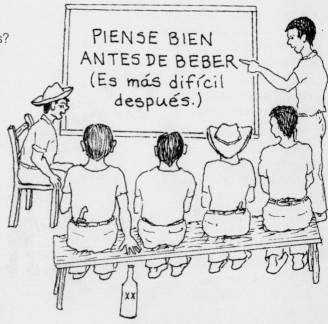

PIENSE BIEN ANTES DE BEBER (Es más difícil después.)

Ayude a otros a pensar en el futuro.

Puede que usted descubra que muchas, si no todas, de estas causas contribuyen a la muerte de los niños en su región. Además sin duda encontrará otras causas. Como trabajador de la salud es su responsabilidad ayudar a su gente a entender y tratar de resolver tantas de estas causas como sea posible.

Pero recuerde: para prevenir muertes por diarrea no bastará proveer letrinas, agua potable y sueros de rehidratación. Puede encontrar que, a la larga, son más importantes el mejor uso de la tierra, una distribución más justa de las riquezas, tierra y poder, y un mayor control sobre cuántos hijos tener y cuándo.

Las causas principales de mucha enfermedad y sufrimiento humano son el egoísmo, la corrupción y el no pensar en el futuro. Si su interés es el bienestar de la gente, debe ayudarles a aprender a compartir, trabajar juntos y pensar en el futuro.

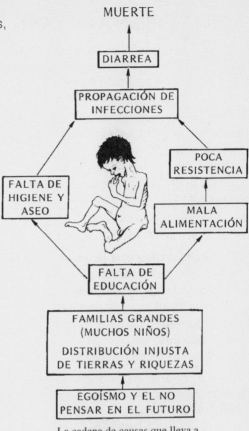

La cadena de causas que lleva a la muerte por diarrea.

MUCHAS COSAS SE RELACIONAN CON EL CUIDADO DE LA SALUD

Hemos visto algunas de las causas de la diarrea y la mala nutrición. Además, usted encontrará que tales cosas como **la producción de alimentos, la distribución de tierras, la educación, y la forma en que la gente se trata o maltrata entre sí,** contribuyen a muchos otros problemas de salud.

Si usted se preocupa por el bienestar a largo plazo de su comunidad, debe ayudar a su gente a reconocer y responder a estos asuntos tan importantes.

La salud es algo más que no estar enfermo. Es el bienestar del cuerpo, de la mente y de la comunidad. Las personas viven mejor en un ambiente sano, en un lugar donde pueden confiar en los demás, donde trabajan juntos para enfrentar las necesidades diarias, donde comparten los buenos y los malos tiempos y se ayudan entre sí a aprender y desarrollarse para vivir plenamente.

Haga todo lo que pueda por resolver los problemas diarios. Pero recuerde que su tarea principal es ayudar a su comunidad a convertirse en un lugar más sano donde vivir.

Usted como trabajador de salud rural tiene una gran responsabilidad.

¿Pero por dónde debe empezar?

OBSERVE BIEN A SU COMUNIDAD

Como usted creció en su pueblo y entiende bien a su gente, ya sabe mucho sobre sus problemas de salud. Usted ha visto a su comunidad desde adentro. Pero para ver la situación completa es necesario que vea a su comunidad desde otros puntos de vista.

Como trabajador de salud rural, su responsabilidad es el bienestar de **toda la gente**—no sólo de las personas que usted conoce mejor o que le piden consejos. Conviva con su gente. Visite sus hogares, campos, lugares de reunión y escuelas. Entienda sus dichas y preocupaciones. Examine con ellos sus costumbres, sus hábitos saludables y también aquéllos que pudieran causar enfermedades o accidentes.

Antes de que usted y su comunidad intenten cualquier proyecto o actividad, piensen bien en estas preguntas: ¿Qué requerirá? ¿Qué tan seguro es que tenga éxito? Consideren **todo** lo siguiente:

1. **Necesidades que la gente siente:** lo que la gente piensa que son sus mayores problemas.
2. **Verdaderas necesidades:** los pasos que puede tomar la gente para resolver esos problemas de una forma duradera.
3. **Voluntad:** ganas de la gente para planear y tomar los pasos necesarios.
4. **Recursos:** las personas, habilidades, materiales o dinero necesarios para poder tomar esos pasos.

Para mostrar la importancia de estas ideas, damos un ejemplo de un señor que fuma mucho. Este señor lo va a ver a usted quejándose de una tos que ha ido empeorando.

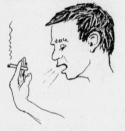

1. Él **siente que su necesidad** es aliviarse de la tos.

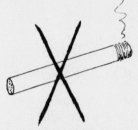

2. Su **verdadera necesidad,** para corregir el problema, es dejar de fumar.

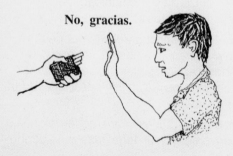

3. Para acabar con la tos necesita la **voluntad** para dejar de fumar. Por eso él debe entender la importancia de dejar el tabaco.

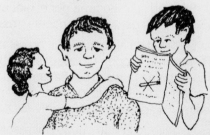

4. Un **recurso** que le puede ayudar a dejar de fumar es la información sobre el daño que el tabaco le puede hacer a él y a su familia (vea pág. 149). Otro recurso es el apoyo de su familia, de sus amigos y el suyo.

ENTENDIENDO LAS NECESIDADES

Como trabajador de salud rural, primero necesitará saber cuáles son las necesidades e inquietudes más importantes de su gente. Para conseguir esta información y así ver cuáles problemas son realmente más grandes, puede ser útil hacer una lista de preguntas.

En las próximas 2 páginas hay ejemplos de la clases de preguntas que quizás le ayudarán. Pero piense en las preguntas más importantes **para su región.** Haga preguntas que no sólo le ayuden a juntar información, sino que hagan que la gente misma empiece a pensar.

No haga una lista de preguntas demasiado larga o complicada—sobre todo si la va a llevar de casa en casa. Recuerde que las personas son individuos—no números y no les gusta que las traten como tal. Al juntar la información, primero tome en cuenta lo que las personas quieren y sienten. En algunos casos quizás sea mejor no llevar la lista de preguntas. Pero aún así, es importante que lleve algunas preguntas básicas en la mente.

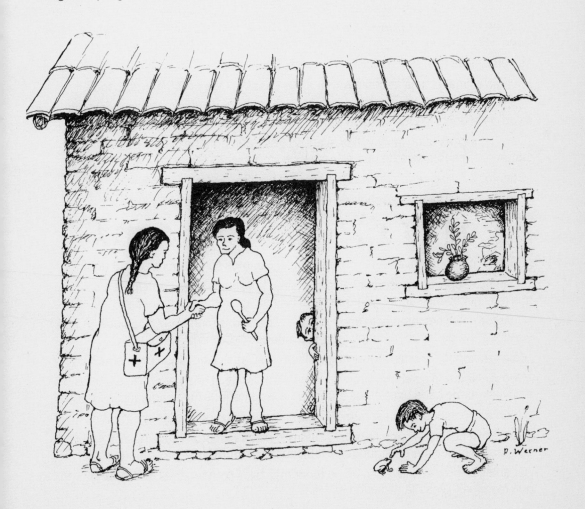

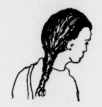
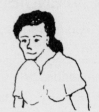

Ejemplos de Preguntas

Para Investigar las Necesidades de Salud en Su Comunidad y a la vez Ayudar a que la Gente Piense

NECESIDADES QUE LA GENTE SIENTE

¿Qué cosas de la vida diaria cree su gente que le ayudan a mantenerse saludable (condiciones de vida, creencias, costumbres, etc.)?

¿Según su gente, cuáles son sus mayores problemas, intereses y necesidades, tanto de salud como en general?

 ## VIVIENDA Y SANEAMIENTO

¿De qué están hechas las casas, paredes y pisos? ¿Se mantienen las casas limpias? ¿Se cocina en el suelo, o dónde? ¿Por dónde sale el humo? ¿En qué duerme la gente?

¿Hay problemas con las moscas, pulgas, chinches, ratas o alguna otra plaga? ¿Qué hace la gente para combatirlas? ¿Qué más se puede hacer?

¿Se protege la comida? ¿Cómo podría protegerse mejor?

¿Cuáles animales deja la gente entrar a sus casas? ¿Qué problemas causan?

¿Cuáles son las enfermedades más comunes de los animales? ¿Cómo afectan la salud de la gente? ¿Qué se hace para combatir esas enfermedades?

¿De dónde consiguen las familias el agua? ¿Es agua potable? ¿Qué precauciones toman para asegurarse de que el agua esté limpia?

¿Cuántas familias tienen letrinas? ¿Las usan bien?

¿Está limpio el pueblo? ¿Dónde se echa la basura? ¿Por qué?

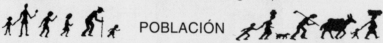 ## POBLACIÓN

¿Cuántas personas viven en la comunidad? ¿Cuántas son menores de 15 años?

¿Cuántas saben leer y escribir? ¿De qué sirve la escuela? ¿Les enseña a los niños lo que más necesitan saber? ¿De qué otras formas aprenden los niños?

¿Cuántos niños nacieron este año? ¿Cuántas personas murieron? ¿De qué? ¿A qué edades? ¿Se pudieron haber evitado sus muertes? ¿Cómo?

¿Está creciendo o disminuyendo la población? ¿Causa esto algún problema?

¿Qué tan seguido se enfermaron diferentes personas el año pasado? ¿Cuántos días estuvo enfermo cada uno? ¿Qué enfermedades o heridas tuvo cada uno? ¿Por qué?

¿Cuántas personas tienen enfermedades crónicas (que duran años)? ¿Cuáles?

¿Cuántos niños tiene cada familia? ¿Cuántos niños murieron? ¿De qué? ¿A qué edades? ¿Cuáles fueron algunas de las causas **profundas** de las muertes?

¿Cuántos padres se interesan en no tener más hijos o en tenerlos más aparte? ¿Por qué razones? (Vea Planificación Familiar, pág. 283.)

NUTRICIÓN

¿Cuántas madres amamantan a sus hijos? ¿Son estos niños más sanos que los que no reciben leche de pecho? ¿Por qué?

¿Cuáles son los alimentos que más come la gente? ¿De dónde se consiguen? ¿Aprovecha la gente toda la comida que está disponible?

¿Cuántos niños están bajos de peso (pág. 109) o tienen señas de desnutrición? ¿Cuánto saben los padres y los niños sobre la buena alimentación?

¿Cuánta gente fuma mucho? ¿Cuántos toman alcohol o refrescos muy seguido? ¿Cómo afecta esto su salud y la de sus familias? (Vea pág. 148 a 150.)

TIERRA Y COMIDA

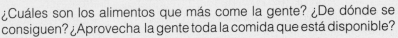

¿Hay suficiente tierra para producir los alimentos que cada familia necesita? ¿Por cuánto tiempo podrá seguir produciendo la tierra suficiente comida si las familias siguen creciendo?

¿Cómo está distribuida la tierra de cultivo? ¿Cuántas familias tienen su propia tierra?

¿Qué se está haciendo para que la tierra produzca más?

¿Cómo se almacenan las cosechas y la comida? ¿Hay muchos daños o pérdidas? ¿Por qué?

SALUD Y MANERAS DE CURAR

¿Qué papel tienen los curanderos y parteras?

¿Qué curaciones y medicinas caseras se usan en su región? ¿Cuáles son de más valor? ¿Hay algunas que son peligrosas o dañinas?

¿Qué servicios de salud están cerca? ¿Qué tan buenos son? ¿Cuánto cuestan y cuánta gente los usa?

¿Cuántos niños han sido vacunados? ¿Contra cuáles enfermedades?

¿Qué otras medidas preventivas se toman? ¿Qué otras se podrían tomar? ¿Qué importancia tienen?

AYUDA PROPIA

¿Cuáles son las cosas más importantes que afectan la salud y el bienestar de su gente hoy en día y en el futuro?

¿Cuáles enfermedades comunes puede curar la gente por sí misma? ¿Qué tanto necesitan las medicinas y ayuda de afuera?

¿Se interesa la gente en aprender cómo curarse más segura y efectivamente? ¿Por qué? ¿Cómo pueden ellos aprender más? ¿Qué se los impide?

¿Cuáles son los derechos de la gente rica? ¿De la gente pobre? ¿De los hombres? ¿De las mujeres? ¿De los niños? ¿Cómo es tratado cada uno de estos grupos? ¿Por qué? ¿Es justo? ¿Qué es necesario cambiar? ¿Cómo? ¿Quién debe hacerlo?

¿Trabajan las personas juntas para resolver los problemas que tienen en común? ¿Se ayudan unas a otras en tiempos difíciles?

¿Qué se puede hacer para que su comunidad sea un lugar más sano? ¿Por dónde pueden empezar usted y su gente?

USANDO LOS RECURSOS DE SU REGIÓN

El modo de manejar un problema depende de los recursos que estén disponibles.

Algunos proyectos requieren de recursos de fuera (materiales, dinero o gente con cierto conocimiento). Por ejemplo, un programa de vacunación se puede hacer sólo cuando se traen las vacunas de otra parte; muchas veces del extranjero.

Otras actividades se pueden hacer completamente con recursos locales. Una familia o un grupo de vecinos puede cercar la toma de agua o hacer letrinas con los materiales que tengan a la mano.

Algunas recursos de fuera, como las vacunas y ciertas medicinas, pueden tener un gran impacto en la salud de su gente. Usted debe tratar de conseguirlos. Pero como regla general, lo mejor para su gente es:

> **Usar recursos locales siempre que sea posible.**

Mientras más hagan usted y su gente por sí mismos y menos dependan de ayuda y materiales de fuera, más fuerte y sana se volverá su comunidad.

No sólo puede usted contar con que los recursos locales estén a la mano cuando usted los necesite; muchas veces el trabajo se realiza mejor y a más bajo costo con esos recursos. Por ejemplo, si usted puede convencer a las madres a que les den pecho a sus hijos en vez de biberón, esto les puede dar más confianza en sí mismas al mismo tiempo que usan un recurso local de la mejor calidad—la leche de pecho. Esto también ayudará a evitar que muchos niños se enfermen o mueran sin necesidad.

Anime a la gente a aprovechar los recursos locales.

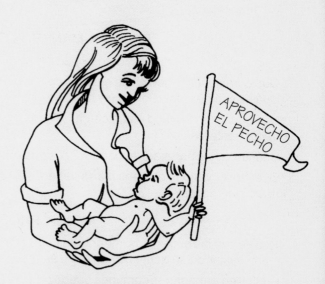

**Leche de pecho
—un excelente recurso natural—
¡Mejor que cualquier alimento
que el dinero pueda comprar!**

En su trabajo de salud siempre recuerde:

> **El recurso más valioso para la salud
> de la gente es la gente misma.**

DECIDIENDO QUÉ HACER Y DÓNDE EMPEZAR

Después de evaluar con cuidado sus necesidades y recursos, usted y su gente deben decidir cuáles son las cosas más importantes, para hacerlas primero. Pueden hacer muchas cosas para ayudar a la gente a ser más sana. Algunas tienen importancia inmediata. Otras ayudarán a determinar el futuro bienestar de algunas personas o de toda la comunidad.

En muchos pueblos la mala alimentación empeora otros problemas de salud. **La gente no puede estar sana a menos que tenga suficiente que comer.** Si la gente tiene hambre y los niños están mal alimentados, mejorar la nutrición debe ser su primera meta.

Hay muchas formas de resolver el problema de la desnutrición, pues tiene muchas causas. Usted y su comunidad deben considerar las acciones que pueden tomar y decidir cuáles son las que probablemente darán resultado.

Aquí hay unos ejemplos de las formas en que algunas personas han enfrentado su necesidad de una mejor nutrición. Algunas acciones traen resultados rápidos. Otras se tardan más. Usted y su comunidad pueden decidir qué será más efectivo en su pueblo.

POSIBLES MANERAS DE MEJORAR LA NUTRICIÓN

Huertas familiares

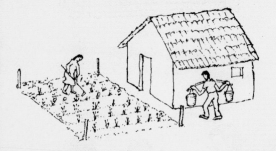

Terrazas a nivel
para evitar que la tierra se
vaya con la lluvia

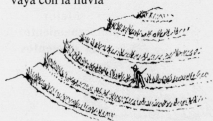

Rotación de siembras

Cada tercera temporada siembre un cultivo que enriquezca la tierra—como frijol, ejote, arveja (chícharo), lenteja, alfalfa, cacahuate (maní) o cualquier mata que dé vainas.

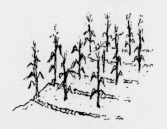

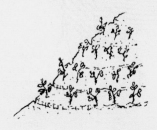

Sembrar **maíz** un año ...

y **frijoles** el próximo.

OTRAS MANERAS DE MEJORAR LA NUTRICIÓN

Irrigación de tierras

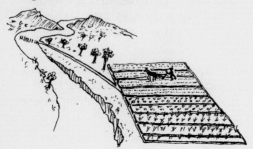

Crianza de peces

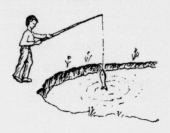

Crianza de abejas

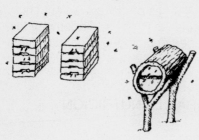

Hacer abono de desperdicios y estiércol

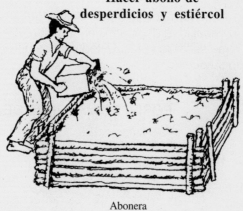

Abonera

Mejor almacenamiento de los alimentos

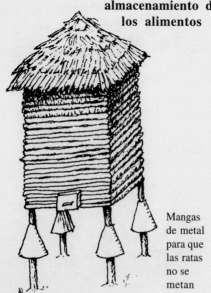

Mangas de metal para que las ratas no se metan

Familias más pequeñas

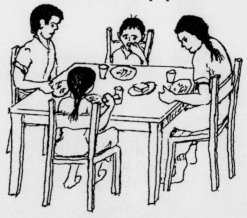

con la planificación familiar (pág. 283)

PROBANDO UNA NUEVA IDEA

No es probable que todas las ideas de las páginas anteriores den resultado donde usted vive. Tal vez algunas sirvan si las adapta a las necesidades y recursos de su región. A veces no hay otra forma de saber si algo sirve o no, más que haciendo una prueba o experimento.

Cuando usted pruebe una nueva idea, **siempre empiece con poco.** Así, si el experimento falla o algo tiene que hacerse de otro modo, usted no perderá mucho. Y si tiene éxito, la gente verá que sirve y podrá empezar a aplicar su idea más extensamente.

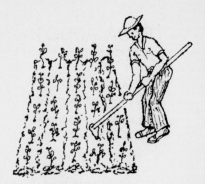

Empiece con un experimento pequeño

No se desanime si un experimento no sale bien. Tal vez pueda intentarlo de nuevo haciendo algunos cambios. Usted puede aprender tanto de los fracasos como de los éxitos. Pero empiece con poco.

Aquí hay un ejemplo de cómo probar una nueva idea:

Usted aprende que una clase de frijol, llamado soya, es un alimento excelente. Pero, ¿puede crecer en su región? Y si crece, ¿comerá soya la gente?

Empiece sembrando un terreno pequeño—o 2 ó 3 cuadritos con distintas condiciones de tierra o agua. Si las cosechas se dan bien, trate de cocinar la soya en diferentes formas para ver si le gusta a la gente. Si resulta, trate de sembrar más. Esta vez hágalo en las condiciones donde dio mejor. Pero siga probando otras condiciones, siempre en terrenos pequeños, para tratar de lograr aún mejores cosechas.

Hay varias condiciones que quizás usted quiera cambiar, como la clase de tierra, uso de fertilizantes, cantidad de agua o tipos de semillas. Para estar seguro de lo que ayuda o no, cambie sólo **una** condición a la vez y deje las otras iguales.

Por ejemplo, para saber si el abono (estiércol) ayuda al frijol y con cuánto sale mejor, se pueden sembrar varios terrenitos, cada uno con las mismas condiciones de agua y luz y usando la misma semilla. Antes de sembrar, mezcle diferentes cantidades de abono en cada cuadrito de tierra; algo así:

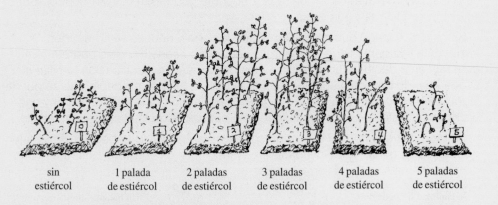

| sin estiércol | 1 palada de estiércol | 2 paladas de estiércol | 3 paladas de estiércol | 4 paladas de estiércol | 5 paladas de estiércol |

Este experimento nos muestra que cierta cantidad de estiércol ayuda, pero que demasiado puede dañar las plantas. Éste es sólo un ejemplo. Sus experimentos pueden dar resultados diferentes. ¡Pruebe usted mismo!

TRABAJANDO HACIA UN BALANCE ENTRE LA GENTE Y LA TIERRA

La buena salud depende de muchas cosas, pero sobre todo depende de que la gente tenga suficiente que comer.

La mayoría de los alimentos viene de la tierra. La tierra que se usa bien puede producir más alimentos. Un trabajador de la salud necesita saber métodos para ayudar a que la tierra produzca mejor para la gente—ahora y en el futuro. Pero aún con los mejores métodos, un pedazo de tierra sólo puede alimentar a un número limitado de personas. Y hoy en día, **muchos campesinos no tienen suficiente tierra para mantener a sus familias o para estar sanos.**

En muchas partes del mundo, la situación está empeorando. Con frecuencia los padres tienen muchos hijos, y resulta que más y más personas tienen que vivir de la poca tierra que les toca a los pobres.

Muchos programas de salud tratan de lograr un equilibrio entre la gente y la tierra por medio de la 'planificación familiar'—es decir, ayudando a que los padres tengan solamente el número de hijos que quieran. Piensan que, con familias más pequeñas, habrá más tierra y alimentos para todos. Pero la planificación familiar sola no hace mucho efecto. Mientras la gente sea muy pobre, la mayoría querrá tener muchos hijos. Los niños ayudan con el trabajo sin que les paguen, y cuando crecen a veces pueden ganar dinero. Algunos de los hijos—o nietos—también pueden ayudar a los padres en su vejez.

Para un país pobre, el tener muchos niños puede causar un desastre económico. Pero para una familia pobre muchas veces el tener muchos niños es una necesidad económica—sobre todo si muchos mueren de chiquitos. **En el mundo de hoy en día, para la mayoría de la gente, el tener muchos hijos es su única esperanza de seguridad económica en el futuro.**

Algunos grupos y programas toman otro camino. Reconocen que el hambre no se debe a la falta de tierra en el país o en el mundo, sino a la mala distribución de la tierra. Trabajan para que la mayoría de la tierra y riqueza no quede en las manos de unos pocos. Tratan de ayudar a que la gente pobre gane mayor control sobre su salud, sus tierras y sus vidas.

Se ha demostrado que en países donde la tierra y riqueza se comparten justamente y la gente llega a tener más seguridad económica, los padres generalmente deciden tener familias más pequeñas. La planificación familiar sí ayuda cuando la gente verdaderamente la desea. Es más probable que se pueda lograr un balance entre la gente y la tierra trabajando por la justicia social y una distribución justa de las riquezas, que sólo por medio de la planificación familiar.

Se dice que el *amor,* en el sentido social, es la *justicia.* El trabajador de la salud que ama a su gente, debe ayudarle a que luche por un equilibrio basado en una distribución más justa de tierra y riquezas.

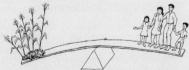

Un cantidad limitada de tierra sólo puede alimentar a un número limitado de personas.

Un balance duradero entre la gente y la tierra, tiene que basarse en la distribución justa de las riquezas.

TRABAJANDO HACIA UN BALANCE ENTRE 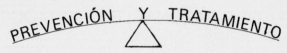 PREVENCIÓN Y TRATAMIENTO

Para alcanzar un buen balance entre tratamiento y prevención, muchas veces se necesita alcanzar un balance entre las necesidades inmediatas y las necesidades a largo plazo de la gente.

Como trabajador de la salud usted debe ir con su gente, trabajar con ellos y ayudarles a resolver las necesidades que más les urgen. Por lo general, la gente se preocupa antes que nada por aliviar las enfermedades. Por eso **uno de sus primeros intereses debe ser el de ayudar a curar a la gente.**

Pero también piense en el futuro. Mientras atiende las necesidades inmediatas de la gente, ayúdeles también a ver hacia adelante. Ayúdeles a darse cuenta de que muchas enfermedades y sufrimientos se pueden evitar y que ellos mismos pueden tomar medidas preventivas.

Pero, ¡tenga cuidado! A veces los oficiales y trabajadores de salud se preocupan tanto por prevenir las enfermedades futuras que se olvidan de las enfermedades que ya afligen a la gente. Al no responder a las necesidades inmediatas de la gente, no ganan ni su confianza ni su cooperación. Así fracasan hasta en su trabajo preventivo.

El tratamiento y la prevención van mano a mano. El tratamiento a tiempo muchas veces evita que las enfermedades leves se vuelvan graves. Si usted ayuda a la gente a reconocer sus enfermedades comunes y a curarlas a tiempo en casa, puede evitar mucho sufrimiento innecesario.

> **El tratamiento temprano es un forma de medicina preventiva.**

Si usted quiere la cooperación de la gente, **empiece donde ellos quieran.** Trabaje para lograr un balance entre la prevención y el tratamiento que les convenga a ellos. En gran parte, tal balance dependerá de las actitudes actuales que la gente tenga hacia las enfermedades, las curaciones y la salud. Al ayudarles a ver el futuro, a cambiar sus actitudes, a controlar más sus enfermedades, usted verá cómo el balance cambia naturalmente a favor de la prevención.

Usted no puede decirle a una madre cuyo hijo está enfermo que la prevención es más importante que la curación. Por lo menos, si usted quiere que ella lo escuche. Pero puede decirle a ella, mientras cura al niño, que la prevención es igual de importante.

> **Trabaje hacia la prevención—no la fuerce.**

Use el tratamiento como entrada a la prevención. Una de las mejores oportunidades para hablar sobre la prevención es cuando la gente viene con usted a curarse. Por ejemplo, si una madre trae a sus hijo con lombrices, explíquele a ella cómo curarlo. Pero también dedique algo de su tiempo a explicarles a ambos, madre e hijo, de dónde vienen las lombrices y todo lo que pueden hacer para evitarlas en el futuro (vea el Capítulo 12). Visite la casa de ellos de vez en cuando, no para criticar sino para ayudar a la familia a cuidar mejor su salud.

> **Use el tratamiento como una oportunidad para promover la prevención.**

EL USO RAZONABLE Y LIMITADO DE LAS MEDICINAS

Una parte bastante difícil pero muy importante de la prevención es enseñarle a la gente a usar las medicinas de un modo razonable y limitado. Algunas medicinas modernas son muy importantes y pueden salvar vidas. Pero **no se necesitan medicinas para la mayoría de las enfermedades.** El cuerpo mismo generalmente vence las enfermedades con la ayuda del descanso, la buena comida y tal vez algunos remedios caseros.

Puede ser que algunas personas le pidan medicinas cuando realmente no las necesitan. Sería fácil dárselas sólo para complacerlas. Pero si lo hace así, al aliviarse pensarán que la medicina los curó, cuando realmente sus cuerpos se aliviaron solos.

En vez de enseñarle a la gente a depender de las medicinas que no necesitan, explíqueles bien **por qué** no deben usarlas. También dígales **lo que pueden hacer por sí mismas** para aliviarse.

Así usted ayudará a las personas a confiar en un recurso local (en sí mismas), en vez de depender de un recurso de fuera (medicamentos). También estará protegiendo a la gente porque **no hay medicina que no tenga riesgo en su uso.**

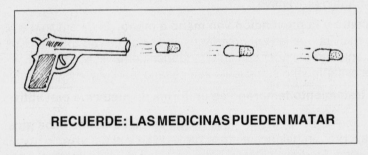

RECUERDE: LAS MEDICINAS PUEDEN MATAR

Tres enfermedades comunes con que la gente insiste en pedir medicinas cuando no las necesita son: (1) catarro, gripe o resfriado, (2) tos leve y (3) diarrea.

La mejor manera de tratar el **catarro** o **gripe** es descansando, tomando mucho líquido y, a lo más, unas aspirinas. La penicilina, tetraciclina y otros antibióticos no ayudan para nada en esos casos (vea pág. 163).

Para la **tos leve**, y también la tos fuerte con flema o moco espeso, el tomar bastante agua ayuda a aflojar el moco y a calmar la tos más rápidamente y mejor que un jarabe para la tos. El respirar vapores de agua caliente ayuda aún más (pág. 168). No haga que la gente dependa de los jarabes para la tos u otras medicinas innecesarias.

Para la mayoría de las **diarreas** de los niños, las medicinas no hacen provecho. Muchas que se usan seguido (como neomicina, estreptomicina, *Kaopectate*, *Lomotil*, *Entero-Vioformo* y cloranfenicol) pueden ser dañinas. **Lo más importante es que el niño tome muchos líquidos y que coma suficiente** (vea págs. 155 a 156). **La clave para el alivio del niño es su madre, no la medicina.** Si usted puede ayudar a que las madres entiendan esto, y aprendan qué hacer, podrán salvar las vidas de muchos niños.

A menudo, tanto los doctores como la gente en general usan las medicinas demasiado. Esto es una lástima por muchas razones:

- Es un gasto innecesario. Sería mejor si la gente gastara ese dinero en comida.
- Hace que la gente dependa de algo que no necesita y que es muy caro.
- Cada medicina tiene un riesgo al usarla. Siempre existe la posibilidad de que una medicina innecesaria le haga daño a la persona que la tome.
- Además, cuando algunas medicinas se usan muy seguido para problemas menores, pierden su poder para combatir las enfermedades peligrosas.

El cloranfenicol es un ejemplo de una medicina que ha perdido su poder. El uso excesivo para tratar infecciones menores con este antibiótico importante pero peligroso ha causado que en algunas partes del mundo el cloranfenicol ya no combata la fiebre tifoidea, una infección muy peligrosa. La tifoidea se ha vuelto resistente al cloranfenicol (vea pág. 58).

Por todas las razones anteriores, es importante limitar el uso de las medicinas.

Pero, ¿cómo? Ni las reglas rígidas ni las restricciones que sólo permiten que las personas tituladas decidan cómo usar las medicinas, han podido evitar su mal uso. Sólo cuando la gente misma esté mejor informada se usarán las medicinas de un modo limitado y razonable.

Educar a la gente sobre el uso razonable y limitado de la medicinas es una de las metas más importantes del trabajador de la salud.

Esto es especialmente cierto en regiones donde se usa mucha medicina moderna.

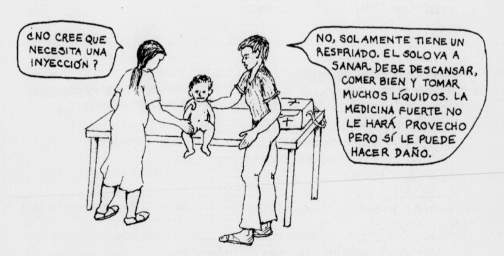

Cuando no se necesita medicina, explique bien por qué.

Para aprender más sobre el buen y mal uso de las medicinas, vea el Capítulo 6, página 49. Para el uso y mal uso de inyecciones, vea el Capítulo 9, página 65. Para el uso de los remedios caseros, vea el Capítulo 1.

CÓMO SABER SI HA HECHO ALGÚN ADELANTO (EVALUACIÓN)

De vez en cuando en su trabajo de salud, vale la pena evaluar **qué** y **cuánto** han logrado usted y su gente. ¿Qué cambios se han hecho para mejorar la salud y bienestar de su comunidad?

Quizás le serviría apuntar cada mes o año las actividades o resultados que se pueden medir. Por ejemplo:

- ¿Cuántas familias han hecho letrinas? Y, ¿cuántas las usan bien?
- ¿Cuántos campesinos toman parte en actividades para mejorar sus tierras y cultivos?
- ¿Cuántas madres llevan a sus hijos para que tomen parte en el *Programa de los Menores de Cinco Años* (chequeos regulares y educación)?

Esta clase de preguntas le ayudará a medir las acciones que han sido tomadas. Pero para averiguar el resultado o el efecto de esas acciones sobre la salud, hay que hacerse otras preguntas como:

- ¿Cuántos niños tuvieron diarrea o lombrices en el mes o año pasado, comparado con los que tuvieron lo mismo antes de que hubiera letrinas?
- ¿Cuánto se cosechó esta temporada (maíz, frijoles o cualquier otro cultivo) comparado con las cosechas que se sacaban antes de usar mejores métodos?
- ¿Cuántos niños tienen peso normal o aumentaron de peso según su 'Camino de la Salud' (vea pág. 297), comparado con antes de que empezara el Programa de los Menores de Cinco Años?
- ¿Ahora mueren menos niños que antes?

Para poder juzgar el éxito de cualquier obra, es necesario juntar información antes y después de llevarla a cabo. Por ejemplo, si usted quiere enseñarles a las madres la importancia de darles pecho a sus hijos, primero cuente cuántas madres ya lo hacen. Entonces empiece a enseñar el programa y cada año cuente otra vez. De esta forma usted se dará cuenta del efecto que ha tenido su enseñanza.

Usted puede fijarse metas. Por ejemplo, usted y el comité de salud (pág. t24) podrían fijar la meta de que, para fines de año, el 80% de las familias tengan letrinas. Cada mes hagan una cuenta. Si a medio año sólo la tercera parte de las familias tiene letrinas, sabrán que deben trabajar más duro para alcanzar la meta que se fijaron.

> **Fijarse metas a menudo ayuda a la gente a trabajar más duro y a lograr más.**

Para evaluar los resultados de las actividades de salud, es bueno contar y medir ciertas cosas **antes, durante** y **después** del trabajo.

Pero recuerde: **La parte más importante del trabajo de la salud no se puede medir.** Tiene que ver con la forma en que usted y la gente se tratan entre sí; con lo que aprenden trabajando juntos; con el aumento de la amistad, responsabilidad, cooperación y esperanza. Depende también de la fuerza y solidaridad que la gente vaya ganando para luchar por sus derechos. Estas cosas no se pueden medir. Pero tómelas en cuenta cuando considere los cambios que se han logrado.

ENSEÑANDO Y APRENDIENDO JUNTOS—
EL TRABAJADOR DE LA SALUD COMO EDUCADOR

Cuando usted se dé cuenta de las muchas cosas que afectan la salud, puede pensar que el trabajo que hay que hacer es imposible de realizar. Esto será cierto si se dedica a hacerlo sin la ayuda de los demás.

> **Sólo cuando la gente se hace responsable de su propia salud y la de su comunidad, se pueden realizar cambios importantes.**

El bienestar de su comunidad depende de la participación no sólo de una persona, sino de casi todas. Para que esto suceda, es necesario compartir la responsabilidad y los conocimientos.

Por eso, **su primera tarea debe ser la educación**—de los niños, padres, campesinos, maestros u otros promotores de la salud—en fin, de quien pueda.

El arte de enseñar es la habilidad más importantes que una persona puede aprender. Enseñar es ayudar a otros a que se desarrollen y a desarrollarse uno con ellos a la vez. **Un buen maestro no es el que mete ideas en las cabezas de otros, sino el que ayuda a los demás a ir aumentando sus propias ideas y a hacer nuevos descubrimientos por sí mismos.**

El aprender y enseñar no deben limitarse sólo a la escuela o al puesto de salud. Deben realizarse en los hogares, en los campos, en los caminos. Como trabajador de la salud, una de sus mejores oportunidades para educar será cuando usted cure a un enfermo. Pero debe hallar tantas oportunidades como pueda para intercambiar ideas, compartirlas, enseñarlas y ayudar a su gente a pensar y a trabajar juntos.

En las siguientes páginas hay algunas ideas que pueden ayudarle a hacer esto. Sólo son sugerencias. Usted mismo tendrá muchas otras ideas.

DOS FORMAS DE DAR AYUDA PARA LA SALUD

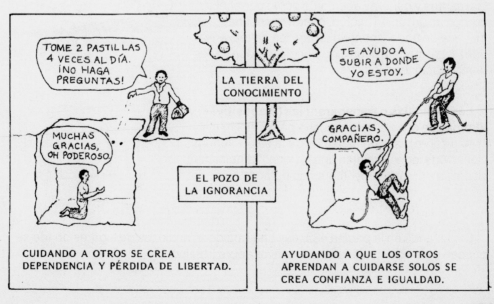

CUIDANDO A OTROS SE CREA DEPENDENCIA Y PÉRDIDA DE LIBERTAD.

AYUDANDO A QUE LOS OTROS APRENDAN A CUIDARSE SOLOS SE CREA CONFIANZA E IGUALDAD.

Cosas que le Ayudan a Enseñar

Los cuadros de franela (franelógrafos) son buenos para platicar con grupos porque puede ir cambiando los dibujos. Cubra un cartón o una tabla cuadrada con franela. Le puede poner encima recortes, dibujos o fotos. Para que éstos se peguen en el cuadro, les puede poner tiritas de lija o franela por atrás.

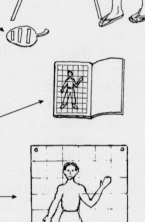

Cartulinas o afiches. "Un dibujo vale más que mil palabras". Dibujos sencillos, sin palabras o con pocas palabras de información, se pueden colgar en cualquier lugar donde la gente los vea. Usted puede copiar cualquier dibujo de éste u otros libros.

Si a usted le cuesta trabajo dibujar figuras y tamaños correctamente, trace suavemente unos cuadros del mismo tamaño sobre el dibujo que desea copiar.

Luego dibuje suavecito el mismo número de cuadros, pero más grandes, sobre el cartón o afiche que vaya a usar. Copie el dibujo cuadro por cuadro.

Si es posible (y necesario), pida ayuda a alguien de su comunidad que sepa dibujar. También los niños pueden hacer dibujos sobre distintos temas.

Los modelos y demostraciones ayudan a explicar las ideas. Por ejemplo, si quiere hablarles a las madres y parteras acerca de cómo cortar el cordón de un recién nacido, puede hacer una muñeca de trapo y ponerle un cordón de tela en la panza. Las parteras con experiencia pueden darles demostraciones a las otras.

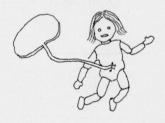

Las laminillas o transparencias (diapositivas) y filminas se consiguen en mucha partes del mundo. Tratan sobre distintos aspectos de la salud. Algunas vienen en juegos y relatan una historia. También hay visores sencillos y proyectores de batería.

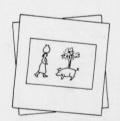

Empezando en la página 435, hay una lista de direcciones de lugares donde se pueden conseguir materiales educativos sobre la salud.

Otras Formas de Comunicar Ideas

Contar historias. Cuando a usted se le haga difícil explicar algo, una historia verdadera puede ayudarle.

Por ejemplo, si yo le cuento que un trabajador de la salud a veces puede hacer un mejor *diagnóstico* que un doctor, usted tal vez no me crea. Pero si le cuento la historia de una promotora de salud llamada Irene, que trabaja en un pequeño centro de nutrición en un pueblito de Centro América, es más probable que usted me entienda.

Un día un niño pequeño y enfermizo llegó al centro de nutrición. El doctor del centro de salud lo había mandado porque estaba desnutrido. Como el niño también tenía tos, el doctor le había dado un jarabe para eso. Irene se preocupó mucho porque sabía que el niño era de una familia muy pobre y que hacía pocas semanas que su hermano mayor se había muerto. Fue a visitar a la familia y se enteró de que el hermano había estado muy enfermo por mucho tiempo, y que tosía sangre. Irene fue al centro de salud y le dijo al doctor que ella sospechaba que el niño chiquito tenía tuberculosis. Se le hicieron los exámenes al niño y resultó que Irene tenía razón... Así ve usted pues, que una promotora de salud descubrió el verdadero problema antes que el doctor, porque ella conocía a su gente y visitaba sus hogares.

Las historias también hacen que el aprendizaje sea más interesante. Es bueno que los trabajadores de salud sepan contar bien las historias.

Teatro campesino (comedia o sociodrama). Las personas pueden captar aún mejor las historias que tienen mensajes importantes, si ellas mismas las representan en vivo, en forma de teatro. Tal vez usted, el maestro de la escuela o alguien del comité de salud podría preparar pequeñas obras o comedias con los niños.

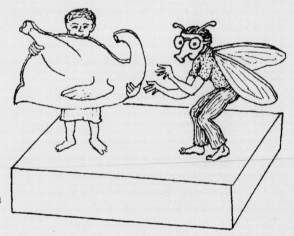

Por ejemplo, para aprender que hay que proteger la comida contra las moscas para prevenir la transmisión de enfermedades, muchos niños pueden vestirse de moscas y volar alrededor de la comida. Las moscas ensucian la comida que no ha sido cubierta. Luego otros niños comen ese alimento y se enferman. Pero las moscas no pueden tocar la comida que está cubierta con una tela metálica. Así los niños que se alimentan con la comida tapada permanecen sanos.

> **Entre más formas encuentre de compartir ideas, más entenderá y recordará la gente.**

Trabajando y Aprendiendo Juntos para el Bien de Todos

Hay muchas formas de interesar a la gente para que trabaje junta para resolver sus necesidades comunes. Aquí hay algunas ideas:

1. **Un comité de salud del pueblo.** El pueblo puede elegir a un grupo de personas capaces e interesadas para que ayuden a planear y a guiar las actividades para el bienestar de la comunidad. Este grupo, por ejemplo, podría hacer hoyos para la basura o letrinas. El trabajador de la salud puede y debe compartir muchas de sus responsabilidades con otras personas.

2. **Discusiones en grupo.** Las madres, los padres, los niños, los jóvenes, los curanderos y otros grupos pueden hablar de las necesidades y problemas que afectan la salud. Su meta principal puede ser ayudar a la gente a compartir ideas y a desarrollar los conocimientos que ya tiene.

3. **Fiestas de trabajo.** Los proyectos de la comunidad, como poner agua potable o limpiar el pueblo, pueden avanzar rápidamente y ser divertidas si todos colaboran. Los juegos, competencias y premios sencillos ayudan a convertir el trabajo en diversión. Use su imaginación.

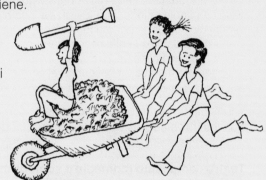

4. **Cooperativas.** La gente puede ahorrar dinero compartiendo herramientas, almacenes y quizás hasta la tierra. La cooperación puede tener un gran impacto en el bienestar de la gente.

¡Los niños pueden hacer un montón de trabajo si se convierte en juego!

5. **Visitas a la escuela.** Trabaje con el maestro de la escuela para aumentar las actividades relacionadas con la salud, por medio de demostraciones y teatro campesino. También invite a grupos de alumnos al puesto de salud. Los niños no sólo aprenden rápidamente sino que pueden ayudar en muchas formas. Si usted les da la oportunidad, los niños pueden convertirse en un valioso recurso.

6. **Reuniones de salud para madres e hijos.** Es muy importante que las mujeres embarazadas y las madres de niños pequeños (menores de 5 años) estén bien informadas acerca de sus propias necesidades de salud y las de sus niños. Las visitas regulares al puesto de salud sirven tanto para chequeos como para aprendizaje. Pida a las madres que llenen las tarjetas de salud de sus hijos y que las traigan cada mes para anotar su edad y peso (vea el Camino de la Salud, pág. 297). Ellas pueden llegar a entenderlas, aunque no sepan leer. Las madres que entienden la tarjeta, muchas veces se esmeran por que sus niños coman y crezcan bien. Tal vez usted pueda ayudar a entrenar a las madres interesadas para que organicen y guíen estas actividades.

7. **Visitas a los hogares.** Haga visitas cordiales a los hogares, sobre todo a los de las personas que tienen problemas que no les permiten visitar el puesto de salud o que no participan en las actividades de grupo. Pero respete también la vida privada de las personas. Si su visita no puede ser amistosa, no la haga, a menos que estén en peligro niños o personas indefensas.

Formas de Compartir e Intercambiar Ideas en un Grupo

Como trabajador de la salud, usted se dará cuenta de que el éxito que tenga en mejorar la salud de su gente dependerá más de su habilidad como maestro que de sus conocimientos técnicos o médicos. Esto es porque sólo cuando toda la comunidad participa y trabaja junta se pueden resolver los problemas grandes.

La gente no aprende mucho de lo que le dicen. Ellos aprenden de lo que piensan, sienten, ven, discuten y de lo que hacen juntos.

Así que el buen maestro no se sienta detrás de un escritorio para **sermonearle a** la gente. El buen maestro **habla y trabaja con** ellos. Él o ella no usa palabras complicadas, sino habla sencillamente para que todos entiendan. Ayuda a la gente a pensar claramente acerca de sus necesidades y la manera de resolverlas. Busca cada oportunidad para compartir ideas en una forma abierta y amistosa.

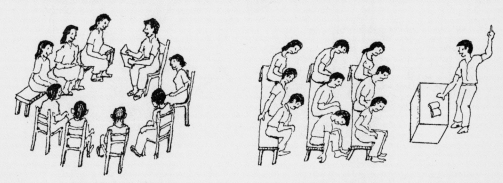

Hable con la gente . . . . no le sermonee

Tal vez la tarea más importante que usted pueda realizar como trabajador de la salud sea mostrarle a las personas las posibilidades que ellas tienen, y ayudarles a tener confianza en sí mismas. Algunas veces los campesinos no cambian las cosas que no les gustan porque no lo intentan. Muchas veces piensan que son ignorantes y no tienen poder. Eso no es cierto. La mayoría de los campesinos, inclusive los que no saben leer ni escribir, tienen conocimientos y habilidades notables. Ellos ya han hecho grandes cambios en sus alrededores con las herramientas que usan, la tierra que trabajan y las cosas que construyen. Ellos pueden hacer muchas cosas importantes que una persona que ha estudiado mucho no puede hacer.

Si usted puede ayudar a la gente a que se dé cuenta de lo mucho que saben y de lo que han hecho en sus alrededores, también se darán cuenta de que pueden aprender y hacer aún más. Trabajando juntos tendrán el poder para realizar grandes cambios para su bienestar y salud.

Entonces, ¿cómo se le dice esto a la gente?

Muchas veces no es posible decírselo directamente. Pero usted sí puede ayudar a que la gente descubra estas cosas por medio de discusiones en grupo. Es preciso que usted diga muy poco. Sólo inicie la plática haciendo ciertas preguntas. Un dibujo sencillo como el que sigue, de una familia campesina, puede ayudarle. Este dibujo es sólo una idea. Dibuje su propio cuadro con la casa, animales, gente y campos de su región.

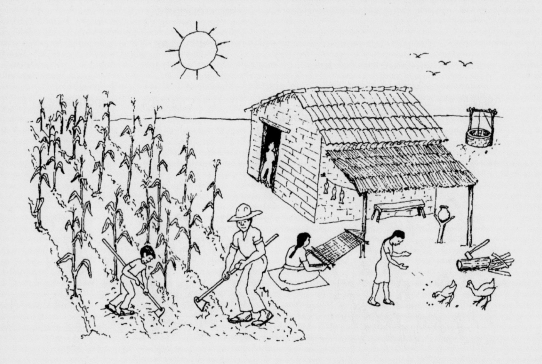

Muéstrele a un grupo de personas un cuadro parecido a éste, y pídales que lo discutan. Haga preguntas para que hablen de sus propias experiencias. Aquí tiene algunos ejemplos:

- ¿Quiénes son las personas en el cuadro y cómo viven?

- ¿Cómo era este terreno antes de que la gente llegara?

- ¿En qué forma han cambiado ellos sus alrededores?

- ¿Cómo afectan estos cambios su bienestar y salud?

- ¿Qué otros cambios pueden hacer estas personas? ¿Qué más podrían aprender a hacer? ¿Qué obstáculos las detienen? ¿Cómo pueden aprender más?

- ¿Cómo aprendieron a trabajar la tierra? ¿Quién les enseñó?

- Si un doctor o un licenciado se fuera a vivir a estas tierras sin más herramientas o dinero que los que tienen los campesinos, ¿podría él o ella cultivar la tierra y mantenerse igual de bien? ¿Por qué sí o por qué no?

- ¿En qué formas son estas gentes como nosotros?

Una discusión de grupo como ésta ayuda a la gente a tener más confianza en sí misma y en su poder para cambiar su situación. También puede ayudarle a sentir más su participación en la comunidad.

Al principio puede ser difícil para las personas decir lo que piensan. Pero después de un rato, ellas mismas empezarán a hablar más libremente y a hacer preguntas importantes. Anime a todos a que digan lo que sienten y a que hablen sin miedo. Pídales a las personas que hablan más que les den oportunidad a las que son más tímidas para hablar.

Usted puede pensar en otros cuadros y preguntas que sirvan para iniciar una discusión que ayude a la gente a ver más claramente los problemas, sus causas y posibles soluciones.

——— • ———

¿Qué preguntas puede hacer para que la gente piense en las diferentes causas de la triste condición del niño en este cuadro?

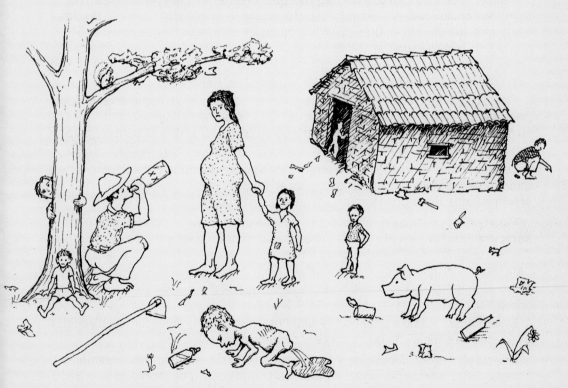

Trate de pensar en preguntas que conduzcan a otras y que hagan que la gente misma piense y haga más preguntas. ¿Cuántas de las causas que provocan la muerte por diarrea (vea pág. t7) encontrará su gente cuando discuta este cuadro?

CÓMO APROVECHAR ESTE LIBRO AL MÁXIMO

Todos los que saben leer pueden usar este libro en casa. Aun los que no saben leer pueden aprender de los dibujos. Pero para aprovechar este libro al máximo, a veces será útil recibir un poco de instrucción. Esto puede hacerse de varias formas.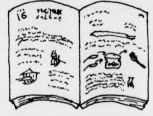

Un trabajador de la salud o cualquiera que reparta copias de este libro, debe asegurarse de que la gente sepa usar la lista del Contenido, el Índice, las Páginas Verdes y el Vocabulario. Es muy importante dar ejemplos de **cómo encontrar lo que uno busca.** Pídale a cada persona que lea con cuidado las secciones del libro que le ayudarán a entender **lo que sí puede hacer uno mismo, lo que puede ser peligroso o dañino** y **cuándo es importante conseguir ayuda** (vea especialmente los Capítulos 1, 2, 6 y 8, y también las SEÑAS DE ENFERMEDADES GRAVES, pág. 42). Haga hincapié en la importancia de **prevenir las enfermedades** antes de que empiecen. Aconséjele a la gente que preste especial atención a los Capítulos 11 y 12, que tratan sobre la **buena alimentación** y la **limpieza** (higiene y saneamiento).

También **señale y marque las páginas que se refieran a los problemas más comunes en su área.** Por ejemplo, usted puede marcar las páginas sobre **diarrea** y asegurarse de que las madres con niños chiquitos comprendan qué es y cómo preparar el **'suero especial'** (rehidratación oral, pág. 152). Muchos problemas y necesidades se pueden explicar brevemente. Pero mientras más **discuta, lea y use** este libro junto con su gente, más se van a beneficiar todos.

Usted como trabajador de la salud puede animar a la gente a reunirse en **grupos pequeños** para discutir un capítulo a la vez. Examinen los principales problemas de su región y discutan qué hacer para los problemas de salud que ya tienen y para prevenirlos en el futuro. Anime a la gente a pensar más allá del presente.

La gente más interesada podría organizar un **pequeño curso** para estudiar éste y otros libros. Podrían discutir cómo reconocer, tratar y prevenir diferentes enfermedades. Se podrían turnar para enseñar y darse explicaciones entre sí.

Para que el aprendizaje sea más divertido, se pueden hacer **comedias o sociodramas.** Por ejemplo, alguien puede actuar como un enfermo y explicar lo que siente. Luego los otros le hacen preguntas y lo examinan (Capítulo 3). Use el libro para hallar cuál es el problema y lo que se puede hacer. El grupo debe acordarse de incluir al 'enfermo' en la investigación de su enfermedad y terminar con una plática de cómo prevenir esa enfermedad en el futuro.

El libro *Aprendiendo a promover la salud* habla sobre diferentes formas divertidas y eficaces de educar a la gente sobre el cuidado de la salud.

Una de las mejores formas de ayudar a la gente a usar este libro correctamente es ésta: cuando alguien venga a curarse, haga que busque su problema (o el de su niño) en el libro para que ella o él mismo halle como tratarlo. Esto toma más tiempo, pero ayudará mucho más que si usted lo hace solo. Cuando alguien se equivoque o no se fije en algo importante, entonces sí necesitará usted corregirlo y enseñarle a usar mejor el libro. Pero así, **las enfermedades mismas presentarán oportunidades para que la gente aprenda.**

Estimado trabajador de la salud:

Sea quien sea usted y dondequiera que esté, sea que tenga o no un puesto o título oficial, o que simplemente sea alguien como yo, interesado en el bienestar de los demás—haga buen uso de este libro. Es para usted y para todos.

Pero recuerde: la parte más importante del cuidado de la salud no la encontrará en este libro ni en ningún otro. La clave para la buena salud se encuentra dentro de usted y de su gente, y en el aprecio, convivencia y cariño que existen entre todos. Si usted desea que su comunidad sea sana, construya sobre esta base.

La convivencia, la cooperación y el cariño son las claves de la salud.

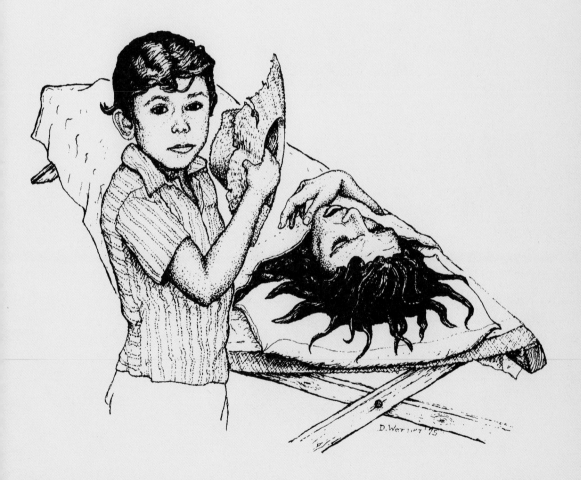

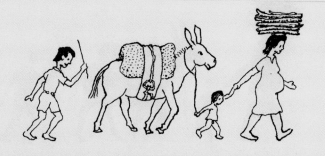

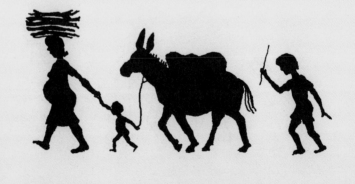

AVISO

Este libro intenta ayudar a la gente a atender sus problemas más frecuentes de salud. Pero es imposible que se explique todo. En caso de una enfermedad grave o si usted no está seguro de qué hacer, busque la ayuda de un trabajador de la salud o un médico cuando sea posible.

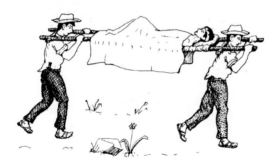

CURACIONES CASERAS Y CREENCIAS POPULARES

Las curaciones caseras se usan por todo el mundo. En algunos pueblos, los remedios *tradicionales* han pasado de padres a hijos por cientos de años.

Muchos remedios caseros hacen bastante provecho. Otros hacen menos. Y algunos hacen daño o son peligrosos. Los remedios tradicionales, igual que las medicinas modernas, se deben usar con cuidado.

> **Sobre todo, procure** *no hacer daño.*
> **Use un remedio casero sólo cuando sepa que**
> **no es peligroso y si conoce bien su uso correcto.**

CURACIONES CASERAS QUE HACEN PROVECHO

Para muchas enfermedades los remedios tradicionales son tan buenos como las medicinas modernas—o hasta **mejores.** A menudo son más **baratos.** Y a veces son **menos peligrosos.**

Por ejemplo, muchos de los tés de hierbas que se usan para el resfriado o la tos sirven mejor y causan menos problemas que los jarabes y las medicinas fuertes que recetan algunos médicos.

También, el 'agua de arroz', los 'tés' o las bebidas dulces que muchas madres dan a sus bebés cuando tienen diarrea son menos peligrosos y sirven mejor que cualquier medicina moderna. Lo importante es que el niño tome suficiente líquido (vea pág. 151).

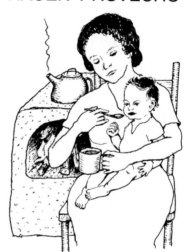

Para la tos, el catarro y la diarrea comunes, los tés de hierbas a menudo *son mejores, más baratos* y *menos peligrosos* que las medicinas modernas.

Los Límites de las Curaciones Caseras

Los remedios caseros ayudan a aliviar algunas enfermedades, pero otras deben curarse con la medicina moderna, como por ejemplo, todas las infecciones graves. Las enfermedades como pulmonía, tétano, fiebre, tifoidea, tuberculosis, apendicitis, enfermedades causadas por el contacto sexual y fiebre del parto deben tratarse con medicinas modernas lo más pronto posible. No pierda tiempo intentando curar estas enfermas con remedios caseros.

A veces es difícil saber si un remedio casero sirve o no. Por eso:

> **En caso de una enfermedad grave, generalmente es mejor usar la medicina**
> **moderna—con la ayuda de un trabajador de la salud, cuando sea posible.**

Métodos Antiguos y Nuevos

Algunos métodos modernos para cuidar la salud son mejores que los antiguos, pero a veces los antiguos hacen más provecho. Por ejemplo, las maneras tradicionales de cuidar a los niños o a los ancianos, a menudo son más cariñosas y efectivas que los métodos modernos, que son menos personales y amistosos.

Hace pocos años todos creían que la leche de pecho era la mejor manera de alimentar a los bebés. ¡Y tenían razón! Pero las grandes compañías que producen leche enlatada y artificial lograron convencer a muchas madres de que la leche en biberón era mejor. Eso no es verdad, pero muchas madres lo creyeron y empezaron a darles biberón a sus bebés. Como resultado, miles de bebés han sufrido y han muerto de infecciones o de hambre. Para saber por qué la **leche de pecho hace más provecho,** vea la página 271.

> **Respete las tradiciones de su pueblo
> y desarrolle su labor en base a ellas.**

Hay más ideas de cómo usar las tradiciones locales como base para el trabajo de la salud, en el capítulo 7 del libro *Aprendiendo a Promover la Salud*.

LA BUENA SUGESTIÓN—CREENCIAS QUE CURAN

Algunos remedios caseros tienen un efecto directo sobre el cuerpo. Otros parecen servir sólo porque la gente tiene fe en ellos. **El poder curativo de la buena sugestión puede ser muy fuerte.**

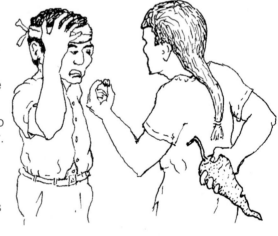

Por ejemplo: Ví una vez a un hombre que se torcía por el dolor de cabeza que traía. Una mujer le dio un pedacito de camote y le dijo que era un calmante muy fuerte. Así se le calmó el dolor.

Su fe en el remedio, y no el remedio en sí, fue lo que lo hizo sentirse mejor.

Así son muchos de los remedios caseros: hacen provecho principalmente por la buena sugestión. Por eso algunos remedios caseros son **especialmente útiles para curar enfermedades debidas en parte a la mala sugestión, las creencias, las preocupaciones o el miedo.**

Tales enfermedades incluyen el hechizo o susto, miedo irracional o histérico, algunas dolencias vagas (sobre todo en quienes están pasando por temporadas difíciles), y angustia o preocupación nerviosa. También se incluyen algunos casos de asma, hipo, agruras, úlceras del estómago, jaquecas y verrugas (mezquinos).

Con todos estos problemas **es importantísimo que el curandero o trabajador de la salud tenga un estilo cariñoso y una 'buena mano'.** A menudo, lo principal es convencer al enfermo de que se va a aliviar y ayudarle a estar más tranquilo.

A veces la buena sugestión ayuda al cuerpo a resistir trastornos que de veras lo afectan y no son sólo causados por la mala sugestión.

Por ejemplo, algunos campesinos mexicanos usan las siguientes curaciones para el piquete de víbora:

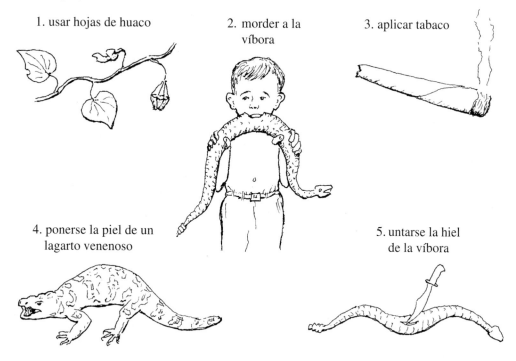

1. usar hojas de huaco

2. morder a la víbora

3. aplicar tabaco

4. ponerse la piel de un lagarto venenoso

5. untarse la hiel de la víbora

En otros países y pueblos la gente tiene sus propios remedios—y a veces tiene muchos. Pero de que nosotros sepamos, **ninguno de esos remedios sirve contra el veneno de la víbora.** La persona que alega que la ponzoña no le hizo nada por haber usado un remedio casero, probablemente fue mordida por una culebra no venenosa.

No obstante, es posible que cualquiera de estos remedios caseros haga un poco de provecho. Pues si la persona tiene fe en el remedio, se disminuye su miedo, el corazón palpita menos, y el veneno se extiende por el cuerpo más despacio ...¡así que en realidad sí hay menos peligro!

Pero hay que recordar que estos remedios tienen un efecto limitado. A pesar de que se usan a menudo, mucha gente se pone gravísima o muere de la mordedura de víbora. De que nosotros sepamos...

> **Ningún contraveneno casero (sea contra víbora, alacrán, ubar, araña u otro animal venenoso) tiene fuerza curativa más que la pura sugestión.**

Por eso, para el piquete de víbora es mejor usar los tratamientos modernos. Esté prevenido: consiga los contravenenos *(suero antiofídico, anticrotálico, antiviperino)* **antes** de que haya una emergencia (vea pág. 105). No espere hasta que sea demasiado tarde.

LA MALA SUGESTIÓN—CREENCIAS QUE ENFERMAN

La sugestión, aunque es útil para aplacar algunos trastornos, también causa otros. Para algunas personas crédulas, la mala sugestión es una fuerza peligrosa. Por ejemplo:

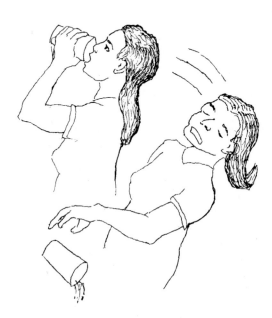

Una vez ví a una mujer que acababa de tener un malparto y seguía sangrando un poco. Cerca de su casa había un naranjo, y yo le insistí que tomara un jugo de naranja. (Las naranjas contienen vitamina C, que ayuda a fortalecer las venas y arterias.) Ella tomó el jugo, aunque tenía mucho miedo de que le fuera a causar 'congestión'.

Tan grande era su miedo que luego se puso muy grave. Al examinarla, no pude hallar nada. Traté de consolarla, insistiéndole que no estaba en ningún peligro— pero ella pensó que se iba a morir. Por fin, le puse una inyección de agua destilada (agua pura). El agua destilada no tiene ningún efecto médico. Pero como ella tenía mucha fe en las inyecciones, en poco tiempo se alivió.

En realidad, el jugo de naranja no le hizo ningún daño. El daño se lo hizo la **mala sugestión.** ¡Y su alivio se debió a su fe en las inyecciones!

De este mismo modo, muchas personas siguen creyendo cosas falsas de la hechicería, las inyecciones, la dieta y mucho más. El resultado de esto es que muchas personas sufren innecesariamente.

Al principio creí que yo había ayudado a esa mujer. Pero cuando lo pensé bien, me di cuenta de que también la había perjudicado porque le había hecho creer una cosa que no era cierta.

Decidí que debía explicarle todo eso a ella. Así que después de unos días, fui a la casa de la mujer y le pedí disculpas. Traté de ayudarle a darse cuenta de que no fue el jugo, sino **el miedo** el que la enfermó. Y que no fue la inyección, sino su fe en la inyección, lo que la **libró de su miedo** y así la curó.

Entendiendo la verdad sobre la naranja, la inyección y su miedo, aquella mujer y su familia quizás podrán cuidar mejor su salud en el futuro. Porque a fin de cuentas, **la salud** en parte depende de nuestra capacidad de **entender la realidad** y **no tener miedo.**

> **Muchas cosas hacen daño sólo
> porque la gente cree que son dañinas.**

HECHICERÍA—MAGIA NEGRA, MALPUESTO, MAL DE OJO

Una persona hechizada es una persona sugestionada. Está segura de que alguien tiene poder sobre ella. Alguien que cree que ha sido hechizado o que le han puesto 'el mal de ojo' puede enfermarse debido a su creencias y miedos (vea Susto, pág. 24).

En realidad una bruja no tiene ningún poder sobre otra persona, salvo por la sugestión. Por eso:

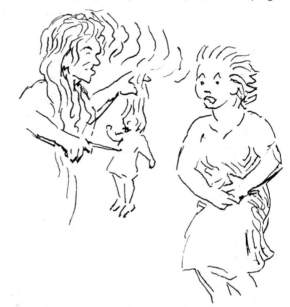

> **Es imposible hechizar
> a una persona que no
> cree en la hechicería.**

Algunas personas creen que han sido hechizadas cuando les dan dolencias extrañas o atemorizantes (por ejemplo: *tumores* en las partes ocultas, pág. 280, o *cirrosis* del hígado, pág. 328). Tales enfermedades no tienen nada que ver con la hechicería ni con la magia negra. Tienen causas naturales.

No gaste su dinero en los centros que profesan curar los hechizos. No trate de vengarse de ninguna bruja, pues de nada sirve. Si de verdad tiene una enfermedad grave, consiga ayuda médica.

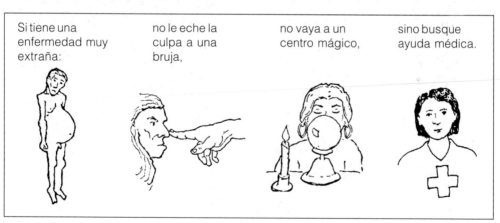

Si tiene una enfermedad muy extraña: | no le eche la culpa a una bruja, | no vaya a un centro mágico, | sino busque ayuda médica.

PREGUNTAS Y RESPUESTAS SOBRE ALGUNAS CREENCIAS Y CURACIONES CASERAS

Estos ejemplos son de las montañas de México, el lugar que mejor conozco. Es posible que algunas creencias de la gente de su región sean parecidas. Trate de aprender cuáles de las creencias de su gente conducen a una mejor salud y cuáles la perjudican.

Cuando una persona está 'hechizada', ¿es cierto que se alivia si los familiares lastiman o matan a la bruja?

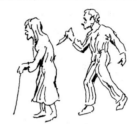

¡MENTIRA! Nunca hace provecho perjudicar a otra persona.

¿Es cierto que un niño que tiene hundida la mollera tiene los sesos caídos y morirá de diarrea si no recibe tratamiento especial?

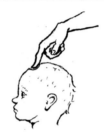

Muchas veces es cierto. La mollera se hunde cuando el niño ha perdido mucho líquido (vea pág. 151). El niño morirá si no se le da mucho líquido a tiempo (vea pág. 152).

¿Es cierto que si a una mujer embarazada le da la luz de la luna durante un eclipse, ella tendrá un niño mal formado o con retraso mental?

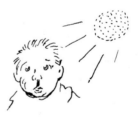

¡No es cierto! Pero hay niños que nacen sordos, con retraso mental o con defectos del cuerpo si su madre no usa sal yodada, si toma ciertas medicinas o por otras razones (vea la pág. 318).

¿Es verdad que las madres deben dar a luz en un cuarto oscuro?

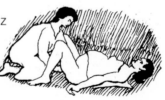

Sí, es verdad que la luz suave es mejor para los ojos de la madre y la criatura. Pero debe haber suficiente luz para que la partera pueda ver bien.

¿Es cierto que a un recién nacido no hay que bañarlo hasta que se le caiga el cordón del ombligo?

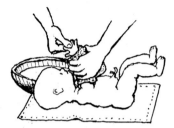

¡Cierto! El cordón debe quedar seco hasta que se caiga solo. Pero se puede bañar al niño con una tela suave que esté limpia y mojada en agua tibia.

¿A los cuántos días después del parto se puede bañar la mujer?

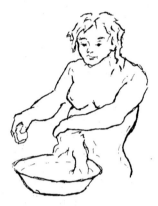

La mujer puede y debe bañarse con agua tibia **el día después de aliviarse** del niño. La costumbre de no bañarse durante 'la dieta' no es buena.

¿Es cierto que la leche de pecho es mejor para el bebé que la leche en botella o biberón?

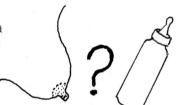

¡CIERTO! La leche de pecho es el mejor alimento y ayuda a proteger al niño contra muchas infecciones.

¿Cuáles son las comidas que debe evitar una mujer en las semanas después del parto ('la dieta')?

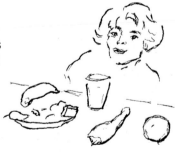

Durante 'la dieta' la mujer no tiene que evitar nada que sea nutritivo. Al contrario, debe comer de todo: fruta, verduras, carne, leche, huevos, tortillas, panes de grano entero y frijoles (vea pág. 276).

¿Es buena idea bañar a un enfermo, o le puede hacer daño?

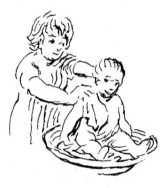

Es buena idea. Hay que bañar a los enfermos todos los días con agua tibia.

¿Es cierto que las naranjas, guayabas y muchas otras frutas hacen daño cuando uno tiene gripa o fiebre?

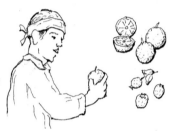

¡NO! Al contrario, todas las frutas y jugos hacen provecho cuando uno tiene gripa o calentura. No causan congestión.

¿Es cierto que se debe tapar bien a una persona cuando tiene calentura, para que no le haga daño el aire?

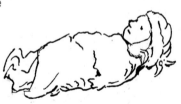

¡NO! Cuando una persona tiene mucha calentura, destápela completamente y échele aire. Así le bajará la calentura (vea pág. 76).

¿Es cierto que un té hecho de la corteza (cáscara) del árbol del sauce (saúz) ayuda a bajar la calentura y a calmar el dolor?

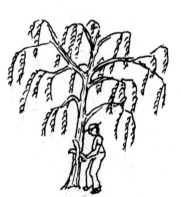

¡Cierto! La corteza del árbol del sauce tiene medicina natural parecida a la aspirina.

CAÍDA DE LA MOLLERA

En la cabeza de los recién nacidos, hay una parte redonda y blandita donde los huesos no están formados completamente. Ésa es la *mollera* y normalmente se cierra después de un año o año y medio.

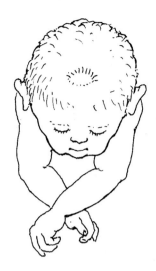

Muchas madres saben que su niño está en peligro si se le cae la mollera. Hay muchas creencias para explicar esto. En América Latina, algunas mamás creen que el cerebro se ha ido para abajo. El remedio casero que consiste en 'levantar la mollera' (chupando la mollera, levantando el paladar con el dedo, y agarrando al niño por los pies y dándole palmadas) no ayuda, porque... **la caída de la mollera se debe a la deshidratación** (vea pág. 151).

Esto quiere decir que **el niño está perdiendo más líquido del que está tomando.** Está demasiado seco—probablemente porque tiene diarrea o diarrea con vómito.

Tratamiento:

1. Dele mucho líquido al niño: Suero para Tomar (vea pág. 152), leche de pecho o agua hervida.
2. Si es necesario, trate las causas de la diarrea y el vómito (vea págs. 152 a 161). Para la mayoría de las diarreas no se necesita medicina, y puede producir más daño que provecho.

Para curar la caída de la mollera...

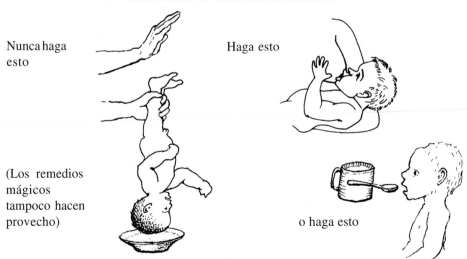

Nunca haga esto

(Los remedios mágicos tampoco hacen provecho)

Haga esto

o haga esto

Nota: Si la mollera se hincha o se abulta **para arriba,** puede ser una seña de meningitis. Empiece el tratamiento de inmediato (vea pág. 185) y consiga ayuda médica.

CÓMO SABER SI UN REMEDIO CASERO SIRVE O NO

Sólo porque un remedio casero se usa mucho o es muy popular, no quiere decir que de veras sirva o que no sea peligroso. Puede ser difícil distinguir entre las buenas curaciones y algunos remedios caseros que quizás no sirvan o sean peligrosos. Las siguientes 4 reglas le pueden ayudar a determinar cuáles remedios probablemente no servirán o pueden ser peligrosos. (Los ejemplos son de México.)

1. Entre más remedios existan para curar una enfermedad, menos probabilidad hay de que sirva cualquiera de esos remedios.

Por ejemplo: Para el bocio o 'buche' existen **muchas** curaciones caseras, **ninguna** de las cuales hace provecho. Éstos son unos ejemplos:

1. amarrarse un cangrejo contra el 'buche'

¡NO!

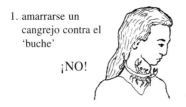

2. sobar el buche con la mano de un niño muerto

¡NO!

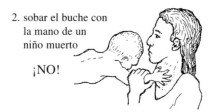

3. untarse sesos de zopilote (buitre)

¡NO!

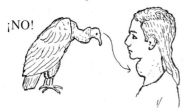

4. untarse 'yerba sin raíz' (excremento de gente)

¡NO!

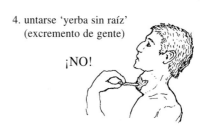

Ninguno de estos remedios rebaja el buche. Si uno de ellos lo curara, no se necesitarían más remedios. **Cuando una enfermedad tiene un solo remedio casero, es más probable que sirva.** Para prevenir o bajar el bocio se debe usar sal yodada (vea pág. 130).

2. Los remedios asquerosos raras veces hacen provecho— y a menudo hacen daño. Por ejemplo:

1. la idea de que la lepra (lazarín) se cura tomando una bebida hecha con víboras podridas

¡NO!

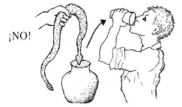

2. la idea de que la sífilis se cura comiendo un zopilote

¡NO!

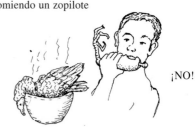

Estos dos remedios no sirven y el primero puede causar infecciones peligrosas. Por usar remedios como éstos se puede perder tiempo valioso para conseguir un tratamiento que de verdad sirva.

3. Los remedios que usan excremento (caca) de animales o de gente no hacen provecho y pueden causar infecciones peligrosas. Nunca los use.

Ejemplos:

1. El poner 'yerba sin raíz' (excremento de gente) alrededor del ojo no quita la vista borrosa y puede infectar el ojo.

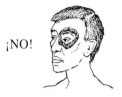

¡NO!

2. El untar 'muñiga' de vaca en la cabeza para combatir la tiña puede causar tétano u otra infección peligrosa.

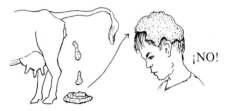

¡NO!

Tampoco hace provecho el excremento de conejo o chivo en las quemaduras; es peligrosísimo. Ponerse cagada de vaca en la mano no controla los ataques. El té de excremento de gente, puerco u otro animal tampoco hace provecho para las dolencias. **Nunca** ponga excremento en el ombligo de un niño recién nacido, pues puede causar 'mozusuelo' (tétano).

4. Mientras más se parezca el remedio a la enfermedad, más probable es que su poder curativo venga sólo de la buena sugestión.

Por ejemplo:

1. Para hemorragia de la nariz se usa 'yesca' (un hongo color de sangre).

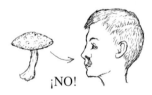

¡NO!

2. Para la sordera se echa en el oído un polvo del cascabel de la víbora.

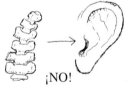

¡NO!

3. Para la mordedura de perro se toma un té hecho de la cola del mismo perro.

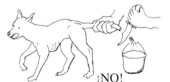

¡NO!

4. Para el piquete de alacrán se amarra el alacrán contra el dedo picado.

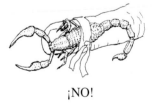

¡NO!

5. Para que un bebé no tenga diarrea cuando le salgan los dientes, se le pone un collar de colmillos de víbora.

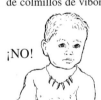

¡NO!

6. Para que salgan los granos del sarampión, se hace un té de la corteza del árbol del 'pochote'.

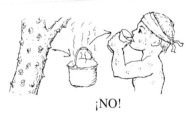

¡NO!

Todas estas curaciones, y muchas otras parecidas, no tienen ningún valor curativo en sí. Si ayudan a aliviar a alguien, es porque esa persona cree en ellos. En casos graves, no pierda el tiempo con estos remedios. Busque un tratamiento efectivo.

PLANTAS MEDICINALES

Muchas plantas tienen propiedades curativas y muchas de la medicinas modernas se sacan de las hierbas del monte.

Sin embargo, no todas las 'hierbas curativas' que la gente usa hoy en día tienen poder medicinal...y las que sí lo tienen, a veces se usan mal. Trate de aprender algo sobre las plantas medicinales de su región, y averigüe cuáles de veras sirven.

 ¡CUIDADO! Algunas hierbas medicinales son muy venenosas cuando se toma más de la cantidad recomendada. Por eso muchas veces es más seguro escoger una medicina moderna, ya que es más fácil controlar la dosis.

Aquí están unos cuantos ejemplos de plantas que son útiles si se usan bien:

FLORIPONDIO *(Datura arborea)*

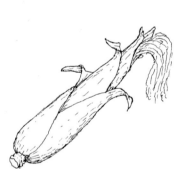

Las hojas contienen una sustancia que ayuda a calmar los torcijones de la tripa y dolores del estómago, vientre, ijar y vesícula biliar.

Muela 1 ó 2 hojas. Póngalas a remojar por un día en 7 cucharadas de agua (100 ml).

Dosis: De 10 a 15 gotas cada 4 horas (adultos solamente).

 PRECAUCIÓN: El floripondio es muy venenoso si se toma más de la dosis recomendada.

BARBAS DE MAÍZ *(cabellos de elote)*

Un té de las barbas de maíz hace que una persona orine más. Esto puede ayudar a bajar la hinchazón de los pies, sobre todo en las mujeres embarazadas (vea págs. 176 y 248).

Hierva un buen puñado de los cabellos de elote en agua y tome 1 ó 2 vasos. No es peligroso.

AJO

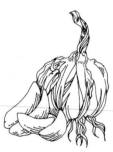

El agua de ajo a veces puede combatir las lombrices afiladas (oxiuros).

Pique o machaque 4 dientes de ajo y mézclelos con 1 vaso de líquido (agua, jugo o leche).

Dosis: Tome un vaso al día durante tres semanas.

Para tratar las infecciones de la vagina con ajo, vea las páginas 241 y 242.

CARDÓN, PITAHAYA *(pachycerius pectin-aboriginum)*

El jugo de este cacto sirve para lavar heridas en lugares donde no hay agua hervida ni modo de conseguirla. El cardón también sirve para estancar la hemorragia de una herida, pues el jugo encoge las venas.

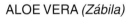

Con un machete o cuchillo limpio, corte un trozo del cardón y aplástelo con fuerza contra la herida.

Después de que se calme la hemorragia, amarre el trozo de cardón con una tira de tela.

Después de 2 ó 3 horas, quite el cardón y lave la herida con agua hervida y jabón. Hay más instrucciones sobre cómo curar heridas y controlar hemorragias en las páginas 82 a 87.

ALOE VERA *(Zábila)*

El aloe vera se puede usar para tratar quemaduras leves y heridas. El jugo espeso y viscoso de la planta calma el dolor y la picazón, ayuda a la cicatrización y sirve para prevenir la infección. Corte un pedazo de la planta, pele la capa de afuera y ponga la hoja carnosa o el jugo directamente sobre la quemadura o herida.

El aloe también puede ayudar a combatir las úlceras del estómago y la gastritis. Corte las hojas esponjosas en pedazos pequeños, déjelos remojando en agua durante la noche y luego tome un vaso del líquido viscoso y amargo cada 2 horas.

PAPAYA *(melón, lechosa)*

Las papayas maduras contienen vitaminas y ayudan en la digestión. Se recomiendan sobre todo para personas débiles o viejas que dicen que les cae mal la carne, el pollo o los huevos. La papaya ayuda a digerir mejor esos alimentos.

La papaya también sirve para quitarse las lombrices, aunque las medicinas modernas son mejores. Junte 3 ó 4 cucharaditas (15-20 ml) de la 'leche' que sale al rallar el caño de la mata o la fruta verde. Mezcle esto con una cantidad igual de azúcar o miel disuelta en una taza de agua caliente. Si puede, tome esta mezcla junto con un laxante.

O seque y muela las semillas de papaya hasta que queden como harina. Tome 3 cucharaditas con un vaso de agua o un poco de miel 3 veces al día por una semana.

Las papayas también se pueden usar para combatir las llagas (escaras) de presión. La fruta contiene sustancias químicas que ayudan a ablandar la carne muerta para poder sacarla con facilidad. Primero limpie y lave la llaga de presión que tenga carne muerta. Luego remoje un paño o gasa estéril en la 'leche' del caño de la mata o del fruto verde del papayo y métalo en la escara. Vuelva a limpiar la llaga y a ponerle la gasa con 'leche' 3 veces al día.

LAS BILMAS O YESOS CASEROS—PARA ENTABLILLAR HUESOS QUEBRADOS

En México hay varias plantas que se pueden usar para hacer bilmas o entablillados caseros—por ejemplo, el tepeguaje (un árbol que da vainas) y la solda con solda (un bejuco con hojas enormes). Pero cualquier planta puede servir si se puede hacer con ella una miel o jarabe que se endurezca al secar y que no irrite la piel. En la India, algunos hueseros usan una mezcla de claras de huevo con hierbas para hacer el yeso. La idea es la misma. Pruebe usted con plantas de su área.

La bilma de tepeguaje *(Lysoloma wátsoni):* Eche un kilo de cáscara (corteza) de tepeguaje en 5 litros de agua y hiérvala hasta que queden nada más 2 litros. Cuélela y hiérvala otra vez hasta que se forme una miel espesa. Con la miel remoje unos listones anchos de franela o tela limpia y haga la bilma así:

Asegúrese de que los huesos estén bien acomodados (pág. 98).

No ponga la bilma directamente contra la piel.

Envuelva el brazo o la pierna con una tela suave.

Ponga una capa delgada de algodón o pochote.

Finalmente, ponga los listones remojados para formar una bilma fija, pero **no muy apretada.**

Es importante que los huesos rotos no se muevan. Por eso, la mayoría de los doctores recomiendan que la bilma tape una coyuntura a cada lado de la quebradura.

Por ejemplo: Para una muñeca quebrada, la bilma debe cubrir casi todo el brazo, así:

Deje destapadas las puntas de los dedos para fijarse si se mantienen de buen color.

Sin embargo, los hueseros tradicionales de China y América Latina usan bilmas cortas para las fracturas simples del brazo, ya que según dicen, un poquito de movimiento de los huesos puede ayudar a que se compongan más rápido. Algunos estudios científicos recientes han demostrado que eso es verdad.

Se puede hacer una tablilla provisional de cartón, papel corrugado o el tallo de una hoja seca de banano o palmera.

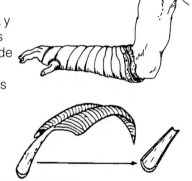

PRECAUCIÓN: Aunque la bilma no esté muy apretada al ponerla, la parte rota puede hincharse después. Si la persona se queja de que está muy apretada o si los dedos se le ponen fríos, blancos o azules, quite la bilma y ponga otra más suelta.

Nunca ponga un bilma sobre una cortada o herida.

LAVADOS Y PURGAS: CUÁNDO USARLOS Y CUÁNDO NO

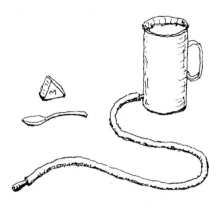

Por todo el mundo se usan demasiado los lavados (lavativos) y las purgas o laxantes.

Éstos son remedios caseros muy populares. Y a menudo hacen mucho daño. Muchas personas creen que pueden sacar la fiebre y la diarrea del cuerpo con un **lavado** (echando agua dentro de la tripa por el ano) o con una *purga* o laxante fuerte. Pero es al contrario. Muchas veces éstos lastiman más la tripa ya debilitada del enfermo.

> **Los lavados y las purgas pocas veces hacen provecho. Muchas veces son peligrosos—sobre todo las purgas fuertes.**

CASOS EN QUE ES PELIGROSO USAR PURGAS O LAVADOS

Nunca use un lavado o purgante si la persona tiene dolor de estómago o cualquier seña de apendicitis o 'panza peligrosa' (vea pág. 93), aunque pase días sin obrar.

Nunca le dé una purga o lavado a una persona con un balazo o herida profunda en la barriga.

Nunca le dé una purga a una persona débil o enferma, pues la debilitará más.

Nunca dé un lavado o purga a un bebé que tenga menos de 2 años de edad.

Nunca le dé una purga o laxante a un niño con mucha calentura, vómitos (basca), diarrea o señas de deshidratación (vea pág. 151). Puede aumentar la deshidratación y matar al niño.

Nunca se acostumbre a usar un laxante o purgante con frecuencia (vea Estreñimiento, pág. 126).

USO CORRECTO DE LOS LAVADOS

1. Los lavados sencillos pueden ser útiles para el estreñimiento (cuando el excremento está seco, duro y sale con dificultad). Use agua tibia, sola o con un poquito de jabón.

2. Cuando una persona con vómitos está deshidratada, se le puede poner un lavado de Suero para Tomar **muy despacio** (vea pág. 152).

PURGANTES Y LAXANTES QUE SE USAN MUCHO

ACEITE DE RICINO HOJA DE SEN o SENA CÁSCARA SAGRADA	Éstos son purgantes irritantes. A menudo hacen más daño que provecho. Vale más no usarlos nunca.
HIDRÓXIDO DE MAGNESIO **_LECHE DE MAGNESIA_** SULFATO DE MAGNESIO (vea pág. 383)	Éstos son purgantes de sal. Úselos solamente en dosis bajas, como laxantes para el estreñimiento. No los use seguido y **nunca cuando tenga dolor de barriga.**
ACEITE MINERAL (vea pág. 383)	A veces las personas con almorranas lo usan para el estreñimiento... pero es como cagar piedras ensebadas. No se recomienda.

USOS CORRECTOS DE PURGANTES Y LAXANTES

Los laxantes son como los purgantes pero menos fuertes. Todos los productos de la lista de arriba son laxantes cuando se toman en dosis pequeñas y purgantes cuando se toman en dosis grandes. Los laxantes ablandan y apuran el excremento; los purgantes causan diarrea (chorro).

Purgas: La única ocasión cuando se debe usar un purgante en una dosis fuerte es cuando la persona ha tragado un veneno y hay que arrojarlo rápidamente (vea pág. 103). En cualquier otra ocasión, las purgas perjudican.

Laxantes: Se pueden usar las sales de magnesia o la leche de magnesia en dosis pequeñas, como laxantes, en algunos casos de estreñimiento. Las personas con hemorroides (almorranas, pág. 175) que padecen de estreñimiento pueden tomar aceite mineral, pero eso sólo hace que su excremento se ponga resbaloso; no lo ablanda. La dosis de aceite mineral es de 3 a 6 cucharaditas al acostarse (nunca junto con la comida, porque el aceite le quita vitaminas a los alimentos). No es el mejor método.

Supositorios: Son pastillas en forma de bala que se meten por el recto y que también se pueden usar para aliviar el estreñimiento o las almorranas (vea págs. 175, 383 y 392).

UN MEJOR MÉTODO PARA LIBRARSE DEL ESTREÑIMIENTO

Alimentos con fibra. El modo más saludable y más seguro de ablandar el excremento y obrar con más regularidad es *tomando mucha agua y comiendo más alimentos* con mucha *fibra natural*, como la *yuca*, el *salvado de trigo* y otros cereales integrales (pág. 126). También ayuda comer bastantes frutas y verduras.

La gente que tradicionalmente come muchos alimentos con fibra, sufre menos de hemorroides, estreñimiento y cáncer de la tripa que la gente que come muchas comidas 'modernas' o refinadas. Para tener mejor salud, evite las comidas muy refinadas y coma alimentos hechos con granos integrales (enteros) y no refinados.

ENFERMEDADES QUE SE CONFUNDEN CON FRECUENCIA

¿QUÉ ES LO QUE CAUSA LAS ENFERMEDADES?

Las personas de diferentes países y diferentes culturas dan distintas explicaciones a esta pregunta.

A un niño le da diarrea. ¿Pero por qué?

La gente campesina puede decir que es porque los padres hicieron algo mal o quizás ofendieron a un santo.

Un doctor puede decir que es porque el niño tiene una infección.

Un oficial de salud pública puede decir que es por falta de agua potable y letrinas.

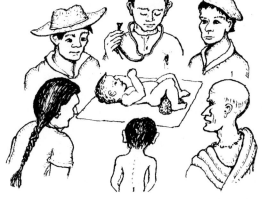

Un líder social puede decir que las condiciones no saludables que causan tanta diarrea en los niños se deben a la distribución injusta de la tierra y las riquezas.

Un profesor puede echarle la culpa a la falta de educación.

Cada quien explica las causas de una enfermedad según su propia experiencia y punto de vista. Entonces, ¿quién tiene la razón? Posiblemente todos tienen razón en cierto sentido. Esto es porque . . .

Una enfermedad casi siempre resulta de varias causas juntas.

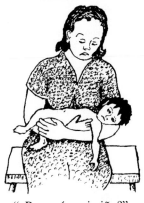

"¿Por qué a mi niño?"

Cada una de las explicaciones de arriba puede ser parte de lo que le causó diarrea a un niño.

Para prevenir y curar enfermedades con éxito, a usted le ayudará saber lo más posible sobre las enfermedades más comunes de su región y el conjunto de causas que las producen.

En este libro hablamos sobre distintas enfermedades, usando el sistema y los términos de la medicina moderna.

Para aprovechar bien este libro y las medicinas que recomienda, es necesario tener un conocimiento de las enfermedades y sus causas según la medicina moderna. Este capítulo le puede ayudar.

DIFERENTES CLASES DE ENFERMEDADES Y SUS CAUSAS

Para prevenir o curar diferentes enfermedades, ayuda considerarlas en dos grupos: infecciosas y no infecciosas.

Las **enfermedades infecciosas** son las que pasan de una persona a otra. Hay que proteger a las personas sanas de las personas con estas enfermedades.

Las **enfermedades no infecciosas** no pasan de una persona a otra. Tienen otras causas. Por eso es importante saber cuáles enfermedades son infecciosas y cuáles no.

Enfermedades No Infecciosas

Las enfermedades no infecciosas tienen muchas causas diferentes. Pero nunca son producidas por gérmenes, bacterias (microbios) u otros organismos vivos que atacan el cuerpo. Jamás pasan de una persona a otra. Es importante comprender que los *antibióticos*, o medicinas que combaten bacterias (vea pág. 55), no ayudan a curar las enfermedades no infecciosas.

Recuerde: **Los antibióticos no sirven para las enfermedades no infecciosas.**

EJEMPLOS DE ENFERMEDADES NO INFECCIOSAS

Problemas debidos a una falla de un sistema del cuerpo:	**Problemas debidos a una sustancia que daña o molesta al cuerpo:**	**Problemas por carencias de algo que necesita el cuerpo:**
reumatismo	alergias	desnutrición
ataques al corazón	asma	anemia
ataques epilépticos	venenos	pelagra
embolia (derrame cerebral)	mordedura de víbora	ceguera nocturna y xeroftalmía
jaquecas (migrañas)	tos por fumar	bocio o buche y cretinismo
cataratas	úlcera del estómago	cirrosis del hígado (en parte)
cáncer	alcoholismo	

Problemas de herencia o nacimiento:		**Problemas que empiezan en la mente ('enfermedades' mentales):**
labio leporino	epilepsia (algunos tipos)	miedo de que algo es dañino cuando no lo es (paranoia)
ojos bizcos	retraso mental	angustias exageradas
otras deformidades	marcas de nacimiento	creencias en hechizos (brujería)
		miedo incontrolable (histeria)

Enfermedades Infecciosas

Las enfermedades infecciosas son causadas por bacterias y otros *organismos* (seres vivos) que atacan el cuerpo. Se transmiten (pasan de una persona a otra) de muchas maneras. A continuación aparecen los principales organismos que causan infecciones, y algunos ejemplos de las enfermedades que producen:

EJEMPLOS DE ENFERMEDADES INFECCIOSAS

Organismos que causan la enfermedad	Nombre de la enfermedad	Modo de transmitirse	Medicina principal
bacterias (microbios o gérmenes)	tuberculosis	por el aire (al toser)	diferentes antibióticos para diferentes infecciones
	tétano	por heridas sucias	
	algunas diarreas	por dedos sucios, agua, moscas	
	pulmonía (algunos tipos)	por el aire (al toser)	
	gonorrea, clamidia y sífilis	por contacto sexual	
	dolor de oído	con el catarro o la gripa	
	heridas infectadas	por contacto con cosas sucias	
	llagas con pus	por contacto directo	
virus (gérmenes más pequeños que las bacterias)	catarro, gripa, sarampión, paperas (coquetas), viruela loca, parálisis infantil, diarrea viral	de una persona enferma por el aire, al toser, por moscas, etc.	aspirina y otros calmantes. (No hay medicinas que combatan eficazmente los virus. Los antibióticos no sirven). Las vacunas ayudan a prevenir algunas infecciones virales.
	la rabia	por mordidas de animales	
	mezquinos	por el contacto	
hongos	tiña pie de atleta jiotes (hongos de la piel)	por el contacto con la piel o ropa	azufre y vinagre pomadas de ácido undecilénico, benzoico o salicílico griseofulvina
parásitos internos (animalitos dañinos que viven dentro del cuerpo)	En la tripa: lombrices y gusanos amibas (disentería)	caca-a-boca falta de aseo	diferentes medicinas específicas
	En la sangre: paludismo (malaria)	piquete de zancudo	cloroquina (u otra medicina para el paludismo)
parásitos externos (animalitos dañinos que viven sobre el cuerpo)	piojos pulgas chinches sarna (guaguana)	por el contacto con personas infectadas o su ropa	insecticidas, lindano

Las bacterias, como muchos organismos que causan infecciones, son tan pequeñas que no se pueden ver más que con un microscopio ⟶ (un aparato de aumento muy fuerte). Los virus son aún más pequeños que las bacterias.

Los antibióticos (penicilina, tetraciclina, etc.) son medicinas que ayudan a curar ciertas enfermedades causadas por bacterias. **Los antibióticos no sirven para curar las enfermedades causadas por la mayoría de los virus,** como el catarro, la gripa, las paperas, la viruela loca, etc. **No trate las infecciones virales con antibióticos.** No ayudarán y pueden hacer daño (vea **Antibióticos**, pág. 55).

ENFERMEDADES QUE SON DIFÍCILES DE DISTINGUIR

Una de las mayores dificultades en la práctica de la medicina es el distinguir entre las enfermedades que se parecen. Muchas enfermedades muy diferentes tienen *señas* y *síntomas* parecidos. Por ejemplo:

1. **Un niño que enflaca poco a poco mientras la barriga se le hincha más y más, puede tener cualquiera de estas enfermedades:**

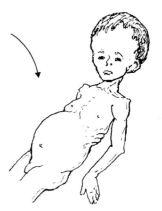

   - mala alimentación (vea pág. 112)
   - muchas lombrices grandes (Ascaris), pág. 140 (generalmente junto con mala alimentación)
   - tuberculosis avanzada (pág. 179)
   - grave infección urinaria de mucho tiempo (pág. 234)
   - cualquier mal del hígado o del bazo
   - leucemia (cáncer de la sangre)

2. **Una persona mayor que tiene en un tobillo una llaga muy fea que ha durado meses, puede padecer de:**

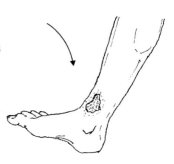

   - mala circulación de la sangre por várices u otras causas (pág. 213)
   - diabetes (pág. 127)
   - infección del hueso (osteomielitis)
   - mal de San Lázaro (lepra, lazarín, pág. 191)
   - tuberculosis de la piel (pág. 212)
   - sífilis avanzada (pág. 237)

El tratamiento médico para cada una de estas enfermedades es diferente, de manera que para curarlas correctamente es importante distinguirlas.

A primera vista muchas enfermedades se parecen bastante. Pero si sabe qué preguntar y qué señas buscar, muchas veces usted puede dar correctamente con la enfermedad.

Este libro explica lo que pasa y lo que se siente con muchas enfermedades. ¡Pero tenga cuidado! Las enfermedades no siempre muestran las señas típicas indicadas—o las señas pueden ser confusas. **Para los casos difíciles, muchas veces se necesita la ayuda de un trabajador de la salud o un doctor capaz.** A veces se necesitan exámenes especiales y análisis.

¡Trabaje dentro de sus límites!
Al usar este libro, recuerde lo fácil que es equivocarse.
Nunca pretenda saber algo que no sabe.
Si usted no reconoce bastante bien una enfermedad y no está seguro de cómo curarla, o si la enfermedad es grave—consiga ayuda médica.

ENFERMEDADES QUE MUCHAS VECES SE CONFUNDEN O QUE TIENEN EL MISMO NOMBRE

Muchos de los nombres comunes que la gente le da a sus enfermedades se usaron por primera vez mucho antes de que se supiera sobre los gérmenes o bacterias o las medicinas que los combaten. Muchas veces a diferentes enfermedades que causaban problemas más o menos parecidos—como 'fiebre alta' o 'dolor de ijar'—se les daba el mismo nombre. En muchas partes del mundo aún se usan estos nombres comunes. Pero muchos médicos ni conocen ni usan estos nombres. Por eso, la gente a veces piensa que estos nombres se refieren a 'enfermedades que los médicos no curan'. Así que la gente cura estas **enfermedades caseras** con hierbas o remedios caseros.

En realidad, la mayoría de estas enfermedades caseras son las mismas que estudia la medicina moderna. Sólo los nombres son diferentes.

Para muchas enfermedades, los remedios caseros sirven bien. Pero para otras, las medicinas modernas funcionan mejor y pueden salvar vidas. Esto sobre todo es cierto para las infecciones peligrosas como la pulmonía, tifoidea, tuberculosis o infecciones después del parto.

Para saber cuáles enfermedades sin falta necesitan medicinas modernas y para decidir cuál medicina usar, es importante que usted trate de **averiguar qué nombre se le da a la enfermedad entre los trabajadores de la salud entrenados y en este libro.**

Si no encuentra la enfermedad que busca en este libro, búsquela por otro nombre o lea el capítulo que trata de problemas parecidos. Use la lista del CONTENIDO y el ÍNDICE.

Si no está seguro de qué enfermedad tiene una persona—sobre todo si parece peligrosa—consiga ayuda médica.

El resto de este capítulo da ejemplos de los nombres comunes o *tradicionales* que la gente usa para algunas enfermedades. Muchas veces se usa un solo nombre para varias enfermedades que según la medicina moderna son distintas.

No es posible dar ejemplos de cada país o región donde se vaya a usar este libro. Por eso, damos ejemplos de enfermedades que se ven en la región de la Sierra Madre Occidental de México. Probablemente no sean los mismos nombres que usted usa. Sin embargo, en muchas partes del mundo, las personas ven y hablan de sus enfermedades en una forma parecida. Así que los ejemplos pueden ayudarle a pensar cómo nombra las enfermedades la gente de su región.

¿Se le ocurren los nombres que se usan en su pueblo para las siguientes enfermedades caseras? Si puede, escriba esos nombres junto a los que nosotros damos, donde dice:

Nombre en su región: _____

EJEMPLOS DE ENFERMEDADES CON NOMBRES CASEROS

EMPACHO   (Nombre en su región: _____)

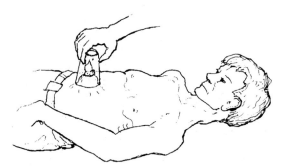

En términos médicos, *empacho* (impacción) quiere decir que las tripas están *obstruidas* (vea pág. 94). Pero en los pueblos mexicanos algunas gentes le llaman *empacho* a cualquier enfermedad que cause dolor de estómago o diarrea. Se dice que una bola de pelos u otra cosa está bloqueando una parte de la tripa. La gente culpa a las brujas o a los espíritus malignos, y trata el *empacho* con remedios mágicos y *ventosas* (vea el dibujo). A veces los curanderos chupan la barriga y hacen como si sacaran una bola de pelos y espinas.

Estas son diferentes enfermedades que producen dolor o malestar de estómago y que a veces son llamadas *empacho*:

- diarrea o disentería con torcijones (pág. 153)
- lombrices (pág. 140)
- barriga hinchada por desnutrición (pág. 112)
- indigestión o úlcera del estómago (pág. 128)
- y rara vez, una verdadera obstrucción de la tripa o apendicitis (pág. 94).

La mayoría de estos problemas no se mejoran con remedios mágicos o ventosas. Para curar el *empacho*, identifique y trate la enfermedad que lo causa.

DOLOR DE IJAR   (Nombre en su región: _____)

Se le da este nombre a cualquier dolor que les da a las mujeres de un lado de la barriga. Muchas veces el dolor llega a media espalda o más abajo. Algunas causas de este tipo de dolor son:

- una infección del sistema urinario (riñones, vejiga o tubos que los conectan, vea pág. 234)
- torcijones (calambres) o gases en la tripa (vea diarrea, pág. 153)
- dolores de la regla (vea pág. 245)
- apendicitis (vea pág. 94)
- una infección, quiste o tumor en la matriz u ovarios (pág. 243), o un embarazo fuera de la matriz (vea pág. 280).

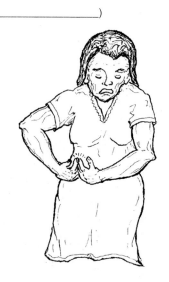

LA CONGESTIÓN (Nombre en su región: _____)

Los campesinos mexicanos le dan el nombre de *congestión* a cualquier enfermedad o malestar que sea repentino y muy molesto. La gente habla de *congestión* de:

la cabeza,   el pecho,   el estómago   o el cuerpo entero.

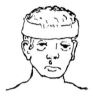 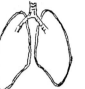 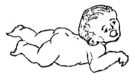

Dicen que *la congestión* resulta por no seguir 'la dieta' después del parto (vea pág. 123) o por comer algo que se contraríe con otra comida, con una medicina o con el catarro. Aunque **estos alimentos generalmente no causan daño** y a veces son justo lo que el cuerpo necesita, mucha gente no los come por temor a que les dé *la congestión*.

Éstas son algunas enfermedades que a veces son llamadas *la congestión*:

- Intoxicación o envenenamiento por comer alimentos echados a perder: provoca vómitos repentinos seguidos de diarrea, torcijones y debilidad (vea pág. 135).
- Una reacción alérgica grave: pasa en personas alérgicas después de comer ciertos alimentos (mariscos, chocolate, etc.), tomar ciertas medicinas o inyectarse penicilina. Puede causar vómitos, diarrea, sudor frío, dificultad al respirar, ronchas con comezón y angustias (vea pág. 166).
- Cualquier malestar repentino del estómago o la tripa: vea diarrea (pág. 153), vómitos (pág. 161) y 'panza peligrosa' (pág. 93).
- Dificultad para respirar, repentina o muy fuerte: causada por asma (pág. 167), pulmonía (pág. 171) o algo trabado en la garganta (pág. 79).
- Enfermedades que causan ataques (convulsiones) o parálisis: vea ataques (pág. 178), tétano (pág. 182), meningitis (pág. 185), polio (pág. 314) y embolia (pág. 327).
- Ataques al corazón: generalmente en personas mayores (pág. 325).

LATIDO (Nombre en su región: _____)

En América Latina se habla de *latido* cuando a una persona le 'brinca' o pulsa la boca del estómago. Los brincos son realmente el pulso de la *aorta* (la arteria principal que sale del corazón). Este pulso se puede ver y sentir en alguien muy flaco y hambriento. A menudo el *latido* es seña de desnutrición (pág. 112)— ¡o hambre! Se cura comiendo mejor (vea págs. 110 y 111).

SUSTO (HISTERIA, ATAQUE DE PÁNICO)   (Nombre en su región:_____)

Según los campesinos mexicanos, el *susto* es causado por un temor repentino o por una bruja, un espanto o el diablo. Una persona con *susto* se pone muy nerviosa y tiene miedo. Puede temblar, portarse raro, no dormir, enflacar o incluso morir.

Posibles explicaciones médicas del *susto:*

1. En muchas personas, el *susto* es un estado de miedo o *histeria* causado quizás por la 'mala sugestión' (vea pág. 4). Por ejemplo, una mujer teme tanto que la vayan a hechizar, que se pone nerviosa y no puede comer o dormir bien. Empieza a debilitarse y a enflacar. Para ella, esto comprueba el hechizo y entonces se pone aún más nerviosa y asustada. Su *susto* empeora cada vez más.

2. En un bebé o niño chiquito, el *susto* generalmente es muy distinto. Las pesadillas pueden hacer que él grite dormido o que despierte atemorizado. La calentura muy alta debida a cualquier enfermedad puede hacer que él hable y se porte muy raro *(delirio).* Un niño que usualmente se ve triste, puede estar desnutrido (pág. 112). A veces las primeras señas de tétano (pág. 182) o meningitis (pág. 185) también son llamadas *susto*.

Tratamiento:

Cuando el *susto* es causado por una enfermedad, trate la enfermedad. Ayude a la persona a entender la causa. Si es necesario, pida consejo médico.

Cuando el *susto* es causado por un temor, trate de calmar a la persona y ayúdele a entender que su mismo miedo es la causa de su problema. A veces sirven las curaciones mágicas y los remedios caseros.

Si una persona asustada está respirando muy fuerte y rápido, puede que su cuerpo esté tomando demasiado aire (oxígeno)—lo que quizás sea parte del problema:

SUSTO CON RESUELLO FUERTE (HIPER-VENTILACIÓN)

Señas:

- mucha angustia o miedo
- respiración rápida y profunda
- latidos del corazón rápidos y fuertes
- siente la cara, manos o pies dormidos, o le hormiguean
- calambres

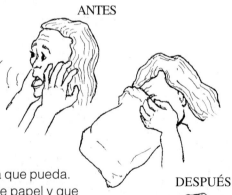

ANTES

DESPUÉS

Tratamiento:

- ◆ Mantenga a la persona lo más calmada que pueda.
- ◆ Pídale que meta la cara en una bolsa de papel y que respire despacio. Debe seguir respirando el mismo aire durante 2 ó 3 minutos. Esto generalmente la calmará.
- ◆ Explíquele que el problema no es peligroso y que pronto se recuperará.

EQUIVOCACIONES CON NOMBRES DE ENFERMEDADES

Esta página muestra 2 ejemplos de equivocaciones que pueden resultar cuando ciertos nombres como 'cáncer' y 'lepra' quieren decir una cosa para el trabajador de la salud y otra para el campesino. Al hablar con trabajadores de la salud —y al usar este libro:

> **Evite malentendidos—fíjese en las señas e *historia* de la enfermedad de una persona, ¡no en el nombre que le da la gente!**

CÁNCER (Nombre en su región: _____)

Los campesinos mexicanos llaman *cáncer* a cualquier infección grave de la piel, sobre todo a las heridas muy infectadas (pág. 88) o a la gangrena (pág. 213).

En lenguaje médico moderno, el cáncer no es una infección, sino un tumor (bola o bulto) anormal que crece en cualquier parte del cuerpo. Hay que cuidarse de toda clase de cánceres. Algunos de los tipos más comunes son:

cáncer de la piel (pág. 211)

cáncer del pecho (pág. 279)

cáncer de la matriz u ovarios (pág. 280)

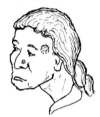
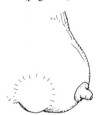
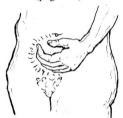

Cualquier bulto o bola dura, que no duela y que crezca despacio en cualquier parte del cuerpo, puede ser cáncer. El cáncer es peligroso y puede requerir una operación.

A la primera sospecha de cáncer, consiga ayuda médica.

LEPRA (Mal de Hansen o de San Lázaro, lazarín) (Nombre en su región:_____)

Los campesinos mexicanos llaman *lepra* a cualquier llaga que se extiende por la piel. Esto puede causar confusión, ya que los trabajadores de la salud usan esta palabra sólo para la verdadera lepra (pág. 191). Las llagas comúnmente llamadas *lepra* son:

- impétigo y otras infecciones de la piel (pág. 202)
- llagas producidas por piquetes de insectos o por sarna (pág. 199)
- llagas crónicas o úlceras de la piel como las que causa la mala circulación (pág. 213)
- cáncer de la piel (pág. 211)
- y raras veces, lepra (pág. 191) o tuberculosis de la piel (pág. 212).

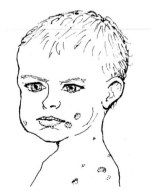

Este niño tiene impétigo, no lepra.

CONFUSIÓN ENTRE DIFERENTES ENFERMEDADES QUE CAUSAN CALENTURA

LA FIEBRE (Nombre en su región: _____)

Hablando correctamente, *la fiebre* es una **temperatura del cuerpo más alta que lo normal.** Pero en América Latina se le llama *la fiebre* a varias enfermedades graves que dan calentura (fiebre) muy alta.

Para prevenir o curar estas enfermedades, es importante saber distinguirlas.

Éstas son algunas de las enfermedades graves importantes en que la calentura es una seña principal. Los dibujos muestran el patrón típico de la calentura (la forma en que baja y sube) en cada enfermedad.

Paludismo o Malaria: (vea pág. 186)

Empieza con debilidad, escalofríos y calentura. La calentura puede ir y venir por algunos días, con escalofríos cuando sube la temperatura y con sudor cuando baja. Después, la calentura puede venir por unas cuantas horas cada 2 ó 3 días. Otros días, la persona se puede sentir más o menos bien.

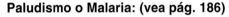

PALUDISMO: CÓMO DAN LAS CALENTURAS

La raya continua indica la temperatura del paciente.

días de la enfermedad

Tifoidea: (vea pág. 188)

Comienza como un catarro. La temperatura sube un poco más cada día. Pulso relativamente lento. A veces diarrea y deshidratación. Temblores o delirio (mente extraviada). Persona muy enferma.

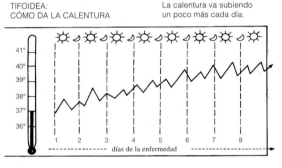

TIFOIDEA: CÓMO DA LA CALENTURA

La calentura va subiendo un poco más cada día.

días de la enfermedad

Tifo: (vea pág. 190)

Se parece a la tifoidea. Granitos parecidos al sarampión, con moretones pequeños.

Hepatitis: (vea pág. 172)

La persona no tiene ganas de comer ni fumar. Tiene ganas de vomitar. Ojos y piel amarillos; orina color naranja o café; caca blancuzca. 'Sofocado' del hígado. Poca calentura. Mucha debilidad.

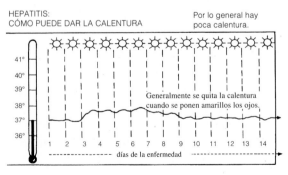

HEPATITIS: CÓMO PUEDE DAR LA CALENTURA

Por lo general hay poca calentura.

Generalmente se quita la calentura cuando se ponen amarillos los ojos.

días de la enfermedad

Pulmonía: (vea pág. 171)

Respiración corta y rápida. La temperatura sube rápidamente. Tos con moco verde, amarillo o con sangre. A veces dolor del pecho. Persona muy enferma.

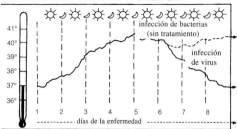

PULMONÍA: CÓMO PUEDE DAR LA CALENTURA

Fiebre reumática: (vea pág. 310)

Más común en niños y jóvenes. Dolor en las coyunturas. Calentura alta. A menudo viene después de un dolor de garganta. A veces dolor del pecho (corazón) con dificultad para respirar. O movimientos no controlados de brazos y piernas.

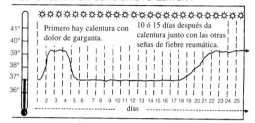

FIEBRE REUMÁTICA: CÓMO DA LA CALENTURA

Brucelosis (fiebre ondulante, fiebre de Malta): (vea pág. 188)

Empieza lentamente con cansancio, dolor de cabeza y de los huesos. Calentura y sudor más comunes por la noche. La calentura se quita por unos días y después vuelve. Esto puede durar meses o años.

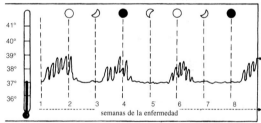

BRUCELOSIS: CÓMO DAN LAS CALENTURAS — La calentura viene en olas. Sube por las tardes y baja por las noches.

Fiebre del parto: (vea pág. 276)

Empieza un día o más después del parto.
Comienza con poca calentura, que a menudo después sube.
Flujo (desecho) apestoso de la vagina. Dolor y a veces hemorragia.

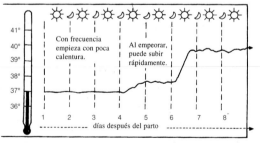

FIEBRE DEL PARTO: CÓMO PUEDE DAR LA CALENTURA

Todas estas enfermedades pueden ser peligrosas. Además de las enfermedades mencionadas aquí, existen muchas otras (sobre todo en los países *tropicales*) que pueden causar señas y calenturas semejantes. No siempre es fácil distinguir estas enfermedades. La mayoría son graves o peligrosas. Cuando pueda, consiga ayuda médica.

CÓMO EXAMINAR A UN ENFERMO

Para atender bien a un enfermo, es preciso hacerle preguntas y luego examinarlo con cuidado. Usted debe buscar las *señas y síntomas* que indican la gravedad del caso y que ayudan a distinguir entre enfermedades parecidas.

Siempre examine al enfermo en un lugar con buena luz, preferiblemente a la luz del día—**nunca** en un cuarto oscuro.

Hay ciertas preguntas, observaciones y pruebas básicas que se deben tener en cuenta al examinar a un enfermo. Éstas incluyen todo lo que siente el enfermo (síntomas) y lo que **usted** observa al examinarlo (señas). Estas señas son de especial importancia en niños chiquitos o en personas que no pueden hablar. En este libro usamos la palabra 'señas' tanto para señas como para síntomas.

Cuando examine a un enfermo, siempre apunte sus observaciones y guárdelas por si las necesita un trabajador de la salud o un médico (vea pág. 44).

PREGUNTAS

Antes de examinar al enfermo, hágale preguntas acerca de su enfermedad. Pregúntele sin falta lo siguiente:

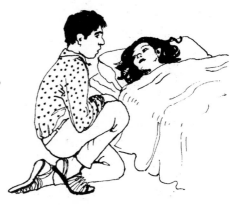

- ¿Qué es lo que más le molesta ahorita?
- ¿Qué lo hace sentirse mejor o peor?
- ¿Cuándo y cómo empezó su enfermedad?
- ¿Ha padecido antes de esta misma dolencia usted, u otra persona de su familia o vecindad?

Siga con otras preguntas para enterarse de los detalles de la enfermedad.

Por ejemplo, si el enfermo tiene dolor, pregúntele:

- ¿Dónde le duele? (Pídale que señale con un dedo exactamente dónde le duele.)
- ¿Cuándo tiene el dolor? (¿todo el tiempo? ¿de vez en cuando? ¿muy seguido?)
- ¿Cómo es el dolor? (¿agudo? ¿lento? ¿con ardor?)
- ¿Puede dormir con el dolor?

Si el enfermo es un bebé que aún no habla, busque señas de dolor. Fíjese en su modo de llorar y en sus movimientos. (Por ejemplo, un bebé con dolor de oído a veces se talla un lado de la cabeza o se jala una oreja).

ESTADO GENERAL DE SALUD

Antes de tocar al enfermo, fíjese en su estado general: lo débil o enfermo que se ve, su modo de moverse y de respirar, la claridad de su mente. Busque señas de deshidratación (vea pág. 151) y de choque (pág. 77).

Fíjese si el enfermo está bien o mal alimentado. ¿Ha perdido peso? Cuando una persona ha perdido peso lentamente durante una larga temporada, puede tener una *enfermedad crónica* (que dura mucho tiempo).

También es importante fijarse en el color de la piel y de los ojos. Éstos a veces cambian cuando la persona está enferma. (La piel oscura puede ocultar los cambios de color. Así que mire las partes del cuerpo donde la piel es pálida, como las palmas de las manos, las plantas de los pies, las uñas o el interior de los labios y párpados).

- La palidez, sobre todo de los labios y adentro de los párpados, es una seña de anemia (pág. 124). La piel también se puede poner más pálida por tuberculosis (pág. 179) o kwashiorkor (pág. 113).
- Una piel más oscura de lo normal, puede indicar desnutrición grave (pág. 112).
- La piel azulosa, sobre todo un tono azuloso u oscuro en los labios y uñas, puede indicar problemas graves de la respiración (págs. 79, 167 y 313) o del corazón (pág. 325). Un tono azul gris en un niño inconsciente puede indicar paludismo cerebral (pág. 186).
- Un color blanco grisáceo, con la piel húmeda y fresca, a menudo indica que la persona está en estado de choque (pág. 77).
- Un color amarillo (*ictericia*) de la piel y ojos puede deberse a un mal del hígado (hepatitis, pág. 172; cirrosis, pág. 328; o absceso por amibas, pág. 145) o a un mal de la vesícula biliar (pág. 329). También puede encontrarse en recién nacidos y en niños que nacieron con la enfermedad de células en hoz (anemia drepanocítica, pág. 321).

También mire la piel mientras le da luz de un lado. Así se pueden ver las primeras señas de los granitos del sarampión en la cara de un niño con calentura (pág. 311).

TEMPERATURA

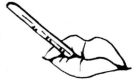

Es buena idea tomarle la temperatura a un enfermo, aunque no parezca tener calentura. Si está muy enfermo, revísele la temperatura por lo menos 4 veces al día y apúntela.

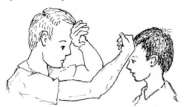

Si no tiene termómetro, puede tantear la temperatura poniendo el dorso de una mano en la frente del enfermo y el dorso de la otra mano en la frente suya o de otra persona sana. Si el enfermo tiene fiebre, usted sentirá la diferencia.

Es importante fijarse en cuándo y cómo da la calentura, cuánto dura y cómo se quita. Esta información puede ayudarle a identificar la enfermedad. No todas las calenturas son del paludismo, aunque en algunos países a menudo se les trata como tal. Recuerde que hay otras causas posibles. Por ejemplo:

- El catarro común y otras infecciones de virus (pág. 163). Generalmente hay poca calentura.
- La tifoidea produce calentura que va aumentando durante 5 días. Las medicinas contra el paludismo no ayudan.
- La tuberculosis a veces causa un poco de calentura por las tardes. De noche, muchas veces la persona suda y le baja la temperatura.

Cómo Usar un Termómetro

Toda familia debe tener un termómetro. Tome la temperatura de un enfermo 4 veces al día y apúntela cada vez.

Cómo leer el termómetro (usando uno marcado en centígrados—°C):

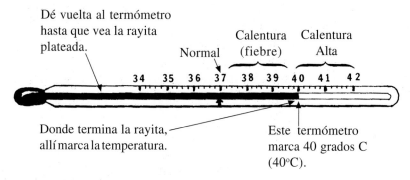

Dé vuelta al termómetro hasta que vea la rayita plateada.

Normal   Calentura (fiebre)   Calentura Alta

34 35 36 37 38 39 40 41 42

Donde termina la rayita, allí marca la temperatura.

Este termómetro marca 40 grados C (40°C).

Cómo tomar la temperatura:

1. Limpie bien el termómetro con agua y jabón o alcohol. Sacúdalo bien hasta que marque menos de 36 grados.

2. Ponga el termómetro...

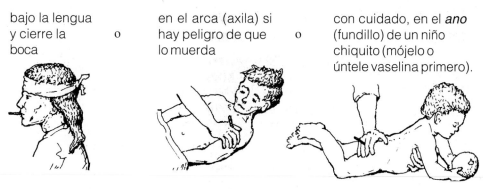

bajo la lengua y cierre la boca

o

en el arca (axila) si hay peligro de que lo muerda

o

con cuidado, en el *ano* (fundillo) de un niño chiquito (mójelo o úntele vaselina primero).

3. Déjelo puesto por 3 ó 4 minutos.

4. Léalo. (En el arca marca un poco menos que en la boca y en el ano marca un poco más).

5. Lave bien el termómetro con agua y jabón.

Nota: En bebés recién nacidos, una temperatura muy alta **o muy baja** (menos de 36 grados) puede ser seña de una infección grave (vea pág. 275).

- ◆ Para aprender cómo da la calentura en algunas enfermedades, vea págs. 26 a 27.
- ◆ Para saber cómo tratar una calentura, vea pág. 75.

RESPIRACIÓN

Fíjese bien cómo respira el enfermo: la profundidad (respiración profunda o corta), la frecuencia (qué tan seguido toma aire) y el nivel de dificultad. Fíjese si ambos lados del pecho se mueven igual cuando el enfermo respira.

Si tiene reloj o un contador sencillo, cuente el número de respiraciones por minuto (cuando la persona esté tranquila). Lo normal en adultos y niños grandes es de 12 a 20 veces por minuto. En niños chiquitos hasta 30 veces es normal, y en bebés 40. Las personas con calentura alta o enfermedades respiratorias graves (como pulmonía) respiran más rápido de lo normal. Más de 40 respiraciones **cortas** por minuto en un adulto, o 60 en un niño chiquito, generalmente indican pulmonía.

Fíjese bien en el sonido de las respiraciones. Por ejemplo:

- Un silbido con dificultad al soltar el aire, puede ser seña de asma (vea pág. 167).
- Un ronquido o gargareo con dificultades para respirar en una persona inconsciente pueden indicar que la lengua, moco (baba o pus) o algo pegado en la garganta no deja pasar bien el aire.

Fíjese si se hunde la piel entre las costillas y en la base del cuello (detrás de la clavícula) con cada respiración. Esto indica que el aire pasa con dificultad. Es posible que la persona tenga algo pegado en la garganta (pág. 79), pulmonía (pág. 171), asma (pág. 167) o bronquitis (la piel se hunde poco, vea pág. 170).

Si la persona tiene tos, pregúntele si la deja dormir. Pregúntele si suelta moco al toser, la cantidad, el color y si contiene sangre.

PULSO (LATIDO DEL CORAZÓN)

Para tomar el pulso de una persona, tiente la muñeca con los dedos, así. No use el dedo gordo (pulgar).

Si no puede encontrar el pulso en la muñeca, búsquelo en el cuello, a un lado de la manzana.

O ponga el oído directamente sobre el pecho y escuche los latidos del corazón. (O use un estetoscopio si tiene uno.)

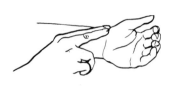 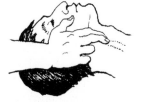 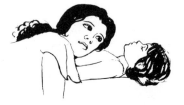

Fíjese en qué tan fuerte, rápido y regular es el pulso. Si tiene reloj, cuente las pulsaciones por minuto.

PULSO NORMAL PARA PERSONAS EN DESCANSO

adultos	de 60 a 80 por minuto
niños	80 a 100
bebés	100 a 140

El pulso se vuelve más rápido cuando la persona hace ejercicio o está nerviosa, asustada o tiene calentura. Por regla general, el pulso aumenta 20 latidos por minuto por cada grado (°C) que sube la calentura.

A una persona muy enferma, tómele el pulso seguido y apúntelo junto con los datos de la temperatura y respiración.

Es importante fijarse en los cambios del pulso. Por ejemplo:

- Un pulso débil y rápido puede indicar un estado de choque (vea pág. 77).
- Un pulso muy rápido, muy lento o irregular puede ser seña de un mal del corazón (vea pág. 325).
- Un pulso relativamente lento en una persona con mucha calentura puede indicar tifoidea (vea pág. 188).

OJOS

Fíjese en el color de la parte blanca de los ojos. ¿Se ve normal, colorada (pág. 219) o amarilla? Fíjese también en cualquier cambio en la vista del enfermo.

Pida a la persona que mueva lentamente los ojos hacia arriba, hacia abajo y de lado a lado. Si los ojos brincan o tiemblan, puede que la persona tenga daño cerebral.

Fíjese en el tamaño de las *pupilas* (la niña del ojo). Las pupilas muy grandes pueden indicar un estado de choque (vea pág. 77). Las pupilas muy grandes o muy chiquitas pueden indicar envenenamiento o el efecto de ciertas drogas.

Mire ambos ojos y note cualquier diferencia entre los dos, sobre todo en el tamaño de las pupilas:

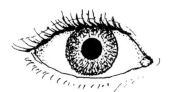 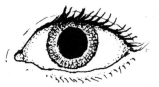

Una gran diferencia en el tamaño de las pupilas casi siempre es una emergencia médica.

- Si el ojo con la pupila más grande duele tanto que provoca vómitos, la persona probablemente tiene GLAUCOMA (vea pág. 222).
- Si el ojo con la pupila más chiquita duele mucho, la persona puede tener IRITIS, que es un problema muy grave (vea pág. 221).
- Una diferencia en el tamaño de las pupilas en una persona inconsciente o que recién ha recibido un golpe en la cabeza, puede indicar daño cerebral. También puede indicar EMBOLIA (vea pág. 327).

Siempre compare las pupilas de una persona que está inconsciente o que ha recibido un golpe en la cabeza.

OÍDOS, GARGANTA Y NARIZ

Oídos: Siempre busque señas de dolor e infección en los oídos—especialmente en un niño con calentura o catarro. Un bebé que llora mucho o se jala una oreja seguido, tiene una infección del oído (pág. 309).

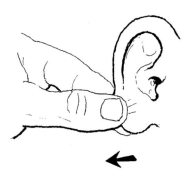

Jale la oreja con cuidado. Si aumenta el dolor, es probable que la infección esté en el tubo (canal) del oído. También fíjese si el oído está colorado o tiene pus por dentro. Una pequeña lámpara de mano puede ayudar. Pero nunca meta en el oído palillos, alambres o cualquier otro objeto duro.

Note si la persona oye bien, o si está más sorda de un lado que del otro. Frote los dedos cerca del oído de la persona para ver si puede escuchar este sonido. Para sordera y zumbido de los oídos, vea la página 327.

Garganta y boca: Examine la boca y la garganta a la luz de una lamparita de mano o del sol. Primero aplaste la lengua con el mango de una cuchara o pida que la persona diga 'ahhh...'. Fíjese si la garganta está colorada y si las anginas (2 bolas al fondo de la garganta) están hinchadas o si tienen manchas con pus (vea pág. 309). También busque lo siguiente: llagas (fuegos), encías hinchadas, dolor de lengua, muelas picadas y otros problemas de la boca (lea el Capítulo 17).

Nariz: ¿Tiene la nariz tapada o le escurre mucho? (Fíjese si un bebé respira por la nariz y cómo lo hace). Mire por dentro con una luz y vea si hay moco, pus o sangre; también fíjese si la nariz está colorada, hinchada o huele mal. Busque señas de sinusitis o de catarro alérgico (pág. 165).

PIEL

Es importante examinar todo el cuerpo de una persona enferma aunque la enfermedad parezca muy leve. A los niños y bebés, desnúdelos completamente y busque cualquier cosa que no sea normal, incluyendo:

- llagas, heridas o espinadas
- salpullido o ronchas
- manchas u otras marcas anormales
- *inflamación* (seña de infección: piel colorada, caliente, dolorosa, hinchada)
- hinchazón
- 'secas' o hinchazón de los *nodos linfáticos* (bolitas en el cuello, arcas o ingle, vea pág. 88).

- bultos o bolas anormales
- pérdida del pelo, o de su brillo y color (vea pág. 112)
- pérdida de las cejas (¿lazarín? vea pág. 191)

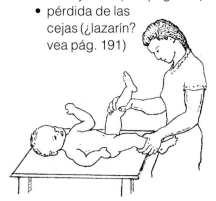

A los niños chiquitos siempre examínelos entre las nalgas, la partes ocultas, entre los dedos, detrás de los oídos y entre el cabello. Busque piojos, tiña, granos, salpullido, etc.

Para distinguir entre diferentes problemas de la piel, vea las páginas 196 a 198.

BARRIGA (ABDOMEN)

Si a una persona le duele la barriga, trate de encontrar exactamente dónde le duele.

Averigüe si el dolor es continuo o si va y viene como torcijones (calambres) o *cólico*.

Antes de tentar la barriga, vea si hay algún bulto o hinchazón. Ayuda comparar un lado de la barriga con el otro.

Muchas veces, el lugar del dolor da una idea del tipo de enfermedad que pueda tener la persona (vea la siguiente página).

Primero pídale al enfermo que señale con un dedo dónde le duele.

Entonces, empezando del lado contrario del que señaló el enfermo, aplaste con cuidado diferentes partes de la barriga con los dedos para ver dónde le duele más.

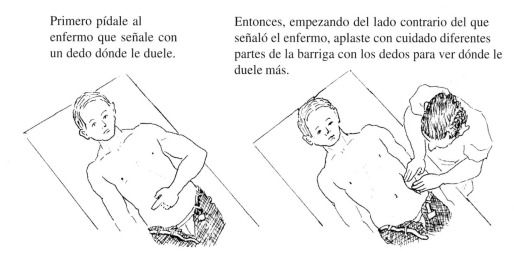

Al tentar la barriga, fíjese si el enfermo la puede aflojar bien, o si está muy dura y no aguanta que la aplaste. Esto puede ser seña de 'panza peligrosa'—quizás apendicitis o peritonitis (vea pág. 94).

Si sospecha de peritonitis o apendicitis, haga la *'prueba de rebote'* que se explica en la página 95.

Busque cualquier parte dura o bulto anormal en la barriga.

Si el enfermo tiene un dolor constante en el estómago, con vómitos, y hace días que no ha podido obrar, ponga el oído (o un estetoscopio) sobre la barriga, así:

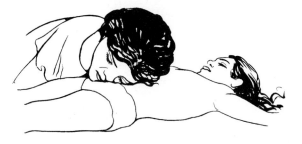

Escuche los gruñidos de las tripas. Si no gruñen nada después de 2 ó 3 minutos, es muy mala seña. (Vea Emergencias de la Barriga, pág. 93.)

> **Barriga silenciosa es como perro callado. ¡Cuidado!**

Los siguientes dibujos muestran los sitios típicos donde duele la barriga con diferentes enfermedades.

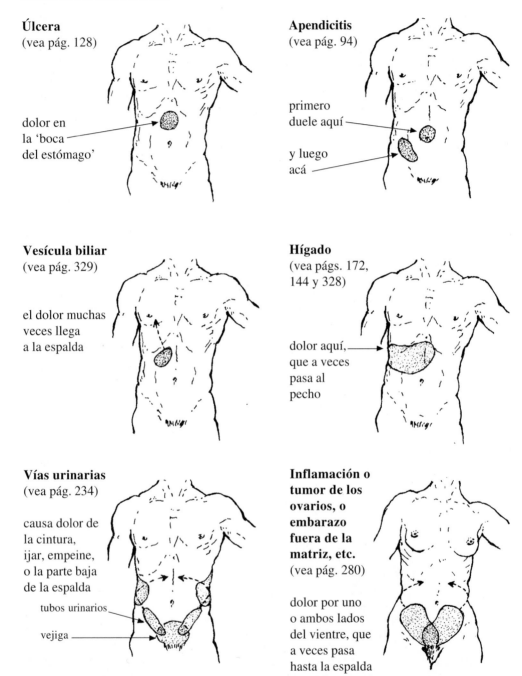

Úlcera
(vea pág. 128)

dolor en
la 'boca
del estómago'

Apendicitis
(vea pág. 94)

primero
duele aquí

y luego
acá

Vesícula biliar
(vea pág. 329)

el dolor muchas
veces llega
a la espalda

Hígado
(vea págs. 172,
144 y 328)

dolor aquí,
que a veces
pasa al
pecho

Vías urinarias
(vea pág. 234)

causa dolor de
la cintura,
ijar, empeine,
o la parte baja
de la espalda

tubos urinarios

vejiga

**Inflamación o
tumor de los
ovarios, o
embarazo
fuera de la
matriz, etc.**
(vea pág. 280)

dolor por uno
o ambos lados
del vientre, que
a veces pasa
hasta la espalda

Nota: Para las causas de diferentes dolores de la espalda, vea la página 173.

MÚSCULOS Y NERVIOS

Si una persona se queja de que no puede controlar una parte del cuerpo o de que la tiene entumida o débil, o si usted quiere ver si tiene estas cosas: fíjese en cómo se mueve y anda. Pídale que se pare, se siente o se acueste muy derecho para comparar los dos lados del cuerpo.

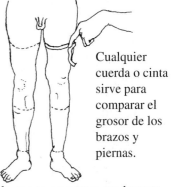

Cara: Pídale que sonría, arrugue la frente, abra mucho los ojos y los cierre con fuerza. Note si un lado se ve débil o caído.

Si el problema empezó más o menos de repente, piense en: un golpe o un balazo en la cabeza (págs. 78 y 91), embolia (pág. 327) o parálisis de Bell (pág. 327).

Si se desarrolló despacio, puede ser un tumor del cerebro. Busque ayuda médica.

También revise el movimiento de los ojos, el tamaño de las pupilas (pág. 217) y qué tan bien ve.

Brazos y piernas: Fíjese si tiene una parte del cuerpo 'seca' o más delgada de lo normal. Note—o mida—cualquier diferencia en el grosor de los brazos o piernas.

Pídale que le apriete los dedos para comparar la fuerza de ambas manos.

Y que empuje y jale los pies contra su mano, mientras usted pone resistencia.

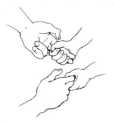

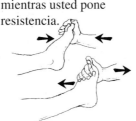

Cualquier cuerda o cinta sirve para comparar el grosor de los brazos y piernas.

También pídale que extienda ambos brazos y que voltee las manos hacia arriba y hacia abajo.

Pídale que se acueste y que levante una pierna primero y después la otra.

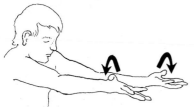

Note cualquier debilidad o temblor.

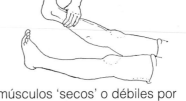

Fíjese en cómo se mueve y camina. Si tiene los músculos 'secos' o débiles por todo el cuerpo, podría estar desnutrido (pág. 112) o tener una enfermedad crónica como tuberculosis.

Si los músculos están más secos o débiles de un lado que del otro: en los niños piense primero en polio (pág. 314); en los adultos piense en un problema de la espalda, un golpe en la cabeza o embolia.

Para más información sobre pruebas de los músculos y exámenes físicos de personas discapacitadas, vea *El niño campesino deshabilitado*, Capítulo 4.

Revise si ciertos músculos están tiesos o rígidos:

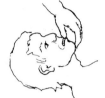

- Si la quijada está tiesa o no se abre, sospeche que tiene tétano (pág. 182) o una infección grave de la garganta (pág. 309) o de una muela (pág. 231). Si el problema comenzó después de un bostezo o de un golpe en la quijada, puede que ésta esté dislocada.

- Si un niño muy enfermo tiene la espalda o el cuello tieso y doblado para atrás, sospeche que tiene meningitis. Si no puede doblar la cabeza hacia adelante ni ponérsela entre las rodillas, es muy probable que tenga meningitis (pág. 185).

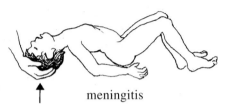

meningitis

- Si un niño **siempre** tiene algunos músculos tiesos y hace movimientos raros o descontrolados, puede que sea *espástico* (pág. 320).

- Si los movimientos raros o sin control vienen de repente, con pérdida del conocimiento, pueden ser ataques (pág. 178). Si los ataques le dan seguido, piense en epilepsia. Si le dan cuando está enfermo, la causa puede ser calentura alta (pág. 76), deshidratación (pág. 151), tétano (pág. 182) o meningitis (pág. 185).

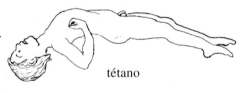

tétano

Para probar los reflejos cuando sospeche que la persona tiene tétano, vea pág. 183.

Para ver si hay pérdida del tacto en las manos, pies o cualquier parte del cuerpo:

Pida a la persona que se cubra los ojos. Muy suavemente toque o pique la piel en diferentes lugares. Pida a la persona que diga 'sí' cuando sienta algo.

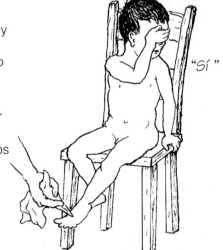

"sí"

- Una pérdida de sensación dentro o cerca de ruedas o manchas en la piel, puede ser seña de lazarín (vea pág. 191).
- Una pérdida de sensación en ambas manos o pies puede ser seña de diabetes (pág. 127) o lazarín.
- Una pérdida de sensación en un solo lado del cuerpo puede venir de un problema o lastimadura de la espalda (pág. 174).

CÓMO CUIDAR
A UN ENFERMO

Todas las enfermedades debilitan el cuerpo. Para recuperar las fuerzas y sanar más pronto se necesitan cuidados especiales.

> **La atención que recibe un enfermo muchas veces es la parte más importante de su tratamiento.**

No siempre se necesita medicina. Pero los buenos cuidados siempre son importantes. Las siguientes son las bases de la buena atención:

1. Comodidad del Enfermo

El enfermo debe reposar en un lugar callado y cómodo, con suficiente luz y aire. Proteja al enfermo del calor y del frío. Si hace frío o si el enfermo tiene frío, tápelo con una sábana o cobija. Pero si hace calor, o si el enfermo tiene calentura, destápelo (vea pág. 75).

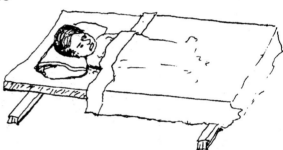

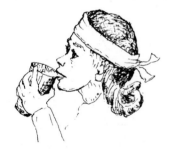

2. Líquidos

Para casi todas las enfermedades, sobre todo las que dan calentura o diarrea, el enfermo debe tomar mucho líquido: agua, té, jugos, caldos, refrescos o lo que quiera (pero no bebidas alcohólicas).

3. Aseo Personal

Es importante mantener limpio a un enfermo. Báñelo todos los días. Si el enfermo está grave y no puede salir de la cama, lávelo con un trapo o una esponja y agua tibia. También hay que mantener limpias las sábanas, cobijas y ropa del enfermo. No deje caer migajas o pedacitos de comida en la cama.

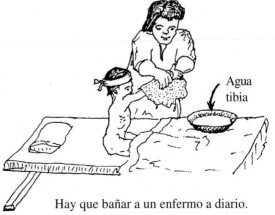

Agua tibia

Hay que bañar a un enfermo a diario.

4. Buena Alimentación

Si el enfermo quiere comer, déjelo. La mayoría de las enfermedades no requieren dietas especiales.

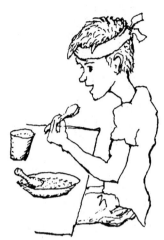

Una persona enferma debe tomar muchos líquidos y comer muchos alimentos nutritivos (vea Capítulo 11).

Si el enfermo está muy débil, dele tantos alimentos nutritivos como pueda comer, muchas veces al día. Si es necesario, muela los alimentos o haga sopas o jugos.

Las comidas que dan energía son especialmente importantes—como por ejemplo: los atoles o sopas de arroz, trigo, avena, papas o yuca. Póngales un poco de azúcar y aceite vegetal para que den más energía. También anime al enfermo a que tome bebidas dulces, sobre todo si no come mucho.

Algunas enfermedades sí requieren dietas especiales. Hablamos de ellas en las siguientes páginas:

CUIDADOS ESPECIALES PARA UNA PERSONA MUY ENFERMA

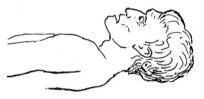

1. Líquidos

Es muy importante que el enfermo tome bastante líquido. Si sólo puede tomar un poquito a la vez, dele pequeñas cantidades a menudo. Si apenas traga, dele traguitos cada 5 ó 10 minutos.

Mida la cantidad de líquido que el enfermo tome cada día. Un adulto necesita tomar 2 litros o más todos los días y debe orinar al menos 1 taza (60 cc.) de orina 3 ó 4 veces al día. Si la persona no está tomando u orinando suficiente, o si empieza a tener señas de deshidratación (pág. 151), anímela a tomar más. Debe tomar líquidos *nutritivos*, generalmente con un poquito de sal. Si no los quiere, dele un suero para tomar (vea pág. 152). Si no puede tomar suficiente suero y muestra señas de *deshidratación*, quizás un trabajador de la salud pueda ponerle un *suero por la vena (intravenoso)*. Pero generalmente es posible evitar esto si al enfermo se le pide que tome traguitos a menudo.

2. Alimentos

Si la persona está tan enferma que no puede comer alimentos sólidos, dele sopas, leche, jugos, caldos y otros líquidos nutritivos (vea Capítulo 11). Un atole de maicena, avena o arroz también es bueno, pero se debe dar junto con alimentos con proteínas (alimentos que forman el cuerpo). Se pueden hacer sopas de huevo o frijoles o de carne, pescado o pollo bien molidos. Si el enfermo come poco, dele de comer varias veces al día.

3. Aseo

La limpieza es importantísima para una persona muy enferma. Báñela todos los días con agua tibia.

Cambie la ropa de cama a diario y cada vez que se ensucie. Hay que manejar con cuidado las toallas, ropa y ropa de cama que estén manchadas con la sangre, caca u orina de una persona con una enfermedad infecciosa. Para matar virus o gérmenes, lave esa ropa en agua caliente con jabón o con cloro.

4. Cambios de Posición

A los enfermos muy débiles, que no pueden voltearse solos en la cama, ayúdelos a cambiar de posición muchas veces al día. Esto ayuda a evitar las llagas de presión o de cama (vea pág. 214).

A un niño que ha estado enfermo mucho tiempo, cárguelo en brazos a menudo.

El cambiar seguido la posición del enfermo también ayuda a evitar la pulmonía, un peligro constante para cualquier persona que esté muy débil o enferma y que deba pasar mucho tiempo en cama. Si la persona tiene calentura, empieza a toser y respira corta y rápidamente, es probable que tenga pulmonía (vea pág. 171).

5. Vigilancia

Esté pendiente de cualquier cambio en el estado del enfermo que indique si está mejorando o empeorando. Apunte las siguientes 'señas vitales' 4 veces al día:

| temperatura (cuántos grados) | pulso (latidos por minuto) | respiración (veces por minuto) |

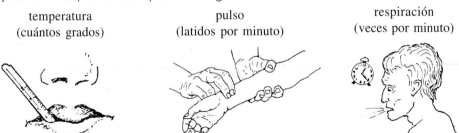

También apunte la cantidad de líquido que toma, y cuántas veces al día orina y obra. Guarde esta información para el trabajador de la salud o médico.

Es muy importante vigilar a un enfermo para ver si tiene las señas de una enfermedad grave o peligrosa. En la página siguiente aparece una lista de **Señas de Enfermedades Graves**. Si el enfermo muestra cualquiera de estas señas, **busque ayuda médica de inmediato.**

SEÑAS DE ENFERMEDADES GRAVES

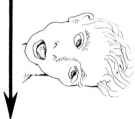

Un enfermo que tenga una o más de las siguientes señas, probablemente está muy grave para ser curado en casa sin ayuda médica. Su vida podría estar en peligro. **Consiga ayuda médica lo más pronto que pueda.** Mientras tanto, siga las instrucciones en las páginas indicadas.

página

CUÁNDO Y CÓMO BUSCAR AYUDA MÉDICA

Busque ayuda médica en cuanto note la primera seña de una enfermedad grave. No espere hasta que el enfermo esté tan malo que no pueda aguantar el viaje a un centro de salud o a un hospital.

En situaciones donde es muy difícil mover a un enfermo o herido sin lastimarlo, es mejor traer al trabajador de la salud o al médico, cuando esto sea posible. Pero en una emergencia, cuando quizás se necesite atención muy especial o una operación (por ejemplo, apendicitis) es mejor no esperar, sino llevar al enfermo inmediatamente a un centro médico u hospital.

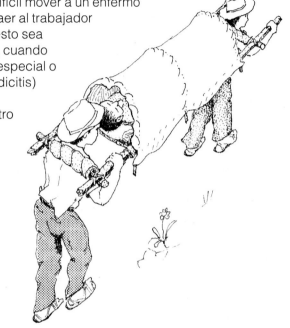

Si va a cargar al enfermo en camilla, cuide de que esté lo más seguro y cómodo posible. Si tiene huesos quebrados, entablílleselos antes de moverlo (vea pág. 99). Si el sol está muy fuerte, ponga una sábana sobre la camilla de manera que dé sombra y deje pasar el aire por debajo (vea la cubierta de este libro).

CÓMO COMUNICARSE CON EL TRABAJADOR DE LA SALUD O EL MÉDICO

Para que un trabajador de la salud o médico pueda recomendar un tratamiento o recetar una medicina, es necesario que él o ella examine al enfermo. Siempre que sea posible, lleve al enfermo y si no, traiga al trabajador de la salud. Si esto tampoco es posible, mande a una persona responsable que sepa bien los detalles de la enfermedad. **Nunca mande a un niño o a una persona tonta.**

Antes de ir a pedir ayuda médica o consejos y medicinas, examine bien al enfermo (vea Capítulo 3). Luego apunte con cuidado los detalles de la enfermedad y la condición general de la persona.

En la siguiente página hay un cuestionario en blanco para hacer un INFORME SOBRE EL ENFERMO. También hay unas copias al final de este libro. Saque una y complétela, apuntando todos los detalles que pueda.

Cuando mande a alguien a pedir ayuda médica, siempre asegúrese de que lleve consigo un informe completo del enfermo.

INFORME SOBRE EL ENFERMO

PARA IR A PEDIR AYUDA MÉDICA CUANDO NO PUEDE LLEVAR AL ENFERMO

Nombre del enfermo: _____ Edad: _____

¿Hombre o mujer? _____ ¿Dónde está? _____

¿Qué problema o enfermedad tiene ahora? _____

_____

_____

_____

¿Cuándo empezó? _____

¿Cómo empezó? _____

¿Ha tenido el mismo problema antes? _____ ¿Cuándo? _____

¿Tiene calentura? ___ ¿Cuántos grados? __ ¿Desde cuándo la tiene? _____

¿Cuándo le da? ____ ¿Tiene dolor? _____ ¿Dónde? _____

¿De qué tipo? _____

Dé una descripción (con detalles) de todo lo siguiente que no esté normal:

Piel: _____ **Oídos:** _____

Ojos: _____ **Boca y garganta:** _____

Partes ocultas: _____

Orines: ¿Muchos o pocos? _____ ¿Color? _____ ¿Dificultad al orinar? __

Detalles: _____ Veces en 24 horas: _____ Veces en la noche: __

Excremento: ¿Color? _____ ¿Sangre o moco? _____ ¿Diarrea? _____

Veces al día: _____ ¿Calambres? _____ ¿Deshidratación? _____

¿Poca o mucha? _____ ¿Lombrices? _____ ¿De qué tipo? _____

Respiración: Veces por minuto: _____ ¿Profunda, corta o normal? _____

Dificultad al respirar (detalles): _____ Tos (detalles): _____

¿Resuello ruidoso? _____ ¿Moco? _____ ¿Con sangre? _____

¿Hay alguna de las SEÑAS DE ENFERMEDADES GRAVES? (vea pág. 42) _____

¿Cuáles? (dé detalles) _____

_____

Otras señas: _____

¿Está el enfermo tomando alguna medicina? _____ ¿Cuál? _____

¿Ha usado antes una medicina que le haya causado ronchas con comezón o algún otro trastorno? _____ ¿Qué medicina? _____

El estado del enfermo es: No muy grave: _____ Grave: _____ Muy grave: __

CURANDO
SIN MEDICINAS

Para curar la mayoría de las enfermedades no se necesitan medicinas. El cuerpo tiene sus propias defensas o maneras de resistir y controlar las enfermedades. Generalmente, estas defensas son mucho más importantes que las medicinas.

> **La gente se alivia sola, sin necesidad de medicinas, de la mayoría de las enfermedades—incluyendo el resfriado (catarro) y la gripa.**

Para que el cuerpo resista mejor y venza una enfermedad, muchas veces basta hacer lo siguiente:

mantenerse
limpio

descansar bastante

comer bien y
tomar mucho
líquido

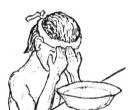
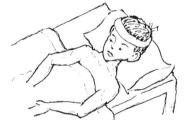
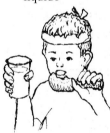

Aún en los casos más graves, cuando sí se necesitan medicinas, **el cuerpo es el que tiene que vencer la enfermedad;** la medicina solamente ayuda. La limpieza, el reposo y la buena alimentación de todos modos son muy importantes.

Una gran parte del cuidado de la salud no depende—ni debe depender—del uso de medicinas. Aunque viva en un lugar donde no hay medicinas modernas, usted puede hacer mucho para prevenir y curar la mayoría de las enfermedades comunes —si aprende cómo hacerlo.

> **Muchas enfermedades se pueden prevenir o curar sin medicinas.**

Si la gente aprendiera a usar **el agua** correctamente, esto por sí mismo podría contribuir más a la prevención y curación de enfermedades que todas las medicinas que hoy en día se usan . . . y abusan.

CURANDO CON AGUA

La mayoría de la gente podría vivir sin medicinas. Pero sin agua la vida es imposible. De hecho, más de la mitad del cuerpo (57%) es agua. Si toda la gente del campo usara bien el agua, el número de enfermedades y muertes—sobre todo de niños—bajaría mucho.

Por ejemplo, el uso correcto del agua es básico para la prevención y el tratamiento de la diarrea. En muchos lugares la diarrea es la causa más común de enfermedad y muerte de niños chiquitos. El agua *contaminada* (no completamente limpia) muchas veces es parte de la causa de la diarrea.

Una parte importante de la prevención de la diarrea y muchas otras enfermedades es asegurarse de que el agua para tomar sea segura. Proteja los pozos y charcas contra los animales poniendo cercas o bardas a su alrededor. También ponga cemento o piedra alrededor de los pozos o charcas para que drenen bien y para que la lluvia o cualquier agua que caiga se escurra hacia afuera.

En lugares donde el agua pueda estar contaminada, una parte importante en la prevención de la diarrea es hervir o filtrar el agua que se usa para tomar y para preparar la comida. Esto es de especial importancia para los bebés. Hierva también las mamilas (biberones, pachas) y cucharas de los bebés. Si no es posible hervir las mamilas todo el tiempo, es más seguro usar una taza y cuchara. También es importante lavarse las manos con agua y jabón después de obrar y antes de comer o preparar comida.

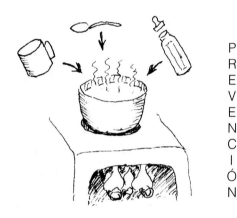

P
R
E
V
E
N
C
I
Ó
N

T
R
A
T
A
M
I
E
N
T
O

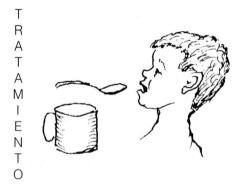

Una causa muy común de la muerte de niños con diarrea es la *deshidratación*, o sea la pérdida de mucha agua del cuerpo (vea pág. 151). Muchas veces se puede evitar o corregir la deshidratación dándole al niño bastante agua (y es mejor si se le pone al agua azúcar o cereal y un poco de sal—vea Suero para Tomar, pág. 152).

A un niño con diarrea, es más importante darle mucho líquido que cualquier medicina. De hecho, si se le da suficiente líquido, muchas veces no se necesita ninguna medicina para combatir la diarrea.

En las siguientes 2 páginas hay ejemplos de otras situaciones en que, por lo general, **el uso correcto del agua es más importante que el uso de medicinas**.

Casos en que el Uso Correcto del Agua
Puede Hacer Más Provecho que las Medicinas

PREVENCIÓN

para evitar esto:	use el agua así:	vea página:
1. diarrea, lombrices, infecciones de las tripas	hierva o filtre el agua para tomar, lávese las manos, etc.	135
2. infecciones de la piel	báñese seguido	133
3. infección de una herida, tétano	lávese bien la herida con agua y jabón	84, 89

TRATAMIENTO

para curar esto:	use el agua así:	vea página:
1. diarrea, deshidratación	tome mucho líquido	152
2. enfermedades con calentura	tome mucho líquido	75
3. calentura alta	desvístase y póngase agua fresca por todo el cuerpo	76
4. infecciones urinarias leves (frecuentes en mujeres)	tome mucha agua	235
5. tos, asma, bronquitis, pulmonía, tos ferina	tome mucha agua y respire vapores de agua caliente (para aflojar la flema)	168

para curar esto:	use el agua así:	vea página:
6. granos, impétigo, tiña, seborrea (caspa), espinillas (barros)	lávese bien con agua y jabón	201, 202, 205, 211, 215
7. heridas y cortadas infectadas, abscesos (nacidos)	lienzos (compresas) de agua caliente	88, 202
8. músculos y coyunturas tiesas y dolorosas	lienzos de agua caliente	173, 174
9. coyunturas torcidas o falseadas	el primer día: remoje en agua fría; luego remoje en agua caliente	102
10. piel irritada que da comezón, arde o suelta agüita	lienzos de agua helada	193, 194
11. quemaduras leves	póngalas en agua fría de inmediato	96
12. dolor de garganta y anginas (amigdalitis)	haga gárgaras con agua tibia con sal	309
13. ácido, lejía, polvo o sustancias irritantes en los ojos	bañe el ojo con agua fresca de inmediato y siga por 30 minutos	219
14. nariz tapada	sorba agua con sal	164
15. estreñimiento, excremento duro	tome mucha agua (también, las lavativas o lavados son mejores que los laxantes, pero no los use demasiado)	15, 126
16. llagas de fiebre (herpe febril, fuegos)	a la primera señal, ponga hielo en las llagas por una hora	232

En cada uno de los casos mencionados (excepto la pulmonía), normalmente no hace falta ninguna medicina si se usa correctamente el agua. En este libro usted encontrará muchas sugerencias sobre cómo curar sin medicinas. **Sólo use medicinas cuando de veras sean necesarias.**

EL BUEN USO Y EL MAL USO DE LAS MEDICINAS MODERNAS

Algunas de las medicinas que se venden en las farmacias o las tiendas del campo son muy buenas. Pero muchas no sirven. Según la Organización Mundial de la Salud, de las 60.000 medicinas que se venden en la mayoría de los países, sólo alrededor de 200 son necesarias.

Además, la gente a veces usa mal las mejores medicinas, de modo que hacen más daño que provecho. **Para que las medicinas ayuden, hay que usarlas correctamente.**

Muchas personas, incluyendo la mayoría de los médicos y trabajadores de la salud, recetan muchas más medicinas de las que se necesitan. Así causan muchas enfermedades innecesarias y a veces hasta la muerte.

No hay medicina que no lleve peligro.

Algunas medicinas son mucho más peligrosas que otras. Por desgracia, a veces la gente usa medicinas muy peligrosas para dolencias leves. (Una vez, vimos morir a un bebé porque su mamá le dio una medicina peligrosa, cloranfenicol, para curarle el catarro). **Nunca use una medicina peligrosa para una enfermedad leve.**

   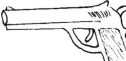

RECUERDE: *LAS MEDICINAS PUEDEN MATAR*

Guía para el uso de medicinas:

1. Use una medicina solamente cuando sea necesaria.
2. Conozca bien el uso correcto y los riesgos de cada medicina que use (vea las PÁGINAS VERDES).
3. Siempre use la medicina en la dosis (cantidad) correcta.
4. Si la medicina no ayuda o causa algún problema, deje de usarla.
5. Si tiene dudas, pídale consejos a un trabajador de la salud.

Nota: Algunos trabajadores de la salud y muchos doctores recetan medicinas cuando no son necesarias. Muchas veces ellos creen que la gente las quiere y que no se contentarán sin ellas. Dígale a su doctor o trabajador de la salud que usted sólo quiere medicinas si de veras son necesarias. Así usted podrá ahorrar dinero y a la vez asegurar su salud.

Nunca use una medicina cuando no sea necesaria o cuando no sepa para qué sirve.

LOS ABUSOS MÁS PELIGROSOS DE LAS MEDICINAS

Estos son algunos de los errores más comunes y peligrosos que la gente comete al usar medicinas modernas. El abuso de las siguientes medicinas causa muchas muertes cada año. ¡TENGA CUIDADO!

1. Cloranfenicol *(Cloromicetín)* (pág. 357)

La costumbre popular de usar esta medicina para una simple diarrea y otras dolencias leves es muy lamentable, pues su empleo es muy peligroso. Use cloranfenicol sólo para enfermedades muy graves, como la tifoidea (vea pág. 188). Nunca se la dé a recién nacidos.

2. Oxitocina *(Pitocín)*, Pituitrina y Ergonovina *(Ergotrate)* (pág. 391)

Por desgracia, algunas parteras usan estas medicinas para apurar el parto o 'dar fuerza' a la madre que está pariendo. Esta práctica es muy peligrosa. Puede matar a la madre o al bebé. Use estas medicinas **sólo** para controlar una hemorragia **después** de que nazca el niño (vea pág. 266).

3. Inyecciones de cualquier medicina

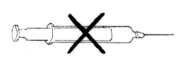

No es cierto que las inyecciones generalmente son mejores que las medicinas tomadas. Muchas veces las medicinas tomadas hacen el mismo o más provecho que las inyecciones. Además, **casi todas las medicinas son más peligrosas inyectadas que tomadas**. El ponerle una inyección a un niño que tiene una infección leve de polio (sólo con señas de catarro) puede producirle parálisis (vea pág. 74). El uso de inyecciones debe ser **muy limitado** (lea con cuidado el Capítulo 9).

4. Penicilina (pág. 351)

La penicilina sólo actúa contra ciertas clases de *infecciones*. Es un gran error usar penicilina para lastimaduras, moretones o cualquier dolor o calentura. Por lo general, los golpes que no rompen la piel, aunque hagan moretones grandes, no corren peligro de infección. No necesitan ser curados con penicilina ni con otro antibiótico. Ni la penicilina ni otros antibióticos sirven para el catarro (vea pág. 163).

La penicilina es peligrosa para algunas personas. Antes de usarla, estudie sus riesgos y las precauciones que debe tomar—vea páginas 70 y 351.

5. Kanamicina y Gentamicina *(Garamicina)* (pág. 359)

El uso excesivo de estos antibióticos en bebés ha provocado sordera permanente en millones de ellos. Dé estas medicinas a bebés sólo en casos de infecciones que amenacen sus vidas. Para muchas infecciones de los recién nacidos, la ampicilina sirve igual y es mucho menos peligrosa.

6. Medicinas antidiarreicas con hidroxiquinoleínas (Clioquinol, diyodohidroxiquinoleína, halquinol, broxiquinoleína: *Diodoquín, Enteroquinol, Amiclina, Quogyl* y muchas otras marcas) (pág. 370)

En el pasado, los **clioquinoles** se usaron mucho para curar la diarrea. Estas medicinas peligrosas ahora están prohibidas en muchos países—pero en otros aún se venden. Pueden causar parálisis permanente, ceguera e incluso la muerte. Para curar la diarrea, vea el Capítulo 13.

7. Cortisona y corticoesteroides (Prednisolona, dexametasona y otros)

Estas son fuertes drogas anti-inflamatorias que a veces se necesitan para ataques graves de asma, artritis o reacciones alérgicas severas. Pero en muchos países se recetan esteroides para dolores y molestias leves, pues a menudo producen resultados rápidos. Éste es un gran error. Los esteroides causan trastornos graves o peligrosos—sobre todo si se usan en dosis altas o por más de unos cuantos días. Disminuyen las defensas de una persona contra las infecciones. Pueden empeorar mucho la tuberculosis, causar que sangren las úlceras del estómago y debilitar tanto los huesos que se pueden quebrar fácilmente.

8. Esteroides anabólicos (Decanoato de nandrolona, *Durabolin, Deca-Durabolin, Orabolin;* **estanozolol,** *Cetabon;* **oximetolona,** *Anapolon;* **etilestrenol,** *Organaboral.* Hay muchas otras marcas.)

Los esteroides anabólicos están hechos de hormonas masculinas y se usan erróneamente en tónicos que se dan para que los niños suban de peso y crezcan. Al principio, quizás el niño crezca más rápido. Pero dejará de crecer más pronto y terminará siendo más bajo de lo que hubiera sido sin la medicina. Los esteroides anabólicos causan trastornos muy peligrosos. A las niñas les salen vellos en la cara que no desaparecen, aun cuando la niña deje de tomar la medicina. **No dé tónicos para el crecimiento a los niños**. Mejor ayude a su niño a crecer comprándole alimentos.

9. Medicinas para la artritis (Butazonas: oxifenbutazona, *Amidozone* **y fenilbutazona,** *Butazolidin*)

Estas medicinas para el dolor de las coyunturas (artritis) pueden causar una enfermedad de la sangre peligrosa y a veces mortal (agranulocitosis). También pueden dañar el estómago, el hígado y los riñones. **No use estas medicinas peligrosas**. Para la artritis, es mucho más segura y barata la aspirina (pág. 379) o el ibuprofén (pág. 380). Para el dolor y la calentura solos, se puede usar acetaminofén (pág. 380).

10. Vitamina B$_{12}$, extracto de hígado e inyecciones de hierro (pág. 393)

La vitamina B$_{12}$ y el extracto de hígado no combaten la anemia o la 'debilidad', excepto en casos muy raros. Además, lleva cierto peligro inyectarlos. **Sólo se deben usar cuando un especialista los haya recetado después de un análisis de sangre**. También evite el hierro inyectable, como el *Inferon*. Para combatir la anemia, las pastillas de hierro son igual de eficaces y más seguras (vea pág. 124).

11. Otras vitaminas (pág. 392)

Por regla general, NO INYECTE VITAMINAS. Las inyecciones son más peligrosas, más caras y generalmente no son más eficaces que las pastillas.

Por desgracia, muchas personas gastan su dinero en jarabes y tónicos con vitaminas. Muchos carecen de las vitaminas más importantes (vea pág. 118). Pero aun cuando las contengan, es más sabio comprar más y mejores alimentos. Los alimentos que forman el cuerpo y protegen la salud como frijoles, huevos, carne, frutas, verduras y granos integrales son ricos en vitaminas y otras sustancias nutritivas (vea pág. 111). El darle a una persona flaca y débil buenos alimentos más seguido, generalmente la ayudará mucho más que el darle vitaminas y minerales.

> **Una persona que come bien no necesita vitaminas extras.**

La mejor manera de conseguir vitaminas:

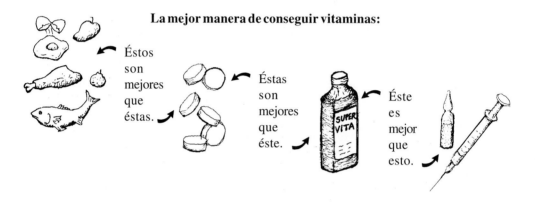

Éstos son mejores que éstas.

Éstas son mejores que éste.

Éste es mejor que esto.

Para más información acerca de las vitaminas, de cuándo son necesarias y de los alimentos que las contienen, lea el Capítulo 11, sobre todo las páginas 111 y 118.

12. Medicinas combinadas

A veces, 2 o más medicinas se combinan en la misma pastilla o tónico. Generalmente son menos eficaces, y más caras, cuando se preparan así. A veces **hacen más daño que provecho**. Si alguien quiere recetar medicinas combinadas, pídale que sólo recete la medicina que sea realmente necesaria. No malgaste su dinero en estas medicinas.

Algunas medicinas combinadas comunes que se deben **evitar** son:

- **medicinas contra la tos** que contengan medicinas tanto para parar la tos como para eliminar el moco. (Las medicinas contra la tos casi siempre son inútiles y una pérdida de dinero, ya sean combinadas o no).
- **antibióticos** combinados con **medicina antidiarreica**.
- **antiácidos** para curar úlceras del estómago con medicina para evitar torcijones (calambres).
- 2 o más **medicinas contra el dolor** (aspirina con acetaminofén—a veces también con cafeína).

13. Calcio

Puede ser mucho muy peligroso inyectar calcio en la vena. Si no lo inyecta usted **muy despacio,** podría matar a la persona. El inyectar calcio en las nalgas a veces causa abscesos o infecciones muy graves.

> **¡Nunca inyecte calcio sin consultar a un médico!**

Nota: En México y en otros países donde la gente come muchas tortillas de maíz u otras comidas preparadas con cal, es una tontería usar inyecciones o tónicos de calcio (como a menudo se hace para 'dar fuerza' o 'ayudar a los niños a crecer'). El cuerpo toma todo el calcio que necesita de la cal.

14. Suero por la vena (Soluciones intravenosas o 'I.V.')

En algunas regiones, las personas que están anémicas o muy débiles gastan hasta su último centavo para que les pongan un litro de solución I.V. por las venas. Creen que esto las fortalecerá o les enriquecerá la sangre. ¡Pero están equivocadas! La solución intravenosa no es más que agua con sal o azúcar. Da menos energía que un puñado de dulces y deja la sangre más delgada. No combate la anemia ni la debilidad.

Además, cuando la persona que pone la solución intravenosa no está bien entrenada, el enfermo corre el riesgo de que le entre una infección en la sangre que podría matarlo.

La solución intravenosa sólo se debe usar cuando una persona no puede tomar nada por la boca o cuando está muy deshidratada (vea pág. 151).

Si el enfermo puede tragar, dele un litro de agua con azúcar (o cereal) y sal (vea Suero para Tomar, pág. 152). Esto le hará más provecho que inyectarle un litro de solución intravenosa. Para las personas que pueden comer, los alimentos nutritivos sirven mejor para fortalecerlas que cualquier tipo de líquido I.V.

Si el enfermo puede tragar y no vomita todo lo que toma...

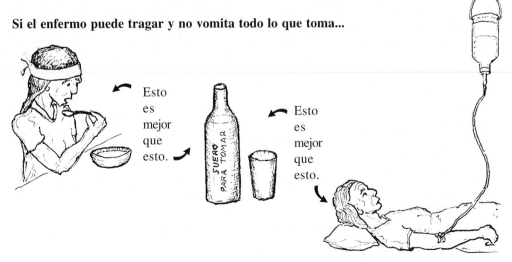

Esto es mejor que esto.

Esto es mejor que esto.

SUERO PARA TOMAR

OCASIONES EN QUE NO SE DEBEN TOMAR MEDICINAS

Muchas personas creen que hay cosas que no deben hacer o comer cuando están tomando medicina. Por esta razón, quizás dejen de tomar una medicina que necesitan. En realidad, ninguna medicina causa daño sólo por tomarla con ciertos alimentos—ya sea carne de puerco, chiles, guayabas, naranjas o cualquier otro alimento. Pero las comidas muy grasosas o picosas pueden empeorar los problemas del estómago o la tripa—aunque se esté tomando o no alguna medicina (vea pág. 128). Ciertas medicinas producen malas reacciones si la persona toma alcohol (vea metronidazol, pág. 369).

Hay situaciones en que sin duda es mejor **no** usar ciertas medicinas:

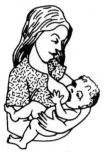

1. Las mujeres embarazadas o que están dando pecho, deben evitar todas las medicinas que no sean absolutamente necesarias. (Pero pueden tomar cantidades limitadas de vitaminas o pastillas de hierro sin peligro).

2. Con los recién nacidos se debe tener mucho cuidado al usar medicinas. Cuando sea posible, busque ayuda médica antes de darles cualquier tipo de medicina. Asegúrese de no darles demasiada medicina.

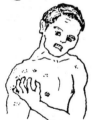

3. Una persona que alguna vez haya tenido cualquier tipo de reacción alérgica—ronchas, comezón, etc.—después de recibir penicilina, ampicilina, una sulfonamida u otra medicina, **nunca en la vida debe volver a usar esa medicina,** ya que podría ser peligroso (vea Reacciones peligrosas al inyectar ciertas medicinas, pág. 70).

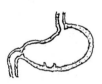

4. Las personas que sufren de úlceras del estómago o agruras, deben evitar las medicinas que contengan aspirina. La mayoría de los calmantes y todos los esteroides (vea pág. 51) empeoran las úlceras y la indigestión ácida. Un calmante que no irrita el estómago es el acetaminofén (paracetamol, vea pág. 380).

5. Hay medicinas específicas que son dañinas o peligrosas de usar cuando uno tiene ciertas enfermedades. Por ejemplo, las personas con hepatitis no deben tomar antibióticos u otras medicinas fuertes, porque el hígado está dañado y es más probable que las medicinas envenenen el cuerpo (vea pág. 172).

6. Las personas deshidratadas o enfermas de los riñones deben tener mucho cuidado con las medicinas que toman. Nunca dé más de una dosis de una medicina que pueda envenenar el cuerpo, a menos (o hasta) que la persona orine normalmente. Por ejemplo, si un niño tiene mucha calentura y está deshidratado (vea pág. 76), no le dé más de una dosis de acetaminofén o aspirina hasta que empiece a orinar. **Nunca le dé sulfa a una persona deshidratada.**

LOS ANTIBIÓTICOS:
QUÉ SON Y CÓMO USARLOS

Cuando se usan correctamente, los antibióticos son medicinas muy útiles e importantes. Combaten ciertas *infecciones* y enfermedades causadas por *bacterias*. Ejemplos de antibióticos muy conocidos son: penicilina, tetraciclina, estreptomicina, cloranfenicol y las sulfas o sulfonamidas.

Los diferentes antibióticos funcionan de distintos modos contra infecciones específicas. Uno corre diferentes peligros al usar cualquier antibiótico, pero algunos antibióticos son más peligrosos que otros. Hay que tener gran cuidado al escoger y usar estas medicinas.

Hay muchos tipos de antibióticos, y cada tipo se vende bajo varias 'marcas' o nombres comerciales. Esto puede causar gran confusión. Pero los antibióticos más importantes pertenecen a unos pocos grupos principales:

grupo de antibióticos (nombre genérico)	ejemplos de marcas	marcas en su región (llene el espacio)	vea página
PENICILINAS	*Penprocilina*	_____	351
AMPICILINAS*	*Penbritín*	_____	353
TETRACICLINAS	*Terramicina*	_____	356
SULFONAMIDAS	*Sulfadiazina*	_____	358
SULFAMETOXAZOL CON TRIMETOPRIM	*Bactrim*	_____	358
ESTREPTOMICINA, etc.	*Estreptomicina "S"*	_____	359, 363
CLORANFENICOL	*Cloromycetín*	_____	357
ERITROMICINA	*Ilosone*	_____	355
CEFALOSPORINAS	*Keflex*	_____	359

*Nota: La ampicilina es un tipo de penicilina que mata más clases de bacterias que las otras penicilinas.

Si tiene un antibiótico con marca y no sabe de qué grupo es, lea las letras más chicas que aparecen en el frasco o caja. Por ejemplo, si tiene unas cápsulas de *Paraxin 'S'* y no sabe lo que contienen, fíjese en las letras chiquitas: éstas dicen 'cloranfenicol'.

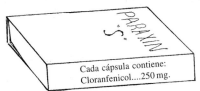

Cada cápsula contiene:
Cloranfenicol....250 mg.

Busque cloranfenicol en las PÁGINAS VERDES (pág. 357) y lea la información. Verá que sólo se debe usar para algunas enfermedades muy graves, como la tifoidea, y es especialmente peligroso para los recién nacidos.

Nunca use un antibiótico sin saber a qué grupo pertenece, cuáles enfermedades combate y las precauciones que debe tomar para usarlo sin peligro.

La información sobre los usos, dosis, riesgos y precauciones para los antibióticos que recomendamos en este libro, se encuentra en las PÁGINAS VERDES. Busque el nombre de la medicina en la lista alfabetizada que aparece al principio de esas páginas.

GUÍA PARA EL USO DE *TODOS* LOS ANTIBIÓTICOS

1. Si no sabe exactamente cómo usar un antibiótico y para qué infecciones sirve, no lo use.
2. Sólo use el antibiótico indicado para la infección que tenga. (Busque la enfermedad en este libro).
3. Entérese de los riesgos de usar el antibiótico y tome todas las precauciones debidas (vea las PÁGINAS VERDES).
4. Sólo use el antibiótico en la dosis (cantidad) recomendada—ni más, ni menos. La dosis depende de la enfermedad y de la edad o el peso del enfermo.
5. Nunca use inyecciones de antibióticos si la misma medicina tomada sirve igual. Sólo inyecte cuando sea absolutamente necesario.
6. Siga usando el antibiótico hasta que la enfermedad se termine por completo, o por lo menos durante 2 días después de que se quiten la calentura y otras señas de infección. (Para algunas enfermedades, como la tuberculosis y el lazarín, es preciso continuar el tratamiento durante meses o años después de que la persona se sienta aliviada. Siga las instrucciones para cada enfermedad).
7. Si el antibiótico causa ronchas, comezón, dificultad para respirar o cualquier reacción grave, deje de usarlo y **nunca lo vuelva a usar** (vea pág. 70).
8. **Sólo use antibióticos cuando sea de veras necesario.** Si se usan demasiado, empiezan a perder su efecto curativo.

GUÍA PARA EL USO DE *CIERTOS* ANTIBIÓTICOS

1. Antes de inyectar penicilina o ampicilina, siempre tenga listas unas ampolletas de *Adrenalina* (epinefrina) para controlar una posible reacción alérgica (pág. 70).
2. Para las personas que sean alérgicas a la penicilina, use otro antibiótico como eritromicina o una sulfa (vea págs. 355 y 358).
3. No use tetraciclina, ampicilina u otro antibiótico de *alcance amplio* para una enfermedad que probablemente puede ser controlada con penicilina u otro antibiótico de *alcance reducido* (vea pág. 58). Los antibióticos de alcance amplio atacan muchos más tipos de bacterias que los antibióticos de alcance reducido.
4. Por regla general, use cloranfenicol sólo para ciertas enfermedades que sean graves o amenacen la vida, como la tifoidea. Es un medicamento peligroso. **Nunca** lo use para una enfermedad leve. Y nunca se lo dé a un recién nacido (excepto, quizás, para la tos ferina, pág. 313).
5. Nunca inyecte tetraciclina ni cloranfenicol. Tomados son más seguros, menos dolorosos y hacen igual o mayor provecho.
6. No dé tetraciclina a las mujeres embarazadas, ni a los niños menores de 8 años. Puede dañar los dientes y huesos nuevos (vea pág. 356).

7. Por regla general, use la estreptomicina y productos que la contengan, sólo contra la tuberculosis—y siempre junto con otras medicinas que combatan esa enfermedad (vea pág. 363). Se puede usar estreptomicina combinada con penicilina para heridas profundas de la tripa, apendicitis y otras infecciones específicas, cuando no haya ampicilina (o sea demasiado cara). Nunca se debe usar contra el catarro, la gripa y otras infecciones *respiratorias* comunes.
8. Todas las medicinas del grupo de la estreptomicina (incluyendo la kanamicina y la gentamicina) son muy tóxicas (venenosas). Se recetan con demasiada frecuencia para infecciones leves en que pueden hacer más daño que provecho. Úselas sólo en ciertas infecciones muy graves para las cuales se recomiendan estas medicinas.
9. El comer yogur (jocoque) o leche cuajada ayuda a reemplazar las buenas bacterias que matan los antibióticos como la ampicilina. Esto ayudará también al cuerpo a regresar a su equilibrio normal (vea la página siguiente).

QUÉ HACER SI UN ANTIBIÓTICO PARECE NO SERVIR

Para la mayoría de las infecciones comunes, los antibióticos empiezan a hacer provecho en 1 ó 2 días. **Si el antibiótico que está usando parece no servir, es posible que:**

1. La enfermedad no es lo que usted cree. Quizás esté usando la medicina incorrecta. Trate de identificar mejor la enfermedad que tiene—y use la medicina correcta.
2. La dosis del antibiótico no es la correcta. Revísela.
3. Las bacterias se han vuelto *resistentes* a ese antibiótico (ya no las mata). Pruebe otro de los antibióticos recomendados para esa enfermedad.
4. Quizás usted no tenga suficiente experiencia para curar la enfermedad. Consiga ayuda médica, sobre todo si la condición es grave o si sigue empeorando.

Estos tres niños tuvieron catarro (resfrío)...

¿Quién fue la asesina?	¿Por qué tuvo este fin?	¿Por qué este niño se alivió?
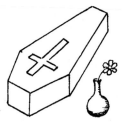	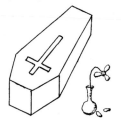	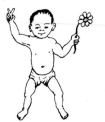
¡La penicilina! (vea Choque Alérgico, pág. 70)	¡Cloromycetín! (vea riesgos y precauciones de esta medicina, pág. 357)	Ninguna medicina peligrosa se le dió—sólo jugos, buenos alimentos y reposo.

Los antibióticos no sirven para el catarro común.
Sólo use antibióticos para las infecciones contra las cuales sí sirven.

LA IMPORTANCIA DEL USO LIMITADO DE ANTIBIÓTICOS

El uso de todas las medicinas debe ser limitado y sobre todo el de los antibióticos, por las siguientes razones:

1. **Envenenamiento y reacciones.** Los antibióticos no sólo matan a las bacterias. También pueden dañar el cuerpo, envenenándolo o causando reacciones alérgicas. Muchas personas mueren cada año por usar antibióticos que no necesitan.

2. **Afectan el equilibrio natural.** No todas las bacterias en el cuerpo son dañinas. Algunas son necesarias para que el cuerpo funcione normalmente. A menudo, los antibióticos matan a las bacterias buenas junto con los malas. A los bebés que reciben antibióticos a veces les dan infecciones de hongos o levaduras en la boca (algodoncillo, pág. 232) o en la piel (moniliasis, pág. 242). Esto es porque los antibióticos matan a las bacterias que ayudan a controlar los hongos.

Por razones parecidas, la gente que toma ampicilina y otros antibióticos de *alcance amplio* durante varios días, puede tener diarrea. Los antibióticos pueden matar algunas clases de bacterias necesarias para la digestión y trastornar así el equilibrio natural de bacterias en la tripa.

3. **Resistencia al tratamiento.** A la larga, la razón más importante para el uso limitado de antibióticos es que CUANDO SE USAN DEMASIADO, SE VUELVEN MENOS EFICACES.

Cuando las bacterias son atacadas muchas veces por el mismo antibiótico, se hacen más fuertes y la medicina ya no las mata. Se vuelven *resistentes* al antibiótico. Por eso, hoy en día ciertas enfermedades peligrosas, como la tifoidea, son más difíciles de curar que hace varios años.

En algunos lugares, la tifoidea se ha vuelto resistente al cloranfenicol, que normalmente es la mejor medicina para curarla. El cloranfenicol se ha usado demasiado para infecciones leves, para las cuales otros antibióticos serían más seguros e igualmente eficaces, o para las cuales no se necesita ningún antibiótico.

En todo el mundo, varias enfermedades importantes se están volviendo resistentes a los antibióticos—en gran parte porque los antibióticos se usan demasiado para infecciones leves. **Para que los antibióticos sigan salvando vidas, su uso debe ser mucho más limitado que ahora.** Por lo tanto, los médicos, trabajadores de la salud y la gente misma tendrán que usarlos más sabiamente.

Para la mayoría de las infecciones leves, no se necesitan ni se deben usar antibióticos. Las infecciones leves de la piel generalmente se pueden curar con agua y jabón, o lienzos de agua caliente, y quizás violeta de genciana (pág. 371). Las infecciones respiratorias leves se curan mejor con mucho líquido, buena comida y descanso. **Para la mayoría de las diarreas, no se necesitan antibióticos y hasta pueden perjudicar.** Lo más importante (sobre todo para los niños) es tomar mucho líquido (pág. 155) y comer bien lo más pronto posible.

> **No use antibióticos para infecciones que el cuerpo mismo pueda vencer. Guárdelos para cuando sean de veras necesarios.**

Para más información sobre cómo aprender a usar bien los antibióticos, vea *Aprendiendo a Promover la Salud*, Capítulo 19.

CAPÍTULO

CÓMO MEDIR Y DAR LAS MEDICINAS

8

SÍMBOLOS:

= quiere decir: **es igual a**

+ quiere decir: **más**

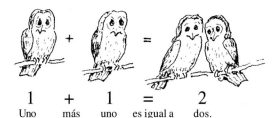

$$1 \quad + \quad 1 \quad = \quad 2$$

Uno   más   uno es igual a dos.

CÓMO SE ESCRIBEN LAS FRACCIONES:

1 pastilla = una pastilla entera =

1/2 pastilla = media pastilla =

1 1/2 pastillas = una pastilla y media =

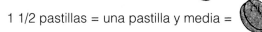

1/4 de pastilla = un cuarto
o
la cuarta parte } de una pastilla =

1/8 de pastilla = un octavo de una pastilla (dividiendo la
pastilla en 8 partes iguales y tomando una parte) =

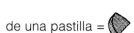

MEDIDAS

Las medicinas usualmente se pesan en gramos (gr.) y miligramos (mg.).
1000 mg. = 1 gr. (mil miligramos es igual a un gramo)
1 mg. = .001 gr. (un miligramo es la milésima parte de un gramo)

Ejemplos:

	Un Mejoral tiene medio gramo de aspirina.	0.5 gr. 0.500 gr. 500 mg. }	Todos éstos quieren decir **medio gramo.**
	Un Mejoralito tiene un octavo de un gramo de aspirina.	0.125 gr. 125 mg. 125.0 mg. }	Todos éstos quieren decir **un octavo de un gramo.**

Nota: En algunos países hay medicinas que todavía se pesan en granos; gn. = grano y 1 gn. = 65 mg. Esto quiere decir que una pastilla con 5 gn. de aspirina tiene aproximadamente 300 mg.

Muchas veces es importante saber cuántos gramos o miligramos tiene una medicina.

Por ejemplo: Si quiere darle a un niño un pedacito de un *Mejoral* en vez de un *Mejoralito,* pero no sabe qué tan grande debe ser el pedazo ...

lea las letras chiquitas en los sobrecitos.
Dicen: *Mejoral:* ácido acetilsalicílico 0.5 gr.
Mejoralito: ácido acetilsalicílico 0.125 gr.
(Acido acetilsalicílico es aspirina.)

0.5 gr. = 500 mg. y 0.125 gr. = 125 mg. Así se da cuenta de que un *Mejoral* pesa cuatro veces lo que pesa un *Mejoralito.*

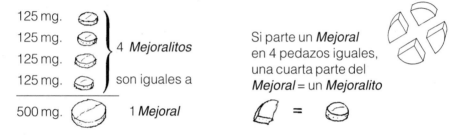

125 mg.

125 mg.   4 *Mejoralitos*

125 mg.

125 mg.   son iguales a

500 mg.   1 *Mejoral*

Si parte un *Mejoral*
en 4 pedazos iguales,
una cuarta parte del
Mejoral = un *Mejoralito*

Así que si corta un *Mejoral* en 4 pedazos, le puede dar un pedazo a un niño en vez de un *Mejoralito*, pues es igual y el *Mejoral* es más barato.

PRECAUCIÓN: Muchas medicinas, especialmente los antibióticos, vienen en diferentes cantidades o tamaños. Por ejemplo, la *Terramicina* puede venir en cápsulas de:

250 mg   100 mg   50 mg

Es muy importante dar medicinas solamente en las cantidades recomendadas. Por eso hay que fijarse en los gramos o miligramos que contiene la medicina.

Por ejemplo: Una receta dice: tome 4 cápsulas de 250 mg. de *Terramicina* al día, y usted sólo tiene cápsulas de 50 mg. Entonces debe tomar 5 cápsulas 4 veces al día (20 cápsulas al día).

50 mg. + 50 mg. + 50 mg. + 50 mg. + 50 mg. = 250 mg.

MEDIDAS DE PENICILINA

La penicilina muchas veces se mide en unidades.

U. = unidades   1,600,000 U. = 1 gr. o 1000 mg.

Muchos productos de penicilina (pastillas e inyecciones) vienen en dosis de 400,000 U., que es igual a 250 mg.

MEDICINAS EN FORMA LÍQUIDA

Todos los jarabes, *suspensiones*, sueros y otras medicinas líquidas se miden en mililitros.

ml. = mililitro   1 litro = 1000 ml.

A menudo las medicinas líquidas se recetan por cucharaditas o cucharadas:

1 cucharadita = 5 ml.   1 cucharada (sopera) = 15 ml.

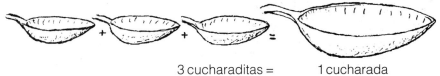

3 cucharaditas =   1 cucharada

Cuando una receta médica dice: Tome 1 cucharadita, eso quiere decir 5 ml.

En muchas cucharitas caben sólo 3 ml. y en otras caben hasta 8 ml. **Cuando use una cucharita para dar medicina es importante que la cucharita mida** *5 ml.*—**ni más, ni menos.**

Cómo Asegurarse de que una Cucharita para dar Medicina Mida 5 Mililitros

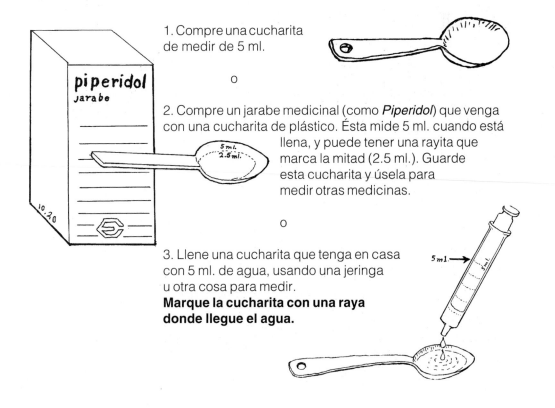

1. Compre una cucharita de medir de 5 ml.

o

2. Compre un jarabe medicinal (como *Piperidol*) que venga con una cucharita de plástico. Ésta mide 5 ml. cuando está llena, y puede tener una rayita que marca la mitad (2.5 ml.). Guarde esta cucharita y úsela para medir otras medicinas.

o

3. Llene una cucharita que tenga en casa con 5 ml. de agua, usando una jeringa u otra cosa para medir. **Marque la cucharita con una raya donde llegue el agua.**

CÓMO DAR MEDICINAS A LOS NIÑOS CHIQUITOS

Muchas medicinas que vienen en pastillas o cápsulas también vienen en jarabes o suspensiones (forma líquida especial) para niños. Si se compara la cantidad de medicina que contienen, los jarabes generalmente son más caros que las pastillas o las cápsulas. Usted puede ahorrar dinero haciendo su propio jarabe así:

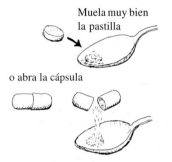

Muela muy bien la pastilla

o abra la cápsula

y mezcle el polvo con agua hervida (enfriada) y azúcar o miel.

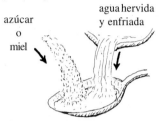

azúcar o miel

agua hervida y enfriada

Cuando la medicina sea muy amarga (tetraciclina o cloroquina), hay que ponerle mucha azúcar o miel.

Cuando haga jarabes de pastillas o cápsulas, **tenga mucho cuidado de no dar demasiada medicina**. Además, **no dé miel a niños menores de 1 año,** porque aunque es raro, algunos pueden tener una reacción peligrosa. Use azúcar para el jarabe.

CUIDADO: Para evitar que un niño se atragante, no le dé medicinas cuando esté acostado de espaldas, o si tiene la cabeza echada para atrás. El niño debe estar sentado o tener la cabeza levantada hacia adelante. Nunca le dé medicinas por la boca a un niño durante un ataque, ni cuando esté dormido o inconsciente.

¿Cuanta medicina se le debe dar a los niños cuando sólo se tienen las instrucciónes para adultos?

Generalmente, entre más pequeño sea el niño, menos medicina necesita. Darle más de lo necesario puede ser peligroso. Si tiene la información sobre las dosis para niños, sígala con cuidado. Si no la tiene, determine la dosis usando el peso o la edad del niño. A los niños generalmente hay que darles las siguientes partes de la dosis para adultos:

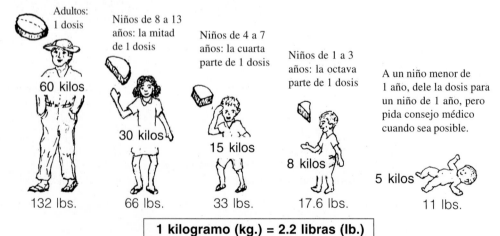

Adultos: 1 dosis

60 kilos

132 lbs.

Niños de 8 a 13 años: la mitad de 1 dosis

30 kilos

66 lbs.

Niños de 4 a 7 años: la cuarta parte de 1 dosis

15 kilos

33 lbs.

Niños de 1 a 3 años: la octava parte de 1 dosis

8 kilos

17.6 lbs.

A un niño menor de 1 año, dele la dosis para un niño de 1 año, pero pida consejo médico cuando sea posible.

5 kilos

11 lbs.

1 kilogramo (kg.) = 2.2 libras (lb.)

CÓMO TOMAR MEDICINAS

Es importante tomar las medicinas más o menos a las horas indicadas. Unas medicinas se deben tomar sólo una vez al día. Pero otras se tienen que tomar más seguido. Si no tiene reloj, no importa. Calcule las horas. Por ejemplo, si la receta dice "1 pastilla cada 8 horas", tome 3 pastillas al día: una en la mañana, una en la tarde y otra en la noche. Si la receta dice "1 cada 6 horas", tome 4 al día: una en la mañana, una al mediodía, una en la tarde y la última en la noche. Si dice "1 cada 4 horas", tome 6 al día, dejando pasar más o menos el mismo tiempo entre cada pastilla.

Cada vez que usted le recete medicinas a otra persona, debe escribir las instrucciones en un papel. Pídale a la persona que le repita cómo y cuándo tomar la medicina. Asegúrese bien de que entienda como tomarla.

A las personas que no pueden leer, les puede dar una ficha como ésta. ──────────▶

En las partes en blanco, pinte la cantidad de medicina que deben tomar y explíqueles con cuidado lo que quiere decir su dibujo. ──────▶

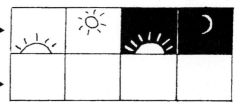

Por ejemplo:

Esto quiere decir 1 pastilla 4 veces al día: 1 al levantarse, 1 al mediodía, 1 al anochecer y otra a la medianoche. ──────────▶

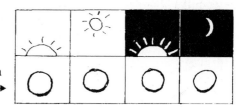

Esto quiere decir media pastilla, 4 veces al día.

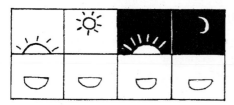

Esto quiere decir 1 cápsula, 3 veces al día.

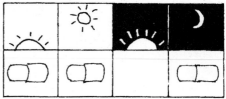

Esto quiere decir una cuarta pastilla,
2 veces al día.

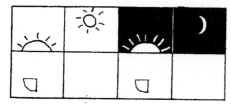

Esto quiere decir 2 cucharaditas,
2 veces al día.

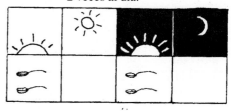

CUANDO LE DÉ MEDICINAS
A OTRA PERSONA ...

Siempre escriba la siguiente información en la ficha—aunque la persona no sepa leer:

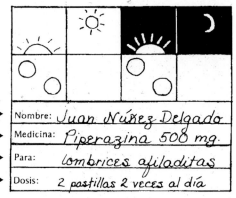

♦ nombre de la persona ─────────→

♦ nombre de la medicina ─────────→

♦ para qué sirve ─────────────→

♦ la dosis ─────────────────→

Nombre: *Juan Núñez Delgado*

Medicina: *Piperazina 500 mg.*

Para: *lombrices afiladitas*

Dosis: *2 pastillas 2 veces al día*

Esta información se puede poner en la misma ficha que tiene los dibujos para la dosis.

Una hoja de estas fichas está incluida al final del libro. Córtelas y úselas. Cuando necesite más, hágalas usted mismo con cualquier papel.

Cada vez que dé medicina a otra persona, es buena idea apuntar los datos en un cuaderno. O si puede, guarde un Informe completo sobre el enfermo (vea pág. 44).

¿SE TOMAN LAS MEDICINAS ANTES O DESPUÉS DE LAS COMIDAS?

Algunas medicinas hacen más provecho si se toman cuando el estómago está vacío—es decir, 1 hora antes de las comidas.

Otras medicinas se deben tomar cuando el estómago está lleno—es decir, junto con las comidas o inmediatamente después—para evitar dolor de estómago o agruras.

Tome estas medicinas 1 hora antes de las comidas:

* penicilina
* ampicilina
* tetraciclina

Es mejor no beber leche 1 hora antes o después de tomar tetraciclina.

Tome estas medicinas junto con las comidas o inmediatamente después, o con mucha agua:

* aspirina y medicinas que contienen aspirina
* hierro (sulfato ferroso)
* vitaminas
* eritromicina

Los antiácidos hacen más provecho si se toman cuando el estómago está vacío, 1 ó 2 horas después de las comidas y al acostarse.

Nota: Es mejor tomar medicinas de pie o sentado. Además, trate de beber 1 vaso de agua cada vez que tome una medicina. Si está tomando una sulfa, es importante **beber mucha agua**, por lo menos 8 vasos diarios, para evitar un daño a los riñones.

INSTRUCCIONES Y PRECAUCIONES PARA INYECTAR

¿CUÁNDO SE DEBE INYECTAR Y CUÁNDO NO?

Hay muy pocas ocasiones en que se deben poner inyecciones. La mayoría de las enfermedades que requieren medicamentos se controlan bien o mejor con las medicinas tomadas. Millones de personas –especialmente niños—se enferman, se mueren o quedan discapacitados todos los años a causa de las inyecciones innecesarias. Combatir el mal uso y uso excesivo de las medicinas es tan importante para la salud como lo son las vacunas, el agua limpia o el uso apropiado de las letrinas. Por regla general:

> **Es más peligroso inyectar una medicina que tomarla.**

Se deben usar inyecciones solamente cuando sean de veras necesarias. Excepto en emergencias, los únicos que deben dar inyecciones son los trabajadores de la salud o las personas entrenadas para hacerlo.

Las únicas ocasiones cuando se deben inyectar las medicinas son:

1. Si la medicina recomendada para la enfermedad no viene en forma tomada.
2. Cuando el enfermo vomita mucho, no puede tragar o está inconsciente.
3. En algunas emergencias o en casos especiales (vea la siguiente página).

QUÉ HACER CUANDO UN MÉDICO LE RECETA INYECCIONES

A veces, los médicos y otros trabajadores de la salud recetan inyecciones cuando no se necesitan. Después de todo, pueden cobrar más por las inyecciones. No piensan en los problemas y peligros que existen al dar inyecciones en el campo.

1. Si un trabajador de la salud o curandero lo quiere inyectar, asegúrese de que la medicina sea **apropiada** para la enfermedad y de que él o ella tome todas las precauciones necesarias.

2. Si un médico le receta inyecciones, explíquele que usted vive donde no hay personas bien entrenadas para inyectar, y pregúntele si sería posible que le recetara una medicina tomada.

3. Si un médico le quiere recetar inyecciones de vitaminas, extracto de hígado o vitamina B_{12} sin hacerle un análisis de sangre, dígale que usted prefiere ir con otro médico.

EMERGENCIAS EN QUE ES IMPORTANTE INYECTAR

Para las siguientes enfermedades, consiga ayuda médica lo más pronto posible. Si va a tardar la venida del médico o la llevada del enfermo a un centro de salud, inyecte la medicina apropiada lo más pronto posible. Para los detalles de las dosis, consulte las páginas en paréntesis—>( ). Antes de inyectar la medicina, sepa cuáles son los posibles trastornos y tome las precauciones necesarias (vea las PÁGINAS VERDES).

Para estas enfermedades:	Inyecte estas medicinas:
Pulmonía grave (pág. 171) Infecciones después del parto (pág. 276) Gangrena (pág. 213)	penicilina en dosis altas (pág. 352)
Tétano (pág. 182)	penicilina (pág. 352) y antitoxina tetánica (pág. 389)
Apendicitis (pág. 94) Peritonitis (pág. 94) y balazos, puñaladas u otra herida profunda en la barriga (pág. 92)	ampicilina en dosis altas (págs. 353 y 354) o penicilina con estreptomicina (pág. 354)
Mordedura de víbora (pág. 105) Piquete de alacrán (en niños, pág. 106)	contravenenos (pág. 388)
Meningitis (pág. 185) cuando no hay sospecha de tuberculosis	ampicilina (págs. 353 y 354) o penicilina (pág. 352) en dosis muy altas
Meningitis (pág. 185) cuando hay sospecha de tuberculosis	ampicilina o penicilina junto con estreptomicina (págs. 353 y 354) y, si es posible, otras medicinas para tuberculosis (pág. 361)
Vómitos (pág. 161) cuando no se pueden controlar	antihistamínicos, por ejemplo, prometazina (pág. 386)
Reacción alérgica grave, choque alérgico (pág. 70) y asma grave (pág. 167)	epinefrina (*Adrenalina*, pág. 385) y, si es posible, difenhidrimina (*Benadryl*, pág. 387)

Las siguientes enfermedades pueden requerir inyecciones, pero rara vez son emergencias. Es mejor consultar con un trabajador de la salud para su tratamiento.

Tuberculosis (págs. 179 y 180)	estreptomicina (pág. 363) junto con otras medicinas para tuberculosis (pág. 361)
Sífilis (pág. 237)	penicilina benzatínica en dosis muy altas (págs. 238 y 353)
Gonorrea (pág. 236)	ceftriaxona (págs. 359 y 360), espectinomicina (pág. 360)

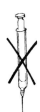

CUÁNDO NO SE DEBE INYECTAR:

Nunca ponga inyecciones si puede conseguir ayuda médica pronto.
Nunca ponga inyecciones para una enfermedad que no sea grave.
Nunca inyecte medicinas para el catarro, resfriado o la gripa.
Nunca inyecte una medicina que no sea recomendada para la
       enfermedad que quiere curar.
Nunca inyecte con una aguja que no ha sido hervida o esterilizada.
Nunca inyecte sin saber o tomar todas las precauciones recomendadas.

MEDICINAS QUE **NO** SE DEBEN INYECTAR

Por lo general, es mejor **nunca** inyectar lo siguiente:

1. Vitaminas. Es muy raro que las vitaminas inyectadas hagan más provecho que las tomadas. Las inyecciones son más caras y más peligrosas. Use pastillas o jarabes con vitaminas en lugar de inyecciones. O mejor aún, coma alimentos ricos en vitaminas (vea pág. 111).

2. Extracto de hígado, vitamina B$_{12}$ e inyecciones de hierro (como el *Inferon*). Las inyecciones de estas cosas pueden causar abscesos (nacidos) o reacciones peligrosas (choque, pág. 70). Para casi todos los casos de anemia, hace más provecho tomar pastillas de sulfato ferroso (vea pág. 393).

3. Calcio. Las inyecciones de calcio en la vena son muy peligrosas si no se dan **muy despacio.** Una inyección en las nalgas puede producir un absceso (nacido) enorme. La gente no preparada jamás debe inyectar calcio.

4. Penicilina. Casi todas las infecciones que requieren penicilina se pueden curar con penicilina tomada. La penicilina es más peligrosa cuando se inyecta. **Use la penicilina inyectada sólo para infecciones peligrosas.**

5. Penicilina con estreptomicina. Por regla general, evite esta medicina combinada. Nunca la use para el catarro o la gripa, pues no sirve. Puede causar problemas graves—a veces sordera o la muerte. Además, su uso excesivo hace que sea más difícil curar la tuberculosis u otras enfermedades graves.

6. Cloranfenicol o tetraciclina. Estas medicinas hacen el mismo o más provecho tomadas que inyectadas. Use cápsulas o jarabes en vez de inyecciones (págs. 356 y 357).

7. Soluciones intravenosas (I.V.). Éstas sólo se deben usar para la deshidratación grave y sólo debe ponerlas alguien bien entrenado. Si no se ponen correctamente, pueden causar infecciones peligrosas o la muerte (pág. 53).

8. Medicinas intravenosas. Hay tanto peligro al inyectar cualquier medicina en la vena, que sólo lo deben hacer trabajadores de la salud bien entrenados. Sin embargo, nunca inyecte en un músculo (en las nalgas) una medicina que diga 'sólo para uso intravenoso'. Asimismo, nunca inyecte en la vena una medicina que diga 'sólo para uso intramuscular'.

RIESGOS Y PRECAUCIONES AL INYECTAR

Los riesgos de inyectar cualquier medicina son: (1) una infección causada por gérmenes que entren con la aguja y (2) reacciones alérgicas o intoxicación producidas por la medicina.

1. Para evitar una infección al inyectar, hay que tener mucho cuidado con la limpieza. Es muy importante hervir la jeringa y aguja inmediatamente antes de inyectar. Después de hervirlas, no las toque con los dedos ni con ninguna otra cosa.

   Nunca use la misma aguja y jeringa para inyectar a otra persona sin hervirlas primero. Siga cuidadosamente todas las instrucciones para inyectar (vea las páginas siguientes).

   No olvide **lavarse bien las manos** antes de preparar o poner inyecciones.

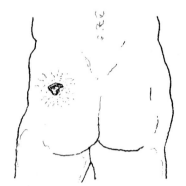

Un absceso como éste viene de una inyección con una aguja que no ha sido bien hervida y que no está estéril (completamente limpia y sin gérmenes).

2. Es muy importante saber qué reacciones puede causar una medicina, y tomar las precauciones recomendadas antes de inyectarla.

   Si se presenta cualquiera de las siguientes señas de reacción alérgica o intoxicación, nunca vuelva a usar la misma medicina u otra del mismo grupo para esa persona:

   - urticaria (hinchazones disparejas en la piel) o ronchas con comezón
   - hinchazón en cualquier parte
   - dificultad para respirar
   - señas de choque (vea pág. 70)
   - mareos con náuseas (ganas de vomitar)
   - problemas de la vista
   - zumbido en los oídos o sordera
   - dolor fuerte de espalda o cintura
   - dificultad para orinar

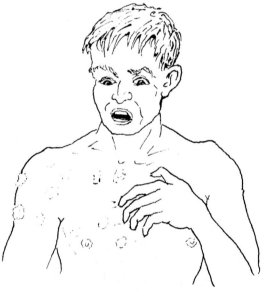

Ronchas con comezón como éstas (urticaria) pueden aparecer a las pocas horas o hasta varios días después de recibir una inyección. Si la persona vuelve a usar la misma medicina, puede tener una reacción muy grave o incluso morirse (vea pág. 70).

A este niño lo inyectaron con una aguja que no estaba *estéril* (hervida y sin ningún microbio).

Por eso se infectó el sitio de la inyección y se formó un absceso doloroso (bolsa de pus) que le dio calentura al niño. Al fin, el absceso se reventó como se ve en la fotografía de abajo.

A este niño lo inyectaron porque tenía catarro. Habría sido mucho mejor no darle ninguna medicina. En lugar de hacer provecho, la inyección hizo sufrir al niño y lo perjudicó.

CUIDADO: Si es posible, siempre dé medicina tomada antes que inyectada—sobre todo a los niños.

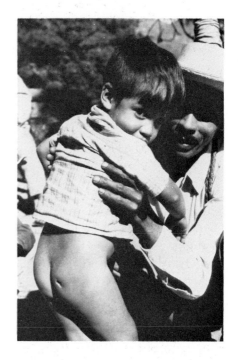

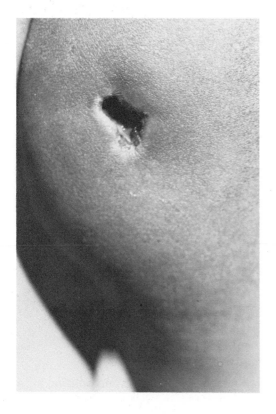

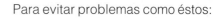

Para evitar problemas como éstos:

Inyecte sólo cuando sea absolutamente necesario.

♦ Hierva la jeringa y aguja inmediatamente antes de inyectar, y tenga mucho cuidado de mantenerlas completamente limpias.

♦ Sólo use la medicina recomendada para la enfermedad, asegúrese de que esté en buenas condiciones y no caducada (vencida).

♦ Inyecte en el sitio correcto. No inyecte en las nalgas a bebés ni a niños chiquitos. Inyéctelos en la parte de arriba y afuera del muslo. (Fíjese que a este niño lo inyectaron **demasiado abajo** en la nalga, donde es posible dañar un nervio).

REACCIONES PELIGROSAS A INYECCIONES DE CIERTAS MEDICINAS

Los siguientes grupos de medicinas a veces producen una reacción peligrosa llamada CHOQUE ALÉRGICO, un poco después de inyectarse:

- las penicilinas (incluyendo la ampicilina)

- las antitoxinas hechas de suero de caballo { 'Suero Antialacrán' Suero Antiviperino Antitoxina tetánica

El riesgo de una reacción grave es mayor en las personas que se han inyectado antes con una de estas medicinas o con otra del mismo grupo. El riesgo es especialmente grande si la medicina causó una reacción alérgica (urticaria, salpullido, ronchas, comezón, hinchazón o dificultades para respirar) a las pocas horas o días después de recibir la inyección.

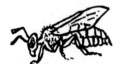 Rara vez el CHOQUE ALÉRGICO se puede producir por un piquete de avispa o abeja, o por una medicina tomada.

Para evitar una reacción grave al inyectar:

1. Sólo use inyecciones cuando sea absolutamente necesario.

2. Antes de inyectar una de las medicinas que mencionamos arriba, siempre tenga listas 2 ampolletas de epinefrina (*Adrenalina*, pág. 385) y 1 ampolleta de un antihistamínico como prometazina (*Fenergán*, pág. 386) o difenhidramina (*Benadryl*, pág. 387).

3. Antes de inyectar, siempre pregúntele al enfermo si alguna vez una inyección similar le causó comezón u otras reacciones. Si dice que sí, no use ni esta medicina ni otra del mismo grupo, ya sea inyectada o tomada.

4. En casos muy graves, como tétano o una mordedura de víbora, si hay bastantes probabilidades de que la antitoxina pueda producir una reacción alérgica (si la persona padece de alergias o asma, o si le han inyectado antes suero de caballo), inyecte prometazina o difenhidramina 15 minutos antes de poner la antitoxina: adultos, 25 a 50 mg.; niños, 10 a 25 mg., dependiendo de su tamaño (vea pág. 387).

5. Después de inyectar cualquier medicina, siempre vigile al enfermo por 30 minutos, estando pendiente de las siguientes señas de CHOQUE ALÉRGICO:

- piel fresca, húmeda, pálida, de color gris (sudor frío)
- pulso, o latido del corazón, débil y rápido
- dificultad para respirar
- pérdida del conocimiento

6. Si aparecen estas señas, inyecte inmediatamente epinefrina (*Adrenalina*): adultos, 1/2 ml.; niños, 1/4 ml. Trate a la persona para CHOQUE (vea pág. 77). Luego dele un antihistamínico en dosis doble.

Cómo Evitar Reacciones Graves al Inyectar Penicilina

1. Para infecciones leves a moderadas:

use pastillas de penicilina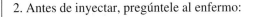

en lugar de inyecciones.

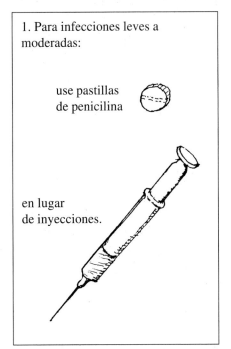

2. Antes de inyectar, pregúntele al enfermo:

—¿Alguna vez ha tenido ronchas, comezón, hinchazón o dificultades para respirar después de recibir una inyección de penicilina?

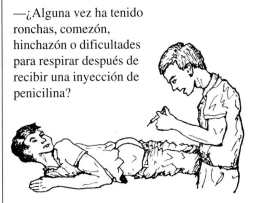

Si contesta que sí, no use ningún tipo de penicilina, incluyendo ampicilina y amoxicilina. Use otro antibiótico como eritromicina (pág. 355) o una sulfonamida (pág. 358).

3. Antes de inyectar penicilina:

siempre tenga listas unas ampolletas de Epinefrina *(Adrenalina).*

4. Después de inyectar al enfermo:

vigílelo durante 30 minutos por lo menos.

5. Si la persona se pone muy pálida, el corazón le late muy rápido, tiene dificultad para respirar o empieza a desmayarse, inyéctele inmediatamente en un músculo (o justo bajo la piel—vea pág. 167) media ampolleta de EPINEFRINA *(Adrenalina)* y repítalo en 10 minutos si es necesario. Para los niños chiquitos use la cuarta parte de una ampolleta cada vez.

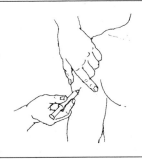

CÓMO ALISTAR UNA JERINGA PARA INYECTAR

Antes de alistar una jeringa, **lávese las manos con agua y jabón.**

1. Desarme la jeringa
y hiérvala junto con la
aguja por 20 minutos.

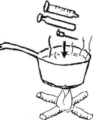

2. Vacíe el agua
hervida sin tocar la
jeringa ni la aguja.

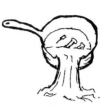

3. Arme la jeringa, tocando sólo
la base de la aguja y el botón
del chupón.

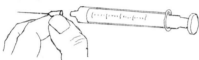

4. Limpie bien la ampolleta de agua
destilada, luego quiébrele la parte
de arriba.

5. Llene la jeringa.
(Tenga cuidado de
que la aguja no
toque la
ampolleta
por fuera).

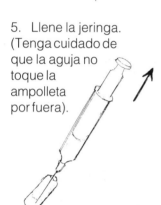

6. Limpie el hule del
frasco con un algodón
o trapo limpio
empapado
en alcohol
o agua
hervida.

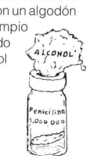

7. Inyecte el
agua destilada
en el frasco que
contiene la
medicina
en polvo.

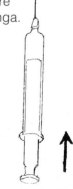

8. Agite hasta que se
disuelva la medicina.

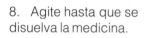
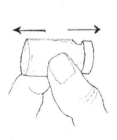

9. Llene la jeringa
de nuevo.

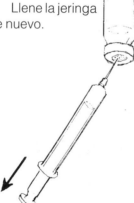

10. Saque
todo el aire
de la jeringa.

**Tenga mucho cuidado de no tocar la aguja con nada—ni siquiera con el
algodón empapado en alcohol. Si acaso la aguja toca su dedo u otra cosa,
hiérvala de nuevo.**

DÓNDE INYECTAR

Antes de inyectar, **lávese las manos con agua y jabón**.

Es preferible inyectar en el músculo de las nalgas, siempre en el cuadro de **arriba y afuera**.

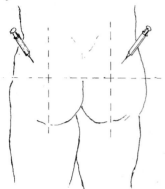

ADVERTENCIA: No inyecte en una parte de la piel que esté infectada o tenga ronchas.

No inyecte en las nalgas a bebés ni a niños chiquitos. Inyéctelos en el muslo, en la parte de **arriba y afuera.**

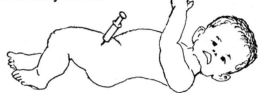

CÓMO INYECTAR

1. Limpie la piel con agua y jabón (o alcohol—pero para evitar dolor agudo, asegúrese de que se seque bien el alcohol antes de inyectar).

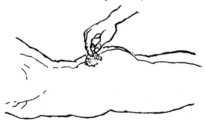

2. Meta toda la aguja, derecho hacia abajo. (Si la mete con un solo movimiento rápido, duele menos.)

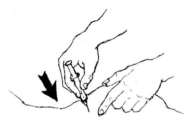

3. Antes de inyectar, jale hacia arriba el chupón. (Si entra sangre en la jeringa, sáquela y métala en otro lugar.)

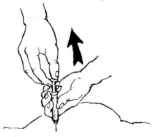

4. Si no entra sangre, inyecte lentamente la medicina.

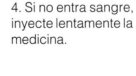

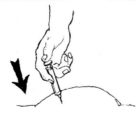

5. Saque la aguja y limpie la piel otra vez.

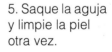

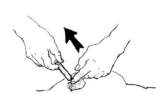

6. Después de inyectar, enjuague de inmediato la jeringa y aguja. Haga pasar agua por la aguja y luego desarme la jeringa y lávela. Hiérvalas antes de usarlas otra vez.

CÓMO LAS INYECCIONES PUEDEN DISCAPACITAR A LOS NIÑOS

Cuando se usan bien, ciertas medicinas inyectadas –las vacunas, por ejemplo— son importantes para la salud. Pero si la jeringa o la aguja que se usa para inyectar no está esterilizada, la inyección puede causar una infección grave. Las jeringas y agujas sucias pueden pasar los microbios que causan el VIH/SIDA y otras enfermedades, como la hepatitis, de una persona a otra. Estas enfermedades pueden dejar a un niño paralítico o incluso matarlo. **Nunca inyecte a más de 1 persona con la misma jeringa o aguja sin volver a desinfectarla primero.**

Algunas medicinas inyectables pueden causar reacciones alérgicas peligrosas, intoxicación, y sordera. A las mujeres de parto, muchas veces les dan inyecciones de hormonas para 'darles fuerza' y apurar el parto. Pero estas inyecciones rara vez son necesarias y son una de las causas de daño cerebral en los bebés.

Para más información sobre cómo las inyecciones discapacitan a los niños, vea *El niño campesino deshabilitado*, Capítulo 3.

Si quiere ideas de cómo informar a la gente acerca del peligro de las inyecciones innecesarias, vea *Aprendiendo a Promover la Salud,* Capítulos 18, 19 y 27.

CÓMO LIMPIAR (ESTERILIZAR) INSTRUMENTOS

Muchas enfermedades infecciosas, como el VIH/SIDA (vea pág. 399), la hepatitis (pág. 172) y el tétano (pág. 182), pueden pasar de una persona enferma a una sana mediante el uso de jeringas, agujas y otros instrumentos que no estén estériles (esto incluye los instrumentos que se usan para hacer hoyitos en las orejas, para acupuntura, tatuajes o circuncisión). Muchas infecciones de la piel y abscesos (nacidos) también empiezan por esta causa. **Siempre que vaya a cortar o abrir la piel, debe hacerlo con instrumentos que hayan sido esterilizados**.

Éstas son algunas formas de esterilizar instrumentos:

- Hiérvalos por 20 minutos. (Si no tiene reloj, agregue 1 ó 2 granos de arroz al agua. Cuando el arroz esté cocido, los instrumentos estarán estériles).

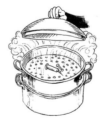

- O deles un baño de vapor por 15 minutos en una olla a presión u olla exprés (o en un autoclave).

- O métalos por 20 minutos en una solución de 1 parte de cloro por 7 partes de agua, o en una solución de 70% de alcohol etílico. Si puede, prepare estas soluciones a diario, pues pierden su efecto. (No olvide esterilizar la jeringa por dentro, metiéndole un poco de solución y luego sacándola a chorros).

Cuando esté atendiendo a alguien que tenga una enfermedad infecciosa, lávese seguido las manos con agua y jabón.

PRIMEROS AUXILIOS

10

CALENTURA (FIEBRE)

Se dice que una persona tiene *calentura*, o *fiebre*, cuando su cuerpo está más caliente que lo normal. La calentura en sí no es una enfermedad, sino una seña de muchas enfermedades distintas. Pero una calentura muy alta es peligrosa, especialmente en un niño chiquito.

Cuando un enfermo tiene calentura:

1. Destápelo completamente.

Si es un niño chiquito, quítele toda la ropa y déjelo desnudo hasta que le baje la calentura.

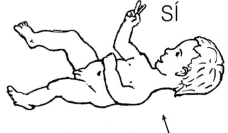

SÍ

Así baja la calentura.

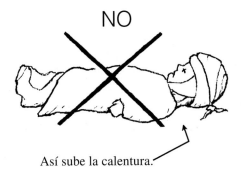

NO

Así sube la calentura.

Nunca lo envuelva con mucha ropa o cobijas.

> **Es peligroso tapar o arropar a un niño que tiene calentura.**

No es cierto que el aire le hace daño a un enfermo con calentura. Al contrario, el aire fresco ayuda a bajar la calentura.

2. También dé aspirina para bajar la calentura (vea pág. 379). A los niños chiquitos es mejor darles acetaminofén (paracetamol, pág. 380). Tenga cuidado de no dar demasiado.

3. Una persona con calentura debe **tomar mucha agua**, jugos u otros líquidos. Para los niños chiquitos, sobre todo los bebés, el agua debe estar hervida (y luego enfriada). Asegúrese de que el niño orine regularmente. Si no orina bastante, o la orina está oscura, dele mucho más agua.

4. Si es posible, encuentre la causa de la calentura y cúrela.

Calentura Muy Alta

Una calentura muy alta puede ser peligrosa si no se baja pronto. Puede producir ataques (convulsiones) o un daño permanente en el cerebro (parálisis cerebral, debilidad mental, epilepsia, etc.). La calentura alta es especialmente peligrosa en los niños chiquitos.

Cuando la calentura sube mucho (a más de 40° C), es muy importante bajarla de inmediato:

1. Coloque al enfermo en un lugar fresco.
2. Desnúdelo.
3. Échele aire (abaníquelo).
4. Échele agua fresca (no fría) o póngale trapos mojados con agua fresca en el pecho y la frente. Abanique los trapos y cámbielos seguido para que se mantengan frescos. Haga esto hasta que baje la calentura (a menos de 38° C).

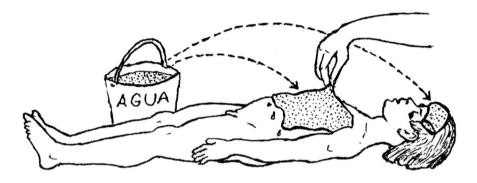

5. Dele mucha agua fresca (no fría) de tomar.
6. Dele una medicina para bajar la calentura (aspirina o acetaminofén).

Dosis de aspirina o acetaminofén (con pastillas de 300 mg. para adultos):

Personas mayores de 12 años: 2 pastillas cada 4 horas
Niños de 6 a 12 años: 1 pastilla cada 4 horas
Niños de 3 a 6 años: 1/2 pastilla cada 4 horas
Niños menores de 3 años: 1/4 de pastilla cada 4 horas

Nota: El acetaminofén es más seguro que la aspirina para un niño menor de 12 años que tenga catarro, gripa o viruela loca (vea pág. 379).

Si la persona con calentura no puede tragarse las pastillas, muélalas, mezcle el polvo con un poco de agua y póngalo por el ano como un lavado (*enema*) o con una jeringa sin aguja.

> **Si la calentura muy alta no baja pronto o si le empiezan a dar ataques (convulsiones) al enfermo, siga echándole agua fresca y busque ayuda médica de inmediato.**

CHOQUE

El choque es una condición muy peligrosa. La puede causar una quemadura extensa, mucha pérdida de sangre, enfermedades graves, deshidratación o una fuerte reacción alérgica. Una hemorragia interna fuerte—aunque no se vea—también puede provocar choque.

Señas de CHOQUE:

- pulso débil y rápido (más de 100 latidos por minuto)
- 'sudor frío'; piel pálida, fría y húmeda
- la presión de la sangre baja a un nivel peligroso
- debilidad, confusión mental o pérdida del conocimiento

Qué hacer para prevenir o tratar el choque:

A la primera seña de choque, o si hay peligro de choque...

- Acueste al enfermo con los pies un poco más altos que la cabeza, así:

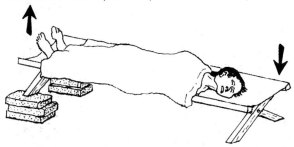

Pero si tiene una herida grave en la cabeza, manténgalo 'medio sentado' (pág. 91).

- ◆ Detenga cualquier sangrado que haya.
- ◆ Si el enfermo siente frío, tápelo con una cobija (manta).
- ◆ Si está consciente y puede beber, dele traguitos de agua u otras bebidas. Si se ve deshidratado, dele mucho líquido y Suero para Tomar (pág. 152).
- ◆ Atienda cualquier herida que tenga.
- ◆ Si tiene dolor, dele aspirina u otro calmante—pero no uno con un *sedante* como codeína.
- ◆ Mantenga la calma y tranquilice al enfermo.

Si el enfermo está inconsciente:

- ◆ Acuéstelo de lado con la cabeza baja, echada hacia atrás y a un lado (vea el dibujo de arriba). Si parece que se está ahogando, sáquele la lengua de la garganta con un dedo.
- ◆ Si ha vomitado, límpiele la boca de inmediato. Mantenga su cabeza baja, hacia atrás y a un lado para que no aspire los vómitos.
- ◆ No le dé nada por la boca hasta que vuelva en sí.
- ◆ Si hay quien sepa hacerlo, póngale solución intravenosa (salina isotónica) al goteo muy rápido.
- ◆ Busque ayuda médica rápido.

PÉRDIDA DEL CONOCIMIENTO

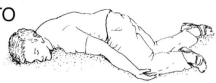

Las principales causas de la pérdida del conocimiento son:

- borrachera
- un golpe fuerte en la cabeza
- estado de choque (pág. 77)
- ataques (pág. 178)
- envenenamiento (pág. 103)

- desmayo (por susto, debilidad, etc.)
- golpe de calor (pág. 81)
- embolia (pág. 327)
- ataque al corazón (pág. 325)

Si una persona está inconsciente y usted no sabe por qué, **inmediatamente fíjese en lo siguiente**:

1. ¿Está **respirando** bien? Si no, dóblele la cabeza hacia atrás y jale la quijada y la lengua hacia adelante. Si tiene algo atorado en la garganta, sáqueselo. Si no respira, déle respiración de boca a boca inmediatamente (vea pág. 80).

2. ¿Está **perdiendo mucha sangre**? Si es así, controle la hemorragia (vea pág. 82).

3. ¿Está en estado de **choque** (piel húmeda y pálida; pulso débil y rápido)? Si es así, acuéstela con la cabeza más abajo que los pies y aflójele la ropa (vea pág. 77).

4. ¿Padece de **golpe de calor** (piel colorada, caliente, sin sudor y con mucha calentura)? Si es así, póngala en la sombra, manténgale la cabeza más arriba que los pies, báñela con agua fría (con hielo si es posible) y échele aire (vea pág. 81).

Cómo acomodar a una persona inconsciente:

piel muy pálida:
(choque, desmayo, etc.)

piel colorada o normal:
(golpe de calor, embolia, ataque al corazón, herida en la cabeza)

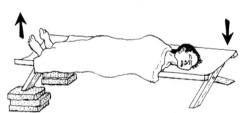
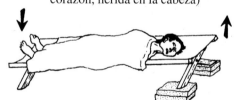

Si hay cualquier probabilidad de que la persona inconsciente esté gravemente herida:

Es mejor no moverla hasta que esté consciente. Si la tiene que mover, hágalo con mucho cuidado, porque si tiene quebrado el cuello o la espina dorsal, cualquier cambio de posición puede dañarla más (vea pág. 100).

Busque heridas o quebraduras. Pero al hacerlo, mueva a la persona lo menos posible. No le doble la espalda ni el cuello.

> **Nunca le dé nada por la boca a una persona inconsciente.**

QUÉ HACER CUANDO ALGO SE ATORA EN LA GARGANTA

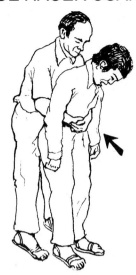

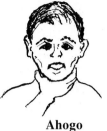

Si un pedazo de comida u otra cosa se le atora a una persona en la garganta y ella no puede respirar, **rápido** haga lo siguiente:

♦ Párese detrás de la persona y póngale los brazos alrededor de la cintura;

♦ ponga su puño contra la barriga, arriba del ombligo y debajo de las costillas;

Ahogo

♦ **de repente,** empuje la barriga con fuerza hacia arriba.

Esto saca el aire de los pulmones, y bota el pedazo de comida. Repita varias veces si es necesario.

Si la persona es mucho más grande que usted o si ya está inconsciente, **rápido** haga esto:

♦ Acuéstela boca arriba.
♦ Voltéele la cabeza hacia un lado.
♦ Siéntese sobre ella (como en el dibujo), con los talones de las manos contra la barriga, entre las costillas y el ombligo. (Con personas gordas, mujeres embarazadas, gente en silla de ruedas o niños chiquitos, ponga las manos en el pecho, no en la barriga).
♦ De repente, empuje hacia arriba con fuerza.
♦ Repita varias veces si es necesario.
♦ Si la persona todavía no puede respirar, dele **respiración de boca a boca** (vea la página siguiente).

AHOGO EN AGUA

Una persona que ha dejado de respirar, puede vivir nada más 4 minutos.**¡Hay que actuar rápido!**

Empiece de inmediato la respiración de boca a boca (vea la página siguiente) —si es posible, antes de sacar a la persona ahogada del agua, cuando llegue a donde usted se pueda parar.

Si no puede hacer que le entre aire a los pulmones, cuando salga del agua, rápido póngala de lado con la cabeza más abajo que los pies y empújele la barriga como explicamos antes. Luego siga de inmediato con la respiración de boca a boca.

> **SIEMPRE EMPIECE DE INMEDIATO LA RESPIRACION DE BOCA A BOCA—**
> **antes de tratar de sacar el agua de los pulmones.**

QUÉ HACER CUANDO SE PARA LA RESPIRACIÓN: RESPIRACIÓN DE BOCA A BOCA

Algunas causas comunes del paro respiratorio son:

- algo atorado en la garganta
- la lengua está en mala posición o hay moco espeso que no deja pasar el aire en una persona inconsciente
- ahogo en agua o humo, o envenenamiento
- un golpe fuerte en la cabeza o en el pecho
- un ataque al corazón

Sin respirar, una persona muere en 4 minutos.

> **Si una persona deja de respirar, empiece a darle respiración de boca a boca INMEDIATAMENTE.**

Haga todo lo siguiente lo más pronto que pueda:

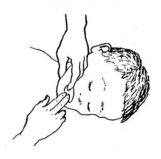

Paso 1: Con un dedo saque rápidamente cualquier cosa que esté atorada en la boca o la garganta. Jale la lengua hacia adelante. Si hay moco en la garganta, trate de sacarlo rápidamente.

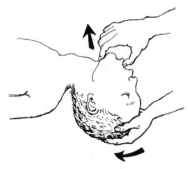

Paso 2: Rápida y suavemente acueste a la persona boca arriba. Dóblele la cabeza hacia atrás con cuidado y jálele la quijada hacia adelante.

Paso 3: Tápele la nariz con sus dedos, ábrale bien la boca, tápela con la suya y sople con fuerza para inflar los pulmones. Deje que salga el aire y vuelva a soplar. Repita esto más o menos cada 5 segundos. A los bebés y niños chiquitos, tápeles la boca y la nariz con su boca y sople **muy suavemente** como cada 3 segundos.

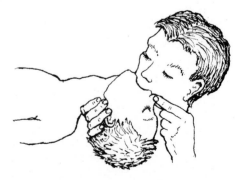

Continúe dando **respiración de boca a boca** hasta que la persona pueda respirar sola, o hasta que no quede ninguna duda de que está muerta. A veces hay que seguir tratando por una hora o más.

EMERGENCIAS CAUSADAS POR EL CALOR

Calambres Causados por el Calor

Cuando hace calor, a veces las personas que trabajan y sudan mucho tienen calambres dolorosos en las piernas, brazos o estómago. Los calambres resultan por la falta de sal en el cuerpo.

Tratamiento: Ponga 1 cucharadita de sal en 1 litro de agua hervida y tómesela. Repita esto una vez cada hora hasta que desaparezcan los calambres. Siente o acueste a la persona en un lugar fresco y dele masajes suaves en las partes adoloridas.

Agotamiento por Calor

Señas: Una persona que trabaja y suda mucho cuando hace calor, puede ponerse muy pálida, débil, tener náuseas y quizás desmayarse. La piel está fresca y húmeda. El pulso es rápido y débil. Generalmente la temperatura del cuerpo es normal (vea pág. 31).

Tratamiento: Acueste a la persona en un lugar fresco, levántele los pies y sóbele las piernas. Dele agua con sal: 1 cucharadita de sal en 1 litro de agua. (No le dé nada a la persona por la boca mientras esté inconsciente).

Golpe de Calor (Insolación)

Este trastorno es poco frecuente pero muy peligroso. Les sucede sobre todo a los ancianos y a los *alcohólicos* cuando hace calor.

Señas: La piel está colorada, muy caliente y seca. Ni siquiera las arcas (axilas) están húmedas. La persona tiene mucha calentura, a veces más de 42°C. A menudo está inconsciente.

Tratamiento: **Hay que bajar de inmediato la temperatura del cuerpo**. Ponga a la persona en la sombra. Báñela con agua fría (con hielo si es posible) y échele aire. Siga haciendo esto hasta que baje la calentura. Busque ayuda médica.

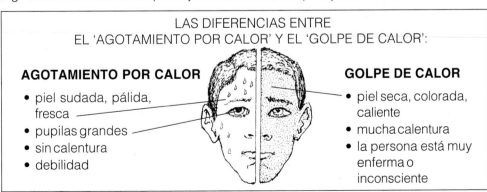

LAS DIFERENCIAS ENTRE
EL 'AGOTAMIENTO POR CALOR' Y EL 'GOLPE DE CALOR':

AGOTAMIENTO POR CALOR

- piel sudada, pálida, fresca
- pupilas grandes
- sin calentura
- debilidad

GOLPE DE CALOR

- piel seca, colorada, caliente
- mucha calentura
- la persona está muy enferma o inconsciente

Para las emergencias causadas por el frío, vea las págs. 408 y 409.

CÓMO CONTROLAR LA HEMORRAGIA DE UNA HERIDA

1. Ponga en alto la parte herida.

2. Con un trapo grueso limpio (o sólo con la mano si no hay trapo) presione directamente sobre la herida. Siga presionando hasta que la hemorragia se detenga. Esto puede tardar 15 minutos, o a veces 1 hora o más. Este tipo de **presión directa** suele detener la hemorragia de casi todas las heridas—a veces, hasta cuando la persona ha perdido una parte del cuerpo, como un brazo o una pierna.

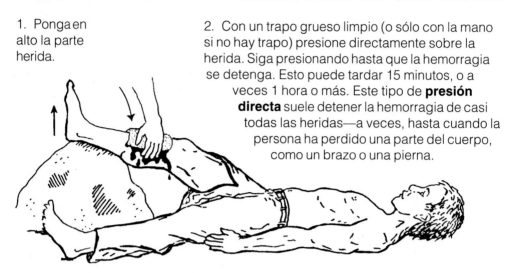

A veces, la presión directa no controla el sangrado, sobre todo cuando la herida es muy grande, o si la persona ha perdido un brazo o una pierna. Si esto sucede y la persona está en peligro de desangrarse y morir, haga lo siguiente:

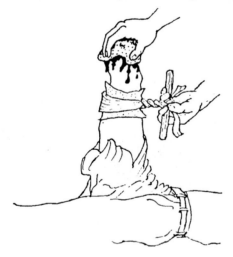

♦ Siga presionando la herida.

♦ Mantenga la parte herida tan alto como sea posible.

♦ Amarre el brazo o la pierna lo más cerca que pueda de la herida—entre la herida y el cuerpo. Para apretar el amarre, use un palo como se muestra en el dibujo y dele vuelta lo suficiente para controlar el sangrado.

♦ Para el amarre, use un trapo doblado o un cinturón ancho; nunca use una cuerda delgada ni un alambre.

PRECAUCIONES:
- Amarre el miembro **sólo** si la hemorragia es grave y no se puede controlar presionando directamente sobre la herida.
- Afloje el amarre por un momento cada media hora para ver si todavía se necesita, y para que circule la sangre. Si se deja puesto el amarre demasiado tiempo, puede dañar el brazo o pierna tanto que podría ser necesario cortarlo.
- **Nunca** use tierra, petróleo, cal o café para detener el sangrado.
- Si el sangrado o la herida es grave, súbale los pies a la persona y bájele la cabeza para evitar el choque (vea pág. 77).

CÓMO PARAR HEMORRAGIAS DE LA NARIZ

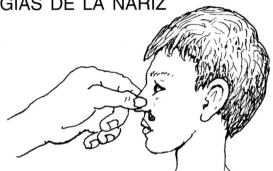

1. Siéntese tranquilamente.

2. Suénese suavemente la nariz para sacar el moco y la sangre.

3. Apriete la nariz firmemente con los dedos durante 10 minutos o hasta que pare el sangrado.

Si esto no controla el sangrado...

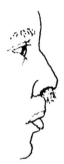

Ponga un tapón de algodón dentro de la nariz, dejando parte del algodón por fuera. Si es posible, primero moje el algodón con agua oxigenada, vaselina, jugo de cardón (pág. 13) o lidocaína con epinefrina (pág. 381).

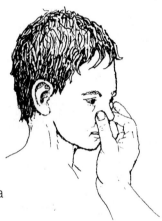

Después vuelva a apretar firmemente la nariz. No la suelte por 10 minutos o más. No eche la cabeza hacia atrás.

Deje el algodón puesto por unas horas después de que se haya detenido la hemorragia; luego quítelo con mucho cuidado.

Sobre todo en las personas mayores, la hemorragia puede venir de la parte de atrás de la nariz. En este caso no sirve apretar la nariz para parar el sangrado. En vez de eso, haga que la persona sostenga entre los dientes un corcho, un olote (mazorca de maíz, tusa, coronta) u otra cosa, y que con la cabeza doblada hacia adelante, se siente tranquilamente y trate de no tragar hasta que se detenga el sangrado. (El corcho ayuda a no tragar y eso permite que la sangre se cuaje).

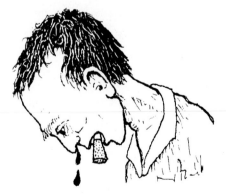

Prevención:

Si le sangra a menudo la nariz, úntese un poco de vaselina dentro de las narices 2 veces al día. O sorba por la nariz agua con un poco de sal (vea pág. 164).

El comer naranjas, tomates y otras frutas puede ayudar a fortalecer las venas para que la nariz sangre menos.

CORTADAS, RASPONES Y HERIDAS PEQUEÑAS

> **La limpieza es muy importante para prevenir las infecciones y ayudar a que las heridas se alivien.**

Para curar una herida...

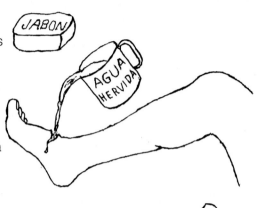

Primero, lávese muy bien las manos con agua y jabón.

Luego lave la piel alrededor de la herida con jabón y con agua hervida y enfriada.

Ahora lave bien la herida con agua hervida y enfriada (y jabón, si la herida tiene mucha tierra. El jabón ayuda a limpiar, pero puede dañar la carne.)

Al limpiar la herida, tenga cuidado de quitar toda la tierra. Si la herida forma un pellejo, levántelo y quite toda la basura. Para esto puede usar unas pincitas o un trapo o gasa limpios— pero siempre hiérvalos primero para asegurarse de que estén estériles.

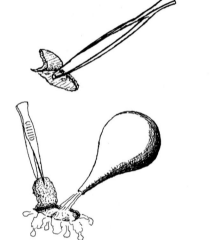

Si es posible, riegue la herida con agua hervida y enfriada, usando una jeringa o una pera de hule.

Cualquier basurita que quede en la herida puede causar una infección.

Cuando la herida ya esté limpia, póngale encima un pedazo de gasa o un trapito limpio. Debe ser lo suficientemente liviano como para que le entre aire a la herida y así pueda sanar. Cambie la gasa o el trapo todos los días y fíjese si hay alguna seña de infección (vea pág. 88).

> **NUNCA ponga lodo ni suciedad de animal o de gente en una herida. Pueden causar infecciones peligrosas, como el tétano.**
>
> **NUNCA ponga alcohol, tintura de yodo o *Mertiolate* dentro de una herida, ya que pueden dañar la carne y retrasar la curación.**

CORTADAS GRANDES: CÓMO CERRARLAS

Una cortada reciente que está muy limpia sanará más pronto si junta usted los bordes de la cortada para que ésta se mantenga cerrada.

Debe tratar de cerrar una cortada solamente si todo lo siguiente es cierto:

♦ la cortada está recién hecha (menos de 12 horas)

♦ la cortada está muy limpia y

♦ es imposible conseguir que un trabajador de la salud la cierre ese mismo día.

Antes de cerrar la herida, lávela muy bien con agua hervida y enfriada (y jabón, si la herida está sucia). Si es posible, riéguela con una jeringa y agua. Asegúrese absolutamente de que no quede basura o jabón escondido en la herida.

Hay 2 métodos para cerrar una cortada:

'MARIPOSAS' DE ESPARADRAPO O DE TELA ADHESIVA

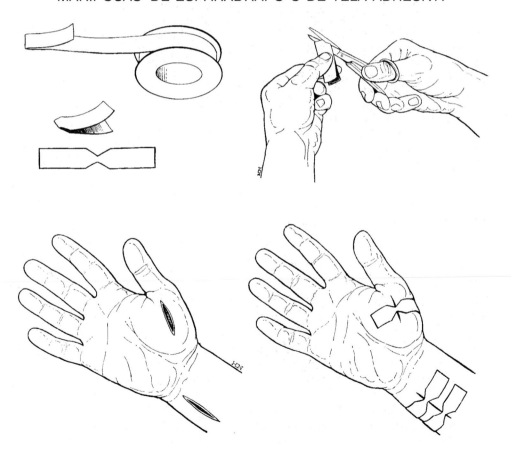

PUNTOS O COSTURAS CON HILO

Para saber si una cortada necesita puntos, fíjese si los bordes de la herida se juntan por sí mismos. Si se juntan bien, no se necesitan puntos.

Para poner puntos:

- Hierva por 20 minutos una aguja de coser y un hilo delgado—de nailon (nilón, naila) o seda es mejor.
- Lávese muy bien las manos con agua hervida y jabón.
- Lave la herida con agua hervida y enfriada, como ya se ha indicado.
- Cosa la herida así:

Cómo hacer un buen nudo

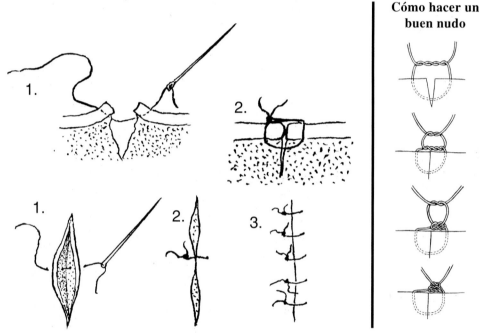

Ponga el primer punto en medio de la cortada y amárrelo (1. y 2.).

Si la piel está dura, sostenga la aguja con una pinza que haya sido hervida.

Ponga suficientes puntos para cerrar toda la cortada (3.).

Deje los puntos puestos de 5 a 14 días (en la cara 5 días; el cuerpo 10 días; una mano o un pie 14 días). Luego quite los puntos: corte el hilo de un lado del nudo y jale el nudo hasta que salga el hilo.

ADVERTENCIA: Sólo cierre heridas que estén muy limpias y que tengan menos de 12 horas. Deje abiertas las heridas viejas, sucias o infectadas. También deje abiertas las mordidas de gente, perros, puercos u otros animales. El cerrarlas puede causar infecciones peligrosas.

Si la herida que ha sido cerrada presenta cualquier seña de infección, quite de inmediato los puntos y deje abierta la herida (vea pág. 88).

VENDAS

Las vendas sirven para ayudar a mantener limpias las heridas. Por eso, las vendas o pedazos de trapo que se usan para cubrir heridas, siempre deben estar limpios también. La tela que se use para hacer vendas debe estar recién lavada y secada con una plancha o al sol, en un lugar limpio, donde no le caiga polvo.

Primero asegúrese de que la herida haya sido limpiada, como se indica en la pág. 84. Si puede, cubra la herida con una gasa estéril antes de ponerle una venda. Estas gasas usualmente se consiguen en sobrecitos sellados en cualquier farmacia.

O usted mismo prepare una gasa o trapo estéril. Envuelva la tela en un papel grueso, séllelo con cinta adhesiva y métalo al horno por 20 minutos. Para que no se queme el papel, ponga un sartén con agua debajo de la gasa o trapo.

> **Es mejor no tener una venda que tener una sucia o mojada.**

Si a una venda le entra tierra o se moja, quite la venda, lave la herida de nuevo y ponga una venda limpia. Cambie la venda todos los días.

Ejemplos de vendas:

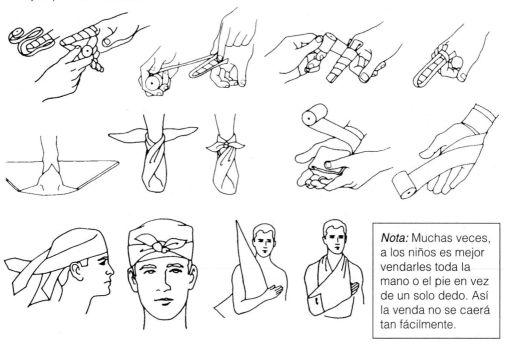

Nota: Muchas veces, a los niños es mejor vendarles toda la mano o el pie en vez de un solo dedo. Así la venda no se caerá tan fácilmente.

CUIDADO:

Tenga cuidado de que la venda alrededor de un brazo o una pierna no esté tan apretada que corte la circulación.

Muchas cortadas y raspones pequeños no necesitan vendas. Es mejor lavarlos con agua y jabón y dejarlos al aire libre. Lo más importante es **mantenerlos limpios**.

HERIDAS INFECTADAS:
CÓMO RECONOCERLAS Y CURARLAS

Una herida está infectada si:

- se pone **colorada** y **caliente**, se **hincha** y **duele**
- tiene **pus**
- o si empieza a tener **mal olor.**

La infección está pasando a otras partes del cuerpo si:

- da **calentura** o **fiebre**
- se forma una **línea colorada arriba de la herida**
- o si los **nodos linfáticos se hinchan y duelen.** Los nodos linfáticos son pequeñas trampas para los gérmenes. Forman bolitas o 'secas' ('incordios', 'ganglios') debajo de la piel cuando se infectan.

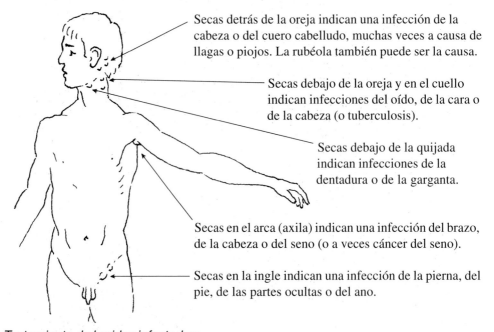

Secas detrás de la oreja indican una infección de la cabeza o del cuero cabelludo, muchas veces a causa de llagas o piojos. La rubéola también puede ser la causa.

Secas debajo de la oreja y en el cuello indican infecciones del oído, de la cara o de la cabeza (o tuberculosis).

Secas debajo de la quijada indican infecciones de la dentadura o de la garganta.

Secas en el arca (axila) indican una infección del brazo, de la cabeza o del seno (o a veces cáncer del seno).

Secas en la ingle indican una infección de la pierna, del pie, de las partes ocultas o del ano.

Tratamiento de heridas infectadas:

- ♦ Ponga lienzos de agua caliente sobre la herida por 20 minutos, 4 veces al día. O ponga la mano o el pie infectado en una cubeta (balde) de agua caliente.
- ♦ Mantenga la parte infectada quieta y en alto (arriba del nivel del corazón).
- ♦ Si la infección es grave o si la persona no ha sido vacunada contra el tétano, use un antibiótico como penicilina (vea págs. 351 y 352).

ADVERTENCIA: Si la herida tiene mal olor, si le sale agüita de color gris o café (marrón), o si la piel alrededor se pone negra y forma burbujas de aire o ampollas, sospeche que es gangrena. Consiga ayuda médica rápido. Mientras la consigue, siga las instrucciones para el tratamiento de la gangrena en la pág. 213.

HERIDAS QUE LLEVAN GRAN PELIGRO DE INFECCIÓN

**Las siguientes heridas llevan
gran peligro de infección:**

- heridas sucias o heridas
  hechas con objetos sucios
- estacadas, espinadas y
  otras heridas hondas que
  no sangran bien
- heridas hechas donde hay
  animales: en corrales,
  chiqueros, etc.
- cortadas grandes que
  también tienen machucones
  o moretones grandes
- mordidas, especialmente
  de puercos (cerdos), perros
  o gente
- balazos

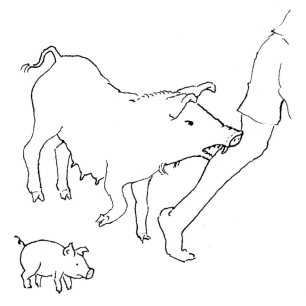

Estas heridas de 'alto riesgo' necesitan atención especial:

1. Lave bien la herida con agua hervida y jabón. **Quite toda la basura,
   cuajarones (coágulos) de sangre y carne muerta o muy dañada**. Riéguela
   con una jeringa o pera de hule.

2. Si la herida es muy honda, si es una mordida o si hay probabilidades de que
   todavía tenga basura, use un antibiótico como ceftriaxona u otra cefalosporina
   por 3 a 7 días (pág. 359). Si no tiene este tipo de medicina, dé eritromicina
   (pág. 355), sulfametoxazol con trimetoprim o una sulfa (pág. 358).

3. **Nunca** cierre este tipo de herida con puntos o 'mariposas'. **Deje la herida
   abierta**. Si es muy grande, un trabajador de la salud o un médico hábil puede
   cerrarla después.

El peligro de tétano es muy grande en la gente que no está vacunada contra
esta enfermedad mortal. Para disminuir el riesgo en estas personas, use penicilina
o ampicilina (págs. 352 a 353) inmediatamente después de que reciban este tipo
de herida—aunque sea pequeña.

Para heridas muy graves de este tipo, una persona no vacunada contra el tétano
debe usar dosis grandes de penicilina o ampicilina durante 1 semana o más.
También hay que considerar una antitoxina para el tétano (pág. 389)—pero
asegúrese de tomar las precauciones necesarias si está usando antitoxina tetánica
hecha de suero de caballo (vea pág. 70).

BALAZOS, PUÑALADAS Y OTRAS HERIDAS GRAVES

Peligro de infección: En cualquier balazo o puñalada honda hay un alto riesgo de que se produzca una infección peligrosa. Por eso, se debe usar de inmediato un antibiótico, de preferencia penicilina (pág. 351) o ampicilina (pág. 353).

Las personas que no han sido vacunadas contra el tétano deben inyectarse, si es posible, una antitoxina tetánica (pág. 389) y además vacunarse contra el tétano.

Si es posible, consiga ayuda médica.

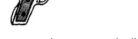

Balazos en los Brazos o las Piernas

♦ Si la herida está sangrando mucho, controle la hemorragia como se indica en la página 82.
♦ Si la hemorragia no es grave, deje que la herida sangre un rato. Esto ayudará a limpiarla.
♦ Lave la herida con agua hervida y enfriada, y póngale una venda limpia. Para los balazos, lave sólo la superficie (la parte de afuera). Por lo general, es mejor no meter nada por el hoyo de la bala.
♦ Dé antibióticos.

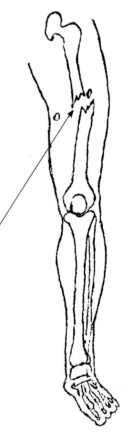

CUIDADO:

Si hay cualquier posibilidad de que la bala haya pegado contra un hueso, puede que el hueso esté quebrado.

El hacer fuerza con la parte herida (pararse, por ejemplo) podría producir una quebradura más grave, como ésta.

Si se sospecha que hay una quebradura, es mejor entablillar la parte herida y no usarla durante varias semanas.

En caso de una herida grave, levante la parte herida un poco más arriba del nivel del corazón y mantenga a la persona completamente quieta.

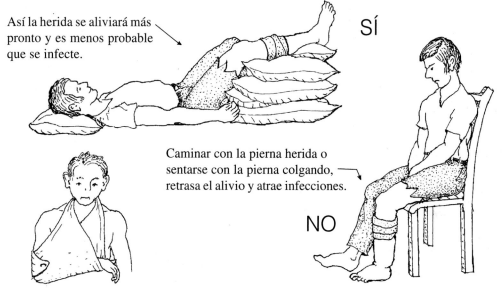

Así la herida se aliviará más pronto y es menos probable que se infecte.

SÍ

Caminar con la pierna herida o sentarse con la pierna colgando, retrasa el alivio y atrae infecciones.

NO

Haga un cabestrillo como éste para sostener un brazo con una herida de bala u otra herida grave.

Heridas Profundas en el Pecho

Las heridas del pecho pueden ser muy peligrosas. Busque ayuda médica de inmediato.

♦ Si la herida alcanzó los pulmones (bofes) y el aire está entrando por la herida cuando la persona respira, tape la herida de inmediato para que no le entre más aire. Unte vaselina o manteca vegetal en una gasa o venda limpia, y amárrela con fuerza sobre la herida así (CUIDADO: Si la venda apretada dificulta más la respiración, trate de soltarla o quítela.)
♦ Coloque al herido en la posición en que se sienta mejor.
♦ Si hay señas de choque, dé el tratamiento apropiado (pág. 77.)
♦ Dé antibióticos y calmantes para el dolor.

Balazos en la Cabeza

♦ Acueste al herido en posición 'medio sentada'.
♦ Cubra la herida con una venda limpia.
♦ Dele antibióticos (penicilina).
♦ Consiga ayuda médica.

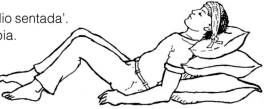

Heridas Profundas en el Abdomen

Cualquier herida que llega hasta la barriga o la tripa (intestino) es peligrosa. **Busque ayuda médica inmediatamente**. Pero mientras tanto:

Cubra la herida con una venda limpia.

Si parte de las tripas se están saliendo por la herida, cúbralas con un trapo limpio, mojado con agua hervida, enfriada y un poco salada. No trate de meter las tripas de regreso. Asegúrese de mantener mojado el trapo.

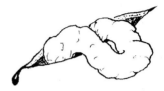

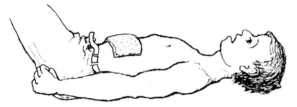

Si el herido está en estado de choque, póngale los pies más altos que la cabeza.

No dé absolutamente nada por la boca: ni comida, ni bebidas, ni siquiera agua—a menos que llegar a un centro de salud vaya a tomar más de 2 días. Entonces, sólo dé agua en pequeños tragos (sorbos).

Si el herido está despierto y tiene sed, déjelo que chupe un trapo mojado con agua.

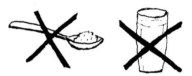

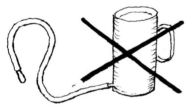

Nunca ponga un lavado, aunque el estómago se hinche o el herido pase días sin obrar. Si la tripa está desgarrada, un lavado o un purgante puede matar a la persona.

Inyecte antibióticos (vea la página siguiente para las instrucciones).

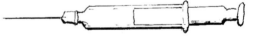

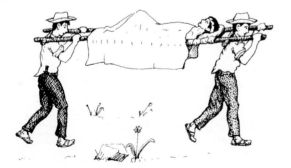

No espere a un trabajador de salud.

Lleve al herido de inmediato al centro de salud u hospital más cercano. El herido necesitará que lo operen.

MEDICINA PARA UNA HERIDA QUE LLEGA HASTA LA TRIPA
(También para apendicitis o peritonitis)

Mientras consigue ayuda médica, haga lo siguiente:

Inyecte ampicilina (pág. 353), 1 gr. (4 ampolletas de 250 mg.) cada 4 horas.

Si no hay ampicilina:

Inyecte penicilina (cristalina, si es posible, pág. 353), 5 millones de unidades inmediatamente; después de eso,1 millón de unidades cada 4 horas.

Junto con la penicilina, inyecte uno de los siguientes:
estreptomicina (pág. 363), 2 ml. (1 gr.), 2 veces al día.
o cloranfenicol (pág. 357), 2 ampolletas de 250 mg. cada 4 horas.

Si no puede conseguir estos antibióticos en forma inyectable, dé ampicilina o penicilina tomada, junto con cloranfenicol o tetraciclina, y muy poca agua.

EMERGENCIAS DE LA BARRIGA ('PANZA PELIGROSA')

'Panza peligrosa'—o abdomen agudo—es el nombre que se le da a una serie de trastornos repentinos y graves de la tripa que muchas veces necesitan operarse inmediatamente para evitar la muerte. La apendicitis, peritonitis y obstrucción de la tripa son ejemplos (vea las páginas siguientes). En las mujeres, la enfermedad inflamatoria del vientre o un embarazo fuera de la matriz (ectópico) también pueden provocar 'panza peligrosa'. Muchas veces no se puede saber la causa exacta de la 'panza peligrosa' hasta que se opere a la persona.

Si una persona tiene un dolor fuerte y continuo de la tripa, con vómitos pero sin diarrea, sospeche 'panza peligrosa'.

ABDOMEN AGUDO:	ENFERMEDAD MENOS GRAVE:
Llévela a un hospital—puede necesitar una operación	**Probablemente se puede curar en casa o en un centro de salud**
• dolor fuerte y continuo que va empeorando poco a poco • estreñimiento y vómitos • barriga hinchada y dura; la persona trata de protegerla • muy enferma	• dolor que va y viene (torcijones) • poca o mucha diarrea • a veces señas de una infección, quizás un catarro o dolor de garganta • ha tenido dolores como éste antes • no muy enferma

Si una persona tiene señas de 'panza peligrosa', llévela a un hospital lo más pronto que pueda.

Obstrucción de la Tripa

La 'panza peligrosa' puede resultar de algo que tapa u obstruye una parte de la tripa y que no deja pasar ni comida ni suciedad. Las causas más comunes son:

♦ una bola o nudo de lombrices (Ascaris, pág. 140)
♦ un pedazo de tripa que está atorado en una hernia (pág. 177)
♦ una parte de la tripa que se mete adentro de la misma tripa (intususcepción)

Casi cualquier caso de panza peligrosa puede tener señas de obstrucción. El dolor que hay hace que la tripa deje de funcionar.

Señas de obstrucción de la tripa:

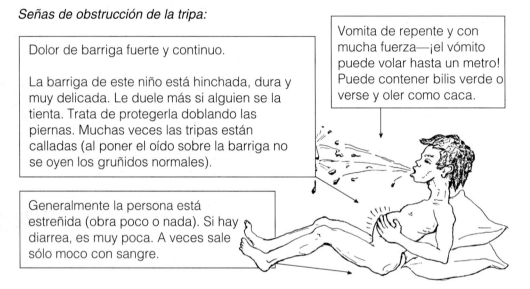

Dolor de barriga fuerte y continuo.

La barriga de este niño está hinchada, dura y muy delicada. Le duele más si alguien se la tienta. Trata de protegerla doblando las piernas. Muchas veces las tripas están calladas (al poner el oído sobre la barriga no se oyen los gruñidos normales).

Vomita de repente y con mucha fuerza—¡el vómito puede volar hasta un metro! Puede contener bilis verde o verse y oler como caca.

Generalmente la persona está estreñida (obra poco o nada). Si hay diarrea, es muy poca. A veces sale sólo moco con sangre.

Lleve a la persona a un hospital **de inmediato**. Puede necesitar que la operen. Su vida está en peligro.

Apendicitis, Peritonitis

Para estas dolencias peligrosas muchas veces se necesita una operación. Busque ayuda médica rápido.

La apendicitis es una infección o inflamación del *apéndice*, una bolsita parecida a un dedo pegada a la tripa. Se halla del lado derecho, más abajo que el ombligo. A veces el apéndice infectado se revienta, derramando la infección y causando *peritonitis*.

La peritonitis es una infección aguda y grave del forro que contiene las tripas. Resulta cuando el apéndice u otra parte de la tripa se revienta o se desgarra.

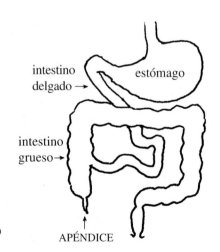

intestino delgado →   estómago

intestino grueso →

APÉNDICE

Señas de apendicitis:

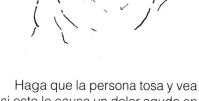

- La seña principal es un dolor continuo en la barriga que va empeorando.
- El dolor casi siempre empieza alrededor del ombligo, pero pronto el dolor se mueve hacia abajo y a la derecha.
- Puede que la persona no tenga ganas de comer, vomite, esté estreñida o tenga un poco de calentura.

PRUEBA DE REBOTE—
PARA APENDICITIS O PERITONITIS:

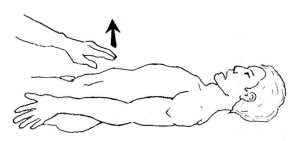

Haga que la persona tosa y vea si esto le causa un dolor agudo en la barriga.

O aplaste la barriga arribita de la ingle izquierda, despacio pero con fuerza, hasta que duela un poco.

Entonces quite la mano de repente.

Si le da un dolor muy agudo en el momento en que quita la mano (dolor de rebote), es probable que el enfermo tenga apendicitis o peritonitis.

Si no hay dolor de rebote arriba de la ingle izquierda, repita la prueba en la ingle derecha.

SI PARECE QUE EL ENFERMO TIENE APENDICITIS O PERITONITIS:

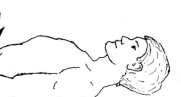

- **Consiga ayuda médica de inmediato**. Si puede, lleve al enfermo a donde lo puedan operar.
- **No le dé nada por la boca**, ni le ponga lavados. Sólo si la persona empieza a tener señas de deshidratación, dele traguitos de agua o de Suero para Tomar hecho con azúcar y sal (pág. 152)—pero nada más.
- El enfermo debe quedarse muy quieto, en posición medio sentada.

Nota: Cuando la peritonitis está avanzada, la barriga se pone dura como una tabla y el enfermo no aguanta ni que se la toquen. Su vida está en peligro. Llévelo inmediatamente a un centro médico y en el camino dele las inyecciones (o las medicinas) indicadas al principio de la página 93.

QUEMADURAS

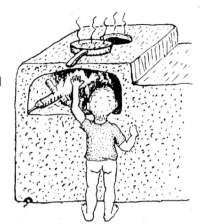

Prevención: La mayoría de las quemaduras se pueden prevenir. Hay que tener cuidado especial con los niños:

- ♦ No deje que se arrimen al fuego.
- ♦ Ponga los cerillos (fósforos) y lámparas de petróleo fuera del alcance de los niños.
- ♦ Voltee los mangos de los sartenes y ollas que están en la estufa (hornilla), de manera que los niños no los puedan alcanzar.

Quemaduras leves que no forman ampollas (de primer grado)

Para disminuir el dolor y el daño de una quemadura leve, meta la parte quemada en agua helada de inmediato. No se necesita más que eso. Para el dolor, tome calmantes.

Quemaduras que forman ampollas (de segundo grado)

Es mejor **no reventar las ampollas.** Pero si ya están reventadas, con mucho cuidado lave la quemadura con jabón y agua hervida y enfriada. Esterilice un poco de vaselina calentándola hasta que hierva, úntela en una gasa estéril y cubra la quemadura con la gasa. Si no tiene vaselina, deje la quemadura destapada. Jamás unte grasa ni mantequilla en las quemaduras.

> **Es muy importante mantener la quemadura lo más limpia que pueda. Protéjala de la mugre, polvo y moscas.**

Si aparecen señas de infección—pus, mal olor, calentura o secas—ponga lienzos de agua tibia con sal (1 cucharadita de sal por cada litro de agua) 3 veces al día. (Si es posible, agregue 2 cucharadas de cloro al agua con sal). Hierva tanto el agua como el trapo antes de usarlos. Con mucho cuidado, quite la piel y carne muerta. Puede untar una pomada antibiótica como *Neosporín* (pág. 371). En casos graves, se puede tomar un antibiótico como penicilina o ampicilina.

Quemaduras profundas (de tercer grado)

Éstas deshacen la piel y dejan abierta la carne viva o achicharrada. Siempre son graves, al igual que las quemaduras que cubren grandes partes del cuerpo. Lleve al herido a un centro médico de inmediato. Mientras tanto, envuelva la quemadura con un trapo muy limpio.

Si no puede conseguir ayuda médica, cure la quemadura como se indica arriba. Si no hay vaselina, deje la quemadura al aire libre, y tápela sólo con una sábana suelta para protegerla del polvo y las moscas. Mantenga la sábana muy limpia y cámbiela cada vez que se ensucie con la agüita o la sangre de la quemadura. Dé penicilina.

Nunca ponga grasa, manteca, vaquetas, café, hierbas o caca en una quemadura.

El cubrir la quemadura con **miel** ayuda a prevenir y controlar infecciones y hace que la quemadura sane más rápido. Lave la quemadura con cuidado para quitar la miel vieja y ponga nueva miel por lo menos 2 veces al día.

Precauciones Especiales para las Quemaduras Muy Graves

Cualquier persona muy quemada puede caer fácilmente en estado de choque (vea pág. 77) debido al dolor, el susto y la pérdida de líquido del cuerpo por la herida.

Ayude al quemado a estar lo más cómodo y tranquilo que pueda. Dele aspirina para el dolor y, si tiene, codeína. El bañar las heridas abiertas en agua salada también ayuda a calmarlas. Use 1 cucharadita de sal por cada litro de agua hervida y enfriada.

Dele a la persona quemada mucho líquido. Si la quemadura es grande (más del doble del tamaño de la mano del herido), prepárele la siguiente bebida:

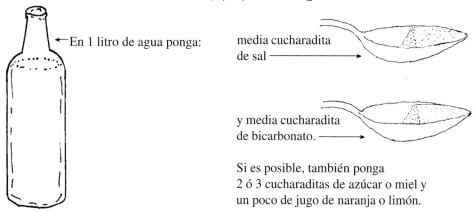

En 1 litro de agua ponga:

media cucharadita de sal

y media cucharadita de bicarbonato.

Si es posible, también ponga 2 ó 3 cucharaditas de azúcar o miel y un poco de jugo de naranja o limón.

El quemado debe tomar esta bebida lo más seguido posible, especialmente hasta que orine con frecuencia. Debe tratar de tomar 4 litros al día para una quemadura grande, y 12 litros al día para una quemadura muy grande.

Es importante que las personas muy quemadas coman alimentos ricos en proteínas (vea pág. 110). No tienen que evitar ninguna clase de alimentos.

Quemaduras en las Coyunturas

Cuando alguien está muy quemado entre los dedos, en el arca (axila) o en otras coyunturas, hay que mantenerlas separadas para que no queden pegadas al cicatrizar. Ponga una gasa untada con vaselina entre las partes quemadas. También se deben estirar completamente los dedos, brazos o piernas varias veces al día mientras sanan. Aunque esto es muy doloroso, ayuda a evitar cicatrices duras que no los dejarán moverse bien después. Mientras una mano quemada esté sanando, hay que mantener los dedos un poco doblados.

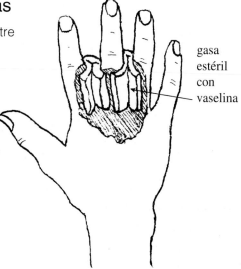

gasa estéril con vaselina

HUESOS QUEBRADOS (FRACTURAS)

Lo más importante cuando un hueso está quebrado es **mantenerlo en una posición fija** para que no se lastime más y para que el hueso se vuelva a juntar.

Antes de tratar de mover o transportar a una persona con un hueso quebrado, hay que entablillar los huesos con tablas delgadas, corteza de árbol o una manga de cartón. Después se le puede poner un yeso en un centro de salud, o quizás usted pueda hacer una bilma según las costumbres de su región (vea pág. 14).

Cómo acomodar huesos quebrados: si los huesos están más o menos en buena posición, es mejor no moverlos, pues se puede hacer más daño.

Si los huesos están fuera de su posición normal y la fractura es reciente, usted puede tratar de enderezarlos antes de poner la bilma. Entre más pronto trate de enderezar los huesos, más fácil será. Antes de hacer esto, si es posible inyecte o dé diacepam para relajar los músculos y calmar el dolor (vea pág. 390). O dé codeína (pág. 384).

CÓMO ACOMODAR LOS HUESOS DE UNA MUÑECA QUEBRADA

Jale la mano con una fuerza lenta y seguida durante 5 ó 10 minutos, y vaya aumentando la fuerza, para separar los huesos.

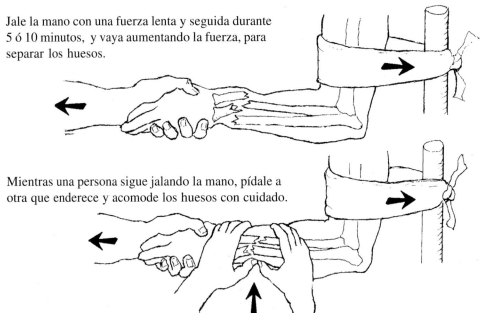

Mientras una persona sigue jalando la mano, pídale a otra que enderece y acomode los huesos con cuidado.

ADVERTENCIA: **Es posible hacer mucho daño al tratar de enderezar un hueso. Lo ideal es que lo haga o le ayude una persona con experiencia. Nunca fuerce o jalonee los huesos.**

¿EN CUÁNTO TIEMPO SE ALIVIA UN HUESO QUEBRADO?

Entre peor sea la quebradura o más vieja la persona, más tardará en aliviarse. En los niños, los huesos se juntan más rápido. En personas viejas, a veces nunca se juntan. Un brazo quebrado debe estar enyesado más o menos por 1 mes, y se debe pasar otro mes sin hacer fuerza con él. Una pierna quebrada debe estar enyesada más o menos 2 meses.

QUEBRADURAS DEL MUSLO O DE LA CADERA

Una cadera o un muslo quebrado muchas veces necesita atención especial. Es mejor entablillar todo el cuerpo así:

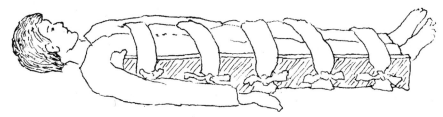

y llevar al herido de inmediato a un centro de salud.

QUEBRADURAS DEL CUELLO Y DE LA ESPINA DORSAL

Si hay cualquier sospecha de que la espina dorsal o el cuello esté quebrado, **tenga mucho cuidado al mover al herido**. Trate de no cambiarlo de posición. Si es posible, traiga a un trabajador de la salud antes de moverlo. Si tiene que moverlo, hágalo sin doblarle la espina dorsal ni el cuello. Para saber cómo moverlo correctamente, vea la página siguiente.

COSTILLAS QUEBRADAS

Duelen mucho, pero casi siempre se componen solas. Es mejor no entablillar ni fajar el pecho. El mejor tratamiento es tomar aspirina y descansar. Para mantener sanos los pulmones, dé 4 ó 5 respiraciones profundas seguidas, cada 2 horas. Haga esto todos los días hasta que pueda respirar normalmente. Al principio, esto será muy doloroso. El dolor puede tardar meses en desaparecer.

Es raro que una costilla quebrada pique o perfore un pulmón. Pero si una costilla rompe la piel, o si la persona tose sangre o tiene dificultades para respirar (aparte del dolor), use antibióticos (penicilina o ampicilina) y consiga ayuda médica.

QUEBRADURAS EN LAS CUALES LOS HUESOS ROMPEN LA PIEL (FRACTURAS EXPUESTAS)

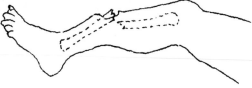

Ya que el peligro de infección es muy grande en estos casos, siempre es mejor que los atienda un trabajador de la salud o un médico. Limpie la herida y el hueso salido con mucho cuidado, pero completamente, con agua hervida y enfriada. Cubra la herida con un trapo limpio. **Nunca meta el hueso en la herida hasta que el hueso y la herida estén absolutamente limpios.**

Entablille la pierna o el brazo herido para evitar que se dañe más.

Cuando un hueso rompa la piel, use un antibiótico de inmediato para evitar una infección: penicilina, ampicilina o tetraciclina (págs. 351, 353 y 356).

> *CUIDADO:* **Nunca se debe sobar un hueso quebrado o un hueso que se sospeche que está quebrado.**

CÓMO MOVER A UNA PERSONA MALHERIDA

Con mucho cuidado, levante
al herido sin doblarlo por
ningún lado. Ponga especial
cuidado en no doblarle la
cabeza ni el cuello.

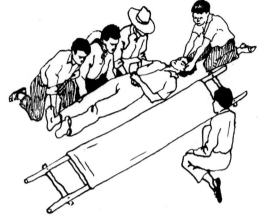

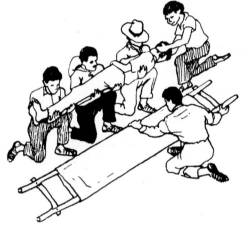

Pida a otra persona que
acomode la camilla.

Entre todos coloquen con
cuidado al herido en la camilla.

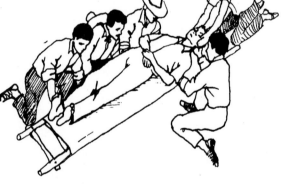

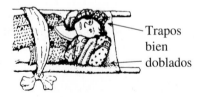

Trapos
bien
doblados

Si el cuello está herido o quebrado,
hay que apoyar la cabeza de los dos
lados con trapos doblados o bolsas
de arena para que no se mueva.

Cuando transporte al herido, trate de mantenerle los pies en alto, hasta cuando
vayan en los cerros.

DISLOCACIONES (Huesos Zafados, Luxaciones, Huesos que se han salido de su lugar en una coyuntura)

Tres puntos importantes del tratamiento:

♦ Trate de acomodar el hueso en su posición normal. **¡Entre más pronto, mejor!**
♦ Manténgalo vendado firmemente para que no se salga otra vez (como por 1 mes).
♦ Pase suficiente tiempo sin hacer fuerza para que se alivie bien (2 ó 3 meses).

CÓMO ACOMODAR UN HOMBRO DISLOCADO:

Acueste al herido boca abajo sobre una mesa u otra superficie firme, con el brazo colgando a un lado. Jale el brazo hacia abajo, usando bastante fuerza continua, durante 15 a 20 minutos. Luego suéltelo con cuidado. El hombro deberá "brincar" a su lugar.

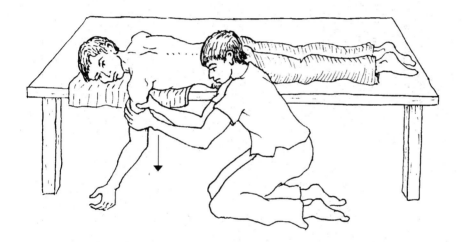

O amarre al brazo algo que pese de 4 a 9 kilos (empiece con 4 kilos, pero no se pase de los 9) y déjelo allí durante 15 ó 20 minutos.

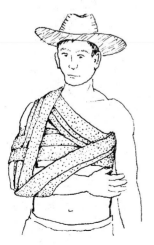

Ya que el hombro esté en su lugar, vende el brazo firmemente contra el cuerpo. Manténgalo vendado por 1 mes. Para evitar que el hombro se ponga completamente tieso, las personas mayores deben quitarse las vendas por unos minutos 3 veces al día, y con el brazo colgando, moverlo cuidadosamente en círculos pequeños.

En caso de que no pueda componer un miembro dislocado, busque ayuda médica de inmediato. Entre más tiempo deje pasar sin componerlo, más difícil será hacerlo.

LASTIMADURAS (Coyunturas Torcidas o Falseadas)

Muchas veces es imposible saber si una mano o un pie está torcido, lastimado o quebrado. Lo mejor es llevar a la persona donde le puedan tomar una radiografía.

Pero generalmente, la curación para las quebraduras y lastimaduras es más o menos igual. Mantenga la coyuntura fija y no la mueva. Envuélvala con una venda u otra cosa para apoyarla. Las lastimaduras graves necesitan por lo menos 3 ó 4 semanas para sanar. Los huesos quebrados necesitan más tiempo.

Para calmar el dolor y bajar la hinchazón, mantenga la parte lastimada en alto. Durante el primer o segundo día, ponga hielo envuelto en un trapo o plástico, o trapos mojados fríos sobre la coyuntura hinchada por 20 ó 30 minutos una vez cada hora. Esto ayuda a bajar la hinchazón y calmar el dolor. Después de 24 a 48 horas (cuando la hinchazón ya no aumenta), ponga la lastimadura en agua caliente varias veces al día.

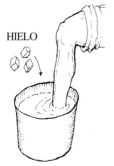

HIELO

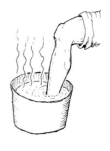

El primer día, ponga la coyuntura lastimada en agua fría.

Después del primer o segundo día, póngala en agua caliente.

Usted puede mantener la coyuntura torcida en una buena posición para aliviarse usando una bilma casera (vea pág. 14) o una venda elástica.

El amarrar el pie y el tobillo con una venda elástica también evita o baja la hinchazón. Comience amarrando desde los dedos del pie hacia arriba, como se muestra aquí. Tenga cuidado de no dejar demasiado apretada la venda, y quítela por un rato cada 1 ó 2 horas. También tome aspirina.

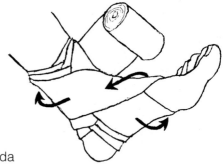

Si el dolor y la hinchazón no empiezan a disminuir después de 48 horas, busque ayuda médica.

CUIDADO: **Nunca sobe una lastimadura o quebradura.** No hace provecho y puede dañarla más.

Si el pie se ve muy suelto o 'flojo', o si la persona tiene dificultad para mover los dedos, busque ayuda médica. Puede necesitar una operación.

ENVENENAMIENTO

Muchos niños mueren por tragarse cosas venenosas. Para proteger a sus hijos, tome las siguientes precauciones:

Mantenga toda cosa venenosa fuera del alcance de los niños.

Nunca guarde petróleo, gasolina u otra cosa venenosa en los envases de refrescos, pues los niños pueden creer que es algo para tomar.

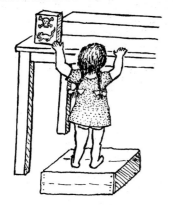

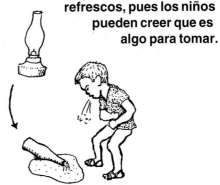

TENGA CUIDADO CON LAS SIGUIENTES COSAS VENENOSAS:

- venenos para ratas
- DDT, lindano, *OKO* y otros insecticidas o herbicidas
- medicinas (cualquier tipo si se traga mucho; tenga especial cuidado con las **pastillas de hierro**)
- tintura de yodo
- blanqueadores (cloro)
- cigarros
- alcohol para curar

- hojas, semillas, frutos u hongos venenosos (higuerilla, toloache, floripondio, etc.)
- semillas del ricino
- cerillos (fósforos)
- petróleo, nafta, gasolina, 'tíner', líquido para encendedores
- lejía o soda cáustica
- sal—si toman demasiada los bebés y niños chiquitos
- comida echada a perder (vea pág. 135)

Tratamiento:

Si sospecha que su niño se ha envenenado, haga lo siguiente **de inmediato**:

♦ Si el niño está despierto y alerta, haga que vomite. Métale un dedo en la garganta o dele 1 cucharada de jarabe de ipecacuana (pág. 389) seguida por 1 vaso de agua. O haga que tome agua con jabón suave o sal (6 cucharaditas de sal por 1 taza de agua).

♦ Si tiene, dele 1 taza de carbón activado (pág. 389) mezclado con 1 taza de agua. (Para un adulto, dé 2 vasos de esta mezcla).

CUIDADO: Nunca haga vomitar a una persona que haya tomado petróleo, gasolina, ácidos fuertes o sustancias corrosivas (lejía), o que esté inconsciente. Si está despierta y alerta, dele mucha agua o leche para diluir el veneno. (A un niño, dele 1 vaso de agua cada 15 minutos).

Tape a la persona si siente frío, pero no deje que se acalore. **En casos graves, consiga ayuda médica.**

MORDEDURA DE VÍBORA O CULEBRA

Nota: Trate de conseguir información sobre los tipos de culebras que hay en su región, y anótela en esta página.

Víbora de cascabel—
Norteamérica, México
y Centroamérica

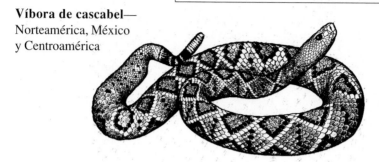

Cuando una víbora muerda a alguien, trate de averiguar si era venenosa o no. Las marcas de las mordidas son diferentes.

**Víbora
venenosa**

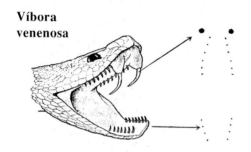

marcas de los colmillos

La mordedura de una serpiente venenosa deja marcas de los 2 colmillos (y a veces otros agujeritos hechos por los dientes).

Culebra no venenosa

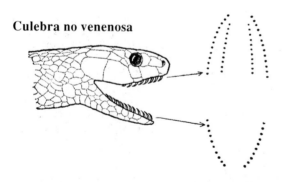

La mordedura de una culebra que no tiene veneno deja marcas de 2 hileras de dientecitos nada más.

Mucha gente cree que algunas culebras inofensivas son venenosas. Trate de averiguar cuáles víboras en su región son venenosas y cuáles no. Al contrario de lo que la gente cree, las ilamas (boas) y los alicantres (pitones) no son venenosos. No mate a las culebras no venenosas, pues no hacen daño. Al contrario, matan ratones y otros animales perjudiciales. Algunas hasta matan víboras venenosas.

Tratamiento para una mordedura de víbora venenosa:

1. **Quédese quieto; no mueva la parte mordida.** Entre más se mueva, más rápido se esparcerá el veneno por el cuerpo. Si la mordida fue en el pie, la persona no debe andar ni un paso. **Mande a buscar ayuda médica.**

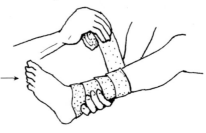

2. Envuelva el área de la mordida con una venda elástica ancha o un trapo limpio para que el veneno no se esparza tan rápido. Manteniendo la pierna o el brazo muy quieto, envuélvalo bien apretado, pero no tanto que se pare el pulso en la muñeca o en la parte de arriba del pie. Si no puede sentir el pulso, suelte un poco la venda.

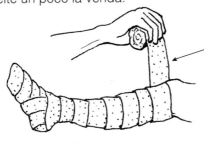

3. Envuelva la mano o el pie con la venda y cubra todo el brazo o la pierna. Asegúrese de que aún pueda sentir el pulso.

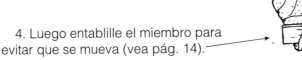

4. Luego entablille el miembro para evitar que se mueva (vea pág. 14).

5. Cargue a la persona, en una camilla si es posible, al centro de salud más cercano. Si puede, también lleve a la víbora, pues diferentes víboras pueden requerir diferentes contravenenos (antitoxinas, vea pág. 388). Si es necesario un contraveneno, deje puesta la venda hasta que esté lista la inyección, y tome todas las precauciones para el CHOQUE ALÉRGICO (vea pág. 70). Si no hay contraveneno, quite la venda.

> **Tenga listos los contravenenos para las víboras de su región y aprenda a usarlos de antemano—¡antes de que alguien sea mordido!**

Una mordedura de víbora es peligrosa. Mande a buscar ayuda médica—pero siempre haga **inmediatamente** las cosas explicadas arriba.

La mayoría de los remedios caseros para las mordeduras de víbora no hacen mucho provecho (vea pág. 3.) Algunos tratamientos pueden causar infección o empeorar los efectos del veneno.

No debe:
- cortar la piel o la carne alrededor de la mordedura
- amarrar algo apretado alrededor de la mordedura o del cuerpo de la persona
- poner hielo encima de la mordedura o alrededor de ella
- darle choques eléctricos a la persona
- chupar la mordedura para sacar la sangre o el veneno.

Nunca tome alcohol después de una mordedura de víbora. ¡Empeora las cosas!

MORDEDURA DE ESCORPIÓN (Monstruo de Gila)

En el noroeste de México le llaman 'escorpión' a un lagarto venenoso. La mordedura de escorpión se cura igual que la de víbora, pero no hay contravenenos que sirvan. La mordedura puede ser muy peligrosa. Lave bien el área mordida. Evite moverse y mantenga la mordida bajo el nivel del corazón.

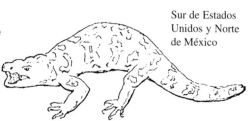

Sur de Estados Unidos y Norte de México

PIQUETE DE ALACRÁN

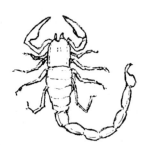

Algunos alacranes son mucho más venenosos que otros. En los adultos, los piquetes de alacrán rara vez son peligrosos. Tome aspirina, y si es posible, ponga hielo sobre el piquete para ayudar a calmar el dolor. Para el entumecimiento y el dolor que a veces duran semanas o meses, pueden hacer provecho los lienzos calientes (vea pág. 193).

En niños menores de 5 años, los piquetes de alacrán pueden ser peligrosos, especialmente si son en la cabeza o en el cuerpo. En algunos países se puede conseguir antitoxina de alacrán (pág. 388). Para que haga provecho, se debe inyectar antes de 2 horas después de que el niño haya sido picado. Para el dolor, dé acetaminofén o aspirina. Si el niño deja de respirar, dele respiración de boca a boca (vea pág. 80). Si el niño es muy pequeño o ha sido picado en la cabeza o el cuerpo, o si usted sabe que fue un alacrán muy venenoso, consiga ayuda médica rápido.

PIQUETE DE UBAR, VIUDA NEGRA Y OTRAS ARAÑAS MUY VENENOSAS

La mayoría de los piquetes de araña, inclusive el de tarántula, duelen pero no son peligrosos. El piquete de algunos tipos de arañas—como la viuda negra o ubar y especies parecidas—puede enfermar bastante a un adulto y ser peligroso para un niño chiquito. Muchas veces el piquete de viuda negra causa calambres musculares dolorosos en todo el cuerpo, y un dolor muy fuerte en los músculos del estómago, que se ponen tiesos. (¡A veces esto se confunde con apendicitis!)

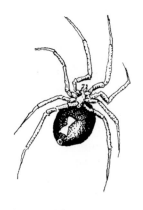

Dé acetaminofén o aspirina y busque ayuda médica. Las medicinas mas útiles no se hallan en las tiendas del campo. (Las inyecciones intravenosas de 10 ml. de gluconato de calcio al 10%, puestas **muy despacio** durante 10 minutos, ayudan a calmar los espasmos musculares. También puede ayudar el diacepam (pág. 390). Si hay señas de choque, trátelo como choque alérgico (pág. 70). Los niños pueden necesitar inyecciones de cortisona). Existe un buen contraveneno, pero es difícil de conseguir.

Nutrición: Lo que se Debe Comer para Tener Buena Salud

ENFERMEDADES QUE VIENEN DE NO COMER BIEN

Para poder crecer bien, trabajar duro y tener buena salud, es necesario comer bien. Muchas enfermedades comunes vienen de no comer suficiente.

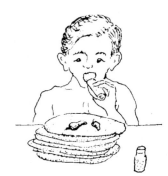

Se dice que una persona que está débil o enferma porque no come suficiente o no come los alimentos que el cuerpo necesita, está mal alimentada— o *desnutrida*. Padece de *desnutrición*.

La mala alimentación puede causar los siguientes problemas de salud:

En niños

- el niño no crece ni gana peso normalmente (vea pág. 297)
- tarda en caminar, hablar o pensar
- barrigón, con las piernas y los brazos flacos
- enfermedades e infecciones comunes que duran más, son más graves y que más a menudo causan la muerte
- falta de energía, el niño está triste y no juega
- hinchazón de los pies, cara y manos, muchas veces con llagas o manchas en la piel
- pelo ralo, tieso, que se cae o pierde su color y brillo
- no ve bien en la noche, resequedad de los ojos, ceguera

En cualquier persona

- debilidad y cansancio
- desgana de comer
- anemia
- boquillas (llagas a los lados de la boca)
- lengua dolorosa o pelada
- pies que arden o están entumidos

Aunque los siguientes problemas pueden tener otras causas, a veces son producidos y a menudo empeorados por la mala alimentación:

- diarrea
- infecciones frecuentes
- zumbido de los oídos
- dolor de cabeza
- piorrea o encías que sangran
- la piel forma moretones fácilmente
- sangrados de la nariz
- 'sofocado' de la barriga
- piel seca y partida
- latidos fuertes del corazón o de la 'boca' del estómago (palpitaciones)
- angustia (preocupación nerviosa) y varios problemas nerviosos o mentales
- cirrosis (enfermedad del hígado)

La mala alimentación durante el embarazo causa debilidad y anemia en la madre y aumenta su riesgo de morir durante o después del parto. También es una causa de aborto espontáneo o de que el niño nazca muerto, demasiado pequeño o deforme.

El comer bien ayuda al cuerpo a resistir las enfermedades.

El no comer bien puede ser la causa directa de los problemas de salud que acabamos de mencionar. Pero además debilita la capacidad del cuerpo para resistir toda clase de enfermedades, sobre todo las infecciones:

- Es mucho más probable que un niño desnutrido se enferme de diarrea fuerte, y muera, que un niño bien alimentado.
- El sarampión es especialmente peligroso donde hay muchos niños desnutridos.
- La tuberculosis es más común, y empeora más rápido, en las personas desnutridas.
- La cirrosis del hígado, que viene en parte de tomar mucho alcohol, es más común y peor en las personas mal alimentadas.
- Incluso los problemas menores como el catarro común generalmente son peores, duran más o producen pulmonía más a menudo en las personas mal alimentadas.

El comer bien ayuda a los enfermos a aliviarse.

La buena alimentación no sólo ayuda a prevenir enfermedades, sino que también ayuda al cuerpo enfermo a combatir las enfermedades y a sanar. Por eso, cuando uno está enfermo, es muy importante comer suficientes alimentos nutritivos.

Por desgracia, algunas madres dejan de alimentar o dar ciertos alimentos nutritivos a sus hijos cuando están enfermos o les da diarrea—de modo que los niños se ponen más débiles, no pueden combatir la enfermedad y a veces mueren. **¡Los niños enfermos necesitan comer! Si un niño enfermo no tiene ganas de comer, anímelo a que coma.**

Dele tanto como quiera comer y beber. Y tenga paciencia. A menudo un niño enfermo no quiere comer mucho. Así que dele algo de comer muchas veces al día. Además, trate de asegurarse de que tome mucho líquido para que orine varias veces al día. Si el niño no quiere comer alimentos sólidos, muélalos y déselos en forma de puré.

Muchas veces las señas de la mala alimentación aparecen por primera vez cuando una persona tiene otra enfermedad. Por ejemplo, un niño ha tenido diarrea por varios días y luego le da hinchazón en las manos y los pies o en la cara, con manchas oscuras o llagas que se pelan en las piernas. Éstas son señas de desnutrición grave. ¡El niño necesita comer mejor! Y más seguido. Dele de comer muchas veces al día.

Durante y después de cualquier enfermedad, es muy importante comer bien.

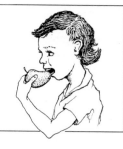

El comer bien y el cuidar el aseo son las mejores garantías para la buena salud.

POR QUÉ ES IMPORTANTE COMER BIEN

La gente que no come bien se *desnutre*. Esto puede suceder por no comer suficientes alimentos de toda clase (desnutrición o 'alimentación deficiente' general), por no comer los tipos de alimentos adecuados (tipos específicos de desnutrición) o por comer ciertos alimentos en exceso (engordar mucho, vea pág. 126).

A cualquiera le puede dar una desnutrición general, pero es especialmente peligrosa para:

- los **niños**, pues ellos necesitan muchos alimentos para crecer bien y mantenerse sanos;
- las **mujeres** en edad de tener hijos, sobre todo si están embarazadas o amamantando, pues necesitan alimentos extras para mantenerse sanas, tener bebés sanos y hacer su trabajo diario;
- los **ancianos**, pues muchas veces pierden los dientes y el gusto por los alimentos, así que no pueden comer mucho de una sola vez, aunque todavía necesitan comer bien para mantenerse sanos.

Un niño desnutrido no crece bien. Generalmente es más flaco y más bajo que otros niños. También es más probable que sea irritable, llore mucho, se mueva y juegue menos que otros niños, y se enferme más seguido. Si al niño además le da diarrea u otras infecciones, bajará de peso. Una buena forma de comprobar si un niño está desnutrido es medir el grosor de la parte de arriba del brazo.

Prueba para la Desnutrición en Niños: La Medida del Brazo

Después del primer año de edad, el grueso de la parte de arriba del brazo de un niño debe ser por lo menos de 13 ½ cm. Si mide menos, el niño está desnutrido—sin importar qué tan 'gordos' se le vean los pies, manos y cara. Si el brazo mide menos de 12 ½ cm., la desnutrición es grave.

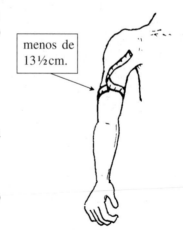

menos de 13½cm.

Otra buena forma de comprobar si un niño está bien o mal alimentado es pesarlo regularmente: una vez al mes el primer año y luego una vez cada 3 meses. Un niño sano y bien alimentado sube de peso regularmente. En el Capítulo 21, hablamos en detalle sobre cómo pesar a los niños y sobre el uso de la Tarjeta del Camino de Salud.

PREVENCIÓN DE LA DESNUTRICIÓN

Para mantenerse sano, el cuerpo necesita muchos alimentos nutritivos. Los alimentos que comemos tienen que satisfacer muchas necesidades. Primero, deben darnos suficiente **energía** para que podamos mantenernos activos y fuertes. Además deben ayudar a **formar, reparar** y **proteger** las diferentes partes del cuerpo. Para hacer todo esto, necesitamos comer una variedad de alimentos todos los días.

ALIMENTOS PRINCIPALES Y ALIMENTOS 'DE AYUDA'

En casi todo el mundo, la mayoría de la gente come **un alimento principal barato** con casi todas las comidas. Según la región, éste puede ser arroz, maíz, mijo (millo), trigo, yuca (mandioca), papa (patata), fruto del árbol del pan o plátano (banana). **Este alimento principal le da al cuerpo casi todo lo que necesita en un día.**

Pero el **alimento principal** solo no basta para mantener sana a una persona. Se necesitan ciertos **alimentos de ayuda**. Esto es especialmente cierto para los niños en crecimiento, las mujeres que están embarazadas o amamantando, y los ancianos.

Aunque un niño generalmente se llene comiendo el alimento principal, se puede ir poniendo flaco y débil. Esto se debe a que el alimento principal muchas veces contiene tanta agua y fibra, que la barriga del niño se llena antes de que él consiga toda la energía que necesita para crecer.

Hay 2 cosas que podemos hacer para ayudar a estos niños a conseguir la energía que necesitan:

1. **Alimentar a los niños más seguido**—por lo menos 5 veces al día cuando el niño sea muy pequeño, muy flaco o no esté creciendo bien. También deles botanas a los niños entre comidas.

Los niños, como los pollitos, deben estar siempre pepenando.
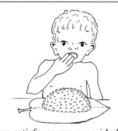

2. **También añadir 'alimentos de ayuda' ricos en energía** (como aceites y azúcar o miel) al alimento principal. Es mejor agregar aceite vegetal o alimentos que contienen aceites—nueces, cacahuates (maní) o semillas, sobre todo pepitas de calabaza (zapallo) o ajonjolí (sésamo, alegría).

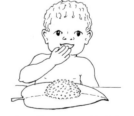

Si el estómago del niño se llena antes de que sus necesidades de energía sean satisfechas, el niño adelgazará y se debilitará.

Para satisfacer sus necesidades de energía, el niño necesitaría comer esta cantidad de arroz cocido.

Pero él necesita sólo esta cantidad de arroz cuando se le agrega un poco de aceite vegetal.

Los alimentos ricos en energía agregados al alimento principal ayudan a dar energía extra. También se deben añadir **otros 2 tipos de alimentos de ayuda** al alimento principal:

Cuando sea posible, agregue **alimentos que forman el cuerpo** (proteínas) como frijoles, leche, huevos, cacahuates, pescado y carne.

También trate de agregar **alimentos que protegen la salud** como frutas y verduras anaranjadas o amarillas, y además verduras de hojas verde oscuras. Los alimentos que protegen la salud proporcionan vitaminas y minerales importantes (vea pág. 113).

COMER BIEN PARA MANTENERSE SANO

El 'alimento principal' que come su familia, generalmente satisface **casi todo** (pero no todo) lo que el cuerpo necesita para tener energía y estar bien alimentado. Usted puede hacer comidas nutritivas baratas añadiendo **alimentos 'de ayuda'** al **alimento principal.** Para estar sano, usted no necesita comer todos los alimentos indicados aquí. **Coma los alimentos principales que acostumbre y añada cualquier alimento 'de ayuda' que haya en su región.** Trate de incluir alimentos de ayuda de cada grupo, tan seguido como pueda.

ALIMENTOS PARA EL 'VAMOS'
(ayudan a dar energía)

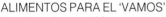

Ejemplos:

Grasas (aceites vegetales, mantequilla, manteca)

Alimentos ricos en grasas (coco, aceitunas, carne grasosa)

Nueces* (cacahuates, almendras, nueces de nogal y de la India)

Semillas con aceite (calabaza, melón, ajonjolí, girasol)

Azúcares (azúcar, miel, melaza, caña de azúcar, miel de palma)

* Nota: Las nueces y semillas con aceite también ayudan a formar el cuerpo.

RECUERDE: Alimentar **suficiente** a los niños y alimentarlos **seguido** (de 3 a 5 veces al día) por lo general es más importante que los tipos de alimentos que se les den.

PUSIMOS LOS ALIMENTOS PRINCIPALES EN MEDIO PORQUE LE DAN AL CUERPO CASI TODO LO QUE NECESITA.

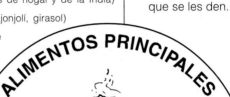

ALIMENTOS PRINCIPALES

Ejemplos:

Cereales y granos (trigo, maíz, arroz, mijo, sorgo)

Raíces con almidón (mandioca, papas, taro)

Frutas con almidón (diferentes plátanos, fruto del árbol del pan)

Nota: Los alimentos principales son fuentes de energía baratas. Los cereales también son fuentes baratas de proteínas, hierro y vitaminas.

ALIMENTOS PARA CRECER
(proteínas: ayudan a formar el cuerpo)

Ejemplos:

Legumbres (frijoles, chícharos y lentejas)

Nueces (cacahuates, nueces de todo tipo y almendras)

Semillas con aceite (ajonjolí y girasol)

Productos que vienen de animales (leche, huevos, queso, yogur, pescado, pollo, carne, animales pequeños como ratones e insectos)

ALIMENTOS PARA RESPLANDECER
(vitaminas y minerales: ayudan a proteger la salud)

Ejemplos:

Verduras (plantas de hojas verde oscuras, tomates, zanahorias, calabaza, camote y pimientos)

Frutas (mangos, naranjas, papayas, etc.)

Nota para los especialistas en nutrición: Este plan para satisfacer las necesidades alimenticias se parece al plan de los 'grupos de alimentos'. Pero hace mayor hincapié en dar lo suficiente del 'alimento principal' tradicional, y **sobre todo, en dar seguido comidas con muchos 'ayudantes' ricos en energía.** Las familias pobres pueden adaptar este plan más fácilmente, según sus recursos y limitaciones.

CÓMO RECONOCER LA DESNUTRICIÓN

Entre la gente pobre, **muchas veces la desnutrición es más grave en los niños, quienes necesitan muchos alimentos nutritivos para crecer bien y mantenerse sanos.** Hay diferentes formas de desnutrición:

DESNUTRICIÓN LEVE

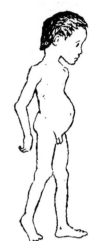

Ésta es la forma más común, pero no siempre es obvia. El niño simplemente no crece ni sube de peso tan rápido como un niño bien alimentado. Aunque pueda parecer algo pequeño y flaco, generalmente no se ve enfermo. Sin embargo, debido a que está mal alimentado, quizás le falte fuerza (resistencia) para combatir infecciones. Así que **se enferma más gravemente** y se tarda más en aliviarse que un niño bien alimentado.

Los niños con este tipo de desnutrición padecen más de diarrea y catarros. Sus catarros generalmente duran más tiempo y es más probable que se conviertan en pulmonía. El sarampión, la tuberculosis y muchas otras **enfermedades infecciosas son mucho más peligrosas** para estos niños desnutridos. Más de ellos mueren.

Es importante que los niños como éstos reciban cuidados especiales y suficientes alimentos *antes* de que se enfermen gravemente. Por eso es tan importante pesar a los niños pequeños o medirles el brazo regularmente. Eso nos ayuda a reconocer pronto la desnutrición leve y a corregirla.

Siga las recomendaciones para prevenir la desnutrición.

DESNUTRICIÓN GRAVE

Ésta ocurre más a menudo en bebés que dejaron de tomar leche de pecho muy pronto o de repente, y que no reciben seguido suficientes alimentos que dan mucha energía. A menudo, la desnutrición grave comienza cuando un niño tiene diarrea u otra infección. Por lo general podemos reconocer a los niños gravemente desnutridos sin pesarlos ni medirlos. Los 2 ejemplos principales de desnutrición grave son:

DESNUTRICIÓN SECA—O MARASMO

Este niño no come suficientes alimentos de ninguna clase. Se dice que tiene **desnutrición seca** o *marasmo*. En otras palabras, se está muriendo de hambre. Su cuerpo está pequeño, muy flaco y demacrado. El niño no es más que huesos y piel.

Este niño necesita más alimentos—especialmente alimentos que dan energía.

puede perder pelo

cara de viejito

siempre con hambre

barrigón

muy flaco

muy bajo de peso

Este niño no es más que *huesos y piel*.

DESNUTRICIÓN MOJADA—O KWASHIORKOR

La condición de este niño se llama **desnutrición mojada** porque **él tiene hinchados los pies, manos y cara.** Esto puede pasar cuando un niño no come suficientes proteínas (los alimentos que ayudan a 'formar el cuerpo'). Pero es más común cuando un niño no recibe suficientes alimentos que dan energía, y su cuerpo usa cualquier proteína que come para obtener energía.

También puede ser parte de la causa el comer frijoles, lentejas u otros alimentos que han sido almacenados en un lugar húmedo y que tienen un poco de moho.

Este niño necesita comer más y más seguido—muchos alimentos que den energía y algunos alimentos ricos en proteínas (vea pág. 111).

Además trate de evitar alimentos que ya estén viejos y que pudieran tener moho o estar echados a perder.

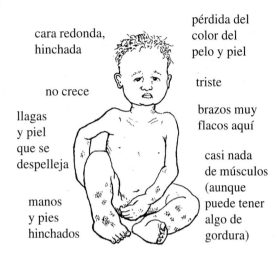

cara redonda, hinchada

pérdida del color del pelo y piel

triste

no crece

brazos muy flacos aquí

llagas y piel que se despelleja

casi nada de músculos (aunque puede tener algo de gordura)

manos y pies hinchados

Primero el niño se hincha. Las otras señas aparecen después.

Este niño es nada más *huesos, piel y agua.*

OTRAS FORMAS DE DESNUTRICIÓN

Entre la gente pobre, las formas más comunes de desnutrición grave se deben al hambre (marasmo) o a la falta de proteínas (kwashiorkor). Pero cuando faltan ciertas vitaminas y minerales en la comida, se pueden producir otras formas de desnutrición. Más adelante en este capítulo y en otras partes de este libro, se explican en forma más completa muchos de estos tipos específicos de desnutrición:

- **Ceguera nocturna** en los niños que no reciben suficiente vitamina A (vea pág. 226).
- **Raquitismo** por falta de vitamina D (vea pág. 125).
- Varios **problemas de la piel, llagas en los labios y boca,** o **encías que sangran** por no comer suficientes frutas, verduras y otros alimentos que contienen ciertas vitaminas (vea págs. 208 y 232).
- **Anemia** en personas que no reciben suficiente hierro (vea pág. 124).
- **Bocio** por falta de yodo (vea pág. 130).

Para más información sobre los problemas de la salud relacionados con la nutrición, vea *Aprendiendo a promover la salud*, Capítulo 25, y *El niño campesino deshabilitado*, Capítulos 13 y 30.

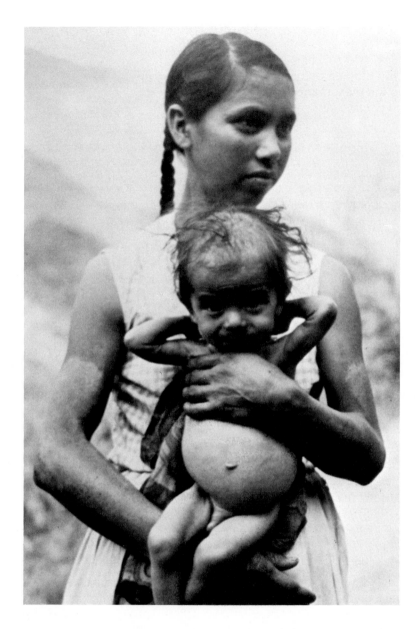

Esta madre y su hijo son de una familia pobre y ambos están mal alimentados. El padre trabaja duro, pero no gana suficiente para alimentar bien a la familia. Las manchas en los brazos de la madre son una seña de pelagra, un tipo de desnutrición. Ella come mucho maíz y pocos alimentos nutritivos como frijoles, huevos, fruta, carne y verduras verde oscuras.

La madre no amamantó a su bebé. Sólo le dio atoles de maíz. Aunque esto le llenaba la barriga, no lo nutría lo suficiente para que creciera fuerte. Por eso, este niño de 2 años está muy desnutrido. Es muy pequeño, flaco y panzón, se le está cayendo el pelo y su desarrollo físico y mental será más lento de lo normal. **Para evitar esto, las madres y sus hijos tienen que comer mejor.**

CÓMO ALIMENTARSE MEJOR CUANDO NO TIENE MUCHO DINERO O TIERRA

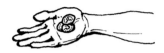

El hambre y la mala alimentación tienen muchas causas. Una causa importante es la pobreza. En muchas partes del mundo, las tierras y riquezas pertenecen solamente a unos pocos. Ellos siembran café, tabaco u otra cosecha de lucro que no tiene ningún valor nutritivo. O los ricos les permiten a los pobres sembrar los terrenos 'a medias', quitándoles la mitad de la cosecha. **El problema del hambre y la mala alimentación nunca será resuelto completamente hasta que las personas aprendan a compartir unas con otras justamente.**

Pero hay muchas cosas que la gente puede hacer para comer mejor sin gastar mucho—y así ganar fuerzas para defender sus derechos. En las páginas t13 y t14 de "Palabras a los Trabajadores de Salud Rural", aparecen varias ideas para mejorar la producción de alimentos. Estas ideas incluyen el mejor uso de la tierra mediante la **rotación de cultivos, los surcos o terrazas al nivel** y el **riego;** también la **cría de peces o abejas, mejores trojas** y **huertas familiares.** Si el pueblo entero o un grupo de familias se une para realizar estas tareas, se puede mejorar mucho la alimentación.

Al considerar el problema de la tierra y la comida, es importante recordar que cierta cantidad de tierra sólo puede alimentar a cierto número de personas. Por eso, algunas personas alegan que 'la familia pequeña vive mejor'. Sin embargo, para muchas familias pobres, el tener muchos hijos es una necesidad económica. Cuando los niños de esas familias llegan a los 10 ó 12 años, a menudo producen más de lo que cuestan. El tener muchos hijos aumenta las probabilidades de que los padres reciban la ayuda y cuidados que necesitan en la vejez.

En resumen, la falta de seguridad social y económica crea la necesidad de que los padres tengan muchos hijos. Por lo tanto, para lograr un equilibrio entre la gente y la tierra no hay que decirles a los pobres que tengan familias pequeñas. Hay que distribuir la tierra en forma más justa, pagar salarios justos y tomar otras medidas para vencer la pobreza. Sólo entonces podrá la gente tener familias pequeñas y esperar lograr un equilibro duradero entre las personas y la tierra. (Para un análisis de salud, alimentos y problemas sociales, vea *Aprendiendo a Promover la Salud.*)

Cuando el dinero es escaso, es importante usarlo bien. Es preciso cooperar y planear. Muchas veces, el padre de una familia pobre gasta lo poco que tiene en alcohol y tabaco en vez de comprar alimentos nutritivos, una gallina ponedora o algo que mejore la salud de la familia. Los hombres que se reúnen para beber harían bien en reunirse para discutir estos problemas y buscar una solución.

También algunas madres compran dulces o refrescos (gaseosas) para sus hijos en vez de comprarles huevos, leche, nueces u otros alimentos nutritivos. Con buenos alimentos, los niños crecerían más y serían más sanos sin que la familia gastara más. Hable de esto con las madres y busquen soluciones.

NO

**Si usted tiene poco dinero
y quiere que su hijo sea sano y fuerte:
No le compre un refresco o dulces — cómprele
2 huevos o un puñado de nueces.**

SÍ

Mejores Alimentos a Bajo Costo:

La mayoría de la gente en el mundo come alimentos pesados, con mucho almidón, sin añadir suficientes alimentos 'de ayuda' que dan la energía extra, proteínas, vitaminas y minerales que el cuerpo necesita. En parte, esto se debe a que muchos alimentos de ayuda son caros—sobre todo los que vienen de animales, como la leche y la carne.

La mayoría de la gente no puede permitirse muchos alimentos de origen animal. Los animales requieren de más tierra para la cantidad de alimento que producen. Una familia pobre generalmente puede comer mejor si **cultiva o compra alimentos de origen vegetal como frijoles, chícharos (arvejas), lentejas y cacahuates (maní) junto con un alimento principal como maíz o arroz, en vez de comprar alimentos caros de origen animal como carne y pescado.**

> **La gente puede estar fuerte y sana cuando la mayoría de sus proteínas y otros alimentos de ayuda vienen de plantas.**

Pero si los recursos de la familia y las costumbres locales lo permiten, es mejor comer, cuando sea posible, algunos alimentos que vienen de animales. Esto es porque hasta las plantas ricas en proteínas ('ayudantes' que forman el cuerpo) muchas veces no tienen todas las diferentes proteínas que el cuerpo necesita.

Trate de **comer una variedad de alimentos vegetales.** Diferentes plantas le dan al cuerpo diferentes proteínas, vitaminas y minerales. Por ejemplo, los frijoles y el maíz juntos hacen mucho más provecho que el maíz o los frijoles solos. Y junto con otras verduras y frutas, hacen aún más provecho.

He aquí ideas de cómo obtener más vitaminas, minerales y proteínas a bajo costo:

1. **Leche de pecho.** Es el alimento más barato, más sano y más completo para el bebé. La madre puede comer muchos alimentos vegetales y convertirlos en el alimento perfecto para el bebé: leche de pecho. El dar pecho no sólo beneficia al bebé, ¡ahorra dinero y previene enfermedades!

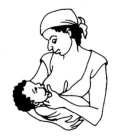

2. **Huevos y pollo.** En muchos lugares, los huevos son una de las fuentes más baratas y mejores de proteína animal. Se pueden cocinar y mezclar con los alimentos para un bebé que no recibe leche de pecho. O se pueden dar junto con la leche de pecho a medida que el bebé crece.

Las cáscaras de huevo hervidas, bien molidas y mezcladas con las comidas pueden proporcionarles el calcio necesario a las mujeres embarazadas que tienen llagas, dientes sueltos o calambres en los músculos.

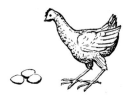

El pollo es una buena fuente de proteína animal, y por lo general, bastante barata—sobre todo si se crían en casa.

3. **Hígado, corazón, riñones y sangre.** Éstos son especialmente ricos en proteínas, vitaminas y hierro (para la anemia), y a menudo son más baratos que otras carnes. También el **pescado** muchas veces es más barato que otras carnes, y es igual de nutritivo.

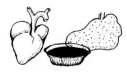

4. **Los frijoles, chícharos, lentejas y otras legumbres** son una fuente buena y barata de proteínas. Si se dejan germinar antes de cocinar y comer, son más ricos en vitaminas. Para hacer comida de bebés, cueza bien los frijoles y luego páselos por una coladera o cedazo, o pélelos y muélalos.

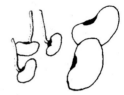

Los frijoles, chícharos y otras legumbres no sólo son una fuente barata de proteínas. El cultivo de estas plantas enriquece más la tierra, haciendo que otros cultivos crezcan mejor después. Por esta razón es buena la rotación y mezcla de cultivos (vea pág. t13).

5. **Las verduras de hojas verde oscuras** tienen algo de proteína y hierro y mucha vitamina A. Las hojas de camote, frijol, chícharo, calabaza, auyama, quelite y baobab son especialmente nutritivas. Se pueden secar, moler y mezclar con la comida de bebé.

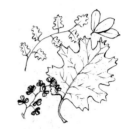

Nota: Las verduras de hojas verde claras como la col (repollo) y la lechuga son menos nutritivas. Conviene más cultivar las de hojas verde oscuras.

6. **Las hojas de la yuca (mandioca)** contienen 7 veces más proteína y más vitaminas que la raíz. Si se comen junto con la raíz, aumentan el valor alimenticio—al mismo costo. Las hojas tiernas son mejores.

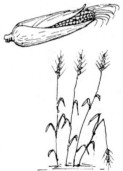

7. **Maíz seco con cal.** Cuando el maíz se cuece con cal para hacer tortillas, es más rico en calcio. Éste permite que el cuerpo aproveche mejor las vitaminas (niacina) y proteínas.

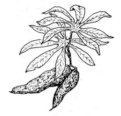

8. **El arroz, trigo y otros granos** son más nutritivos si no se les quita el forrito al molerlos. El arroz que no se muele demasiado y el trigo de grano entero (integral) contienen más proteínas, vitaminas y minerales que el producto blanco y refinado.

Nota: El cuerpo puede aprovechar mejor la proteína del trigo, arroz, maíz y otros granos cuando se comen con frijoles o lentejas.

9. **Cueza las verduras, arroz y otros alimentos en poca agua.** Y no los cueza mucho. Así se pierden menos vitaminas y proteínas. No olvide tomarse el agua que sobre al cocer las verduras o el arroz, o úsela para sopas o en otras comidas.

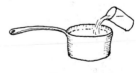

10. Muchas **frutas del monte y bayas (moras) silvestres** son ricas en vitamina C y en azúcares naturales. Dan energía y vitaminas extras. (Asegúrese de comer sólo aquéllas que no son venenosas.)

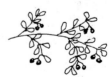

11. **El cocer en ollas de hierro** o poner un pedazo de hierro viejo o una herradura oxidada en la olla cuando se cuecen frijoles u otros alimentos, aumenta el hierro en la comida y ayuda a prevenir la anemia. Saldrá más hierro si además añade tomates.

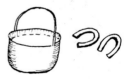

Otra manera de obtener hierro es poniendo unos clavos grandes de hierro en un poco de jugo de limón por unas cuantas horas. Luego haga limonada con el jugo y tómesela.

12. En algunos países se consiguen **alimentos muy baratos para bebés,** hechos de distintas mezclas de soya (soja), semilla de algodón, leche descremada o harina de pescado. Algunos saben mejor que otros, pero la mayoría son alimentos bien balanceados. Al mezclarlos con atoles, cereales cocidos o cualquier puré, aumentan el valor nutritivo a un precio bajo.

DE DÓNDE CONSEGUIR VITAMINAS: ¿DE PASTILLAS, INYECCIONES, JARABES—O DE LOS ALIMENTOS?

Quien come una buena variedad de alimentos, incluyendo verduras y frutas, obtiene todas las vitaminas que necesita. Siempre es mejor comer bien que comprar vitaminas en pastillas, inyecciones, jarabes o tónicos.

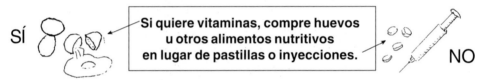

SÍ — **Si quiere vitaminas, compre huevos u otros alimentos nutritivos en lugar de pastillas o inyecciones.** — NO

A veces los alimentos nutritivos son difíciles de conseguir. Si una persona ya está desnutrida, debe comer bien y quizás también tomar vitaminas.

Las vitaminas tomadas hacen tanto provecho como las vitaminas inyectadas, cuestan menos y no son tan peligrosas. **¡No se inyecte vitaminas! Es mejor tragárselas—de preferencia, en forma de alimentos nutritivos.**

Si compra pastillas o jarabes de vitaminas, asegúrese de que contengan todas estas vitaminas y minerales:

- Niacina (niacinamida)
- Vitamina B_1 (tiamina)
- Vitamina B_2 (riboflavina)

- Hierro (sulfato ferroso, etc.) — especialmente para mujeres embarazadas. (Para las personas con anemia, las pastillas polivitamínicas no tienen suficiente hierro que ayude mucho. Las pastillas de hierro son mejores).

Además de esto, algunas personas necesitan:

- Ácido Fólico (folicina), para mujeres embarazadas
- Vitamina A
- Vitamina C (ácido ascórbico) } para niños chiquitos
- Vitamina D
- Yodo (en regiones donde es común el bocio)

- Vitamina B_6 (piridoxina), para niños chiquitos y personas que toman medicinas para la tuberculosis
- Calcio, para niños, y madres que están dando pecho y que no reciben suficiente calcio por la falta de alimentos como leche y queso o comidas preparadas con cal

LO QUE SE DEBE EVITAR EN LA DIETA

Muchas personas creen que hay muchos tipos de alimentos que hacen daño o que deben evitar cuando están enfermas. Pueden creer que algunas clases de alimentos son 'calientes' y otros 'fríos', y que hay que evitar alimentos calientes para enfermedades 'calientes' y alimentos fríos para enfermedades 'frías'. O quizás crean que ciertos alimentos son malos para una madre que acaba de dar a luz. Algunas de estas creencias son sensatas, pero otras hacen más daño que provecho. Muchas veces los alimentos que las personas creen que deben evitar cuando están enfermas, son precisamente los que necesitan para mejorarse.

Una persona enferma tiene aún más necesidad de muchos alimentos nutritivos que una persona sana. Debemos preocuparnos menos por los alimentos que podrían hacerle daño a un enfermo y pensar más en los alimentos que le ayudarán a mejorarse—por ejemplo: alimentos ricos en energía junto con frutas, verduras, legumbres, nueces, leche, carne, huevos y pescado. Por regla general:

> **Los mismos alimentos que nos hacen provecho cuando estamos sanos, también nos hacen provecho cuando estamos enfermos.**

Asimismo, las cosas que nos perjudican cuando estamos sanos, nos perjudican aún más cuando estamos enfermos. Evite estas cosas:

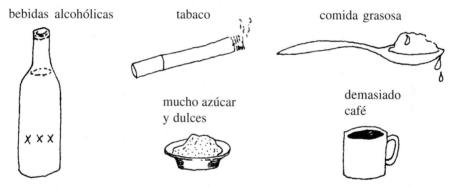

bebidas alcohólicas   tabaco   comida grasosa

mucho azúcar y dulces   demasiado café

- El alcohol causa o empeora las enfermedades del hígado, del estómago, del corazón y de los nervios. También causa problemas en la comunidad.
- El fumar puede causar tos crónica o cáncer de los pulmones y otros problemas (vea pág. 149). El fumar es especialmente malo para la gente con enfermedades pulmonares como tuberculosis, asma y bronquitis.
- Demasiada comida grasosa o café puede empeorar las úlceras del estómago y otros problemas relacionados con la digestión.
- Demasiado azúcar y dulces quitan el apetito y dañan la dentadura. Sin embargo, algo de azúcar con otros alimentos puede ayudar a darle energía a una persona enferma o a un niño mal alimentado.

Hay unas cuantas enfermedades que requieren que se eviten algunos otros alimentos. Por ejemplo, las personas con presión alta, ciertos problemas del corazón o pies hinchados, deben usar poca o nada de sal. Demasiada sal no le hace bien a nadie. Las úlceras del estómago y la diabetes también requieren dietas especiales (vea págs. 127 y 128).

LA DIETA IDEAL PARA LOS NIÑOS CHIQUITOS

LOS PRIMEROS 6 MESES DE VIDA:

Durante los primeros 6 meses de vida, dele de mamar al bebé solamente. No le de otros alimentos. La leche de pecho es el alimento más completo y más limpio que existe. Es mejor que cualquier alimento o leche que se pueda comprar. Dándole sólo leche de pecho durante los primeros 6 meses, usted protegerá al bebé contra la diarrea y muchas infecciones. Es mejor no dar agua extra ni tés, aun cuando haga calor.

Algunas madres dejan de amamantar demasiado pronto porque creen que su leche no es suficientemente buena, o que sus pechos no están produciendo suficiente leche. Pero, **la leche de una madre siempre es muy nutritiva para su bebé, aunque la madre esté delgada y débil.**

Si una mujer tiene VIH/SIDA es posible que transmita esta enfermedad a un bebé por medio de la leche materna. Pero si no tiene acceso a agua potable, es más probable que su bebé se muera de diarrea, deshidratación y desnutrición que de SIDA. Sólo usted puede analizar las condiciones en su casa y su comunidad y así tomar una decisión.

Casi todas las madres pueden producir toda la leche que sus bebés necesitan:
- La mejor forma para que la madre siga produciendo suficiente leche de pecho es **amamantar seguido al bebé.**
- No empiece a darle otros alimentos al bebé antes de que cumpla 6 meses, y **siempre dele leche de pecho antes de darle algo más.**
- Si la madre produce poca o nada de leche, debe comer bien, tomar mucho líquido y **amamantar al bebé muy seguido,** antes de darle otros alimentos. Cada vez después de que el bebé mame, dele en taza (no biberón) otro tipo de leche: leche hervida de vaca o cabra, leche evaporada o en polvo. (No use leche condensada.) Añada un poco de azúcar o aceite vegetal a cualquiera de estas leches.

Nota: A cualquier tipo de leche que use, debe agregarle agua hervida y enfriada. Éstos son 2 ejemplos de mezclas correctas:

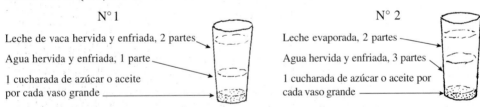

N° 1
Leche de vaca hervida y enfriada, 2 partes
Agua hervida y enfriada, 1 parte
1 cucharada de azúcar o aceite por cada vaso grande

N° 2
Leche evaporada, 2 partes
Agua hervida y enfriada, 3 partes
1 cucharada de azúcar o aceite por cada vaso grande

Si usa leche descremada, agregue otra cucharada de aceite.
- Si es posible, hierva la leche y el agua. **Es más seguro alimentar al bebé con una taza (o una taza y una cuchara) que con un biberón.** Los biberones y teteras son difíciles de limpiar y pueden causar infecciones y diarrea (vea pág. 154). Si usa un biberón, hiérvalo junto con la tetera antes de alimentar al bebé cada vez.
- Si no tiene dinero para comprar leche para el niño, hágale un puré o atole de arroz, maicena u otro cereal. Siempre añádale frijoles pelados, huevos, carne, pollo u otra proteína. Machaque bien y delo en forma líquida. Si puede, añada azúcar y aceite.

ADVERTENCIA: **Puro atole de maicena o agua de arroz no basta para un bebé. El niño no crecerá bien. Se enfermará fácilmente y quizás muera. El bebé necesita un alimento principal junto con alimentos de ayuda.**

DE LOS 6 MESES HASTA 1 AÑO:

1. **Siga dándole pecho al niño**—hasta los 2 ó 3 años si es posible.

2. Cuando el bebé tenga 6 meses, **empiece a darle otros alimentos además de la leche de pecho.** Siempre dele pecho primero y luego los otros alimentos. Es bueno comenzar con un puré o atole hecho con el alimento principal (pág. 111) como harina de maíz o arroz cocido en agua o leche. Luego empiece a agregar un poco de **aceite de cocina** para darle más energía. Después de algunos días, comience a añadir **otros alimentos 'de ayuda'** (vea pág. 110). Pero **empiece sólo con un poquito de la comida nueva** y **agregue sólo una comida a la vez.** Si no, el bebé puede tener problemas con la digestión. Las **nuevas comidas deben estar bien cocidas y molidas.** Al principio se pueden mezclar con un poco de leche de pecho para que el bebé las pueda tragar mejor.

3. Prepare comidas baratas y nutritivas para el bebé, agregando alimentos de ayuda al alimento principal (vea pág. 110). Lo más importante es añadir alimentos que den energía extra (como aceite) y—siempre que sea posible—hierro extra (como verduras de hojas verde oscuras).

Recuerde, el estómago de un niño chiquito es pequeño y no le cabe mucha comida de una sola vez. Así que **dele de comer seguido** y **añada alimentos de ayuda ricos en energía** al alimento principal:

Si agrega 1 cucharada de aceite de cocina a la comida de un niño, él tendrá que comer sólo 3/4 del alimento principal de su región para recibir toda la energía que necesita. El aceite extra ayuda a asegurar que él haya recibido suficiente energía (calorías) para cuando su estómago se llene.

CUIDADO: De los 6 meses a los 2 años es cuando el niño corre el mayor peligro de desnutrirse. Esto se debe a que la leche de pecho sola no le da suficiente energía al bebé después de los 6 meses de edad. Él necesita otros alimentos, pero muchas veces las comidas que se le dan tampoco contienen suficiente energía. Si la madre además deja de darle pecho, el niño corre aún más riesgo de desnutrirse.

Para que un niño de esta edad esté sano, debemos:

♦ Seguir dándole pecho— tanto como antes.

♦ Darle también otros alimentos nutritivos, siempre comenzando sólo con un poquito.

♦ Alimentarlo al menos 5 veces al día y darle botanas entre comidas.

♦ Asegurarnos que la comida esté limpia y recién preparada.

♦ Filtrar, hervir o purificar el agua que toma.

♦ Cuidar mucho el aseo del niño y de la casa.

♦ Cuando se enferme, alimentarlo aún mejor y más seguido, y darle mucho líquido.

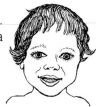

A las madres infectadas con VIH/SIDA: Después de 6 meses, su bebé estará más grande y más fuerte y habrá menos riesgo de que se muera de diarrea. Si usted ha estado amamantándolo, ahora debería darle otra leche y otros alimentos. De esta manera, el bebe corre menos riesgo de infectarse con VIH/SIDA.

DE 1 AÑO DE EDAD EN ADELANTE:

Después de 1 año de edad, el niño puede comer **las mismas comidas que los adultos,** pero se le debe **seguir dando pecho** (u otra leche siempre que sea posible).

Para que el niño crezca fuerte y sano, procure darle todos los días bastante del alimento principal que la gente come, junto con alimentos 'de ayuda' que dan más energía, proteínas, vitaminas, hierro y minerales (como se indica en la pág. 111).

Para asegurarse de que el niño coma suficiente, **sírvale en su propio plato** y déjelo que se tarde todo el tiempo que necesite en comerse la comida.

Los niños y el dulce: No acostumbre a los niños chiquitos a comer muchos dulces o a tomar refrescos (gaseosas). Cuando comen demasiados dulces, pierden las ganas de comer lo que de veras necesitan. Además, los dulces dañan los dientes.

Sin embargo, cuando hay poca comida o cuando los alimentos principales contienen mucha agua o fibra, el agregar un poco de azúcar y aceite vegetal al alimento principal da energía extra y le ayuda a los niños a aprovechar mejor las proteínas de los alimentos que comen.

LA DIETA IDEAL PARA LOS NIÑOS

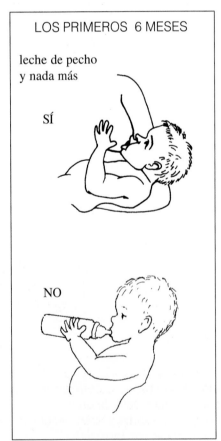

LOS PRIMEROS 6 MESES

leche de pecho
y nada más

SÍ

NO

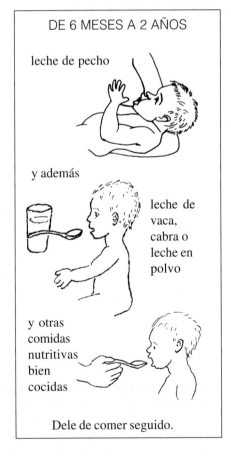

DE 6 MESES A 2 AÑOS

leche de pecho

y además

leche de vaca, cabra o leche en polvo

y otras comidas nutritivas bien cocidas

Dele de comer seguido.

IDEAS EQUIVOCADAS SOBRE LA DIETA

1. La dieta de las madres después del parto:

En muchas regiones existe una creencia popular peligrosa de que una mujer que recién ha tenido un bebé no debe comer ciertos alimentos. Esta dieta popular—que le prohíbe a la madre algunos de los alimentos más nutritivos y que sólo le permite comer cosas como harina de maíz, tallarines o sopa de arroz—la debilita y la vuelve anémica. Hasta le puede causar la muerte, al bajar su resistencia a las hemorragias e infecciones.

> **Después del parto, la madre necesita comer
> los alimentos más nutritivos que pueda conseguir.**

Para combatir infecciones o hemorragias y para producir suficiente leche de pecho, **la madre debe comer el alimento principal junto con muchos alimentos que forman el cuerpo como frijoles, huevos, pollo, y si es posible, productos de leche, carne y pescado.** También necesita alimentos que protegen la salud como frutas y verduras, y comidas ricas en energía (aceites y alimentos grasosos). Ninguno de estos alimentos le hará daño; la protegerán y le darán fuerza.

Aquí está una madre sana que comió muchas clases de comidas nutritivas después del parto:

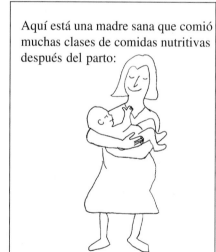

Aquí yace una madre que tuvo miedo de comer alimentos nutritivos después del parto:

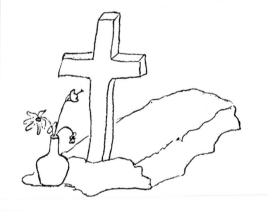

2. **No es cierto que las naranjas, guayabas y otras frutas son dañinas para las personas que tienen catarro, gripa o tos.** De hecho, las frutas como las naranjas y tomates tienen mucha vitamina C, la cual puede ayudar a combatir catarros y otras infecciones.

3. **No es cierto que es malo comer algunos alimentos como el puerco, el picante o las guayabas cuando se está tomando medicina.** Lo que sí es cierto es que una persona que está enferma del estómago o de las tripas no debe comer mucha grasa ni comidas grasosas—ya sea que esté tomando medicinas o no.

DIETAS ESPECIALES PARA CIERTAS ENFERMEDADES

ANEMIA

Una persona tiene anemia cuando su sangre está muy 'aguada'. Esto pasa si la sangre se pierde o se destruye más rápido de lo que el cuerpo la puede reponer. La pérdida de sangre por heridas grandes, úlceras sangrantes o disentería puede causar anemia. Otra causa es el paludismo (malaria), que destruye los glóbulos rojos. El no comer suficientes alimentos con hierro puede causar anemia o empeorarla.

Las mujeres pueden ponerse anémicas por la sangre que pierden durante la regla (menstruación) o el parto, si no comen los alimentos que el cuerpo necesita. Las mujeres embarazadas corren el riesgo de ponerse muy anémicas, pues ellas necesitan producir sangre extra para sus bebés en crecimiento.

En los niños, la anemia puede venir de no comer alimentos con mucho hierro. También puede resultar si el niño come sólo leche de pecho o de biberón despúes de los 6 meses. Otras causas comunes de anemia grave en los niños son la lombriz de gancho (vea pág. 142), diarrea crónica y disentería.

Las señas de la anemia son:

- piel pálida o transparente
- palidez dentro de los párpados
- uñas blancas
- encías pálidas
- debilidad y fatiga

- Si la anemia es muy grave, a veces se hinchan la cara y los pies, late muy rápido el corazón, y la persona puede tener dificultades para respirar.

- Los niños y mujeres con ganas de comer tierra, casi siempre tienen anemia.

Tratamiento y prevención de la anemia:

♦ **Coma alimentos ricos en hierro,** como carne, pescado y pollo. El hígado tiene mucho hierro. Las verduras de hojas verde oscuras, frijoles, chícharos (arvejas) y lentejas también tienen hierro. Además sirve cocinar en ollas de hierro (vea pág. 117). Para ayudar a que el cuerpo aproveche más hierro, coma verduras y frutas crudas con las comidas, y evite tomar café y té con los alimentos.

♦ Si la anemia es moderada o grave, la persona debe tomar hierro (pastillas de sulfato ferroso, pág. 393). Esto es de especial importancia para las mujeres embarazadas que están anémicas. Para casi todos los casos de anemia, las pastillas de sulfato ferroso son mucho mejores que el extracto de hígado o la vitamina B_{12}. Por regla general, **el hierro se debe tomar y no inyectar,** porque estas inyecciones pueden ser peligrosas y no son mejores que las pastillas.

♦ Si la causa de la anemia es disentería (diarrea con sangre), lombriz de gancho, paludismo (malaria) u otra enfermedad, ésta también debe ser atendida.

♦ Si la anemia es grave o no se mejora, busque ayuda médica, sobre todo en el caso de una mujer embarazada.

Muchas mujeres padecen de anemia. Estas mujeres corren un mayor riesgo de aborto espontáneo y de hemorragias peligrosas durante el parto. **Es muy importante que las mujeres coman todos los alimentos ricos en hierro que puedan,** sobre todo durante el embarazo. El esperarse 2 ó 3 años entre cada embarazo, ayuda a que la mujer reponga sus fuerzas y sangre (vea el Capítulo 20).

RAQUITISMO

A los niños que nunca les da el sol en la piel se les pueden poner las piernas zambas y deformárseles los huesos (raquitismo). Este problema se puede combatir dando a los niños leche fortificada y vitamina D (que se halla en el aceite de hígado de pescado). Sin embargo, **la prevención más sencilla y barata es asegurarse de que al niño le dé la luz del sol directa** en la piel por lo menos 10 minutos al día, o por tiempos más largos y más seguidos. (Tenga cuidado de que su piel no se queme). Nunca dé dosis grandes de vitamina D por temporadas largas, ya que esto puede envenenar al niño.

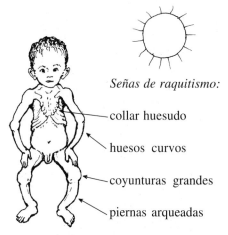

Señas de raquitismo:

collar huesudo

huesos curvos

coyunturas grandes

piernas arqueadas

La luz del sol es la mejor prevención y tratamiento del raquitismo.

PRESIÓN ALTA DE LA SANGRE (HIPERTENSIÓN)

La presión alta de la sangre puede causar muchos problemas, como mal del corazón, de los riñones y embolia. La gente gorda sufre más de presión alta .

Señas de presión peligrosamente alta:

- dolores de cabeza frecuentes
- latidos fuertes del corazón y resuello duro al hacer cualquier ejercicio
- debilidad y mareos
- a veces dolor en el hombro izquierdo y el pecho

Todos estos problemas también se pueden deber a otras causas. Por eso, si sospecha presión alta, vaya con un trabajador de la salud para que le mida la presión.

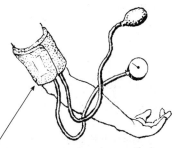

aparato para medir la presión de la sangre

ADVERTENCIA: Al principio, la presión alta de la sangre no produce ninguna seña. Pero es importante bajarla **antes** de que aparezcan las señas de peligro. La gente gorda o que sospecha de presión alta, se debe medir regularmente la presión. Para instrucciones de cómo medir la presión de la sangre, vea págs. 410 y 411.

Qué hacer para evitar o controlar la presión alta:

- ♦ Si está gordo, baje de peso (vea la página siguiente).
- ♦ Evite los alimentos grasosos, especialmente la manteca de puerco, y los alimentos con mucha azúcar o almidón. Siempre use aceite vegetal en vez de manteca de puerco.
- ♦ Prepare y coma comidas con poca o nada de sal.
- ♦ No fume. No tome mucho alcohol, café o té.
- ♦ Si tiene la presión muy alta, un trabajador de la salud le puede dar medicinas para bajarla. También hace provecho perder peso (si está gordo, vea la página siguiente) y aprender a calmarse y vivir más tranquilamente.

GENTE MUY GORDA

No es saludable estar muy gordo. Aumenta la probabilidad de presión alta, problemas del corazón, embolia, piedras en la vesícula, diabetes, artritis (reumas) en las piernas y los pies, y otros problemas.

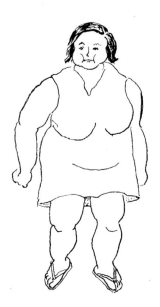

Para enflaquecer, la gente gorda debe:

♦ comer menos alimentos que tengan mucha grasa, aceite o manteca.

♦ comer menos azúcar o cosas dulces.

♦ hacer más ejercicio.

♦ **dejar de comer tanto,** sobre todo carbohidratos como tortillas, pan, papas, arroz, fideos, yuca, etc. La gente gorda no debe comer más de un pedazo de pan o una tortilla con cada comida. Pero sí puede comer más frutas y verduras.

Prevención: Cuando empiece a subir de peso, siga las indicaciones de arriba.

> **Para bajar de peso, coma sólo la mitad de lo que come ahora.**

ESTREÑIMIENTO

Una persona que hace caca o excremento duro o que no ha obrado por 3 días o más, está estreñida (constipada). El estreñimiento muchas veces resulta por comer mal (sobre todo por no comer suficientes frutas, verduras verdes o alimentos con fibra natural como el pan integral) o por falta de ejercicio.

En vez de tomar laxantes es mejor **beber más agua** y comer más frutas, verduras y alimentos con fibra natural como pan integral, yuca, salvado de trigo, centeno, zanahorias, nabos, pasas, nueces, semillas de girasol o de calabaza (pepitas). También sirve agregar todos los días un poco de aceite vegetal a las comidas. La gente mayor, en especial, quizás necesite caminar más o hacer más ejercicio para obrar regularmente.

Una persona que no ha obrado por 4 días o más, si no tiene dolor muy fuerte de estómago, puede tomar un laxante suave, como la leche de magnesia. **Pero no use laxantes a menudo.**

No dé laxantes a los bebés ni a los niños chiquitos. Si un bebé está muy estreñido, póngale un poco de aceite de comer en el recto (el hoyo de la colita). O, si es necesario, sepárele con cuidado las nalgas y saque el excremento duro con un dedo engrasado.

> **Nunca use purgantes ni laxantes fuertes—
> sobre todo si hay dolor de estómago.**

DIABETES

La gente con diabetes tiene demasiada azúcar en la sangre. Esto puede comenzar cuando la persona es joven (diabetes juvenil) o mayor (diabetes adulta). Generalmente es más grave en los jóvenes, y ellos necesitan una medicina especial (insulina) para controlarla. Pero es más común en las personas mayores de 40 años que comen demasiado y engordan.

Primeras señas de diabetes:

- siempre tiene sed
- orina seguido y mucho
- siempre está cansado
- siempre tiene hambre
- pierde peso

Señas más avanzadas y graves:

- comezón de la piel
- períodos en que ve borroso
- entumecimiento de las manos o los pies
- infecciones frecuentes de la vagina
- llagas incurables en los pies
- pérdida del conocimiento (en casos extremos)

Todas estas señas pueden deberse a otras causas. Para saber si una persona tiene diabetes, pruebe con la lengua el sabor de la orina. Si es dulce, pida a 2 personas que prueben la orina y también la orina de otras 3 personas. Si todas hallan dulce la misma orina, probablemente tiene diabetes.

CUIDADO: No pruebe la orina si hay posibilidad de SIDA.

Otra manera de examinar la orina es usando papeles especiales (como *Uristix*). Si éstos cambian de color al mojarlos en la orina, hay azúcar.

Si la persona es un niño o un joven, lo debe examinar un doctor o trabajador de la salud que tenga experiencia.

Cuando la diabetes empieza después de los 40 años, muchas veces la mejor manera de controlarla es sin medicinas, cuidando lo que come la persona. **La dieta es importantísima. Hay que cuidarla durante toda la vida.**

Dieta para la diabetes: Las personas gordas deben bajar a un peso normal. **Es preciso que eviten toda clase de azúcares o dulces, o alimentos que sepan dulce.** Es importante que coman muchos alimentos ricos en fibra, como panes integrales. Pero los diabéticos también deben comer algunos otros carbohidratos, como frijoles, arroz y papas, y también alimentos ricos en proteínas.

La diabetes en los adultos a veces se puede mejorar tomando savia de nopal (*Opuntia*). Para preparar esto, corte el nopal en pedacitos y macháquelos para sacarles el líquido. Tome 1½ tazas de este líquido, 3 veces al día antes de las comidas.

Para prevenir las infecciones y heridas en la piel, lávese los dientes después de comer, mantenga limpia la piel y siempre use zapatos para evitar heridas en los pies. Para la mala circulación de los pies (color oscuro, entumecimiento), descanse a menudo con los pies en alto. Siga las mismas recomendaciones que para las venas varicosas (pág. 175).

INDIGESTIÓN ÁCIDA, AGRURAS Y ÚLCERAS DEL ESTÓMAGO

La indigestión ácida y las agruras muchas veces vienen de comer demasiada comida pesada o grasosa, o de tomar demasiado alcohol o café. Éstos hacen que el estómago produzca más ácido y esto causa malestar o ardor en el estómago o a medio pecho. A veces la gente piensa que el dolor del pecho es un problema del corazón en vez de indigestión. Si el dolor empeora cuando uno está acostado, probablemente se trata de agruras o indigestión.

Si el mal dura mucho o es frecuente puede ser seña de una úlcera.

Una úlcera es una llaga crónica en el estómago o en el intestino delgado, causada por demasiado ácido. Puede causar un dolor duradero, lento (a veces agudo) en la mera boca del estómago. Como con la indigestión ácida, muchas veces el dolor se calma al comer o tomar mucha agua. Generalmente el dolor empeora una hora o más después de haber comido, si la persona se 'salta' una comida, o después de tomar alcohol o comer alimentos grasosos o picantes. Muchas veces el dolor es peor por la noche. Sin un examen especial (endoscopía), a menudo es difícil saber si una persona con dolor de estómago frecuente tiene una úlcera o no.

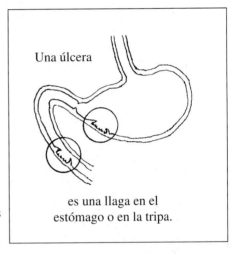

Una úlcera

es una llaga en el estómago o en la tripa.

Si la úlcera es grave, puede producir vómitos, a veces con sangre fresca o con sangre digerida que se ve como los asientos (borras) del café. Los excrementos con sangre de una úlcera generalmente son negros, como alquitrán.

ADVERTENCIA: Algunas úlceras no causan dolor (son 'silenciosas') y la primera seña es **sangre en los vómitos, o excrementos negros y pegajosos.** Ésta es una emergencia médica. La persona puede desangrarse rápidamente y morir. BUSQUE AYUDA MÉDICA RÁPIDO.

Prevención y Tratamiento:

Ya sea que el dolor de estómago o del pecho sea causado por agruras, indigestión ácida o una úlcera, unas cuantas recomendaciones básicas probablemente ayudarán a calmar el dolor e impedir que vuelva.

♦ **No coma demasiado.** Coma poco y coma botanas entre comidas. Coma sobre todo alimentos que parezcan calmar y no causar el dolor.

♦ **Fíjese qué alimentos o bebidas empeoran el dolor y evítelos.** Estos por lo general incluyen bebidas alcohólicas, café, picante, refrescos y comidas grasosas.

♦ Si las agruras son peores por la noche cuando se acuesta, vea si le ayuda dormir con la mitad de arriba del cuerpo un poco levantada.

♦ **Tome mucha agua.** Trate de tomar 2 vasos grandes de agua antes y después de cada comida. También tome mucha agua entre comidas. Si el dolor le viene a menudo, siga tomando agua así, aun cuando no tenga dolor.

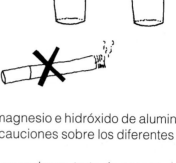

♦ **Evite el tabaco.** El fumar o masticar tabaco aumenta el ácido en el estómago y empeora el problema.

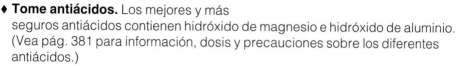

♦ **Tome antiácidos.** Los mejores y más seguros antiácidos contienen hidróxido de magnesio e hidróxido de aluminio. (Vea pág. 381 para información, dosis y precauciones sobre los diferentes antiácidos.)

♦ Para el dolor fuerte o las úlceras graves que no mejoran, trate de conseguir cimetidina (*Tagamet*, pág. 382) o ranitidina (vea pág. 382). Estas medicinas son muy caras, pero generalmente son muy buenas para calmar el dolor y ayudar a curar la llaga. Pero la úlcera puede volver.

♦ La **zábila** es una planta que se encuentra en muchos países y se dice que cura las úlceras. Corte las hojas carnosas en pedacitos, déjelos en agua toda la noche y luego tome 1 vaso del agua viscosa y amarga cada 2 horas.

CUIDADO:

1. Antes muchos médicos recomendaban la **leche** para curar las úlceras. Pero aunque la leche puede calmar el dolor al principio, aumenta el ácido en el estómago, lo cual puede empeorar una úlcera. Ahora la mayoría de los médicos recomiendan **no tomar leche para curar las úlceras.**

2. Al igual que la leche, algunos antiácidos como el **bicarbonato de sodio** y el *Alka-Seltzer* pueden calmar rápidamente la indigestión ácida, pero luego producen más ácido. Sólo se deben usar para indigestiones que dan de vez en cuando, nunca para las úlceras. Es lo mismo con los antiácidos con calcio.

3. Algunas **medicinas,** como la aspirina y las sales de hierro, empeoran las úlceras. Las personas con señas de agruras o indigestión ácida deben evitarlas—o tomarlas con mucho cuidado (junto con las comidas, mucha agua y quizás antiácidos). Los corticoesteroides también empeoran las úlceras, o las causan (vea pág. 51).

Es importante **curar pronto una úlcera.** De otra manera, podría llevar a un sangrado peligroso o peritonitis. Las úlceras generalmente mejoran si la persona tiene cuidado con lo que come y bebe. La rabia, la tensión y los 'nervios' aumentan el ácido en el estómago. Por eso hay que aprender a estar tranquilo y tener calma. Hay que seguir con los cuidados para evitar que la úlcera vuelva.

Mejor aún, **para evitar los problemas causados por el ácido en el estómago no coma demasiado, no tome mucho alcohol ni café, y no fume.**

BOCIO O 'BUCHE'

El bocio es un bulto en el cuello que resulta de un crecimiento anormal de la glándula *tiroides.*

La mayoría de los bocios son causados por falta de yodo en la comida. También, en las mujeres embarazadas esta falta de yodo puede hacer que sus bebés mueran o nazcan 'tontos' y/o sordos (cretinismo, pág. 318). Esto puede pasar aunque la madre no tenga bocio.

El bocio y el cretinismo son más comunes en las regiones montañosas donde hay poco yodo natural en la tierra, el agua o los alimentos. En estas regiones, es más probable que a una persona le dé bocio si come mucha yuca o ciertos alimentos parecidos.

Cómo evitar o curar el bocio y prevenir el cretinismo:

Todas las personas que viven en regiones donde a la gente le da bocio, deben usar **sal yodada** (yodatada). El uso de sal yodada evita el tipo de bocio común y hace desaparecer muchos bocios. (Los bocios viejos y duros sólo se pueden quitar con una operación, pero generalmente esto no es necesario).

Si no hay sal yodada, use tintura de yodo. Ponga 1 gota en un vaso con agua todos los días, y tómeselo. TENGA CUIDADO: Demasiada tintura de yodo es venenosa. Más de 1 gota diaria puede empeorar el bocio. Guarde el frasco donde no lo alcancen los niños. Es mucho más seguro usar sal yodada.

La mayoría de los remedios caseros para el bocio no hacen provecho. Pero el comer cangrejo de mar y otros mariscos sí puede ayudar, porque estos alimentos tienen yodo. El mezclar un poco de algas marinas con la comida es otra forma de agregar yodo. Pero lo más fácil es usar **sal yodada.**

Cómo evitar el bocio

Nunca use sal corriente.

La sal yodada cuesta sólo un poco más y es mucho mejor.

Siempre use sal yodada.

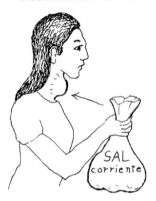

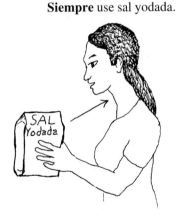

Además, si usted vive en una región donde son comunes los bocios, o si le está empezando a dar bocio, trate de no comer mucha yuca o col.

Nota: Si una persona con bocio tiembla mucho, está muy nerviosa y tiene abultados los ojos, quizás tenga otra clase de bocio (bocio tóxico). Busque ayuda médica.

MEDICINA PREVENTIVA: CÓMO EVITAR MUCHAS ENFERMEDADES

¡Hombre prevenido vale por dos! Si todos nos preocupáramos más por **comer bien, mantener el aseo** y **vacunar a nuestros hijos,** podríamos detener la mayoría de las enfermedades antes de que empezaran. En el Capítulo 11 hablamos sobre cómo comer bien. En este capítulo hablaremos sobre el aseo y las vacunas.

EL ASEO—Y LOS PROBLEMAS QUE RESULTAN POR LA FALTA DE ASEO

El aseo es de gran importancia en la prevención de muchas clases de infecciones—infecciones de la tripa, de la piel, de los ojos, de los pulmones y de todo el cuerpo. Tanto el aseo personal (o *higiene*) como el aseo público (o *saneamiento)* son importantes.

Muchas infecciones intestinales comunes pasan de una persona a otra por falta de higiene y de saneamiento. Miles de microbios y lombrices (o sus huevecillos) salen en la caca de las personas infectadas. Pasan de la caca de una persona a la boca de otra por medio de uñas y dedos sucios, o de agua o comida *contaminada*. Las enfermedades que se transmiten así, de *caca-a-boca*, incluyen:

- diarrea y disentería (causadas por amibas y bacterias)
- lombrices intestinales (distintas clases)
- hepatitis, fiebre tifoidea y cólera
- algunas otras enfermedades, como la polio, a veces se transmiten así.

La forma en que se transmiten estas infecciones puede ser muy directa.

Por ejemplo: Un niño que tiene lombrices y que olvidó lavarse las manos después de obrar, le ofrece una galleta a un amigo. Sus dedos, aún sucios con su propia caca, están cubiertos con cientos de huevecillos de lombriz (tan pequeños que no se pueden ver). Algunos de esos huevecillos se pegan a la galleta. Cuando su amigo se come la galleta, también se traga los huevecillos.

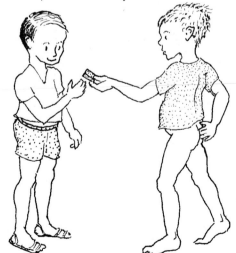

Pronto el amigo también tendrá lombrices. Su mamá dirá que es porque comió dulces. Pero no, ¡es porque comió caca!

Muchas veces los puercos, perros, gallinas y otros animales transmiten enfermedades intestinales y huevecillos de lombriz. Por ejemplo:

Un hombre que tiene diarrea o lombrices va a obrar detrás de su casa. 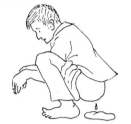	Un puerco se come la caca, embarrándose el hocico y las patas. 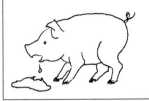	Luego el puerco se mete a una casa. 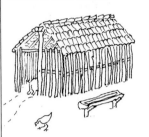

En la casa, un niño está jugando en el suelo por donde anda el puerco. Así que también el niño se ensucia con la caca del hombre enfermo.

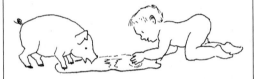

Al rato el niño llora y su madre lo recoge.

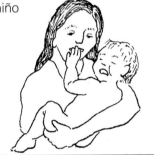

Luego la madre hace tortillas, sin lavarse las manos.

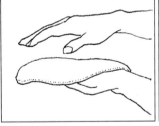

Pone las tortillas en la mesa, y toda la familia se las come.

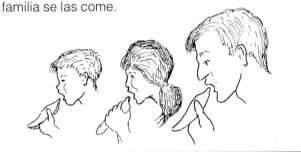

Como resultado, en poco tiempo, toda la familia se enferma con diarrea o lombrices.

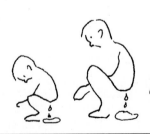
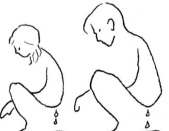
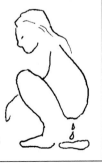

Muchas clases de infecciones y de huevecillos de lombriz se transmiten de una persona a otra, como se ve en la página anterior.

Si la familia hubiera tomado **cualquiera** de las siguientes precauciones, se podría haber prevenido la transmisión de la enfermedad:

- si el hombre hubiera usado una letrina o excusado,
- si la familia no hubiera dejado entrar puercos a la casa,
- si la familia no hubiera dejado jugar al niño entre la cochinada,
- si la madre se hubiera lavado las manos después de tocar al niño y antes de preparar la comida.

Si hay muchos casos de diarrea, lombrices y otros parásitos intestinales en su pueblo, debe ser porque la gente no cuida bien el aseo. Si muchos niños mueren de diarrea, es probable que la mala alimentación también sea parte del problema. **Para prevenir muertes por diarrea, tanto el aseo como la buena alimentación son importantes** (vea pág. 154 y Capítulo 11).

CONSEJOS BÁSICOS PARA EL ASEO

ASEO PERSONAL (HIGIENE)

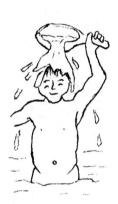

1. Siempre lávese las manos con jabón al levantarse por la mañana, después de obrar y antes de comer.

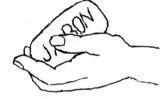

2. Báñese seguido—todos los días cuando haga calor. Báñese después de trabajar duro o sudar. El bañarse seguido ayuda a prevenir infecciones de la piel, caspa, granos, comezones y ronchas. Bañe diariamente a todos los enfermos, inclusive a los bebés.

3. En regiones donde hay lombriz de gancho, no ande descalzo; tampoco deje que los niños anden descalzos. La infección que produce la lombriz de gancho, causa anemia grave. Estas lombrices entran al cuerpo por las plantas de los pies (vea pág. 142).

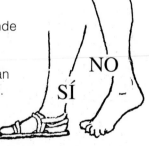

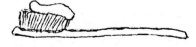

4. Lávese los dientes todos los días y después de comer dulces. Si no tiene cepillo y pasta, frótese los dientes con sal y bicarbonato (vea pág. 230). Para más información sobre el cuidado de los dientes, vea el Capítulo 17.

ASEO EN LA CASA

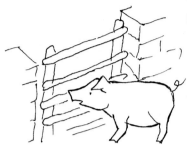

1. No deje que los puercos u otros animales entren a la casa, ni a donde juegan los niños.

2. No deje que los perros laman a los niños, ni que se suban a los catres. Los perros también transmiten enfermedades.

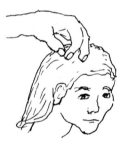

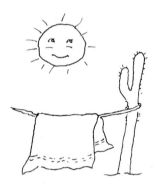

3. Si los niños o animales obran cerca de la casa, quite de inmediato la suciedad. Enseñe a los niños a usar una letrina o, cuando menos, a obrar lejos de la casa.

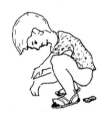

4. Asolee seguido las sábanas y cobijas. Si hay chinches, eche agua hirviendo en los catres y lave las sábanas y cobijas—todo en el mismo día (vea pág. 200).

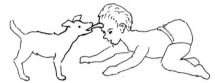

5. Despulgue seguido a toda la familia (vea pág. 200). Los piojos y las pulgas transmiten muchas enfermedades. Los perros y otros animales que tienen pulgas no deben entrar a la casa.

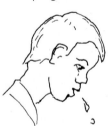

6. No escupa en el piso. La saliva y la flema pueden transmitir enfermedades. Cuando tosa o estornude, tápese la boca con la mano o un pañuelo.

7. Limpie toda la casa a menudo. Barra y lave los pisos, las paredes y debajo de los muebles. Tape los huecos y rajaduras en el piso o las paredes donde se pueden esconder cucarachas, chinches y alacranes.

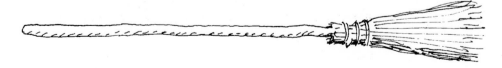

PRECAUCIONES CON EL AGUA Y LA COMIDA

1. Idealmente, toda el agua que no venga de un sistema de agua potable debe ser hervida, filtrada o purificada antes de tomarse. Esto es especialmente importante para los niños chiquitos y cuando hay *epidemias* de diarrea, tifoidea, hepatitis o cólera. Sin embargo, para prevenir enfermedades, es más importante tener **bastante** agua que tener agua **potable.** Además, el pedirles a las familias pobres que gasten mucho tiempo o dinero en leña para hervir agua, puede hacer más daño que provecho, sobre todo si significa menos comida para los niños o una mayor destrucción de los bosques. Para más información sobre el agua limpia, vea *Aprendiendo a promover la salud,* Capítulo 15.

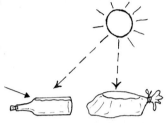

Una forma buena y barata de purificar el agua es ponerla en una botella limpia de plástico transparente y dejarla al sol por 6 horas o más. Esto matará a la mayoría de los gérmenes en el agua.

2. No permita que las moscas ni otros insectos anden sobre la comida. Estos insectos acarrean gérmenes y transmiten enfermedades. No deje trastes sucios o comida tirada, ya que atraen a las moscas y crían gérmenes. Para proteger la comida, tápela bien o guárdela en cajas o vitrinas con tela de alambre.

3. Antes de comer cualquier fruta que ha estado en el suelo, lávela bien. No deje que los niños recojan y coman cosas que se les hayan caído al suelo—lávelas primero.

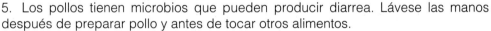

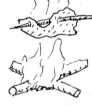

4. Coma sólo carne y pescado que estén bien cocidos. Tenga cuidado de que la carne asada, especialmente de puerco y pescado, no quede cruda por dentro. La carne de puerco cruda transmite enfermedades peligrosas.

5. Los pollos tienen microbios que pueden producir diarrea. Lávese las manos después de preparar pollo y antes de tocar otros alimentos.

6. No coma alimentos echados a perder o que huelan mal. Pueden ser venenosos. No coma alimentos enlatados si la lata está hinchada o si al abrirla sale un chisguete. Tenga cuidado sobre todo con el pescado enlatado. También sea cuidadoso con el pollo que tenga varias horas de cocinado. Antes de

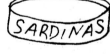

comer restos de comida, caliéntelos de nuevo hasta que estén muy calientes. Si es posible, sólo coma alimentos recién preparados. Esto es de especial importancia para los niños, personas mayores y gente muy enferma.

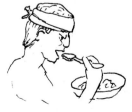

7. La gente con tuberculosis, gripa, catarro u otras enfermedades infecciosas deben comer aparte. Hay que hervir los platos, vasos y cucharas de los enfermos antes de que otra gente los use.

CÓMO PROTEGER LA SALUD DE LOS NIÑOS

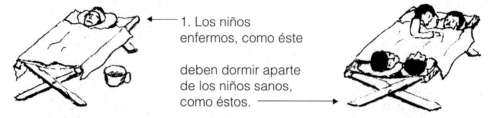

1. Los niños enfermos, como éste

deben dormir aparte de los niños sanos, como éstos.

También los niños que tienen granos, tiña, jiotes o piojos, deben dormir aparte de los que no los tienen. Si es posible, los niños con gripa, anginas, tos ferina, sarampión y otras enfermedades pegadizas, deben dormir en un cuarto separado. No hay que dejar que se acerquen a los bebés ni a los niños chiquitos.

2. Proteja a los niños contra la tuberculosis. Las personas con tos crónica u otras señas de tuberculosis, deben cubrirse la boca cuando tosan. **Nunca** deben dormir en el mismo cuarto con los niños. Deben buscar ayuda médica lo más pronto posible.

Los niños que viven con una persona tísica, deben recibir la vacuna B.C.G. contra la tuberculosis.

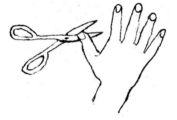

3. Bañe a los niños, cámbieles la ropa y córteles las uñas a menudo. Los microbios y huevecillos de lombriz muchas veces se esconden debajo de las uñas. El aseo le evitará muchos males.

4. Cure pronto a los niños cuando tengan cualquier infección o enfermedad pegadiza, para que no se la pasen a los demás.

5. Siga todas las sugerencias para el aseo que mencionamos en este capítulo. Enseñe a los niños a seguir todas estas sugerencias y a entender por qué son importantes. Anime a los niños a ayudar con los proyectos que conviertan su hogar y su pueblo en un lugar más sano.

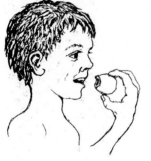

6. **Asegúrese de que los niños coman suficiente comida buena.** La buena alimentación ayuda a proteger el cuerpo contra muchas infecciones. Un niño bien alimentado puede resistir o combatir infecciones que quizás matarían a un niño mal alimentado (vea el Capítulo 11).

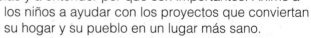

ASEO PÚBLICO (SANEAMIENTO)

1. Mantenga limpios los pozos y aguajes públicos. No deje que los animales se arrimen a donde se saca el agua para tomar. Ponga un cerco si es necesario.

No obre (no cague) ni tire basura cerca del aguaje. Tenga mucho cuidado de mantener limpios los ríos y arroyos que corren arriba de donde se saca el agua potable.

2. Queme la basura que se pueda quemar. La que no se pueda quemar, entiérrela en un hoyo o lugar especial lejos de las casas y de donde se saca el agua potable.

3. Construya letrinas (excusados, retretes) para que los puercos y otros animales no alcancen la suciedad. Un pozo hondo con una casita arriba sirve bien. Mientras más profundo sea el pozo, menos problema habrá con las moscas y el mal olor.

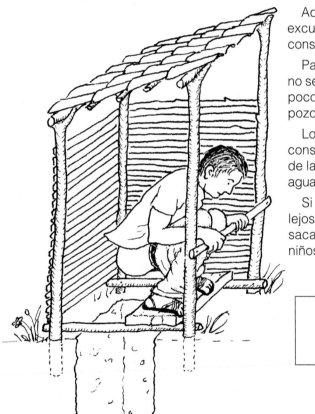

Aquí tiene el dibujo de un excusado sencillo que es fácil de construir.

Para disminuir el olor y para que no se arrimen las moscas, eche un poco de cal, tierra o cenizas en el pozo cada vez después de usarlo.

Los excusados se deben construir por lo menos a 20 metros de las casas o de donde se saca el agua.

Si no tiene un excusado, vaya lejos de donde la gente se baña o saca agua potable. Enseñe a los niños a hacer lo mismo.

> **El uso de letrinas ayuda a prevenir muchas enfermedades.**

En las páginas siguientes hay instrucciones para hacer mejores letrinas. También se pueden hacer letrinas que produzcan abono para las huertas.

MEJORES LETRINAS

La letrina de la página anterior es muy sencilla y cuesta muy poco hacerla. Pero la parte de arriba queda destapada y así las moscas pueden entrar.

Las letrinas cerradas son mejores porque las moscas se quedan afuera y el olor adentro. Una letrina cerrada tiene una plataforma o plancha con un hoyo en medio y una tapa sobre el hoyo. La plancha se puede hacer de madera o de cemento. El cemento es mejor porque encierra mejor y no se pudre.

Una manera de hacer la plancha de cemento:

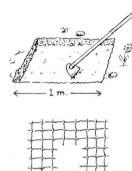

1. Haga un hueco más o menos de 1 metro cuadrado y 7 cm. de hondo. Asegúrese de que el fondo del hueco esté nivelado y plano.

2. Haga o corte una reja o malla de alambre de 1 metro cuadrado. Los alambres pueden ser de un cuarto a medio centímetro de grueso, y estar a 10 cm. unos de otros. Corte un agujero de 25 cm. en medio de la reja.

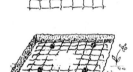

3. Ponga la reja en el hueco. Doble los bordes de los alambres o ponga una piedra debajo de cada borde para que la reja quede a unos 3 cm. sobre el suelo.

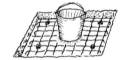

4. Ponga una cubeta o balde viejo en el agujero de la reja.

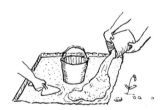

5. Mezcle cemento con arena, grava (cascajo) y agua. Eche la mezcla sobre la reja hasta que quede una plancha de más o menos 5 cm. de grueso. (Por cada pala de cemento, ponga 2 palas de arena y 3 de grava).

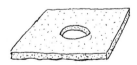

6. Quite el balde cuando el cemento empiece a endurecerse (como 3 horas). Luego cubra el cemento con trapos mojados, arena, paja o plásticos, y manténgalo húmedo. A los 3 días se puede sacar la plancha.

Si prefiere sentarse cuando usa la letrina, haga un asiento de cemento como éste: Haga un molde, o puede usar 2 baldes de distinto tamaño, uno dentro del otro.

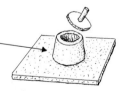

Para hacer la **letrina cerrada,** coloque la plancha sobre un pozo redondo de un poco menos de 1 metro de ancho y entre 1 y 2 metros de profundidad. Para no contaminar, la letrina debe estar por lo menos a 20 metros de todas las casas, pozos, manantiales, ríos o arroyos. Si la letrina queda cerca de donde la gente saca agua, asegúrese de construirla **río abajo.**

LETRINA CERRADA:

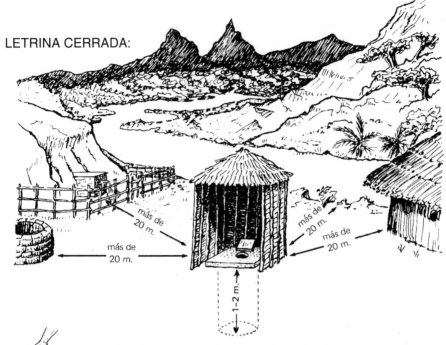

Mantenga limpia la letrina. Lave la plancha a menudo. Asegúrese de que el agujero en la plancha siempre esté tapado. Si no tiene tapa, puede hacer una sencilla de madera.

LETRINA ANTIMOSCAS PERFECCIONADA:

Para construir una **letrina antimoscas perfeccionada,** haga una plancha más grande (2 metros cuadrados) con 2 hoyos. Sobre un hoyo ponga un tubo de ventilación cubierto con malla para moscas (la de alambre dura más). Sobre el otro hoyo construya un excusado, que debe mantenerse oscuro por dentro. Deje destapado ese hoyo.

Esta letrina sirve para eliminar los olores y las moscas: los olores salen por el tubo, ¡y las moscas quedan atrapadas allí y mueren!

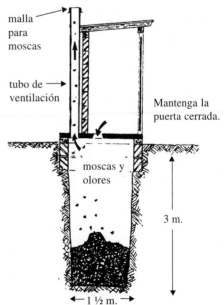

malla para moscas

tubo de ventilación

Mantenga la puerta cerrada.

moscas y olores

3 m.

1 ½ m.

LOMBRICES Y OTROS PARÁSITOS INTESTINALES

Hay muchos tipos de lombrices y otros bichos (parásitos) que viven en los intestinos (tripas) de la gente y causan enfermedades. Los más grandes a veces se ven en los excrementos (heces, caca):

1. ASCARIS
   (lombriz grande redonda)

3. TRICOCÉFALO
   (lombriz de látigo)

2. OXIURO (lombriz
   chiquita afilada)

4. UNCINARIA
   (lombriz de gancho)

5. SOLITARIA
   (gusanos tableados)

Las únicas lombrices que comúnmente se ven en los excrementos son las ascaris, oxiuros y solitarias. Puede haber cientos de tricocéfalos y uncinarias en la tripa sin que se vean en los excrementos.

Nota sobre las medicinas para lombrices: Muchas 'medicinas para lombrices' contienen piperazina. Éstas sólo sirven para las ascaris y oxiuros, y no se deben dar a los bebés ni a los niños chiquitos. El mebendazol (*Vermox*) es más seguro y combate muchos más tipos de lombrices. El albendazol y el pirantel también sirven para muchas clases de lombrices, pero pueden ser caros. El tiabendazol combate muchos tipos de lombrices, pero causa trastornos peligrosos y por lo general no se debe usar. Para mayor información sobre todas estas medicinas, vea las páginas 374 a 376.

Ascaris (Lombriz Grande Redonda)

De 20 a 30 cm. de largo. Color: rosa o blanco.

Cómo se transmiten:

De *caca-a-boca*. Por falta de aseo, los huevecillos pasan de los excrementos de una persona a la boca de otra.

Cómo afectan la salud:

Después de tragar los huevecillos, las lombricitas nacen y entran a la sangre; esto puede causar comezón por todo el cuerpo. De allí van a los pulmones, causando a veces una tos seca o, en el peor de los casos, pulmonía y tos con sangre. Cuando se tose, las lombricitas suben a la garganta y la persona las traga. Así llegan a los intestinos, donde se vuelven grandes.

Una persona con muchas ascaris en los intestinos puede tener malestar, indigestión y debilidad. A menudo los niños con muchas ascaris se ponen muy barrigones. Rara vez las ascaris producen asma o una obstrucción o bloqueo peligroso de la tripa (vea pág. 94). Especialmente cuando un niño tiene calentura, las lombrices a veces salen en los excrementos o por la boca o la nariz. A veces se meten por donde se respira, haciendo que uno se ahogue.

Prevención:

Use letrinas, lávese las manos antes de comer o de preparar comidas, proteja los alimentos contra las moscas y siga los consejos para el aseo en la primera parte de este capítulo.

Tratamiento:

El mebendazol generalmente elimina las ascaris. Para la dosis, vea la página 374. La piperazina también sirve (vea pág. 375). Algunos remedios caseros funcionan bastante bien. Para un remedio casero de papaya, vea la página 13.

ADVERTENCIA: No use tiabendazol para las ascaris. Muchas veces hace que las lombrices suban hasta la nariz o la boca, haciendo que uno se ahogue.

Oxiuro (Lombriz Chiquita Afilada)

1 cm. de largo. Color: blanco. Delgaditas como hilos.

Cómo se transmiten:

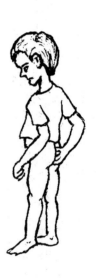

Estas lombrices ponen miles de huevecillos justo fuera del *ano* (fundillo, hoyo de la cola). Esto produce comezón, sobre todo por la noche. Cuando el niño se rasca, los huevecillos se le meten debajo de las uñas, y él los lleva a los alimentos y otros objetos. Así llegan a su propia boca o a la boca de otra persona, causando nuevas infecciones de oxiuros.

Cómo afectan la salud:

Estas lombrices no son peligrosas. A veces los niños no pueden dormir por la comezón.

Tratamiento y Prevención:

♦ Un niño que tiene oxiuros debe dormir con un pañal o calzón apretado, para que no pueda rascarse el ano con los dedos.

♦ Lave las nalgas (área del ano) y manos del niño cuando se levante y después de obrar. Siempre lávele las manos antes de comer.

♦ Córtele las uñas al ras.

♦ Cambie y bañe seguido al niño—lávele muy bien las nalgas y uñas.

♦ Para calmar la comezón, úntele un poco de vaselina en el ano al acostarlo.

♦ Dé una medicina con mebendazol. Para la dosis, vea la página 374. La piperazina también sirve (vea pág. 375). Cuando cure a un niño de estas lombrices, cure de una vez a toda la familia. Para un remedio casero de ajo, vea la página 12.

♦ El aseo es la mejor prevención para los oxiuros. Aun cuando la medicina mate las lombrices, éstas volverán si no se tiene cuidado con el aseo personal. Los oxiuros sólo viven alrededor de 6 semanas. **Si se siguen cuidadosamente los consejos para el aseo, la mayoría de las lombrices desaparecerá dentro de unas cuantas semanas, incluso sin medicina.**

Tricocéfalo (Lombriz de Látigo)

De 3 a 5 cm. de largo. Color: rosa o gris (plomo).

Esta lombriz, como la ascaris, pasa del excremento de una persona a la boca de otra. Generalmente hace poco daño, pero puede producir diarrea. En los niños a veces hace que parte de los intestinos se salgan del ano (*prolapso* del *recto*).

Prevención: La prevención es igual que para las ascaris. Vea la página anterior.

Tratamiento: Si las lombrices causan algún problema, dé mebendazol. Para la dosis, vea la pág. 374. Para el prolapso del recto, voltee al niño de cabeza y échele agua fría sobre el intestino salido. Esto hace que se meta de nuevo.

Uncinaria (Lombriz de Gancho)

1 cm. de largo. Color: rojo.

Estas lombrices generalmente no se pueden ver en el excremento. Se necesita un análisis del excremento para comprobar si la persona las tiene.

Cómo se transmiten las uncinarias:

3. Al toser, las lombricitas suben a la garganta y la persona las traga.

4. Unos pocos días después, la persona puede tener diarrea o dolor de estómago.

2. En unos pocos días llegan por la sangre hasta los pulmones. Pueden causar una tos seca (rara vez con sangre).

5. Las lombrices se pegan a las paredes de la tripa. Muchas lombrices pueden causar debilidad y anemia grave.

1. Las lombricitas entran por los pies descalzos de una persona. Esto puede causar comezón.

6. Los huevecillos salen en la suciedad de la persona. Las lombricitas nacen en tierra húmeda.

La infección de uncinarias puede ser una de las enfermedades más peligrosas de la niñez. Cualquier niño que esté anémico, muy pálido o que coma tierra, puede tener uncinarias. Si es posible, llévelo a donde le puedan analizar el excremento.

Tratamiento: Use mebendazol. Vea dosis y precauciones en la pág. 374. Combata la anemia comiendo alimentos ricos en hierro y, si es necesario, tomando pastillas de hierro (pág. 124).

> *Prevenga la Uncinaria:* **Construya y use letrinas.**
> **No deje que los niños anden descalzos.**

La Solitaria (Tenia, Gusanos Tableados)

En los intestinos, las solitarias llegan a medir varios metros de largo. Pero los pedacitos blancos y planos (segmentos) que salen en los excrementos, generalmente miden más o menos 1 cm. A veces un segmento sale solo y queda en los calzones.

La solitaria viene de comer puerco, res u otras carnes o pescado que no estén bien cocidos.

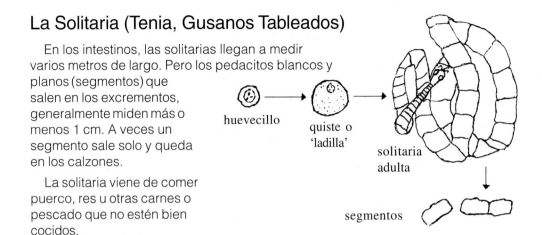

Prevención: **Tenga cuidado de que toda la carne que coma esté bien cocida, especialmente la de puerco.** Asegúrese de que no quede cruda en medio la carne ni el pescado.

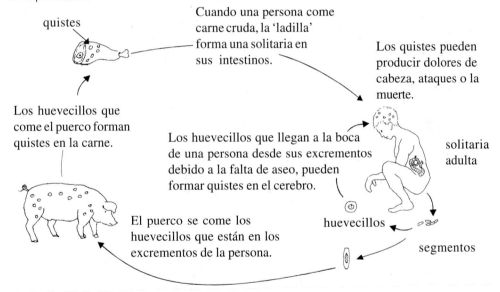

Cómo afectan la salud: Cuando están en la tripa, las solitarias a veces causan dolores de estómago leves, pero muy pocos otros problemas.

El mayor peligro existe cuando se forman *quistes* (bolitas chiquitas que contienen las lombricitas) en el cerebro de una persona. Esto sucede cuando los huevecillos pasan de sus excrementos a su boca. Por esta razón, **cualquier persona que tenga solitarias debe seguir cuidadosamente los consejos para el aseo—y recibir tratamiento lo más pronto posible.**

Tratamiento: Tome niclosamida (*Yomesán*, pág. 376) o praziquantel (pág. 376). Siga las instrucciones con cuidado.

Triquinosis

Estas lombrices nunca se ven en los excrementos. Atraviesan la tripa de la persona y llegan a sus músculos. Al igual que las solitarias, vienen de comer puerco u otras carnes infectadas que no están bien cocidas.

Cómo afectan la salud: Dependiendo de cuánta carne infectada haya comido, puede que la persona no sienta ninguna molestia, o quizás se ponga muy enferma o muera. De unas horas hasta 5 días después de comer el puerco infectado, puede tener diarrea y sentirse mal del estómago.

En casos graves la persona puede tener:

- fiebre con escalofríos
- dolores en todos los músculos
- hinchazón de los ojos y a veces los pies

- moretones en la piel
- sangrado en el blanco de los ojos

Una enfermedad aguda dura 3 ó 4 semanas.

Tratamiento: Busque ayuda médica de inmediato. El tiabendazol o el mebendazol pueden servir. Vea las dosis en las págs. 374 y 375. (Los corticoesteroides pueden servir, pero los debe dar un trabajador de la salud o un médico.)

Importante: Si varias personas que han comido del mismo puerco se enferman después, sospeche triquinosis. Esto puede ser peligroso. Busque ayuda médica.

Prevención de triquinosis:

♦ Coma solamente carne que esté bien cocida.
♦ No deje que los puercos coman carne cruda.

Amibas (Amebas):

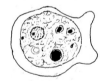

Cómo se ve la amiba
en el microscopio

No es una lombriz, sino un animalito—o parásito— tan pequeño que no se ve más que con *microscopio* (un instrumento de aumento muy fuerte).

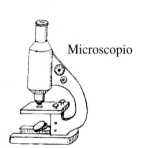

Microscopio

Cómo se transmite:

La suciedad de una persona infectada contiene millones de amibas. Por falta de aseo llegan al agua de tomar o a la comida, y así hasta la boca de otras personas.

Señas de infección por amibas:

Muchas personas sanas tienen amibas sin que se enfermen. Sin embargo, las amibas a menudo causan diarrea o *disentería* (diarrea con sangre)—sobre todo en personas ya débiles por otras enfermedades o por la mala alimentación. A veces pueden causar abscesos peligrosos en el hígado.

Señas de disentería amibiana típica:

- diarrea que va y viene—a veces entre días de estreñimiento
- torcijones de la barriga y ganas de obrar seguido, aunque salga poco o nada — o sólo moco
- muchos excrementos sueltos (pero generalmente no aguados) con mucho moco, a veces rayados con sangre
- en casos graves, sale mucha sangre; la persona puede estar muy débil y enferma
- generalmente no hay calentura

La diarrea con sangre puede ser causada por amibas o bacterias. Pero la disentería bacteriana (Shigella) empieza más de repente, los excrementos son más aguados y casi siempre hay calentura (pág. 158). Por regla general:

Diarrea + sangre + calentura = infección bacteriana (Shigella)
Diarrea + sangre + nada de calentura = amibas

A veces la diarrea con sangre tiene otras causas. Para estar seguro de la causa, se necesita un *análisis del excremento.*

A veces las amibas llegan al hígado y forman allí un **absceso** o bolsa de pus. Esto causa dolor en el lado derecho y de arriba de la barriga. El dolor puede subir al lado derecho del pecho y es peor cuando la persona camina. (Compárelo con dolor de la vesícula biliar, pág. 329; hepatitis, pág. 172; y cirrosis, pág. 328). Si la persona con estas señas empieza a toser un líquido café, es porque se ha reventado un absceso de amibas y el pus está entrando en el pulmón.

Tratamiento:

- ◆ Si es posible, consiga ayuda médica y pida un análisis del excremento.
- ◆ La disentería amibiana puede ser curada con metronidazol, si es posible junto con furoato de diloxanida o tetraciclina. Para la dosis, la duración del tratamiento y las precauciones, vea la pág. 369.
- ◆ Para un absceso de amibas, cure como disentería amibiana y luego tome cloroquina durante 10 días (vea pág. 366).

Prevención: Haga y use letrinas, proteja el lugar de donde saca agua y siga los consejos para el aseo. El comer bien y el no desvelarse ni emborracharse también son importantes para prevenir la disentería amibiana.

Giardia

La giardia, como la amiba, es un parásito microscópico que vive en la tripa y es una causa común de diarrea, sobre todo en los niños. La diarrea puede ser *crónica* o puede ir y venir.

Alguien que tiene diarrea amarilla, apestosa, espumosa y sin sangre o moco, probablemente tiene giardia. La barriga se hincha con gas, hay torcijones leves de la tripa y la persona tira muchos pedos y eructos. Los eructos tienen mal sabor, como a azufre. Generalmente no hay calentura.

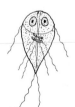

Giardia vista con un microscopio

Las infecciones de giardia a veces se curan solas. La buena alimentación ayuda. La mejor medicina para casos graves es el metronidazol (vea pág. 369). La quinacrina (*Atebrina*, pág. 370) es más barata y muchas veces funciona bien, pero causa peores trastornos.

TREMATODOS DE LA SANGRE (Esquistosomiasis, Bilharzia)

Esta infección es causada por un tipo de lombriz que se mete en la sangre. En diferentes partes del mundo hay distintos tipos de trematodos de la sangre. Un tipo, común en África y en el Medio Oriente, produce sangre en la orina. Otros tipos, que causan diarrea con sangre, se dan en África, Sudamérica y Asia. En regiones donde son comunes estas enfermedades, **cualquier persona que tenga sangre en la orina o en los excrementos debe ir a que le hagan un análisis para ver si hay huevecillos de trematodos.**

Señas:

- **La seña más común es sangre en la orina** (sobre todo al orinar las últimas gotas)—o, para otros tipos de trematodos, **diarrea con sangre.**
- Puede haber dolor en la barriga y entre las piernas; generalmente es peor al acabar de orinar. Puede haber un poco de calentura, debilidad y comezón.
- Después de meses o años, quizás los riñones o el hígado queden muy dañados, lo que a la larga puede causar la muerte.
- A veces, al principio no hay señas. En regiones donde la esquistosomiasis es muy común, las personas con señas leves o dolor de barriga deben hacerse un análisis.

Tratamiento:

El praziquantel sirve para todos los tipos de trematodos de la sangre. El metrifonato y la oxamniquina sirven para algunos tipos. Vea las dosis en la pág. 377. Las medicinas se deben dar con la ayuda de un trabajador de la salud que tenga experiencia.

Prevención:

Los trematodos de la sangre no pasan directamente de una persona a otra. Necesitan estar parte de su vida dentro de un pequeño caracol de agua dulce.

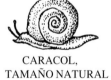

CARACOL,
TAMAÑO NATURAL

Los trematodos de la sangre se transmiten así:

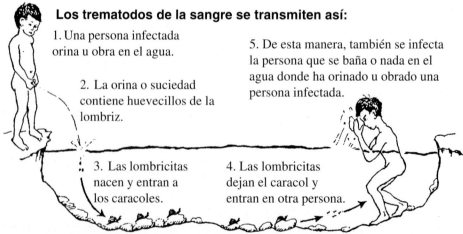

1. Una persona infectada orina u obra en el agua.

2. La orina o suciedad contiene huevecillos de la lombriz.

3. Las lombricitas nacen y entran a los caracoles.

4. Las lombricitas dejan el caracol y entran en otra persona.

5. De esta manera, también se infecta la persona que se baña o nada en el agua donde ha orinado u obrado una persona infectada.

Para prevenir la esquistosomiasis, coopere con los programas para matar caracoles y cure a las personas infectadas. Pero lo más importante es que **todos aprendan a usar letrinas y NUNCA ORINEN U OBREN EN O CERCA DEL AGUA.**

VACUNAS—LA PROTECCIÓN MÁS SENCILLA Y SEGURA

Las vacunas (o inmunizaciones) dan protección contra muchas enfermedades peligrosas. Cada país tiene su propio calendario de vacunación. Generalmente las vacunas son gratis. Si los trabajadores de la salud no vacunan en su pueblo, lleve a sus hijos al centro de salud más cercano para que los vacunen. Es mejor llevarlos a vacunar cuando están sanos que levarlos a que los curen cuando estén enfermos o muriéndose. Las vacunas más importantes para los niños son:

1. DPT ('triple'), contra difteria, tos ferina (pertussis) y tétano. El niño necesita 4 o 5 inyecciones. Generalmente se pone una inyección a los 2 meses, 4 meses, 6 meses, y 18 meses de edad. En algunos países se pone una inyección más a los 4 a 6 años de edad.

2. POLIO, contra la parálisis infantil. El niño necesita gotas en la boca 4 o 5 veces. En algunos países se da la primera vacuna al nacer y las otras 3 vacunas con las inyecciones de DPT. En otros países, se dan las primeras 3 vacunas junto con las inyecciones de DPT, la cuarta vacuna entre los 12 y 18 meses de edad, y una quinta vacuna a los 4 años de edad.

VACUNA CONTRA POLIO— Las gotas son dulces.

3. BCG, contra tuberculosis. Esta vacuna se pone una sola vez en 1 inyección debajo de la piel del brazo izquierdo. Se puede vacunar a los niños al nacer o a cualquier edad. Si hay personas tísicas en la casa, es importante vacunar a los niños en las primeras semanas o meses de vida. La vacuna causa una llaga y deja una cicatriz.

4. SARAMPIÓN. El niño necesita 1 inyección después de cumplir 9 meses de edad. A veces se pone una segunda inyección después de 15 meses. Pero en muchos países se pone una vacuna '3 en 1' que protege contra sarampión, paperas y rubéola (SPR). Se pone 1 inyección de SPR entre los 12 y 15 meses y se repite a la edad de 4 a 6 años.

5. HB, contra Hepatitis B. Esta vacuna se pone en una serie de 3 inyecciones con un espacio de por lo menos 4 semanas entre cada una. Generalmente se ponen juntas con las inyecciones de DPT. En algunos países se pone la primera inyección al nacer, la segunda a los 2 meses de edad, y la tercera a los 6 meses de edad.

6. Hib, contra Haemophilus influenzae tipo b, un microbio que puede causar meningitis y pulmonía en niños pequeños. Generalmente se pone una serie de 3 inyecciones junto con las inyecciones de DPT.

7. dT ó TT, contra el tétano en los adultos y los niños mayores de 12 años. Todo el mundo debe vacunarse contra el tétano con 1 inyección cada 10 años. En algunos países se pone el dT a los 9 a 11 años (5 años después de la última vacuna de DPT) y después, cada 10 años. Las mujeres embarazadas deben vacunarse durante cada embarazo para proteger a sus bebés contra el 'mozusuelo' (vea págs. 182 y 250).

Hay que guardar las vacunas contra el sarampión y la polio, y la BCG, congeladas o muy frías (bajo 8° C). Las vacunas contra la hepatitis B y el tétano, y la DPT, deben ser guardadas muy frías (bajo 8° C) pero **nunca congeladas**. Si después de preparar una vacuna ésta no se usa, hay que botarla. La DPT está buena y se puede usar si está todavía turbia una hora después de agitarla. Si se pone clara como el agua o se llena de puntitos blancos, ya no sirve. Para ideas de cómo guardar frías las vacunas, vea *Aprendiendo a promover la salud*, Capítulo 16.

> **Vacune a sus hijos a tiempo y sin falta.**
> **Asegúrese de que reciban todas las vacunas que necesitan.**

OTROS CONSEJOS PARA PREVENIR MUCHOS MALES

En este capítulo hemos hablado de cómo prevenir infecciones de la tripa y otras enfermedades por medio de la **higiene,** el **saneamiento** y las **vacunas.** Por todo este libro usted encontrará sugerencias para la prevención de enfermedades y accidentes—desde la importancia de comer bien hasta el uso precavido tanto de los remedios caseros como de las medicinas modernas.

En las **Palabras a los Trabajadores de Salud Rural,** damos ideas para animar a la gente a trabajar unida para cambiar las condiciones que causan la mala salud.

En los demás capítulos que hablan de los diferentes problemas de salud, hallará muchas sugerencias para su prevención. Siguiendo estas sugerencias, usted podrá ayudar a convertir su casa y su pueblo en lugares más sanos para vivir.

Recuerde que un paso importante para prevenir las enfermedades graves y la muerte es el tratamiento adecuado y a tiempo.

> **El tratamiento adecuado y a tiempo es una parte importantísima de la medicina preventiva.**

Antes de dejar este capítulo, queremos mencionar varios aspectos de prevención, que aunque salen en otras partes del libro, merecen atención especial.

Hábitos o 'Vicios' que Afectan la Salud

Algunos de los hábitos de la gente no solamente dañan su propia salud, sino que de una manera u otra perjudican a su familia y a sus vecinos. Muchos de estos hábitos perjudiciales se pueden dejar o evitar—pero el primer paso es entender por qué es importante hacerlo.

EL TOMAR

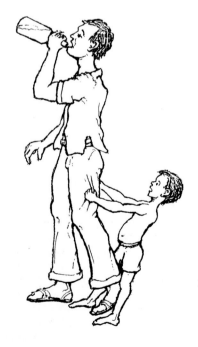

El alcohol le ha traído mucha alegría a la gente, pero también mucho sufrimiento—sobre todo a las familias de los que toman. Tomar un poco de alcohol de vez en cuando, por lo general no hace daño. Pero a menudo, un poco acaba siendo un mucho. Por todo el mundo, el abuso del alcohol es una causa de problemas de salud muy serios—aun para la gente que no toma. El alcohol no sólo perjudica la salud del que bebe (produciendo enfermedades como cirrosis del hígado, pág. 328; y hepatitis, pág. 172), sino que también daña a la familia y a la comunidad. Una persona que bebe demasiado, pierde el juicio cuando está borracho y el aprecio por sí mismo cuando no lo está. Por eso, el que toma puede hacer cosas que resultan en mucha tristeza, perdición y violencia, y puede lastimar a los seres que más quiere.

¿Cuántos padres gastan sus últimos centavos en alcohol cuando sus hijos se están muriendo de hambre? ¿Cuántas enfermedades resultan porque el hombre de la casa gasta lo poco que gana en alcohol, en vez de mejorar las condiciones de vida de su familia? ¿Cuántas personas, cuando se odian a sí mismas por haber lastimado a sus seres queridos, se toman otro trago para olvidar?

Cuando una persona se da cuenta de que el alcohol está perjudicando la salud y felicidad de su familia, ¿qué puede hacer? Primero tiene que reconocer que el vicio de beber es un problema. Debe ser honesto consigo mismo y con los demás. Algunos individuos pueden dejar el vicio al seco. Pero con más frecuencia, la gente necesita la ayuda y apoyo de los familiares, amigos y los que entienden lo difícil que es dejar el vicio. Los que han sido borrachos pero ya han dejado el hábito pueden ser los mejores en ayudar a otros a hacer lo mismo. En muchas regiones existen grupos de Alcohólicos Anónimos (AA) donde los alcohólicos en recuperación se ayudan mutuamente para dejar de beber (vea págs. 435 y 437).

El tomar no es sólo un problema del individuo, sino de toda la comunidad. Una comunidad que se da cuenta de esto puede hacer mucho para apoyar a los que quieren cambiar. Si usted se preocupa por el abuso del alcohol en su comunidad, ayude a organizar una reunión para discutir el problema y decidir lo que pueden hacer. Para más información sobre los daños del alcohol y las acciones que puede tomar la comunidad, vea *Aprendiendo a Promover la Salud,* Capítulos 5 y 27.

> **Muchos problemas se pueden resolver cuando las personas trabajan juntas y se dan ayuda y apoyo mutuo.**

EL FUMAR

El fumar es peligroso para su salud y la de su familia por muchas razones:

1. El fumar aumenta el riesgo de cáncer de los pulmones, boca, garganta y labios. (Mientras más fume, mayor es su riesgo de morir de cáncer).

2. El fumar causa enfermedades graves de los pulmones, como bronquitis crónica y enfisema (y puede matar a quienes ya tengan estas dolencias o asma).

3. El fumar puede causar o empeorar las úlceras del estómago.

4. El fumar aumenta el riesgo de enfermarse o morir de un mal del corazón o de embolia.

5. Los hijos con padres que fuman, padecen más de pulmonía y otras enfermedades respiratorias que los hijos de personas que no fuman.

6. Los bebés de las madres que fumaron durante el embarazo, son más pequeños y se desarrollan más despacio que los bebés de madres que no fumaron.

EL TABACO

DAÑA

los pulmones

el estómago

el corazón y la circulación

a mujeres embarazadas (sus bebés)

a hijos de personas que fuman

los recursos para comprar comida.

(voltee la hoja)

7. Los padres, maestros, trabajadores de la salud y otras personas que fuman, les dan un mal ejemplo a los niños y jóvenes, y aumentan la probabilidad de que ellos también empiecen a fumar.

8. Además, es caro fumar. Parece que se gasta poco, pero llega a ser mucho. En algunos países, muchos de los pobres gastan más dinero en cigarrillos que lo que el país gasta por persona en programas de salud. **Si el dinero que se usa para comprar tabaco se gastara en comida, los niños y sus familias serían más sanos.**

> **Toda persona interesada en la salud de otros no debe fumar, y debe animar a los demás a que no fumen.**

REFRESCOS (gaseosas, sodas, *Coca, Fanta,* etc.):

En muchos lados, estas bebidas son muy populares. Muchas veces una madre pobre le compra un refresco a su niño desnutrido, en vez de gastar el mismo dinero comprando 2 huevos u otro alimento nutritivo, que le haría mucho más provecho.

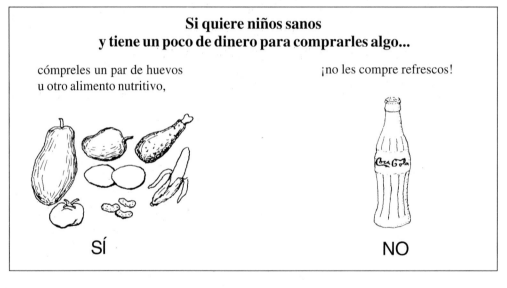

Si quiere niños sanos y tiene un poco de dinero para comprarles algo...

cómpreles un par de huevos u otro alimento nutritivo,

¡no les compre refrescos!

SÍ   NO

Los refrescos no tienen ningún valor nutritivo aparte del azúcar. Y por el poco azúcar que tienen, salen muy caros. Los niños que a cada rato toman refrescos o comen dulces, muy pronto acaban con los dientes picados. Los refrescos también hacen mucho daño a las personas con agruras o úlceras del estómago.

Las bebidas y jugos naturales que se hacen de frutas son más sanos y más baratos que los refrescos.

> **No acostumbre a sus niños a tomar refrescos o gaseosas.**

ALGUNAS ENFERMEDADES MUY COMUNES

DESHIDRATACIÓN

La mayoría de los niños que mueren de diarrea, mueren porque no les queda suficiente agua en el cuerpo. Esta falta de agua se llama deshidratación.

La deshidratación resulta cuando el cuerpo pierde más líquido del que toma. Esto puede pasar cuando hay diarrea fuerte, sobre todo con vómitos. También puede suceder con enfermedades graves, si la persona no puede beber ni comer mucho.

Las personas de cualquier edad se pueden deshidratar, pero **esto sucede más rápido y es más peligroso en los niños chiquitos.**

> **Cualquier niño con diarrea aguada corre el peligro de deshidratarse.**

Es importante que todos—pero sobre todo las madres—conozcan las señas de la deshidratación y sepan cómo prevenirla y combatirla.

Señas de deshidratación:

- la sed muchas veces es la primera seña de deshidratación
- poca o nada de orina; orines de color amarillo oscuro
- pérdida repentina de peso
- boca seca
- ojos hundidos, sin lágrimas
- caída de mollera (niños chiquitos)
- falta de elasticidad en la piel

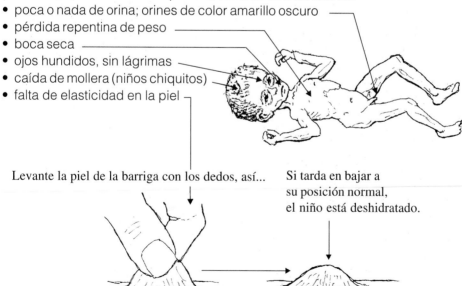

Levante la piel de la barriga con los dedos, así...

Si tarda en bajar a su posición normal, el niño está deshidratado.

La deshidratación muy grave puede causar un pulso rápido y débil (vea Choque, pág. 77), respiración rápida y profunda, calentura o ataques (convulsiones, pág. 178).

Cuando una persona tiene diarrea aguada o diarrea con vómito, no espere a que le den señas de deshidratación. **Actúe rápido**—vea la página siguiente.

Para prevenir o tratar la deshidratación: cuando alguien tenga diarrea aguada, **actúe rápido:**

♦ **Dele mucho líquido:** Lo mejor es el suero de rehidratación. O dele atoles aguados, tés, sopas o hasta agua sola.

♦ **Siga dándole de comer:** Tan pronto como el niño o adulto enfermo acepte los alimentos, dele seguido comidas que le gustan o que acepta.

♦ A los bebés **siga dándoles leche de pecho** seguido—y antes que otros líquidos.

Un **suero de rehidratación** especial ayuda a prevenir o tratar la deshidratación, sobre todo cuando la persona tiene mucha diarrea aguada:

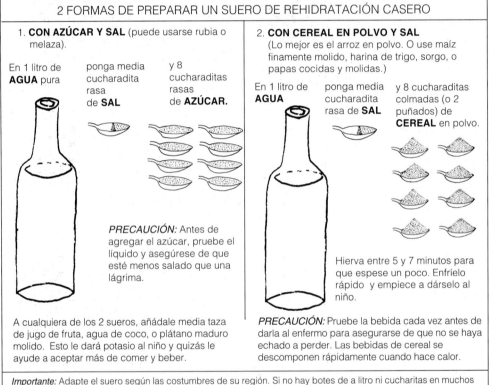

2 FORMAS DE PREPARAR UN SUERO DE REHIDRATACIÓN CASERO

1. **CON AZÚCAR Y SAL** (puede usarse rubia o melaza).

En 1 litro de **AGUA** pura ponga media cucharadita rasa de **SAL** y 8 cucharaditas rasas de **AZÚCAR.**

PRECAUCIÓN: Antes de agregar el azúcar, pruebe el líquido y asegúrese de que esté menos salado que una lágrima.

A cualquiera de los 2 sueros, añádale media taza de jugo de fruta, agua de coco, o plátano maduro molido. Esto le dará potasio al niño y quizás le ayude a aceptar más de comer y beber.

2. **CON CEREAL EN POLVO Y SAL** (Lo mejor es el arroz en polvo. O use maíz finamente molido, harina de trigo, sorgo, o papas cocidas y molidas.)

En 1 litro de **AGUA** ponga media cucharadita rasa de **SAL** y 8 cucharaditas colmadas (o 2 puñados) de **CEREAL** en polvo.

Hierva entre 5 y 7 minutos para que espese un poco. Enfríelo rápido y empiece a dárselo al niño.

PRECAUCIÓN: Pruebe la bebida cada vez antes de darla al enfermo para asegurarse de que no se haya echado a perder. Las bebidas de cereal se descomponen rápidamente cuando hace calor.

Importante: Adapte el suero según las costumbres de su región. Si no hay botes de a litro ni cucharitas en muchos hogares, ajuste las cantidades a las formas locales de medir. Donde tradicionalmente se dan atoles de cereal a los niños, se pueden seguir usando—sólo hay que hacerlos más aguados. Busque métodos fáciles y sencillos.

Dé a la persona deshidratada traguitos de esta bebida cada cinco minutos, día y noche, hasta que comience a orinar normalmente. Una persona grande necesita 3 o más litros al día. Un niño chico usualmente necesita 1 litro al día o 1 vaso por cada vez que obre aguado. Siga dando la bebida **seguido** y a traguitos, **aun si la persona vomita.** No todo el líquido será vomitado.

PRECAUCIÓN: **Si la deshidratación empeora o aparecen otras señas de peligro, consiga ayuda médica** (vea pág. 159). Puede ser necesario dar líquido por una vena (solución intravenosa).

Nota: En algunos países se venden paquetes de Sales de Rehidratación Oral para mezclar con agua. Éstos contienen simplemente azúcar, sal, bicarbonato y potasio (vea pág 382). Los sueros caseros bien preparados—sobre todo los de cereal—a menudo son más baratos, seguros y efectivos que los paquetes.

DIARREA Y DISENTERÍA

Alguien que tiene excremento suelto o aguado, padece de *diarrea* ('chorro', 'asientos', 'cursera'). Si hay mocos ('fríos') y sangre en el excremento, tiene *disentería*.

La diarrea puede ser leve o grave. Puede dar en forma *aguda* (de repente y muy fuerte) o *crónica* (que dura muchos días).

La diarrea es más común y más peligrosa en los niños chiquitos, sobre todo los que están mal alimentados.

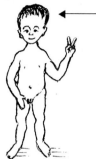

Este niño está bien alimentado. Corre menos riesgo de que le dé diarrea. Si le da, probablemente se aliviará pronto.

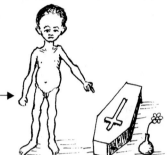

Este niño está mal alimentado. Corre más riesgo de que le dé diarrea —y es mucho más probable que muera de eso.

La diarrea tiene muchas causas. **Generalmente no se necesitan medicinas,** y el niño se alivia pronto si le dan mucho Suero para Tomar y comida. (Si no come mucho, dele un poco de comida muchas veces al día.) A veces se necesita tratamiento especial, pero **la mayoría de las veces la diarrea se puede curar en casa,** aunque no se conozca su causa o causas exactas.

LAS PRINCIPALES CAUSAS DE LA DIARREA:

La mala alimentación (pág. 154) debilita al niño y hace que la diarrea por otras causas le dé más fuerte y más seguido.

La escasez de agua y las condiciones sucias (no hay letrinas) ayudan a transmitir los gérmenes que causan la diarrea.

Infección de virus o 'gripe intestinal'

Infección de las tripas causada por bacterias (pág. 131), amibas (pág. 144) o giardia (pág. 145)

Infecciones de lombrices (págs. 140 a 144) (la mayoría de las infecciones de lombrices no causan diarrea)

Infecciones fuera de las tripas (infecciones del oído, pág. 309; anginas, pág. 309; sarampión, pág. 311; infecciones urinarias, pág. 234)

Paludismo (tipo *falciparum*—en regiones de África, Asia y el Pacífico, pág. 186)

Envenenamiento con comida echada a perder (pág. 135)

SIDA (la diarrea crónica puede ser una primera seña, pág. 399)

Incapacidad de digerir leche (sobre todo en niños muy desnutridos y ciertos adultos)

Dificultades en la digestión de los bebés cuando prueban algo nuevo (pág. 154)

Alergias a ciertos alimentos (mariscos, pescado, etc., pág. 166); algunos bebés son alérgicos a la leche

Trastornos producidos por ciertas medicinas, como ampicilina o tetraciclina (pág. 58)

Laxantes, purgas, plantas irritantes o venenosas, ciertos venenos

El comer demasiada fruta verde o comida pesada y grasosa

Prevención de la diarrea:

Aunque la diarrea tiene muchas causas, las más comunes son las **infecciones y la mala alimentación. Al cuidar el aseo y comer bien, se puede evitar la mayoría de los casos de diarrea.** Y curándola correctamente—con **mucho líquido y comida**—se puede lograr que mueran menos niños.

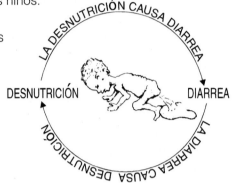

Los niños mal alimentados padecen de diarrea y mueren a causa de ella mucho más a menudo que los niños bien alimentados. Pero la diarrea misma puede ser una causa de la desnutrición. Y si la desnutrición ya existe, la diarrea rápidamente la empeora.

> **La desnutrición causa diarrea.
> Y la diarrea causa desnutrición.**

El 'circulo vicioso' de la desnutrición y la diarrea causa la muerte de muchos niños.

Esto resulta en un círculo vicioso; un problema empeora el otro. Por eso, **la buena alimentación es importante tanto para la prevención como para el tratamiento de la diarrea.**

> **Evite la desnutrición para prevenir la diarrea.
> Prevenga la diarrea para evitar la desnutrición.**

Para aprender cuáles alimentos ayudan al cuerpo a resistir o combatir diferentes enfermedades, incluyendo la diarrea, lea el Capítulo 11.

La prevención de la diarrea depende tanto de la **buena alimentación** como del **aseo.** En el Capítulo 12 se dan muchas sugerencias para el aseo personal y el aseo público. Éstas incluyen el uso de **letrinas,** la importancia del **agua limpia** y la **protección de los alimentos** contra el polvo y las moscas.

Aquí hay más sugerencias para evitar la diarrea en un bebé:

♦ **Dele leche de pecho en vez de biberón.** Dele sólo leche de pecho durante los primeros 6 meses. La leche de pecho ayuda al bebé a resistir las infecciones que causan diarrea. Si no puede darle leche de pecho, aliméntelo con taza y cuchara. **No use biberón** porque es más difícil de limpiar y es más probable que cause una infección.

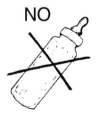

NO

♦ Cuando el bebé empiece a comer alimentos nuevos o sólidos, al principio dele sólo un poquito, bien molido y mezclado con un poco de leche de pecho. El bebé tiene que acostumbrarse a digerir comidas nuevas. Si empieza por comer demasiado de una sola vez, le puede dar diarrea. **No deje de darle leche de pecho de repente. Empiece con otras comidas mientras el bebé aún esté mamando.**

SÍ

♦ Cuide el aseo del bebé—y mantenga limpio el lugar donde esté. Trate de evitar que se meta cosas sucias a la boca.

♦ No les dé a los bebés medicinas que no necesiten.

La leche de pecho ayuda a prevenir la diarrea.

Tratamiento para la diarrea:

Para la mayoría de los casos de diarrea no se necesitan medicinas. Si la diarrea es grave, el mayor peligro es la **deshidratación.** Si la diarrea dura mucho tiempo, el mayor peligro es la **desnutrición.** Así que la clave del tratamiento es dar **bastante líquido** y **bastante comida.** Sea cual sea la causa de la diarrea, siempre haga lo siguiente:

1. EVITE O CONTROLE LA DESHIDRATACIÓN. Una persona con diarrea debe tomar mucho líquido. Si la diarrea es grave o hay señas de deshidratación, dele Suero para Tomar (pág. 152). Aunque el enfermo no quiera beber, insístale con cariño para que lo haga. Dele varios tragos cada 5 ó 10 minutos.

2. MANTENGA LA BUENA ALIMENTACIÓN. **Una persona con diarrea necesita comer tan pronto como pueda.** Esto es especialmente importante para los niños chiquitos o la gente que ya está desnutrida. Además, cuando una persona tiene diarrea, la comida pasa muy rápido por la tripa y no se aprovecha toda. **Así que dele comida muchas veces al día**—sobre todo si sólo come un poco a la vez.

♦ A un bebé con diarrea, **siga dándole leche de pecho.**

♦ A un niño bajo de peso dele muchos alimentos que dan energía y algunos alimentos que forman el cuerpo (proteínas) todo el tiempo que tenga diarrea— y alimentos extras cuando se alivie. Si vomita o si deja de comer porque está muy enfermo, debe volver a comer tan pronto como pueda. **El darle Suero para Tomar le ayudará a comer.** Aunque el darle de comer quizás cause más diarrea al principio, puede salvarle la vida.

♦ Si un niño que está bajo de peso tiene diarrea que dura muchos días o que vuelve seguido, dele más comida y más seguido—por lo menos 5 ó 6 comidas diarias. Muchas veces éste es el único tratamiento que necesita.

DIETA PARA LA DIARREA

Cuando la persona tiene vómitos o está demasiado enferma para comer, debe tomar:	Tan pronto como la persona pueda comer, además de tomar las bebidas indicadas a la izquierda, debe comer una buena variedad de los siguientes alimentos o alimentos parecidos:	
puré aguado o caldo de arroz, maicena o papa	**alimentos que dan energía**	**alimentos que forman el cuerpo**
agua de arroz (con un poco de arroz molido)	plátanos maduros o cocidos	pollo (hervido o asado)
caldo de pollo, res, huevo o frijol	galletas saladas	huevos (hervidos)
limonada o bebidas dulces parecidas	arroz, avena u otro cereal bien cocido	carne (bien cocida, sin mucha grasa)
SUERO PARA TOMAR	elote tierno (bien cocido y molido)	frijoles, lentejas o chícharos (bien cocidos y molidos)
leche de pecho	papas	pescado (bien cocido)
	puré de manzana (cocido)	leche (a veces causa problemas; vea la página siguiente)
	papaya	
	(Sirve agregar un poco de azúcar o aceite vegetal a los cereales.)	

DEBE EVITAR		
comidas grasosas	cualquier tipo de laxante o purga	comidas picantes
casi todas las frutas crudas		bebidas alcohólicas

La diarrea y la leche:

La **leche de pecho** es el mejor alimento para los bebés. Ayuda a prevenir y combatir la diarrea. **Cuando el bebé tenga diarrea, siga dándole leche de pecho.**

La **leche de vaca,** la **leche en polvo** o la **leche enlatada** pueden dar mucha energía y proteínas. Siga dándoselas a un niño con diarrea. En muy pocos niños estas leches pueden causar más diarrea. Si esto sucede, dele menos leche al niño y mézclela con otros alimentos. Pero recuerde: **un niño mal alimentado, con diarrea, debe comer bastantes alimentos que den energía y tengan proteínas.** Si toma menos leche, debe comer más alimentos bien cocidos y molidos como pollo, yema de huevo, carne, pescado o frijoles. Es más fácil digerir los frijoles si se cuecen, se pelan y se muelen bien.

Cuando el niño vaya mejorando, generalmente podrá tomar más leche sin que le provoque diarrea.

Medicinas para la diarrea:

Para la mayoría de los casos de diarrea no se necesita ninguna medicina. Pero en ciertos casos, puede ser importante usar la medicina correcta. Sin embargo, muchas de las medicinas que se usan para la diarrea no hacen provecho. De hecho, algunas hacen daño:

POR LO GENERAL ES MEJOR **NO USAR** LAS SIGUIENTES MEDICINAS PARA LA DIARREA:

Los 'antidiarreicos' con caolín y pectina (como *Kaopectate*, pág. 384) hacen la diarrea más espesa y menos frecuente. Pero no corrigen la deshidratación ni controlan la infección. Algunos antidiarreicos, como la loperamida (*Imodium*) o el difenoxilato (*Lomotil*), incluso pueden causar daño o hacer que las infecciones duren más tiempo.

**Los 'antidiarreicos' actúan como tapones:
queda adentro la suciedad infectada
que necesita salir.**

Las suspensiones o los jarabes 'antidiarreicos' con neomicina o estreptomicina irritan las tripas y muchas veces hacen más daño que provecho. No los use.

Los antibióticos como la ampicilina y tetraciclina sólo sirven en **algunos** casos de diarrea (vea pág. 158). Pero a veces estas mismas medicinas causan diarrea, sobre todo en los niños chiquitos. Si la diarrea empeora después de tomar estos antibióticos por más de 2 ó 3 días, deje de tomarlos—los antibióticos pueden ser la causa.

El cloranfenicol siempre lleva ciertos peligros (vea pág. 357). Nunca lo use para la diarrea leve o para bebés menores de 1 mes.

Los laxantes y purgas empeoran la diarrea y aumentan el riesgo de deshidratación. Nunca los use.

Tratamiento especial para diferentes casos de diarrea:

Aunque la mayoría de los casos de diarrea se mejoran con mucho **líquido** y **comida, y sin ninguna medicina,** a veces se necesita tratamiento especial.

Al pensar en el tratamiento, recuerde que algunos casos de diarrea—sobre todo en niños chiquitos—son causados por **infecciones fuera de las tripas.** Siempre revise si hay una **infección de los oídos,** de la **garganta** o de las **vías urinarias.** Si encuentra una infección de ese tipo, trátela. También busque señas de **sarampión.**

Si el niño tiene diarrea leve con señas de catarro, probablemente es por causa de un virus, o 'una gripe intestinal', y no requiere tratamiento especial. Dele al niño mucho líquido y toda la comida que él acepte.

En ciertos casos difíciles de diarrea, quizás se necesite un análisis del excremento u otras pruebas para saber cuál es el tratamiento correcto. Pero por lo general basta hacer preguntas específicas, ver los excrementos y buscar ciertas señas. Aquí hay una guía de tratamiento según las señas.

1. **Diarrea repentina, leve. Sin calentura.** (¿Mala digestión? ¿'Gripe intestinal'?)

♦ Tome mucho líquido. Por lo general no se necesita tratamiento especial. Usualmente es mejor no usar 'medicinas de tapón' como el caolín con pectina (*Kaopectate*, pág. 384) o difenoxilato (*Lomotil*). Jamás son necesarias y no ayudan a corregir la deshidratación ni a controlar la infección—así que, ¿para qué malgastar el dinero? Nunca se las dé a personas muy enfermas ni a niños chiquitos.

2. **Diarrea con vómitos.** (Muchas causas)

♦ Cuando hay diarrea con vómitos, el peligro de deshidratación es mayor, sobre todo en los niños chiquitos. Es muy importante dar Suero para Tomar (pág. 152), té, sopa o cualquier líquido que la persona quiera. **Siga dando el Suero, aunque la persona lo vuelva a vomitar.** Algo le quedará adentro. Dele traguitos cada 5 ó 10 minutos. Si sigue vomitando, se pueden usar medicinas como prometazina (pág. 386) o fenobarbital (pág. 389).

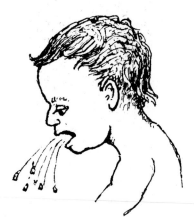

♦ Si no logra controlar los vómitos o si la deshidratación empeora, busque ayuda médica rápido.

3. **Diarrea con moco y sangre. Muchas veces crónica. Sin calentura. Algunos días puede haber diarrea, y otros, estreñimiento.** (Posiblemente disentería amibiana. Para más detalles, vea la pág. 144).

♦ Use metronidazol (pág. 369) o furoato de diloxanida (pág. 369). Tome la medicina según la dosis recomendada. Si la diarrea sigue después del tratamiento, busque ayuda médica.

4. **Diarrea fuerte con calentura y con sangre.** (¿Disentería bacteriana—causada por shigellas?)

♦ Dé sulfametoxazol con trimetoprim (pág. 358) o ampicilina (pág. 353). Hoy en día, la shigella muchas veces es resistente a la ampicilina y a veces al sulfametoxazol con trimetoprim. Si usted no se mejora 2 días después de probar la primera medicina, pruebe otra o consiga ayuda médica.

5. **Diarrea fuerte con calentura, usualmente sin sangre.**

♦ La calentura se puede deber en parte a la deshidratación. Dé mucho Suero para Tomar (pág 152.) Si la persona está muy enferma y no se mejora en 6 horas después de empezar a tomar el Suero, consiga ayuda médica.

♦ Revise si hay señas de fiebre tifoidea. De ser así, trate la tifoidea (vea pág. 188).

♦ En las regiones donde hay paludismo (malaria) del tipo *falciparum*, es buena idea que las personas con diarrea y calentura también tomen medicinas para el paludismo (vea pág. 186), sobre todo si tienen el bazo hinchado.

6. **Diarrea amarilla, apestosa, espumosa, sin sangre ni moco.** A menudo mucho gas en la barriga y eructos con mal sabor, como a azufre. (¿Giardia? Vea pág. 145).

♦ Ésta puede ser causada por parásitos microscópicos llamados giardia, o quizás por desnutrición. En ambos casos, muchas veces el único tratamiento necesario es mucho líquido, alimentos nutritivos y descanso. Las infecciones graves de giardia se pueden curar con metronidazol (pág. 369). La quinacrina (*Atebrina*) es más barata, pero causa peores trastornos (pág. 370).

7. **Diarrea crónica (que dura mucho tiempo o que regresa a menudo).**

♦ Puede ser causada en parte por la desnutrición o por una infección crónica, como de amibas o giardia. Asegúrese de que el niño coma más alimentos nutritivos, más veces al día (pág. 110). Si la diarrea aún sigue, busque ayuda médica.

8. **Diarrea como agua de arroz.** (¿Cólera?)

♦ Los excrementos como 'agua de arroz' en grandes cantidades pueden ser una seña de cólera. En los países donde hay cólera, esta enfermedad peligrosa muchas veces da en *epidemias* (le da a muchas personas a la vez) y generalmente es peor en los niños mayores y en los adultos. Puede producir rápidamente una deshidratación grave, sobre todo si también hay vómitos. Combata continuamente la deshidratación (vea pág. 152) y dé tetraciclina (pág. 356), sulfametoxazol con trimetoprim (pág. 358) o cloranfenicol (pág. 357). El cólera se debe reportar a las autoridades de salud. Consiga ayuda médica.

Para las personas con diarrea muy fuerte, se puede hacer un **'catre para el cólera'** como éste. Fíjese cuánto líquido está perdiendo el enfermo y asegúrese de que tome grandes cantidades del Suero para Tomar. Dele el Suero casi continuamente, y hágalo beber tanto como pueda.

manga de plástico

Cuidado Especial para los Niños Chiquitos con Diarrea

La diarrea es especialmente peligrosa para los bebés y niños chiquitos. Muchas veces no se necesita medicina, pero hay que tomar precauciones especiales, ya que un bebé puede morir muy rápido de deshidratación.

dele leche de pecho

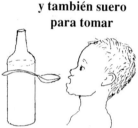

♦ **Siga dándole leche de pecho,** y también dele traguitos de **Suero para Tomar.**

♦ Si el niño también tiene vómitos, dele leche de pecho seguido, pero a poquitos. Además, dele traguitos de Suero para Tomar cada 5 ó 10 minutos (vea Vómitos, pág. 161).

♦ Si no tiene leche de pecho, trate de darle algún otro tipo de leche (como leche de soya), **mezclada con una cantidad igual de agua hervida.** Désela seguido y a poquitos. Si la leche empeora la diarrea, dele otras comidas con proteína, como pollo, huevos, carne sin grasa o frijoles sin cáscara. Muélalas bien y mézclalas con agua hervida y también azúcar, arroz bien cocido u otro alimento que dé energía.

y también suero para tomar

♦ Si el bebé es menor de 1 mes, trate de consultar a un trabajador de la salud antes de darle medicinas. Si esto no es posible y el niño está muy grave, dele un jarabe infantil que contenga ampicilina: media cucharadita 4 veces al día (vea pág. 353). Es mejor no usar otros antibióticos.

Cuándo Se Debe Buscar Ayuda Médica en Casos de Diarrea

La diarrea y la disentería pueden ser muy peligrosas—sobre todo en niños chiquitos. **Busque ayuda médica en los siguientes casos:**

● si la diarrea dura más de 4 días sin mejorar—o más de 1 día en un niño chiquito con diarrea fuerte;

● si la persona está deshidratada y va empeorando;

● si el niño vomita todo lo que toma, o si no toma nada, o si sigue vomitando seguido por más de 3 horas después de haber empezado a darle el Suero para Tomar;

● si al niño le empiezan a dar ataques, o si se le hinchan la cara y los pies;

● si le da diarrea a una persona ya muy enferma, débil o desnutrida (sobre todo si es un niño chiquito o una persona viejita);

● si hay mucha sangre en el excremento. Esto puede ser peligroso aunque haya muy poca diarrea (vea obstrucción de la tripa, pág. 94).

EL CUIDADO DE UNA PERSONA CON DIARREA AGUDA

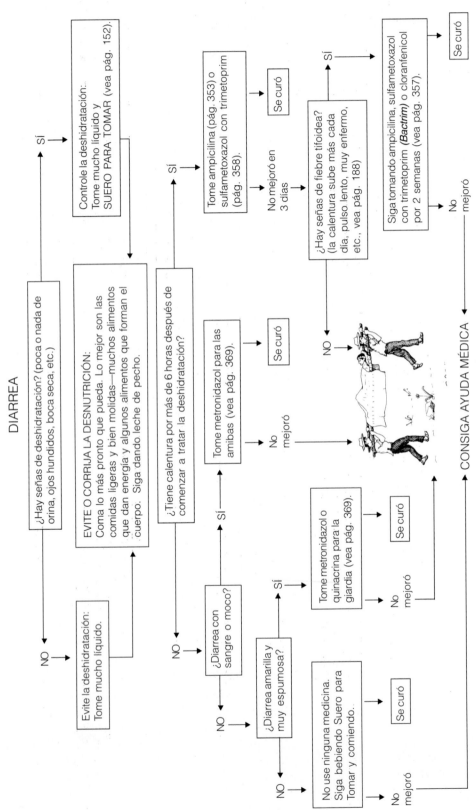

DIARREA

¿Hay señas de deshidratación? (poca o nada de orina, ojos hundidos, boca seca, etc.)

Sí → Controle la deshidratación: Tome mucho líquido y SUERO PARA TOMAR (vea pág. 152).

NO → Evite la deshidratación: Tome mucho líquido.

EVITE O CORRIJA LA DESNUTRICIÓN:
Coma lo más pronto que pueda. Lo mejor son las comidas ligeras y bien molidas—muchos alimentos que dan energía y algunos alimentos que forman el cuerpo. Siga dando leche de pecho.

¿Tiene calentura por más de 6 horas después de comenzar a tratar la deshidratación?

Sí → Tome ampicilina (pág. 353) o sulfametoxazol con trimetoprim (pág. 358).
- Se curó
- No mejoró en 3 días

¿Hay señas de fiebre tifoidea? (la calentura sube más cada día, pulso lento, muy enfermo, etc., vea pág. 188)

Sí → Siga tomando ampicilina, sulfametoxazol con trimetoprim (Bactrim) o cloranfenicol por 2 semanas (vea pág. 357).
- Se curó
- No mejoró

NO →

¿Diarrea con sangre o moco?

Sí → Tome metronidazol para las amibas (vea pág. 369).
- Se curó
- No mejoró

NO →

¿Diarrea amarilla y muy espumosa?

Sí → Tome metronidazol o quinacrina para la giardia (vea pág. 369).
- Se curó
- No mejoró

NO →

No use ninguna medicina. Siga bebiendo Suero para Tomar y comiendo.
- Se curó
- No mejoró

CONSIGA AYUDA MÉDICA

VÓMITOS (BASCA, ARROJADERA)

Muchas personas, sobre todo los niños, a veces tienen malestar del estómago con vómitos. A menudo no se sabe por qué. Pueden tener poco dolor de la barriga o calentura (fiebre). Generalmente, esta clase de vómitos no es grave y se quita sola.

Los vómitos pueden ser seña de muchos problemas distintos, unos leves y otros graves. Por eso es importante examinar bien al enfermo. Los vómitos pueden resultar de un problema del estómago o la tripa, como: una infección (vea diarrea, pág. 153), envenenamiento con comida echada a perder (pág. 135) o 'panza peligrosa' (por ejemplo, apendicitis o una obstrucción de la tripa— pág. 94). También, casi cualquier enfermedad con calentura alta o dolor fuerte puede provocar vómitos, sobre todo el paludismo (pág. 186), hepatitis (pág. 172), mal de la garganta (pág. 309), dolor de oído (pág. 309), meningitis (pág. 185), infección urinaria (pág. 234), dolor de la vesícula biliar (pág. 329) o jaqueca (pág. 162).

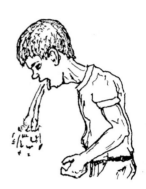

Señas de peligro cuando hay vómitos—¡busque ayuda médica pronto!

- deshidratación que va empeorando y que no se puede controlar (pág. 151)
- vómitos fuertes que duran más de 24 horas
- vómitos con mucha fuerza, sobre todo si son de color verde oscuro o café, o si huelen a cagada (señas de obstrucción, pág. 94)
- dolor continuo de la barriga, sobre todo si la persona no puede obrar (cagar) o si usted no oye gruñidos al poner la oreja sobre la barriga del enfermo (vea panza peligrosa: obstrucción, apendicitis, pág. 94)
- el vomitar sangre (úlcera, pág. 128; cirrosis, pág. 328)

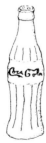

Para combatir los vómitos:

♦ No coma nada mientras tenga vómitos fuertes
♦ Tome traguitos de refresco (gaseosa). El té de ciertas hierbas, como el de manzanilla, también puede ayudar.
♦ Para la deshidratación, tome traguitos de refresco, té o Suero para Tomar (pág. 152).
♦ Si los vómitos no se calman pronto, use una medicina para controlarlos, como prometazina (pág. 386) o difenhidramina (pág. 387).

La mayoría de estas medicinas vienen en pastillas, jarabes, inyecciones y supositorios (tabletas blandas que se meten en el ano). Pero también se pueden poner pastillas o jarabes por el ano. Deshaga una pastilla en poquita agua y póngala con un equipo de lavados o con una jeringa sin aguja.

Si toma la medicina por la boca, debe tragarla con muy poca agua y no tomar nada más por 5 minutos. Nunca use más de la dosis recomendada. No se debe tomar otra vez hasta que se corrija la deshidratación y la persona empiece a orinar. Si la persona tiene muchos vómitos con diarrea y no se puede dar la medicina por la boca o el ano, use una medicina inyectable para controlar la basca. Puede que la prometazina sea la más efectiva. Tenga cuidado de no dar demasiada.

DOLOR DE CABEZA Y JAQUECA

EL DOLOR DE CABEZA SENCILLO se puede quitar con el descanso y con calmantes como aspirina o *Mejoral*. A veces ayuda poner lienzos de agua caliente en la nuca y sobar la nuca y los hombros. Otros remedios caseros a veces también sirven.

Para el dolor de cabeza sencillo, a veces los remedios caseros son igual de efectivos que la medicina moderna.

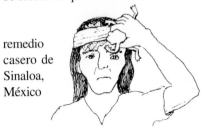

remedio casero de Sinaloa, México

El dolor de cabeza es común con cualquier enfermedad que causa calentura (fiebre). Si el dolor es muy fuerte, busque señas de meningitis (pág. 185).

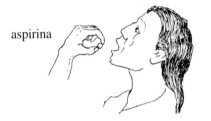

aspirina

Un dolor de cabeza que da con gran frecuencia puede ser seña de una enfermedad crónica (duradera) o de mala alimentación. Es importante comer bien y no desvelarse. También hay muchas otras causas del dolor de cabeza, unas leves y otras peligrosas. Si los dolores siguen, busque ayuda médica.

La **JAQUECA O MIGRAÑA** es un dolor de cabeza muy agudo que por lo general da de un solo lado. Puede dar seguido o muy de vez en cuando.

Al empezar un ataque típico de jaqueca, se empaña la vista o la persona ve chispas de luz. A veces le hormiguea una mano o un pie. Luego da un dolor de cabeza muy fuerte, que puede durar horas o días. Muchas veces produce vómitos. Las jaquecas son muy molestas, pero no son peligrosas.

PARA EVITAR QUE LA JAQUECA DÉ FUERTE, A LA PRIMERA SEÑA:

♦ Tome 2 aspirinas junto con 1 taza de café muy fuerte o té negro.

♦ Acuéstese en un cuarto oscuro y callado. Trate de calmarse y no pensar en sus problemas.

♦ Para las jaquecas muy tercas, tome aspirina, si es posible con codeína o con otro sedante. O consiga pastillas de ergotamina con cafeína (*Cafergot*, pág. 380). Tome 2 pastillas para empezar y luego 1 pastilla más cada 30 minutos hasta que se quite el dolor. No tome más de 6 pastillas en 1 día.

aspirina

CAFE

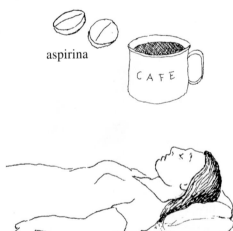

ADVERTENCIA: No use *Cafergot* durante el embarazo.

CATARRO O RESFRIADO Y GRIPA (GRIPE)

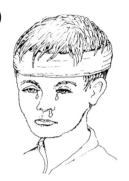

El catarro y la gripa son infecciones comunes causadas por virus. Pueden hacer que escurra la nariz y que haya tos, dolor de garganta y a veces calentura o dolor de las coyunturas. Puede haber diarrea leve sobre todo en los niños chiquitos.

El catarro y la gripa casi siempre se alivian solos, sin medicina. **No use penicilina, tetraciclina u otros antibióticos,** ya que no hacen ningún provecho y pueden hacer daño.

♦ Tome mucha agua y descanse.

♦ La aspirina (pág. 379) o acetaminofén (pág. 380) ayudan a bajar la calentura y a calmar el dolor de cabeza y del cuerpo. Las 'pastillas para el catarro' (como *Desenfriol, Contact,* etc.) son más caras y no son mejores que la aspirina sola. No vale la pena gastar el dinero en esas medicinas.

♦ No se necesita una dieta especial. Pero los jugos de fruta, especialmente la naranjada o limonada, hacen provecho.

Para tratar el constipado y la tos que acompañan el catarro, vea las páginas siguientes.

ADVERTENCIA: No dé ningún tipo de antibiótico o inyecciones a un niño con catarro común y corriente. No sirven y pueden hacer daño. A veces las señas de catarro son causadas por el virus de la polio, y el inyectar al niño podría causarle una parálisis (vea pág. 314).

Si el catarro o la gripa dura más de 1 semana, o si hay calentura, tos con mucha *flema* (moco con pus), respiración rápida y corta o dolor del pecho, sospeche de bronquitis o pulmonía (vea págs. 170 y 171). Quizás se necesite un antibiótico. Hay más peligro de que un catarro se convierta en pulmonía en los ancianos, en las personas que tienen problemas de los pulmones como bronquitis crónica y en la gente que no se puede mover mucho.

Con el catarro muchas veces hay dolor de garganta. No se necesitan medicinas especiales, pero puede ayudar hacer gárgaras de agua tibia. Pero si el dolor de garganta da de repente, con mucha calentura, puede ser una infección causada por la bacteria estreptococo. Esto requiere tratamiento especial (vea pág. 310).

Prevención del catarro:

♦ El comer y dormir bien ayuda a evitar el catarro. También hace provecho comer naranjas, tomates y otras frutas que contienen vitamina C.

♦ Mucha gente cree que el catarro resulta por mojarse o enfriarse, pero no es cierto (aunque el mojarse, enfriarse o desvelarse mucho, puede empeorar un catarro). El catarro se transmite cuando el enfermo estornuda y otra persona respira los virus que vuelan por el aire.

♦ Para no infectar a los demás, el enfermo debe comer y dormir aparte—y sobre todo no acercarse a los bebés. Debe taparse la nariz y la boca al toser o estornudar.

♦ Para evitar el mal de oído cuando tenga catarro (pág. 309), **trate de no sonarse la nariz con fuerza—sólo limpiésela.** Enseñe a los niños a hacer lo mismo.

CONSTIPADO Y ESCURRIMIENTO DE LA NARIZ (RINITIS)

El constipado y escurrimiento de la nariz pueden resultar de un catarro o una alergia (vea la página siguiente). Cuando la nariz está muy tapada con mocos, aumenta la probabilidad del mal de oído en los niños, o de sinusitis en los adultos.

Para destapar las narices, haga lo siguiente:

1. A los niños chiquitos, sáqueles los mocos cuidadosamente con una perilla o una jeringa **sin aguja**, así ———▶

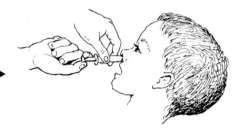

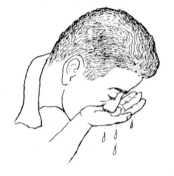

2. Los niños más grandes y los adultos pueden sorber agua con un poco de sal por la nariz. Esto ayuda a aflojar los mocos.

3. Respire vapores de agua caliente (vea pág. 168).

4. Límpiese los mocos de la nariz, **pero nunca se la suene con fuerza.** El sonarse la nariz puede causar mal de oído o sinusitis.

5. Hay personas que muchas veces tienen mal de oído o sinusitis después de un catarro. Para tratar de evitar esto, ellas pueden usar gotas *descongestivas* para la nariz, como fenilefrina (pág. 384). O pueden hacer gotas con las pastillas de efedrina (vea pág. 385). Después de sorber un poco de agua salada, póngase las gotas en la nariz, así:

Con la cabeza hacia un lado, ponga 2 ó 3 gotas en el lado de abajo. Espere un par de minutos y luego haga lo mismo del otro lado.

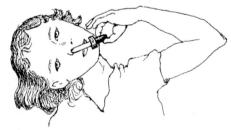

CUIDADO: **No use las gotas descongestivas más de 3 veces al día, ni más de 3 días seguidos.**

Un jarabe descongestivo (con fenilefrina o algo parecido) también puede hacer provecho.

> **Evite el mal de oído y la sinusitis—trate de no sonarse la nariz con fuerza, sólo limpiésela.**

SINUSITIS

La sinusitis es una inflamación aguda o crónica (duradera) de los senos o huequitos del hueso que desembocan en la nariz. Por lo general, la sinusitis da después de un catarro fuerte o una infección de los oídos o de la garganta.

Señas:

- Dolor en la cara arriba y abajo de los ojos, aquí (Duele más al dar golpecitos sobre los huesos, o al agacharse.)
- Mocos espesos o pus en la nariz, a veces con mal olor. Narices frecuentemente tapadas.
- Calentura o fiebre (a veces).
- Puede que haya dolor en algunos dientes.

Tratamiento:

- ♦ Tome mucha agua.
- ♦ Sorba por la nariz agua con un poco de sal (vea pág. 164), o respire vapores de agua caliente para destapar las narices (vea pág. 168).
- ♦ Ponga lienzos de agua caliente sobre la cara.
- ♦ Use gotas descongestivas para la nariz, como fenilefrina (*Neo-Sinefrina,* pág. 384).
- ♦ Use un antibiótico como tetraciclina (pág. 356), ampicilina (pág. 353) o penicilina (pág. 351).
- ♦ Si no se alivia, busque ayuda médica.

Prevención:

Cuando le dé catarro y constipado, trate de mantener la nariz destapada. Siga las recomendaciones de la página 164.

FIEBRE DEL HENO (CATARRO ALÉRGICO, RINITIS ALÉRGICA)

El escurrimiento de la nariz y la comezón en los ojos pueden ser causados por respirar una cosa que provoca una reacción alérgica (vea la página siguiente). Con frecuencia es peor en ciertos meses del año.

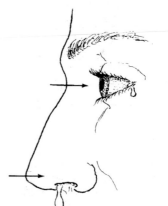

Tratamiento:

Tome un antihistamínico como clorfeneramina (pág. 387). El dimenhidrinato (*Dramamine,* pág. 387), que generalmente se vende para los mareos, también sirve para esto.

Prevención:

Descubra qué cosas provocan esta reacción (por ejemplo: polvo, plumas de gallina, *polen*, moho) y trate de evitarlas.

TRASTORNOS ALÉRGICOS (REACCIONES ALÉRGICAS)

Una alergia es un trastorno o reacción que sólo se ve en algunas personas, cuando ciertas cosas les afectan el cuerpo:

- al respirar esas cosas,
- al comerlas,
- al inyectárselas,
- o al tocarlas con la piel.

Las reacciones que se producen pueden ser leves o graves, e incluyen:

- salpullido o ronchas con comezón (pág. 203)
- nariz que escurre y ojos que arden o pican (catarro alérgico, pág. 165)
- irritación en la garganta, dificultad para respirar o asma (vea pág. siguiente)
- choque alérgico (pág. 70)
- diarrea (en niños alérgicos a la leche—una causa rara de diarrea, pág. 156)

Una alergia no es una infección, y no se pega. Pero muchas veces los niños de padres alérgicos también padecen de alergias.

Generalmente, las personas alérgicas sufren más en ciertas temporadas, o cuando entran en contacto con la cosa que las molesta. Éstas son algunas causas comunes de las reacciones alérgicas:

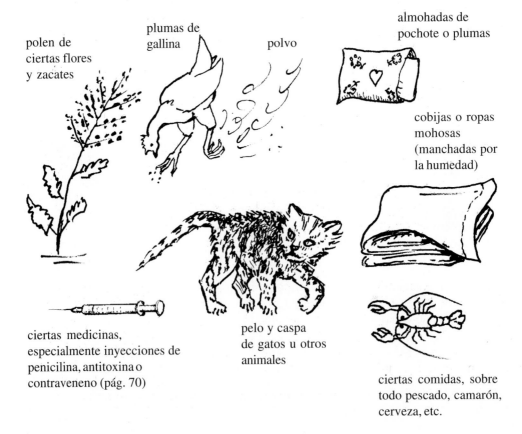

plumas de gallina

polen de ciertas flores y zacates

polvo

almohadas de pochote o plumas

cobijas o ropas mohosas (manchadas por la humedad)

ciertas medicinas, especialmente inyecciones de penicilina, antitoxina o contraveneno (pág. 70)

pelo y caspa de gatos u otros animales

ciertas comidas, sobre todo pescado, camarón, cerveza, etc.

ASMA ('AHOGUÍO')

La persona con asma pasa ratos cuando tiene mucha dificultad para respirar. Se le oye un silbido, sobre todo cuando saca el aire. Al tomar aire, se hunde la piel detrás del hueso del cuello y la piel entre las costillas. Cuando hay mucho ahoguío, se ponen azules los labios y las uñas, y se hinchan las venas del cuello. Por lo general, no hay calentura.

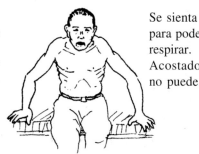

Se sienta para poder respirar. Acostado no puede.

El asma generalmente empieza en la niñez, y puede durar toda la vida. No se pega, pero es más común en niños que tienen parientes con asma. Por lo general, es peor en ciertos meses del año, o por la noche. A las personas que han tenido asma por muchos años les puede dar enfisema (pág. 170).

Un ataque de asma puede ser causado por comer o respirar cosas a las cuales la persona es alérgica (vea pág. 166). En los niños, el asma muchas veces empieza con un catarro común. En algunas personas, el nerviosismo o la angustia también contribuyen a los ataques de asma.

Tratamiento:

♦ Si el asma empeora dentro de la casa, saque a la persona al aire libre. Esté tranquilo y sea cariñoso con el enfermo. Cálmelo.

♦ Dele mucho líquido. Esto afloja el moco y facilita la respiración. El respirar vapores de agua caliente también puede ayudar (vea pág. 168)

♦ Para ataques leves, use efedrina, teofilina o salbutamol (vea pág. 385).

♦ Para el asma grave, se puede usar efedrina o salbutamol con teofilina.

♦ Si la persona no alcanza a respirar, inyecte epinefrina (*Adrenalina*). Adultos: 1/3 cc.; niños entre 7 y 12 años: 1/5 cc. Puede repetir la dosis cada media hora, por 3 veces seguidas si es necesario. Para las precauciones, vea pág. 386.

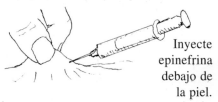

Inyecte epinefrina debajo de la piel.

♦ Si la persona tiene calentura o el ataque dura más de 3 días, dé cápsulas de tetraciclina (pág. 356) o eritromicina (pág. 355).

♦ Raras veces las lombrices Ascaris causan asma. Dé piperazina (pág. 375) a los niños con asma si sospecha que tengan Ascaris.

♦ **Si la persona no se alivia, busque ayuda médica.**

Prevención:

La persona con asma debe evitar comer o respirar las cosas que le producen los ataques. Mantenga muy limpia la casa y el lugar donde trabaja. No deje entrar pollos ni otros animales. Sacuda y asolee seguido las sábanas y cobijas. A veces hace provecho dormir fuera de la casa, al aire libre. Tome por lo menos 8 vasos de agua diarios para mantener aflojado el moco. Las personas con asma pueden mejorarse si se mudan a un lugar donde el aire sea más limpio.

> **Si tiene asma, no fume—el tabaco daña aún más los pulmones.**

TOS

La tos en sí no es una enfermedad, sino una seña de muchas enfermedades distintas que afectan la garganta, los pulmones o los *bronquios* (la red de tubitos que llevan aire a los pulmones). Éstos son algunos de los problemas que causan varios tipos de tos:

TOS SECA CON POCA O NADA DE FLEMA:	TOS CON MUCHA O POCA FLEMA:	TOS CON SILBIDO Y AHOGUÍO:
catarro o gripa (pág. 163) lombrices—cuando pasan por los pulmones (pág. 140) sarampión (pág. 311) tos por fumar (pág. 149)	bronquitis (pág. 170) pulmonía (pág. 171) asma (pág. 167) tos por fumar, sobre todo al levantarse en la mañana (pág. 149)	asma (pág. 167) tos ferina (pág. 313) difteria (pág. 313) mal del corazón (pág. 325) algo atorado en la garganta (pág. 79)

TOS CRÓNICA O DURADERA:	TOS CON SANGRE:
tuberculosis (pág. 179) tos por fumar o trabajar en minas (pág. 149) asma (ataques repetidos, pág. 167) bronquitis crónica (pág. 170) enfisema (pág. 170)	tuberculosis (pág. 179) pulmonía (flema amarilla, verde o rayada con sangre, pág. 171) infección grave de lombrices (pág. 140) cáncer de los pulmones o de la garganta (pág. 149)

La tos es la manera en que el cuerpo limpia las vías respiratorias y se deshace de la flema (moco con pus) y de los gérmenes que hay en la garganta o en los pulmones. Por eso, cuando la tos produce flema, **no hay que tomar medicina para parar la tos, sino usar remedios que ayudan a aflojar y sacar la flema.**

Tratamiento para la tos:

1. **Para aflojar el moco** y calmar toda clase de tos, **tome mucha agua.** Esto hace más provecho que cualquier medicina.

También **respire vapores de agua caliente.** Siéntese en una silla con una cubeta (balde) de agua caliente a sus pies. Póngase una sábana sobre la cabeza y sobre la cubeta, de modo que le lleguen los vapores a la cara. Respire los vapores profundamente durante 15 minutos. Repita esto varias veces al día. Puede echar *Vaporub* u hojas de eucalipto, poleo o yerbabuena en el agua, pero el agua caliente sola sirve igual.

CUIDADO: No use eucalipto o *Vaporub* si la persona tiene asma. La empeoran.

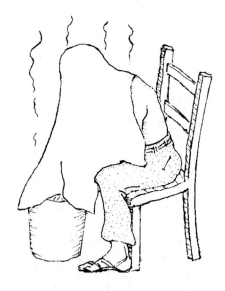

2. **Para toda clase de tos,** sobre todo la tos seca, se puede dar el siguiente jarabe casero:

Mezcle: miel de   jugo de limón,
            abeja, 1 parte   1 parte

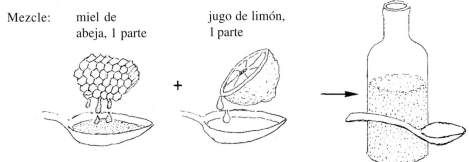

Tome una cucharadita cada 2 ó 3 horas.

ADVERTENCIA: No dé miel a los bebés menores de 1 año. En el jarabe use azúcar en vez de miel.

3. **Para una tos seca que no lo deja dormir,** puede tomar un jarabe con codeína (pág. 384). Las pastillas de aspirina con codeína (o incluso la aspirina sola) también sirven. Si hay mucha flema o ahoguío, no use codeína.

4. **Para una tos con ahoguío** (dificultad para respirar, se oye un silbido), vea Asma (pág. 167), Bronquitis Crónica (pág. 170) y Mal del Corazón (pág. 325).

5. **Trate de averiguar qué enfermedad está causando la tos y cúrela.** Si la tos dura mucho, si tose sangre, pus o flema apestosa, o si va perdiendo peso o sigue con dificultades para respirar, busque ayuda médica.

6. **Si tiene cualquier clase de tos, no fume.** El fumar daña los pulmones.

> **Para evitar la tos, no fume.**
> **Para curar la tos, cure la enfermedad que la cause—y no fume.**
> **Para calmar la tos y aflojar la flema, tome mucha agua—y no fume.**

CÓMO SACAR EL MOCO DE LOS PULMONES (POSICIÓN DE DRENAJE):

Cuando una persona que tiene tos es muy vieja o está muy débil y no puede sacar el moco o flema de su pecho, le hará provecho tomar mucha agua. También haga lo siguiente:

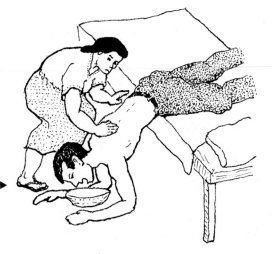

♦ Primero, haga que respire vapores de agua caliente para aflojar el moco.

♦ Después acuéstela con la cabeza y pecho hacia abajo, así → y dele golpecitos por toda la espalda. Esto le ayudará a sacar el moco.

BRONQUITIS

La bronquitis es una infección de los bronquios, que son los tubos que llevan el aire a los pulmones. La bronquitis produce una tos ruidosa, muchas veces con moco o flema. Generalmente es causada por un virus, y por eso los antibióticos casi nunca hacen provecho. **Use antibióticos solamente si la bronquitis dura más de 1 semana** y no va mejorando, si hay señas de **pulmonía** (vea la página siguiente) o si la persona ya tiene una **enfermedad crónica de los pulmones.**

BRONQUITIS CRÓNICA:

Señas:

- Una tos con moco que dura meses o años. A veces la tos empeora y puede haber calentura. Una persona con esta clase de tos, que no padece de otra enfermedad duradera como tuberculosis o asma, probablemente tiene bronquitis crónica.
- Es más común en personas mayores que por años han tenido el vicio de fumar mucho.
- Puede llevar a *enfisema*, una condición muy grave e incurable en que se rompen los saquitos de aire de los pulmones. Una persona con enfisema tiene gran dificultad al respirar, sobre todo al hacer ejercicio, y su pecho se pone grande como un barril.

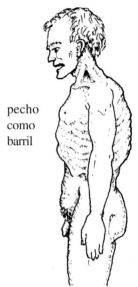

pecho como barril

El enfisema puede resultar de asma crónica, bronquitis crónica o por fumar.

Tratamiento:

- ♦ Deje de fumar.
- ♦ Tome una medicina para el asma que contenga efedrina o teofilina (pág. 385).
- ♦ Las personas con bronquitis crónica deben usar ampicilina o tetraciclina cada vez que tengan catarro o gripa con calentura.
- ♦ Si la persona no puede sacar la flema al toser, haga que respire vapores de agua caliente (pág. 168), y luego ayúdela con la posición de drenaje (vea la pág. 169).

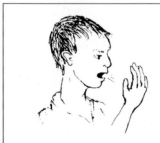

Si tiene tos crónica (o quiere evitarla):

¡NO FUME!

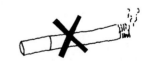

PULMONÍA (NEUMONÍA)

La pulmonía es una infección aguda de los pulmones. Muchas veces da después de otra enfermedad de las vías respiratorias como sarampión, tos ferina, gripa, bronquitis, asma—o cualquier enfermedad muy grave, sobre todo en bebés y gente mayor. También a las personas con SIDA les puede dar pulmonía.

Señas:

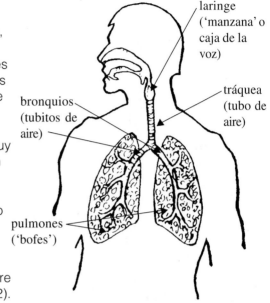

laringe ('manzana' o caja de la voz)

tráquea (tubo de aire)

bronquios (tubitos de aire)

pulmones ('bofes')

- Escalofríos que vienen de repente, y luego mucha calentura.
- Respiración rápida y corta, a veces con pujidos o silbidos. A veces las narices se agrandan cada vez que respira.
- Calentura (a veces los recién nacidos y personas ancianas o muy débiles tienen pulmonía grave con poca o nada de calentura).
- Tos (muchas veces con moco amarillo, verdoso, rosado o rayado con sangre).
- Dolor de pecho (a veces).
- La persona se ve muy enferma.
- A menudo aparecen llagas de fiebre en la cara o en los labios (pág. 232).

Un niño muy enfermo, que tiene más de 50 respiraciones **cortas** por minuto, probablemente tiene pulmonía.

(Si las respiraciones son rápidas y **profundas** busque señas de deshidratación, pág. 151, o hiperventilación, pág. 24.)

Tratamiento:

- ♦ En casos de pulmonía, un antibiótico puede ser la diferencia entre la vida y la muerte. Dé penicilina (pág. 351), sulfametoxazol con trimetoprim (pág. 358) o eritromicina (pág. 355). En casos graves, use penicilina procaína inyectada (pág. 353); para adultos: 400.000 unidades (250 mg.) 2 ó 3 veces al día, o dé ampicilina tomada (pág. 353), 500 mg., 4 veces al día. A los niños chiquitos, deles de la cuarta parte a la mitad de la dosis para adultos. En niños menores de 6 años, generalmente es mejor usar ampicilina.
- ♦ Dé aspirina (pág. 379) o acetaminofén (pág. 380) para bajar la calentura y calmar el dolor.
- ♦ Dé muchos líquidos. Si el enfermo no puede comer, dele alimentos líquidos o Suero para Tomar (vea pág. 152).
- ♦ Calme la tos y afloje el moco dándole al enfermo mucha agua y haciendo que respire vapores de agua caliente (vea pág. 168). La posición de drenaje también puede servir (vea pág. 169).
- ♦ Si el enfermo tiene ahoguío, una medicina para el asma que contenga teofilina o efedrina le puede hacer provecho.

HEPATITIS

La hepatitis es el nombre de varias infecciones de virus que dañan el hígado. Las diferentes infecciones se conocen como Hepatitis A, Hepatitis B o Hepatitis C. La Hepatitis A es usualmente leve en niños pequeños y más grave en personas mayores y en mujeres embarazadas. Una persona con Hepatitis A o Hepatitis B generalmente está muy enferma por 2 ó 3 semanas, se queda débil por 1 a 4 meses después, y luego se mejora. La hepatitis se transmite fácilmente de una persona a otra, aún después que se desaparezcan las síntomas de la enfermedad. Los niños chiquitos pueden tener hepatitis sin ninguna seña, pero pueden transmitir la enfermedad a otros. Si la persona está débil o no se cuida, cualquier tipo de hepatitis puede dañar permanentemente el hígado (cirrosis).

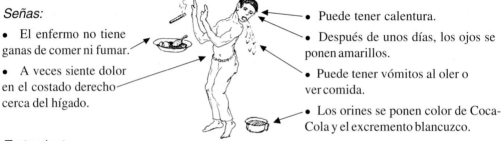

Señas:

- El enfermo no tiene ganas de comer ni fumar.

- A veces siente dolor en el costado derecho cerca del hígado.

- Puede tener calentura.

- Después de unos días, los ojos se ponen amarillos.

- Puede tener vómitos al oler o ver comida.

- Los orines se ponen color de Coca-Cola y el excremento blancuzco.

Tratamiento:

- ♦ **No use medicinas.** Los antibióticos no sirven para curar la hepatitis. De hecho, algunas medicinas dañan más el hígado enfermo.
- ♦ El enfermo debe descansar y tomar mucho líquido. Debe comer papaya y otras frutas, jugo de naranja y caldo o sopa de verduras. El tomar vitaminas puede ayudar.
- ♦ Para controlar los vómitos, vea pág. 161.
- ♦ Cuando el enfermo se siente mejor, debe comer alimentos variados. Son buenas las frutas y verduras con algo de proteína (págs. 110 a 111). No debe comer muchas proteínas (carne, huevos, pescado, etc.), porque hacen trabajar demasiado el hígado dañado. Evite la manteca y la comida grasosa. **No tome nada de alcohol** por 6 meses al menos.

Prevención:

- ♦ El virus de la Hepatitis A se transmite del excremento de una persona a la boca de otra por agua o comidas contaminadas. Para evitar el contagio, entierre o queme los excrementos del enfermo y cuide mucho el aseo (vea págs. 133 a 139). Siempre lávese bien las manos después de atender al enfermo.
- ♦ El enfermo debe usar platos aparte para comer, evitar el sexo (incluso con condón) y no manejar alimentos hasta 3 semanas por lo menos después de quedar sin señas de la hepatitis.
- ♦ Los virus de la Hepatitis B y la Hepatitis C se transmiten de una persona a otra por medio de las relaciones sexuales, las inyecciones con agujas no esteriles, las transfusiones de sangre infectada, y de una madre a su bebé durante el parto. Para protegerse, use un condón cuando tenga relaciones sexuales (vea pág. 290), siga los consejos para prevenir el VIH/SIDA en la pág. 401, y **siempre hierva las agujas y las jeringas antes de usarlas y cada vez que las usa (vea pág. 74).**
- ♦ Ya existen vacunas en contra de la Hepatitis A y la Hepatitis B, pero pueden ser caras y no siempre están disponibles. La Hepatitis B es peligrosa y no se puede curar. Por eso, si es posible, se debe vacunar a todos los niños.

ARTRITIS O REUMAS (COYUNTURAS DOLOROSAS E HINCHADAS)

En la gente de edad, la mayoría de los dolores crónicos de las coyunturas, (artritis) no son curables. Pero se mejoran un poco con lo siguiente:

♦ **El descanso.** Si es posible, evite los trabajos o ejercicios pesados que le causen molestias en las coyunturas dolorosas. Si la artritis causa un poco de calentura, hace provecho tomar siestas durante el día.

♦ **Ponga lienzos de agua caliente** en las coyunturas dolorosas (vea pág. 195).

♦ **La aspirina** ayuda a calmar el dolor; la dosis para la artritis es más grande que para otras dolencias. Los adultos deben tomar 3 pastillas, 4 a 6 veces al día. Si empiezan a zumbar los oídos, hay que tomar menos. **Para evitar que la aspirina cause problemas del estómago,** siempre **tómela con comida o con un vaso grande de agua.** Si le sigue dando dolor de estómago, tómese la aspirina no sólo con la comida y mucha agua, sino también con 1 cucharada de un antiácido como *Maalox* o *Gelusil*.

♦ Es importante hacer **ejercicios** ligeros que ayuden a mantener o aumentar la movilidad en las coyunturas dolorosas.

Si una sola coyuntura se hincha y se pone caliente, puede estar infectada —sobre todo si hay calentura. Use un antibiótico como penicilina (vea la pág. 351), y si puede, vea a un trabajador de la salud.

En niños y jóvenes, las coyunturas dolorosas pueden ser una seña de otra enfermedad grave, como fiebre reumática (pág. 310) o tuberculosis (pág. 179). Para más información sobre el dolor de las coyunturas, vea *El niño campesino deshabilitado,* Capítulos 15 y 16.

DOLOR DE ESPALDA

El dolor de espalda tiene muchas causas. Éstas son algunas:

El dolor crónico de la espalda, con tos y pérdida de peso, puede ser tuberculosis de los pulmones (pág. 179).

Un niño con dolor a media espalda puede tener tuberculosis del espinazo, sobre todo si tiene un bulto o joroba.

El dolor de cintura que empeora el día después de levantar algo pesado o hacer fuerza, puede ser una lastimadura.

El dolor fuerte de cintura que da de repente al levantar algo o torcerse, puede ser un *disco zafado* del espinazo, sobre todo si una pierna o pie se pone adolorido o entumido y débil. Esto puede deberse a un nervio aplastado.

El pararse o sentarse mal, con los hombros caídos, es una causa común del dolor de espalda.

En gente mayor, el dolor crónico de la espalda muchas veces es artritis.

El dolor en la parte derecha y de arriba, puede ser seña de un problema de la vesícula (pág. 329).

El dolor agudo (o crónico) aquí, puede indicar mal de orín (pág. 234).

El dolor bajo en la cintura es normal en algunas mujeres durante la regla o el embarazo (pág. 248).

El dolor muy bajo, aquí, a veces resulta por problemas de la matriz, los ovarios o el recto.

Tratamiento y prevención del dolor de espalda:

♦ Si el dolor de espalda se debe a tuberculosis, una infección de las vías urinarias o mal de la vesícula, cure la enfermedad que lo cause. Busque ayuda médica si sospecha que hay una enfermedad grave.

♦ El dolor de espalda sencillo, incluyendo el del embarazo, se puede evitar o calmar así:

siempre párese derecho

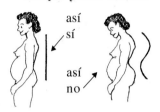

así
sí

así
no

duerma sobre algo firme y plano, así

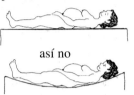

así no

haga ejercicios doblando la espalda (muy lentamente)

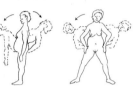

♦ La aspirina y los lienzos de agua caliente (pág. 195) ayudan a calmar el dolor.

♦ El dolor de cintura fuerte y repentino que da por torcerse, agacharse, levantar cosas pesadas o hacer fuerza, a veces se alivia así:

Acueste a la persona con un pie debajo de una rodilla.

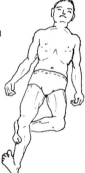

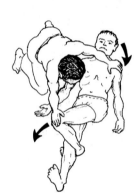

Entonces, aplastando este hombro,

empuje suave pero continuamente esta rodilla, como para torcer la espalda.

Haga esto primero de un lado y luego del otro.

PRECAUCIÓN: No haga esto si el dolor es a causa de una caída o un golpe.

♦ Si el dolor de espalda que viene de torcerse o levantar algo pesado, da de repente, como una puñalada al agacharse, si el dolor corre a las piernas o si un pie se entume o pierde fuerza, el problema es grave. Puede que un 'disco zafado' esté aplastando un nervio donde sale de la espina dorsal. (Los discos son "cojinetes" entre los huesos del espinazo.) Es mejor descansar acostado, boca arriba, por varios días. Puede ayudar poner algo firme debajo de las rodillas y la cintura.

♦ Tome aspirina y use lienzos de agua caliente. Si el dolor no se mejora en unos pocos días, consiga ayuda médica.

VÁRICES (VENAS VARICOSAS)

Las várices son venas hinchadas, torcidas y muchas veces dolorosas. Se ven más en las piernas de la gente mayor y de las mujeres embarazadas o que han tenido muchos hijos.

Tratamiento:

No hay medicinas para las várices. Pero lo siguiente ayuda:

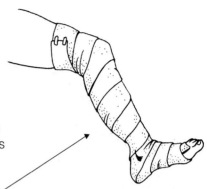

♦ No pase mucho tiempo parado o sentado con los pies hacia abajo. Si a fuerzas tiene que estar así, trate de descansar con los pies en alto (sobre el nivel del corazón) por un ratito cada media hora. Cuando esté parado, trate de estar dando pasos. O levante repetidamente los talones y vuélvalos a bajar. También duerma con los pies en alto (sobre almohadas).

♦ Use medias o vendas elásticas para apretar las venas. Asegúrese de quitárselas por la noche.

♦ El cuidar así las venas le ayudará a prevenir llagas crónicas o *úlceras varicosas* en los tobillos (pág. 213).

ALMORRANAS (HEMORROIDES)

Las almorranas o hemorroides son várices del *ano* o recto, que se sienten como bolas o bultos pequeños. Pueden ser dolorosas, pero no son peligrosas. Muchas veces aparecen durante el embarazo y después pueden desaparecer.

♦ El jugo amargo de ciertas plantas (zábila, cardón, etc.) se puede untar en las hemorroides para que se encojan. Los *supositorios* para hemorroides hacen lo mismo (pág. 392).

♦ El sentarse en un baño de agua tibia puede ayudar a curar las hemorroides.

♦ Las almorranas pueden ser causadas en parte por el estreñimiento. Sirve comer mucha fruta o alimentos con mucha fibra, como yuca o salvado de trigo.

♦ Las hemorroides muy grandes a veces requieren una operación. Consiga ayuda médica.

Si una hemorroide empieza a sangrar, la hemorragia a veces se puede controlar apretando la hemorroide directamente con un trapo limpio. Si la hemorragia sigue, busque ayuda médica. O trate de controlarla quitando el cuajarón de sangre que está en la vena hinchada. Se pueden usar pincitas como éstas después de hervirlas para esterilizarlas.

CUIDADO: **No trate de quitar la hemorroide cortándola.** La persona puede morir desangrada.

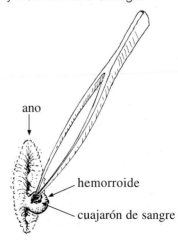

ano

hemorroide

cuajarón de sangre

HINCHAZÓN DE LOS PIES Y DE OTRAS PARTES DEL CUERPO

Los pies se pueden hinchar debido a diferentes problemas, algunos leves y otros graves. Pero si también se hinchan la cara u otras partes del cuerpo, esto generalmente es seña de una enfermedad grave.

A las mujeres a veces se les hinchan los pies durante los últimos 3 meses del embarazo. Por lo general, esto no es grave. Se debe a que el peso del niño aplasta las venas que vienen de las piernas, impidiendo así el paso normal de la sangre. Pero si también se hinchan las manos y la cara, y hay mareos, problemas de la vista o poca orina, puede ser envenenamiento o *toxemia* del embarazo (vea pág. 249). Consiga ayuda médica rápido.

A la gente mayor que pasa mucho tiempo sentada o parada en un solo lugar, a menudo se le hinchan los pies debido a la mala circulación. Pero esta hinchazón también se puede deber a mal del corazón (pág. 325) o, menos a menudo, a mal de los riñones (pág. 234).

En niños chiquitos, la hinchazón de los pies puede venir de anemia (pág. 124) o desnutrición (pág. 107). En casos graves, también se pueden hinchar la cara y las manos (vea Kwashiorkor, pág. 113).

Tratamiento:

Para aliviar la hinchazón, cure la enfermedad que la causa. Use poca o nada de sal en la comida. Los tés de hierbas que hacen orinar mucho a la gente, generalmente sirven (vea barbas de maíz, pág. 12). También haga lo siguiente:

Cuando se hinchen los pies:

No esté sentado con los pies hacia abajo. Así se hinchan más.

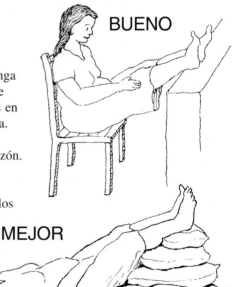

BUENO

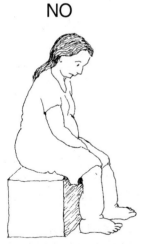

NO

Cuando se siente, ponga los pies en alto. Así se deshinchan. Póngalos en alto varias veces al día. Los pies deben estar sobre el nivel del corazón.

También duerma con los pies en alto.

MEJOR

HERNIA (DESALDILLADO)

La hernia es una abertura o rotura de los músculos que cubren la barriga. Esta rotura permite que salga una parte de la tripa, formando un bulto o bola debajo de la piel. Las hernias generalmente resultan de levantar algo muy pesado, o de hacer fuerza (como en el parto). Algunos niños nacen con hernias (vea pág. 317). En los hombres, la hernia generalmente se encuentra en la ingle. También los nodos linfáticos (secas, pág. 88) pueden producir bolas en la ingle, pero...

La hernia generalmente se encuentra aquí,

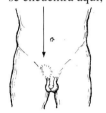

y la puede sentir con el dedo, así.

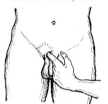

Se hincha más al toser (o al levantar algo).

Las secas se encuentran aquí

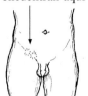

y no se hinchan al toser.

Cómo evitar una hernia:

Levante cosas pesadas así

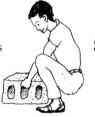

SÍ

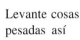

y no así

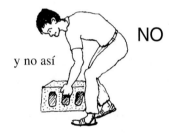

NO

Cómo vivir con una hernia:

♦ Evite levantar cosas pesadas.
♦ Haga una faja para apretar la hernia.

DISEÑO PARA UNA FAJA SENCILLA:

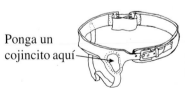

Ponga un cojincito aquí

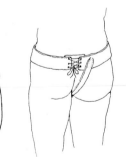

para que empuje contra la ingle.

PRECAUCIÓN: Si la hernia de repente se pone grande o dolorosa, intente meterla acostándose con los pies para arriba y empujando el bulto suavemente. Si no se mete, busque ayuda médica.

Si la hernia causa dolor fuerte con vómitos y la persona no puede obrar (cagar), es seña muy grave. Tal vez se necesite una operación. Busque ayuda médica rápido. Entre tanto, trate al enfermo como si tuviera apendicitis (pág. 95).

ATAQUES (CONVULSIONES)

Se dice que una persona tiene un ataque cuando de repente pierde el conocimiento y le brinca o tiembla el cuerpo (convulsiones). Los ataques vienen de un mal en el cerebro. En los niños chiquitos, las causas comunes de ataques son **mucha calentura** y **deshidratación grave.** En las personas muy enfermas, la causa puede ser **meningitis, paludismo cerebral** o **envenenamiento.** Una persona que tiene ataques a menudo, puede tener **epilepsia.**

♦ Trate de descubrir la causa del ataque y cúrela, si es posible.

♦ Si el niño tiene calentura alta, bájela de inmediato con agua fresca (vea pág. 76).

♦ Si el niño está deshidratado, póngale **despacito** un lavado de Suero para Tomar. Mande a buscar ayuda médica: no dé nada por la boca durante un ataque.

♦ Si hay señas de meningitis (pág. 185), empiece el tratamiento de inmediato y consiga ayuda médica.

♦ Si sospecha que tiene paludismo cerebral, inyecte una medicina para el paludismo (vea la pág. 367).

EPILEPSIA

La epilepsia produce ataques en gente que fuera de eso parece estar sana. Los ataques pueden venir con horas, días, semanas o meses de diferencia. En algunas personas causan pérdida del sentido y movimientos violentos. Muchas veces se voltean los ojos. En formas leves de epilepsia, la persona de repente puede perder el sentido por un momento, hacer movimientos raros o portarse de manera extraña. La epilepsia es más común en algunas familias (herencia). O puede venir de un daño cerebral al nacer, calentura muy alta durante la niñez o quistes de lombriz solitaria en el cerebro (pág. 143). La epilepsia no es una infección y no se pega. Muchas veces dura toda la vida, aunque a veces los bebés se alivian.

Medicinas para evitar los ataques epilépticos:
Nota: Éstas no 'curan' la epilepsia, pero ayudan a evitar los ataques. Muchas veces la medicina se debe tomar de por vida.

♦ El fenobarbital muchas veces controla la epilepsia. Es barato (vea pág. 389).

♦ La fenitoína puede hacer provecho si el fenobarbital no sirve. Use la dosis más pequeña posible que evite los ataques (vea pág. 390).

Cuando a una persona le dé un ataque:

♦ Trate de evitar que la persona se lastime: quite todos los objetos duros o filosos.

♦ No ponga nada en la boca de la persona mientras tenga un ataque: ningún alimento, bebida o medicina, ni ningún objeto para evitar que se muerda la lengua.

♦ Después del ataque, la persona puede quedar torpe o adormecida. Déjela dormir.

♦ Si un ataque demora más de 15 minutos, dé diacepam líquido por el recto con una jeringa de plástico **sin aguja.** Para la dosis vea la página 391. No inyecte fenobarbital, fenitoína o diacepam en el músculo. Es muy peligroso inyectar estas medicinas si no tiene mucha experiencia. Solamente una persona que ya sepa inyectar en la vena puede poner inyecciones de estas medicinas.

Para más información, vea *El niño campesino deshabilitado*, Capítulo 29.

ENFERMEDADES GRAVES QUE NECESITAN ATENCIÓN MÉDICA ESPECIAL

Las enfermedades incluídas en este capítulo muchas veces son difíciles o imposibles de curar sin ayuda médica. Muchas necesitan medicinas especiales, que no son fáciles de conseguir en el campo. Los remedios caseros no las curan. Si alguien tiene una de estas enfermedades, *ENTRE MÁS PRONTO CONSIGA AYUDA MÉDICA, MÁS PROBABLE ES QUE SE ALIVIE.*

CUIDADO: Muchas de las enfermedades de los otros capítulos también pueden ser graves y requerir ayuda médica. Vea **Señas de Enfermedades Graves,** pág. 42.

TUBERCULOSIS (TB, TISIS, MANCHADO DEL PULMÓN)

La tuberculosis de los pulmones es una enfermedad *crónica* y *contagiosa*, que le puede dar a cualquiera. Pero les da más a menudo a personas entre los 15 y 35 años de edad—sobre todo a aquéllas que tienen SIDA (pág. 399), que están débiles o mal alimentadas, o que viven con alguien que tiene tuberculosis.

Aunque la tuberculosis es curable, miles de personas mueren de esta enfermedad cada año. Tanto para prevenirla como para curarla, es muy importante el **tratamiento temprano.** Por eso **es preciso conocer sus señas y estar pendiente de ellas.**

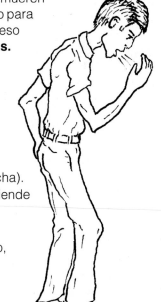

Señas más frecuentes de tuberculosis:

- Tos crónica, muchas veces es peor al levantarse.
- Poca calentura en las tardes y sudor en la noche.
- Puede haber dolor de pecho o de espalda.
- Pérdida de peso crónica y más y más debilidad.

En casos graves o avanzados:

- Tos con sangre (generalmente poca, raras veces mucha).
- Piel pálida, como cera. La piel de una persona morena tiende a aclararse, especialmente en la cara.
- Voz ronca (seña muy grave).

En niños chiquitos: La tos puede dar tarde. En vez de eso, busque:

- Pérdida de peso continua.
- Calentura frecuente.
- Piel más clara.
- Hinchazones en el cuello (secas) o en la barriga (pág. 20).

La tuberculosis generalmente se encuentra sólo en los pulmones. Pero puede afectar cualquier parte del cuerpo. En los niños chiquitos puede causar meningitis (vea pág. 185). Para la tuberculosis de la piel, vea la pág. 212.

Si usted cree que quizás tenga tuberculosis: Busque ayuda médica. A la primera seña de tuberculosis, vaya a un centro de salud donde le puedan hacer una prueba de la piel, tomarle una radiografía y examinarle lo que tose *(flema* o *esputo)*, para ver si tiene tuberculosis o no. Muchos gobiernos dan medicinas gratis. Pregunte en el centro de salud más cercano. Probablemente le darán 2, 3 ó 4 de las siguientes:

- Isoniacida–pastillas (pág. 361)
- Rifampicina–pastillas (pág. 362)
- Piracinamida–pastillas (pág. 362)

- Etambutol–pastillas (pág. 362)
- Estreptomicina–inyecciones (pág. 363)
- Tiacetazona–pastillas (pág. 363)

Es muy importante tomar las medicinas en la forma indicada. Cuando menos, hay que usar 2 juntas. Para una opción de planes de tratamiento y para los riesgos y precauciones en el uso de estas medicinas, vea las págs. 361 a 363. Siga tomando las medicinas hasta que el médico le diga que está aliviado. No deje de tomarlas sólo porque se sienta mejor. **La curación completa de la tuberculosis generalmente toma de 6 meses a más de 1 año.**

Coma lo mejor posible: muchos alimentos que dan energía y también alimentos ricos en proteínas y vitaminas (págs. 110 a 111).

El descanso es importante. Si puede, deje de trabajar y esté tranquilo hasta que empiece a aliviarse. De allí en adelante, trate de no fatigarse ni hacer trabajo que le haga respirar duro. Siempre trate de descansar y dormir bastante.

La TB en otras partes del cuerpo se trata igual que la de los pulmones. Esto incluye TB en las glándulas del cuello, TB del abdomen (vea el dibujo en la pág. 20), TB de la piel (pág. 212) y TB de una coyuntura (como la rodilla). Un niño con tuberculosis grave del espinazo también puede necesitar una operación para evitar la parálisis (vea *El niño campesino deshabilitado*, Capítulo 21).

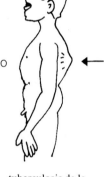

tuberculosis de la
espina dorsal

La tuberculosis es muy contagiosa. Las personas (especialmente niños) que viven con alguien que tiene tuberculosis, corren un gran riesgo de enfermarse.

Si alguien en la casa tiene tuberculosis:

- Si es posible, toda la familia debe ir a examinarse (prueba de la Tuberculina).
- Todos los niños deben recibir la vacuna B.C.G.
- Todos los miembros de la familia, sobre todo los niños, deben comer muchos alimentos nutritivos.
- La persona tísica debe comer y dormir lejos de los niños, si es posible en otro cuarto, mientras tenga cualquier tos.
- El enfermo debe taparse la boca al toser y nunca escupir en el suelo.
- Esté pendiente de cualquier pérdida de peso y otras señas de tuberculosis en otras personas de la casa. Si es posible, pese a cada quien, especialmente a los niños, una vez al mes, hasta que haya pasado el peligro.

La TB en otros miembros de la familia muchas veces empieza muy lenta y silenciosamente. Si alguien en la familia tiene señas de tuberculosis, llévelo a examinarse y **comience de inmediato el tratamiento.**

> **El tratamiento temprano y completo es clave para la prevención.**

RABIA

La rabia resulta por la mordedura de un animal rabioso o 'loco', generalmente un perro, un gato, un zorro, un coyote o una zorrilla. Los murciélagos (chinacates), tacuacines, gatos del monte y armadillos también pueden transmitir la rabia.

Señas de la rabia:

En el animal:

- Se porta raro—puede estar triste, inquieto o irritable.
- Tiene salivero y no quiere comer o tomar agua.
- A ratos se pone loco y muerde a todo lo que está a su alcance.
- El animal muere a los 5 ó 7 días.

En una persona:

- Dolor y comezón (hormigueo) en la mordida.
- Respiración dispareja, como si la persona recién hubiera estado llorando.
- Dolor y dificultad al tragar. Mucha saliva espesa y pegajosa.
- La persona está alerta, pero muy nerviosa o ansiosa. Le pueden dar ataques de furia.
- Al acercarse la muerte, ataques (convulsiones) y parálisis.

Si hay cualquier sospecha de que el animal que ha mordido a alguien tenga rabia:

- Amarre o encierre al animal por 8 días.
- Limpie bien la mordida con agua, jabón y agua oxigenada. No cierre la herida; manténgala destapada.
- Si el animal muere antes de los 8 días (o si lo mataron o no lo pudieron agarrar), lleve a la persona mordida inmediatamente a un centro de salud donde le puedan poner una serie de inyecciones contra la rabia.

Las primeras señas de la rabia aparecen de 10 días hasta 2 años después de haber sido mordido (generalmente entre 3 y 7 semanas). El tratamiento debe comenzar antes de que aparezcan las primeras señas de la enfermedad. Una vez que a alguien le empiece la enfermedad, ningún tratamiento conocido por la ciencia médica puede salvarle la vida.

Prevención:

- Mate y entierre (o enjaule por 8 días) a cualquier animal que parezca tener rabia.
- Colabore con las campañas de vacunación de perros.
- No deje que los niños se arrimen a ningún animal que se vea enfermo o que se porte raro.

> **Tenga mucho cuidado en el manejo de cualquier animal que se vea enfermo o que actúe en forma extraña. Aunque no muerda a nadie, su saliva puede transmitir la rabia si entra en alguna cortada o rasguño.**

TÉTANO (TÉTANOS) Y MOZUSUELO

El tétano resulta cuando un microbio que viene de la suciedad de los animales o la gente entra en una herida. Las heridas profundas o hechas con objetos sucios son más peligrosas.

HERIDAS QUE LLEVAN GRAN PELIGRO DE TÉTANO:

mordidas de animales, especialmente de perros, puercos y caballos

balazos y puñaladas

agujeros hechos con agujas sucias

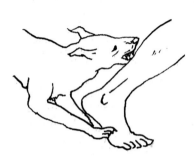
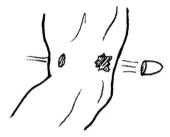
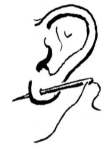

piquetes con alambre de púas

espinadas y estacadas

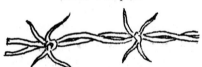
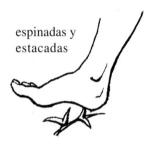

CAUSAS DEL TÉTANO EN EL RECIÉN NACIDO ('MOZUSUELO'):

'Mozusuelo', 'moto' y '7 días' son nombres campesinos para el tétano del recién nacido. Los microbios del tétano infectan el ombligo por falta de aseo y por no tomar las siguientes precauciones importantes:

Si se deja el cordón muy largo, la posibilidad de tétano es mayor.

- Por no usar un instrumento hervido y completamente limpio para cortar el cordón del ombligo.

- Por no cortar el cordón cerca del cuerpo del niño (vea pág. 262).

- Por no mantener el ombligo seco o por mantenerlo muy tapado.

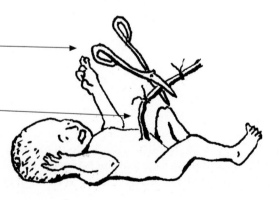

Señas del tétano:

- Una herida infectada (a veces no se puede encontrar ninguna herida).
- Malestar y dificultad al tragar.
- La quijada se pone tiesa (trismo) y después los músculos del cuello y otras partes del cuerpo. La persona no puede caminar bien.
- *Convulsiones* dolorosas (contracciones repentinas) de la quijada y finalmente de todo el cuerpo. El tocar o mover al enfermo puede producir *espasmos* súbitos como éste:

Un ruido repentino
o una luz fuerte
también pueden provocar
estos espasmos.

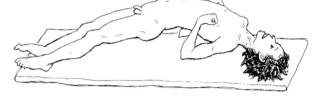

En el recién nacido, las primeras señas del tétano (mozusuelo) generalmente aparecen de 3 a 10 días después de nacer. El niño comienza a llorar sin descanso y **no puede mamar**. Muchas veces el ombligo está sucio o infectado. Después de varias horas o días, aparecen el trismo y las otras señas del tétano.

Es muy importante comenzar el tratamiento a la primera seña. Si sospecha que alguien tiene tétano (o si un recién nacido llora sin parar y deja de mamar), haga esta prueba:

PRUEBA DE LOS REFLEJOS DE LA RODILLA

Con la pierna colgando libremente, péguele con un nudillo del puño abajito del hueso de la rodilla.

Si la pierna brinca o salta sólo un poquito, la reacción es normal

Si la pierna brinca alto, esto indica una enfermedad grave como tétano (o tal vez meningitis o envenenamiento con ciertas medicinas o veneno de rata).

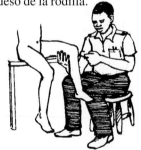
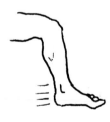
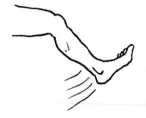

Esta prueba es útil sobre todo cuando sospecha de tétano en un recién nacido.

Qué hacer cuando hay señas del tétano:

El tétano es una enfermedad mortal. A la primera seña, busque ayuda médica. Si no la consigue pronto, haga lo siguiente:

- Examine todo el cuerpo en busca de heridas o llagas infectadas. Muchas veces la herida tiene pus. Abra la herida y lávela con jabón y agua hervida y enfriada; quite completamente toda la mugre, pus, espinas, astillas, etc.; riegue la herida con agua oxigenada si tiene.

(continúa en la página siguiente)

Qué hacer cuando hay señas de tétano: (continuación)

♦ Inyecte inmediatamente 1 millón de unidades de penicilina procaína y repítalo cada 12 horas (pág. 353). (Para los recién nacidos, es mejor la penicilina cristalina.) Si no hay penicilina, use otro antibiótico, como tetraciclina.

♦ Si tiene, inyecte 5.000 unidades de **Inmunoglobulina Humana** o 40.000 a 50.000 unidades de **Antitoxina Tetánica.** Tome todas las precauciones (págs. 70 y 389). La Inmunoglobulina Humana lleva menos riesgo de reacción alérgica grave, pero puede ser más cara y más difícil de conseguir.

♦ Siempre y cuando la persona pueda tragar, déle a cada rato líquidos nutritivos a traguitos.

♦ Para controlar las convulsiones, dé diacepam por la boca o el recto (págs. 390 a 391).

♦ Toque y mueva a la persona lo menos posible. Evite ruidos y luz fuerte.

♦ Si es necesario, use una *sonda* (tubo de goma) conectada a una jeringa para sacar el moco de la nariz y la garganta. Así el enfermo podrá respirar mejor.

♦ Para un recién nacido con tétano, si es posible, pida a un trabajador de la salud o médico que le ponga un tubo de nariz a estómago y que alimente al bebé con la leche de pecho de la madre. Esto da la alimentación necesaria y combate las infecciones.

Cómo evitar el tétano:

Hasta en los mejores hospitales, la mitad de los enfermos con tétano mueren. Es mucho más fácil evitarlo que curarlo.

♦ **Vacunación:** Ésta es la protección más segura contra el tétano. Tanto los niños como los adultos deben vacunarse. Vacune a toda su familia en el centro de salud más cercano (vea pág. 147). Para una protección completa, la vacuna se debe repetir una vez cada 10 años. **Hay que vacunar a las mujeres en cada embarazo para evitar el mozusuelo en sus criaturas** (vea pág. 250).

♦ Cuando usted tenga una herida, especialmente una herida sucia o profunda, límpiela y cúrela como se indica en la página 89.

♦ Si la herida es muy grande, profunda o sucia, busque ayuda médica. Si no lo han vacunado contra el tétano, tome penicilina. Quizás también deba inyectarse una antitoxina para el tétano (vea pág. 389).

♦ En los recién nacidos, la limpieza es muy importante para evitar el tétano. El instrumento que se use para cortar el cordón del ombligo debe estar esterilizado (pág. 262); el cordón se debe cortar muy corto, y hay que mantener limpio y seco el ombligo.

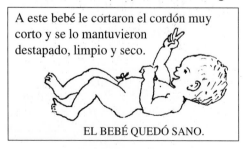

A este bebé le cortaron el cordón muy corto y se lo mantuvieron destapado, limpio y seco.

EL BEBÉ QUEDÓ SANO.

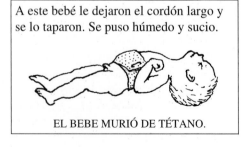

A este bebé le dejaron el cordón largo y se lo taparon. Se puso húmedo y sucio.

EL BEBE MURIÓ DE TÉTANO.

MENINGITIS

Ésta es una infección muy grave del cerebro, que es más común en los niños. Puede empezar como una *complicación* de otra enfermedad, como el sarampión, las paperas, la tos ferina o el mal de oído. A los hijos de mujeres con tuberculosis a veces les da meningitis tuberculosa en los primeros meses de vida.

Señas:

- Calentura (fiebre).
- Dolor de cabeza muy fuerte.
- Cuello tieso. El niño se ve muy enfermo, y se la pasa con la cabeza y el cuello doblados hacia atrás, así ⟶
- La espalda está demasiado tiesa para poner la cabeza entre las rodillas.
- En bebés menores de 1 año, la mollera se abulta hacia arriba.
- Comúnmente hay vómitos.
- En bebés y niños chiquitos, la meningitis temprana puede ser difícil de reconocer. Quizás el niño llore de una manera rara (el 'llanto de la meningitis'), aun cuando la madre se lo ponga al pecho. O puede que el niño tenga mucho sueño.
- A veces hay ataques (convulsiones) o movimientos extraños.
- Muchas veces, el niño empeora más y más hasta perder el conocimiento.
- La meningitis tuberculosa se desarrolla despacio, en días o semanas. Otras formas de meningitis dan más rápido, en horas o días.

Tratamiento:

Consiga ayuda médica rápido—¡cada minuto cuenta! Si puede, lleve al enfermo a un hospital. Mientras tanto, haga lo siguiente:

- ◆ Inyecte ampicilina, 500 mg. cada 4 horas (vea pág. 353). O inyecte penicilina cristalina, 1 millón de unidades cada 4 horas (vea pág. 353). Si es posible, también dé cloranfenicol (vea pág. 357).
- ◆ Si hay mucha calentura (más de 40 grados), bájala con trapos mojados y acetaminofén o aspirina (vea págs. 379 a 380).
- ◆ Si la madre tiene tuberculosis o si hay otra razón para sospechar meningitis tuberculosa en el niño, inyéctele 0.2 ml. de estreptomicina por cada 5 kilos de peso y busque ayuda médica inmediatamente. También use ampicilina o penicilina por si acaso tiene meningitis no tuberculosa.

Prevención:

Para evitar la meningitis tuberculosa, los recién nacidos de madres con tuberculosis deben ser vacunados con la vacuna B.C.G. al nacer. La dosis para el recién nacido es de 0.05 ml. (la mitad de la dosis normal, que es 0.1 ml.). Para otras sugerencias sobre la prevención de la tuberculosis, vea las págs. 179 a 180.

PALUDISMO (MALARIA)

El paludismo es una infección de la sangre que causa escalofríos y mucha calentura. Se transmite por zancudos (mosquitos). Al picar a una persona infectada, el zancudo chupa los parásitos del paludismo junto con la sangre y después se los inyecta a la siguiente persona que pica.

Señas de paludismo:

- El ataque típico tiene 3 etapas:

1. Empieza con escalofríos—y muchas veces dolor de cabeza. La persona tiembla de frío, de 15 minutos a 1 hora.

2. Después de los escalofríos, hay calentura, muchas veces 40° ó más. La persona se pone débil, colorada y a veces extraviada. La calentura dura varias horas o días.

3. Finalmente, la persona empieza a sudar y la calentura baja. Después de un ataque, la persona se siente débil pero más o menos bien.

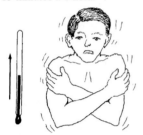 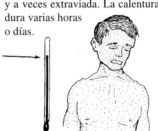 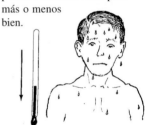

- Generalmente el paludismo causa calenturas cada 2 ó 3 días (según la clase de paludismo), pero al principio puede producir calentura a diario. Además, puede que la calentura dé de un modo irregular. Por eso, toda persona que sufra de calenturas extrañas, debe hacerse un análisis de sangre.
- El paludismo crónico a menudo causa inflamación del *bazo* y anemia (pág. 124).
- En los niños chiquitos, la anemia y la palidez pueden empezar en 1 ó 2 días. En los niños con paludismo que afecta al cerebro (paludismo cerebral*)*, los ataques pueden ser seguidos por períodos de pérdida del conocimiento. Además, las palmas de las manos pueden ponerse de color azul grisáceo y la respiración puede ser rápida y profunda. (**Nota:** Los niños que no han sido alimentados con leche de pecho corren más riesgo de que les dé paludismo.)

Análisis y tratamiento:

- Si sospecha que tiene paludismo o si sufre de calenturas crónicas, vaya—si es posible—a un centro de salud para que le hagan un análisis de sangre. En regiones donde se produce un tipo de paludismo muy peligroso llamado *falciparum*, consiga tratamiento de inmediato.
- En regiones donde es común el paludismo, trate como tal cualquier calentura alta inexplicable. Tome la medicina que sirva mejor en su región. (Para las dosis e información sobre estas medicinas, vea págs. 365 a 368.)
- Si usted se mejora con la medicina, pero después de varios días le vuelven las calenturas, probablemente necesita otra medicina. Pida consejos en el centro de salud más cercano.
- Si una persona que quizás tenga paludismo, comienza a tener ataques u otras señas de meningitis (pág. 185), puede que tenga paludismo cerebral. Si puede, inyecte inmediatamente una medicina para el paludismo (vea pág. 367).

CÓMO EVITAR EL PALUDISMO (Y EL DENGUE)

El paludismo se da más en las temporadas cálidas de lluvias. Si toda la gente colabora, el paludismo se puede controlar. Hay que tomar todas las medidas de control al mismo tiempo.

1. Evite los zancudos. Duerma donde no hay zancudos o debajo de un mosquitero tratado con insecticida, o debajo de una sábana. Tape la cuna del bebé con un mosquitero tratado con insecticida o una tela delgada.

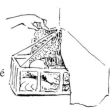

2. Colabore con los trabajadores del control del paludismo cuando lleguen a su pueblo. Dígales si alguien de su familia ha tenido calenturas y deje que le saquen sangre para un examen.

3. Si sospecha que tiene paludismo, consiga tratamiento pronto. Si se ha curado, los zancudos que lo piquen no le pasarán el mal a otras personas.

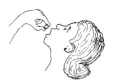

4. Mate a los zancudos y sus crías. Los zancudos se crían en aguas estancadas. Libre los alrededores de su casa de charcos, hoyos, latas viejas u ollas quebradas que junten agua. Drene o ponga un poco de aceite en los charcos o pantanos donde se crían los zancudos. Llene de arena los huecos en los trozos de bambú (en los cercos, etc.).

5. También se puede evitar el paludismo—o reducir mucho sus efectos—tomando regularmente medicinas antipalúdicas. Vea las páginas 365 a 368.

DENGUE (FIEBRE ROMPEHUESOS)

Esta enfermedad se confunde a veces con el paludismo. Es causada por un virus transmitido por zancudos. En los últimos años se ha vuelto más común en varios países. A menudo da en *epidemias,* generalmente durante las temporadas cálidas de lluvias. A una persona le puede dar dengue más de una vez. Las recaídas son aún peores. **Para prevenir el dengue** hay que controlar los zancudos y protegerse de sus picaduras, igual que con el paludismo.

Síntomas

- Fiebre alta y repentina, con escalofríos.
- Fuertes dolores de cabeza y del cuerpo; garganta irritada.
- El enfermo se siente muy mal y decaído.
- Después de 3 ó 4 días se siente mejor por un par de horas y hasta por 2 días.
- Luego vuelve la enfermedad por 1 ó 2 días, a menudo con salpullido que empieza en las manos y los pies.
- El salpullido se extiende después a brazos y piernas y finalmente a todo el cuerpo (por lo general, no da en la cara).
- Un tipo grave de dengue puede causar hemorragias debajo de la piel (pequeñas manchas oscuras) o una hemorragia peligrosa adentro del cuerpo.

Tratamiento

- No hay medicinas, pero la enfermedad desaparece en pocos días.
- Reposo, bastantes líquidos, acetominofén (**no aspirina**) para la fiebre y dolores.
- En caso de hemorragia grave, dé tratamiento para choque, si es necesario (vea pág. 77).

BRUCELOSIS (FIEBRE ONDULANTE, FIEBRE DE MALTA)

Ésta es una enfermedad que resulta por tomar leche cruda de vacas o cabras (chivas) infectadas. También puede entrar al cuerpo por raspones o heridas en la piel de personas que trabajan con ganado, cabras o puercos enfermos, o puede entrar a los pulmones al respirarla.

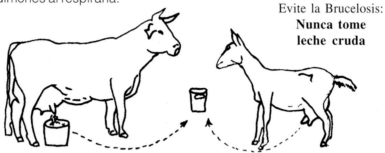

Evite la Brucelosis:
**Nunca tome
leche cruda**

Señas:

- La brucelosis puede empezar con calentura y escalofríos, pero a menudo comienza muy gradualmente con más y más cansancio, debilidad, desgana de comer, dolor de cabeza y de estómago, y a veces dolor de las coyunturas.
- Las calenturas pueden ser leves o graves. Típicamente comienzan con escalofríos en la tarde y terminan con sudores en la madrugada. En la brucelosis crónica, las calenturas pueden quitarse por varios días y luego volver. Sin tratamiento, la brucelosis puede durar años.
- El cuello, arcas e ingle pueden tener nodos linfáticos hinchados (secas—pág. 88).

Tratamiento:

- Si sospecha que tiene brucelosis, busque ayuda médica, ya que es fácil confundir esta enfermedad con otras y la curación es larga y cara.
- Use tetraciclina; adultos: 2 cápsulas de 250 mg. 4 veces al día durante 3 semanas. Para las precauciones, vea la pág. 356. O use sulfametoxazol con trimetoprim. (Para la dosis y precauciones, vea la pág. 358).

Prevención:

- **Solamente tome leche que esté hervida o pasteurizada,** sea de vaca o de cabra. En las regiones donde hay brucelosis, es más seguro no comer queso hecho con leche cruda.
- Tenga cuidado al manejar ganado, cabras y puercos, sobre todo si usted tiene raspones o cortadas.
- Colabore con los veterinarios e inspectores de ganado que se aseguran de que todos sus animales estén sanos.

FIEBRE TIFOIDEA

La tifoidea es una infección de la tripa que afecta a todo el cuerpo. Se transmite de *caca-a-boca* por medio de comida y agua contaminada, y a menudo da en epidemias (mucha gente se enferma a la vez). De las diferentes infecciones que la gente a veces llama 'la fiebre' (pág. 26), la tifoidea es una de las más peligrosas.

Señas de tifoidea:

Primera semana:

- Empieza como un catarro o gripa.
- Dolor de cabeza y de garganta, y muchas veces tos seca.
- La calentura sube y baja, pero sube un poco más cada día hasta llegar a 40° o más.
- A menudo el pulso es relativamente lento en relación a la fiebre. Mida el pulso y la temperatura cada media hora. **Si el pulso se vuelve más lento cuando la fiebre sube, el enfermo probablemente tiene tifoidea** (vea pág. 26).
- A veces hay vómitos, diarrea o estreñimiento.

1er día   37 ½°

2ndo día   38°

3er día   38 ½°

4to día   39°

5to día   39 ½°

6to día   40°

Segunda semana:

- Fiebre alta, pulso relativamente lento.
- Pueden aparecer granitos rosados en el cuerpo.
- Temblores.
- Delirio (la persona se pone como extraviada).
- Debilidad, pérdida de peso, deshidratación.

Tercera semana:

- Si no hay complicaciones, la fiebre y las otras señas desaparecen poco a poco.

Tratamiento:

- Busque ayuda médica.
- En regiones donde la tifoidea sea resistente al cloranfenicol y a la ampicilina, dé sulfametoxazol con trimetoprim (pág. 358) por lo menos durante 2 semanas.
- O use cloranfenicol (vea pág. 357), adultos: 3 cápsulas de 250 mg. 4 veces al día por lo menos durante 2 semanas. Si no hay cloranfenicol, use ampicilina (pág. 353) o tetraciclina (pág. 356).
- Baje la calentura con trapos mojados (vea pág. 76).
- Dé mucho líquido: sopas, jugos y Suero para Tomar para evitar la deshidratación (vea pág. 152).
- Dé alimentos nutritivos, en forma líquida si es necesario.
- El enfermo debe quedarse acostado hasta que se le quite por completo la fiebre.
- Si el enfermo obra sangre o tiene señas de peritonitis (pág. 94) o pulmonía (pág. 171), llévelo de inmediato a un hospital.

Prevención:

- Para prevenir la tifoidea, es preciso evitar la contaminación del agua y de los alimentos con excremento (caca) humano. Siga los consejos para el aseo público y personal del Capítulo 12. Haga y use letrinas. Asegúrese de que las letrinas estén lejos de donde la gente toma agua.
- La tifoidea muchas veces se da después de una inundación u otros desastres. Por eso hay que tener cuidado especial con la *higiene* y *saneamiento* en esas ocasiones. Asegúrese de que el agua para tomar esté limpia. Si hay casos de tifoidea en su comunidad, hay que hervir toda el agua para tomar. Busque la causa de la contaminación del agua o la comida.

(continúa en la página siguiente)

Prevención de la tifoidea: (continuación)

♦ Para no pasarle la tifoidea a otra gente, el enfermo debe estar en un cuarto separado. Los demás no deben usar sus trastes. Su excremento debe ser quemado o enterrado en hoyos profundos. Las personas que cuiden al enfermo deben lavarse bien las manos inmediatamente después de atenderlo.

♦ Después de sanarse de la tifoidea, algunas personas todavía 'cargan' la enfermedad y pueden pasársela a otra gente. Por eso, cualquiera que haya tenido tifoidea, debe tener cuidado especial con su aseo personal y no debe trabajar en restaurantes ni donde se manejan alimentos. A veces la ampicilina sirve para 'desinfectar' a los portadores de tifoidea.

TIFO (TIFUS)

El tifo es una enfermedad parecida pero distinta a la tifoidea. La infección se pasa a través de los piquetes de:

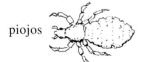 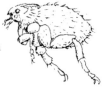

piojos   garrapatas   pulgas
de ratón

Señas:

● El tifo empieza como un catarro fuerte. Después de 1 semana o más, comienza la calentura, con escalofríos, dolor de cabeza y dolor en los músculos y el pecho.

● Después de algunos días de calentura, aparece un salpullido típico, primero en las arcas y luego en el cuerpo, después en los brazos y las piernas (pero no en la cara, palmas de las manos o plantas de los pies). El salpullido se ve como muchos moretones pequeños.

● La calentura dura 2 semanas o más. El tifo generalmente es leve en los niños y muy grave en los ancianos. Una forma epidémica del tifo es especialmente peligrosa.

● En el tifo transmitido por garrapatas, muchas veces hay una llaga grande y dolorosa en el punto de la picadura, y los nodos linfáticos cercanos se ponen hinchados y dolorosos.

Tratamiento:

♦ Si sospecha que alguien tiene tifo, consiga ayuda médica. Muchas veces se necesitan exámenes especiales.

♦ Dé tetraciclina; adultos: 2 cápsulas de 250 mg. 4 veces al día por 7 días (vea pág. 356). El cloranfenicol también sirve, pero es más peligroso (pág. 357).

Prevención:

♦ Cuide el aseo. Espulgue a toda la familia seguido.

♦ Quíteles las garrapatas a sus perros y no los deje entrar a la casa.

♦ Mate los ratones. Use gatos o trampas (no veneno, que puede ser peligroso para otros animales y los niños).

♦ Mate las pulgas de ratón. No coja a los ratones muertos. Las pulgas le pueden saltar a usted. Ahogue y queme a los ratones y sus pulgas. Eche insecticida en los hoyos y nidos de ratón.

LEPRA ('LAZARÍN', MAL DE HANSEN, MAL DE SAN LÁZARO)

Esta enfermedad poco infecciosa se desarrolla lentamente, a menudo a lo largo de muchos años. Sólo puede pasar de personas que tienen lepra que no ha sido tratada, a personas que tienen 'poca resistencia' a esta enfermedad. En las regiones donde es común la lepra, los niños deben ser examinados cada 6 a 12 meses— sobre todo los niños que viven con alguien que tiene lepra.

Señas: La lepra puede causar distintas enfermedades de la piel, pérdida de la sensibilidad y parálisis de las manos y los pies.

La primera seña de la lepra muchas veces es **una mancha en la piel que crece despacio y no pica ni duele.** Al principio, la sensibilidad dentro de la mancha puede ser normal. Siga observándola. Si la sensibilidad en la mancha disminuye o desaparece (vea pág. 38), es probable que se trate de lepra.

Busque manchas por todo el cuerpo, pero más que nada en la cara, brazos, espalda, nalgas y piernas.

mancha pálida sin un borde obvio

Las manchas son de diferente color que el resto de la piel, pero nunca completamente blancas o escamosas.

mancha como de tiña con o sin el borde levantado

Las señas más tardías varían según la resistencia natural de la persona a la enfermedad. Esté pendiente de:

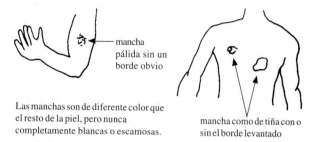

* Hormigueo, entumecimiento o pérdida de sensibilidad en manos o pies. O deformidades o falta de sensibilidad en las manchas de la piel.
* Debilidad leve o deformidades en manos y pies.
* Nervios hinchados que forman cordones gruesos debajo de la piel. Los nervios pueden doler o no cuando uno los apachurra.

dedos agarrotados

pie caído

Busque nervios gruesos en estos lugares.

Las señas avanzadas pueden incluir:

quemaduras y cicatrices donde se ha perdido la sensibilidad

pérdida de las cejas

ceguera

nariz a veces deformada

lóbulo de la oreja grueso y deforme

llagas que no duelen en manos o pies

parálisis y deformidad de las manos y los pies

Tratamiento de la lepra: La lepra por lo general es curable, pero usualmente hay que tomar la medicina por años. La mejor medicina es la dapsone, si es posible combinada con rifampicina y clofacimina (vea págs. 363 a 365). Si le da o le empeora una 'reacción leprosa' (calentura, salpullido, dolor y quizás hinchazón de manos y pies, o daño al ojo) cuando esté tomando la medicina, siga tomándola pero busque ayuda médica.

Cómo evitar que se dañen las manos, los pies y los ojos: Las llagas grandes que muchas veces se ven en las manos y los pies de las personas con lepra, no son causadas por la enfermedad misma y pueden ser evitadas. Resultan porque, con la pérdida de sensibilidad, la persona ya no se protege como es normal.

Por ejemplo, si una persona con sensibilidad normal camina mucho y le sale una ampolla, le duele, así que deja de caminar o renguea.

Pero cuando a una persona con lepra le sale una ampolla, no le duele.	Así que sigue caminando hasta que la ampolla se revienta y se infecta.	Como sigue sin sentir dolor, la infección entra más profundo y ataca el hueso.	Con el tiempo, el hueso se destruye y el pie se deforma cada vez más.

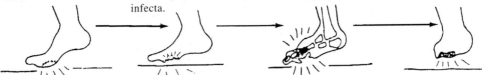

1. Protéjase las manos y los pies de cosas que los puedan cortar, lastimar, ampollar o quemar:

No camine descalzo, sobre todo donde haya piedras filudas o espinas. Use zapatos o huaraches. Acojine los zapatos por dentro y debajo de las correas que lo puedan lastimar.

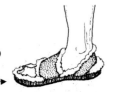

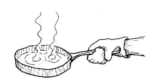

Cuando trabaje con las manos o en la cocina, use guantes. Nunca agarre un sartén u otro objeto que **pueda** estar caliente, sin primero protegerse la mano con un guante grueso o un trapo doblado. Si es posible, evite trabajos en que tenga que manejar objetos filosos o calientes. No fume.

2. Al final de cada día (o más seguido, si trabaja mucho o camina bastante), examine sus manos y pies muy cuidadosamente. O pídale a alguien que se los examine. Busque cortadas, moretones o espinas. También busque manchas o lugares en las manos y los pies que estén rojos, calientes, hinchados o que tengan principios de ampollas. Si encuentra algo, descanse las manos o los pies hasta que la piel esté completamente normal otra vez. Así la piel formará callos y se pondrá fuerte. Las llagas se pueden evitar.

3. Si tiene una llaga abierta, mantenga muy limpia y en reposo el área de la llaga hasta que sane por completo. Tenga cuidado de no lastimarse allí otra vez.

4. Protéjase los ojos. Gran parte del daño de los ojos viene de no parpadear suficiente, debido a la debilidad o pérdida de sensibilidad. Parpadee seguido para mantener los ojos húmedos y limpios. Si no puede parpadear bien; cierre con fuerza los ojos varias veces al día, sobre todo cuando haya polvo. Use lentes oscuros con protectores de lado, y quizás un sombrero. No deje que las moscas se le arrimen a los ojos. Manténgalos limpios.

Si usted hace estas cosas y empieza temprano el tratamiento, **podrá evitar muchas de las deformidades causadas por la lepra.** Para más información sobre el mal de Hansen, vea *El niño campesino deshabilitado*, Capítulo 26.

ENFERMEDADES DE LA PIEL

Algunas dolencias de la piel son causadas por enfermedades que afectan solamente la piel—por ejemplo, la tiña, la rozadura y las verrugas (mezquinos). Otras dolencias de la piel son señas de enfermedades que afectan todo el cuerpo—por ejemplo, los granitos que acompañan al sarampión o las manchas que salen por la mala alimentación. Ciertos tipos de llagas y granos también pueden ser señas de enfermedades graves—como la tuberculosis, la sífilis o la lepra.

En este capítulo sólo hablamos de las enfermedades de la piel que son más comunes en nuestros pueblos. Pero hay tantas enfermedades de la piel, que aún los especialistas batallan para distinguir unas de otras. Aunque sean parecidas, sus causas y tratamientos pueden ser totalmente diferentes.

> **Si una enfermedad de la piel es grave o se empeora
> a pesar de tratamiento, consiga ayuda médica.**

REGLAS GENERALES
PARA TRATAR ENFERMEDADES DE LA PIEL

Aunque muchas enfermedades de la piel requieren tratamientos especiales, hay algunas curaciones generales que con frecuencia hacen provecho:

REGLA No. 1
Si la parte afectada de la piel está **caliente** y duele, o suelta pus, trátela con lienzos de agua **caliente** (*compresas calientes*).

REGLA No. 2
Si la parte afectada de la piel da comezón, arde o suelta un líquido claro, trátela con lienzos de agua **fría** (*compresas frías*).

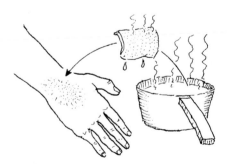

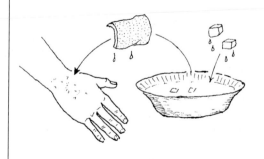

REGLA No. 1 (con más detalles)

Si la piel muestra señas de infección grave como:

- inflamación (la piel alrededor de las partes afectadas se pone roja u oscura)
- hinchazón
- dolor
- calor (se siente caliente)
- pus

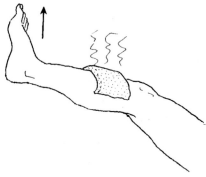

Haga lo siguiente:

- ♦ Mantenga en reposo y en alto la parte afectada (póngala más arriba que el resto del cuerpo).
- ♦ Póngale lienzos de agua caliente.
- ♦ Si la infección es grave o la persona tiene calentura, dele antibióticos (penicilina, una sulfonamida o eritromicina).

Las señas de peligro incluyen: nodos linfáticos hinchados (secas), una línea o raya colorada u oscura arriba de la parte infectada, o mal olor. Si estas señas no mejoran con el tratamiento, use un antibiótico y consiga ayuda médica rápido.

REGLA No. 2 (con más detalles)

Si la piel afectada forma ampollas o una costra, lagrimea, da comezón o arde, haga lo siguiente:

- ♦ Póngale lienzos de agua fresca con vinagre blanco (2 cucharadas de vinagre en 1 litro de agua potable o hervida).

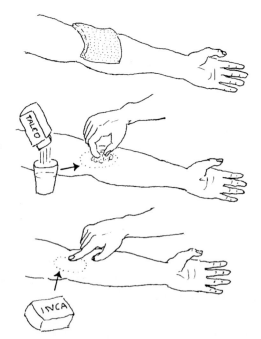

- ♦ Cuando el área afectada esté mejor, ya no lagrimee y haya formado nueva piel tierna, úntele ligeramente una mezcla de talco y agua (1 parte de talco por 1 parte de agua).

- ♦ Cuando ya esté aliviada y la piel nueva comience a ponerse dura o a formar escamas, úntele un poco de manteca vegetal o aceite para la piel para ablandarla.

REGLA No. 3

Si las partes afectadas de la piel se encuentran en lugares del cuerpo donde les pega el sol, protéjalas del sol.

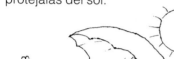

REGLA No. 4

Si las partes más afectadas de la piel se encuentran en lugares del cuerpo donde no les pega el sol, asoléelas durante 10 a 20 minutos, 2 ó 3 veces al día.

Instrucciones para Poner Lienzos Calientes:

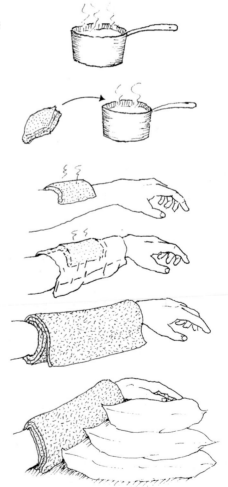

1. Hierva el agua y déjela enfriar lo suficiente para que no se queme al meter la mano.

2. Doble un trapo limpio hasta que quede un poco más grande que la parte que quiere curar. Métalo en el agua y exprímalo.

3. Ponga el lienzo sobre la parte afectada de la piel.

4. Cubra el trapo con un pedazo de plástico.

5. Envuélvalo con una toalla para conservar el calor.

6. Mantenga en alto la parte afectada.

7. Cuando se enfríe el lienzo, vuelva a meterlo en el agua caliente y haga otra vez lo mismo.

ENFERMEDAES DE LA PIEL—Una Guía de Identificación

SI LA PIEL TIENE:	Y SE VE ASÍ:	POSIBLEMENTE TIENE	VEA PÁG.
llagas pequeñitas o como espinillas	Granitos o llagas con mucha comezón—primero entre los dedos, en las muñecas o en la cintura.	sarna (guaguana)	199
	Granos o llagas con pus o inflamación, muchas veces por rascarse los piquetes de insectos. Pueden causar 'secas'.	infección de bacterias	201
	Llagas irregulares con costras vidriosas y amarillentas. Se van esparciendo.	impétigo (infección de bacterias)	202
	Granos en la cara de la gente joven, a veces en el pecho y la espalda, a menudo con puntitos de pus.	acné, espinillas, barros	211
	Una llaga en los genitales, sin comezón o dolor	sífilis o linfogranuloma venéreo	237 238
	con dolor y pus	chancro blando	403
una llaga o úlcera grande	Una gran llaga crónica (que no sana) rodeada de piel morada —sobre o cerca de los tobillos de la gente mayor con várices.	úlceras por mala circulación (posiblemente diabetes)	213 127
	Llagas sobre los huesos y coyunturas de gente muy enferma que no se levanta.	llagas de presión o de cama	214
	Llagas con pérdida de sensibilidad en los pies o las manos. (No duelen aunque se les pinche con una aguja.)	lepra	191
	Un grano y luego una llaga que no sana en cualquier parte del cuerpo o la cara.	leishmaniasis	406
bolas debajo de la piel	Un chichón doloroso y caliente que a la larga se puede reventar y soltar pus.	absceso o nacido	202
	Una bola dolorosa y caliente en el seno (chichi) de una mujer que da pecho.	mastitis (infección de bacterias), posiblemente cáncer	278 279
	Una bola que va creciendo. Al principio generalmente no duele.	cáncer (vea también nodos linfáticos)	279 88
	Una o más bolas en la cabeza, cuello o parte de arriba del cuerpo (o parte central del cuerpo y muslos).	ceguera del río (vea también nodos linfáticos)	227 88

Una Guía de Identificación

SI LA PIEL TIENE:	Y SE VE ASÍ:	POSIBLEMENTE TIENE	VEA PÁG.
nodos linfáticos hinchados ('secas')	Bolitas a los lados del cuello que repetidamente se revientan y cicatrizan.	escrófula (un tipo de tuberculosis)	212
	Bolitas en la ingle que repetidamente se revientan y cicatrizan.	linfogranuloma venéreo	238
		chancro blando	403
manchas grandes oscuras	Manchas oscuras en la frente y mejillas de mujeres embarazadas.	'paño' o máscara del embarazo	207
	Áreas escamosas y agrietadas que parecen quemadas por el sol; en los brazos, piernas, cuello o cara.	pelagra (un tipo de desnutrición)	208 209
	Manchas oscuras en la piel o la boca que empiezan pequeñas y van creciendo. No duelen.	Sarcoma de Kaposi (un cáncer relacionado con el VIH / SIDA)	399 401
	Manchas moradas o llagas peladas en los niños con los pies hinchados.	desnutrición	208 209
blancas	Manchas redondas o irregulares en la cara o el cuerpo, especialmente en niños.	tiña versicolor (infección de hongos)	206
	Manchas blancas, especialmente en las manos, los pies o los labios · que empiezan con granos colorados o azules.	pinta (infección)	207
	que empiezan sin otras señas.	vitíligo o ciricua (pérdida del color, nada más)	207
coloradas	Manchas coloradas o con ampollas en las mejillas o detrás de las rodillas y codos de niños chiquitos.	eczema	216
	Una mancha colorada, caliente y dolorosa que se esparce rápidamente.	erisipela (celulitis o infecciones muy graves de bacterias)	212
	Un área colorada entre las piernas de los bebés.	rozadura por orina o calor	215
	Manchas coloradas como carne, con 'cuajadas' blancas y lechosas en los pliegues de la piel.	moniliasis (infección de hongos)	232 242
coloradas o grises	Manchas gruesas coloradas o grises, con escamas color de plata; sobre todo en los codos y las rodillas; son crónicas (duraderas).	psoriasis (o a veces tuberculosis)	216 212

Una Guía de Identificación

SI LA PIEL TIENE:	Y SE VE ASÍ:	POSIBLEMENTE TIENE	VEA PÁG.
verrugas o mezquinos	Verrugas sencillas, no muy grandes.	verrugas comunes (infección de virus)	210
	Tumores como verrugas en el pene, la vagina o alrededor del ano.	verrugas genitales	402
	Verrugas grandes (de más de 1 cm), muchas veces en los brazos o pies.	un tipo de tuberculosis de la piel	212
ruedas (manchas con bordes levantados o rojos, muchas veces limpias en el centro)	Ruedas pequeñas que van creciendo o se esparcen. Pueden dar comezón.	tiña o jiotes (infección de hongos)	205
	Círculos grandes con un borde grueso y sin comezón.	sífilis avanzada	237
	Ruedas grandes, entumidas en el centro. (No se siente el piquete de una aguja.)	lepra	191
	Ruedas pequeñas, a veces con un hoyito en medio; en las sienes, la nariz o el cuello.	cáncer de la piel	211
ronchas	Ronchas, granos o manchas con mucha comezón. (Pueden aparecer y desaparecer rápidamente.)	reacción alérgica	203
ampollas	Ampollas con granos y mucha comezón y lagrimeo.	dermatitis de contacto (por tocar algo, como zumaque venenoso)	204
	Ampollitas por todo el cuerpo con un poco de calentura.	viruela loca (varicela)	311
	Un grupo de ampollas dolorosas que aparecen en una sola parte del cuerpo, muchas veces como una línea o mancha.	herpes zona (zoster)	204
	Un área gris o negra, que huele mal; con ampollas y bolsitas de aire que se esparcen.	gangrena gaseosa (infección muy grave de bacterias)	213
granitos colorados o salpullido por todo el cuerpo; calentura	En niños muy enfermos: salpullido que aparece por todo el cuerpo.	sarampión	311
	Después de algunos días con calentura, aparecen unos puntitos rosados en el cuerpo; la persona está muy enferma.	fiebre tifoidea	188

SARNA (GUAGUANA, 'EL GUSTO')

La sarna es más común en los niños. Produce granitos con mucha comezón que pueden aparecer por todo el cuerpo, pero son más comunes:

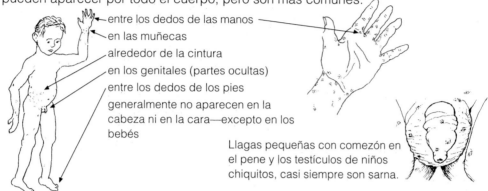

entre los dedos de las manos

en las muñecas

alrededor de la cintura

en los genitales (partes ocultas)

entre los dedos de los pies

generalmente no aparecen en la cabeza ni en la cara—excepto en los bebés

Llagas pequeñas con comezón en el pene y los testículos de niños chiquitos, casi siempre son sarna.

La sarna la causan unos animalitos como garrapatas chiquitas (niguas, güinas), que hacen túneles por debajo de la piel. Se pega por tocar la parte afectada o mediante la ropa y la ropa de cama. El rascarse puede causar una infección. Las señas son llagas con pus, y a veces nodos linfáticos hinchados o calentura.

Tratamiento:

♦ Cuando una persona en la familia tiene sarna, hay que tratar a todos.

♦ El aseo personal es importantísimo. Báñese y cámbiese diariamente.

♦ Córtese las uñas al ras para reducir el contagio y la infección.

♦ Lave toda la ropa, las sábanas y las cobijas, o mejor aún, hiérvalas y cuélguelas en el sol.

♦ Haga la siguiente pomada con lindano (hexacloruro de benceno gamma, pág. 373) y *Vaselina* (petrolato, pág. 371). En muchos países, el lindano se vende como insecticida para ovejas o ganado vacuno.

Lávese con fuerza todo el cuerpo usando jabón y agua caliente.

Caliente 15 partes de *Vaselina* (o aceite para el cuerpo) y mézclelas bien con 1 parte de lindano. Úntese esta pomada por todo el cuerpo (excepto en la cara—a menos que esté afectada). Déjela durante 1 día y después báñese bien.

Después póngase ropa limpia y use sábanas y cobijas limpias. Repita el tratamiento después de 1 semana.

♦ En vez de esta pomada, puede poner 4 gotas de lindano en la mitad de un limón. Déjelo por 5 minutos y luego frótese el limón por todo el cuerpo, menos en la cara, comenzando por las partes más afectadas.

Nota: El lindano viene en pomadas o soluciones comerciales (*Scabene, Kwell, Gammezane,* pág. 373), pero éstas son más caras.

CUIDADO: El lindano puede envenenar si se usa muy seguido. No se lo ponga más de 1 vez a la semana, y báñese bien al día siguiente. No use lindano en bebés menores de 1 año. Vea la página siguiente para tratamientos menos riesgosos.

♦ Mezcla de azufre en polvo y manteca o aceite para el cuerpo: 1 parte de azufre con 10 partes de manteca o aceite. Ponga por todo el cuerpo (menos en la cara) 3 veces al día durante 3 días.

♦ Loción de benzoato de bencilo (vea pág. 373).

♦ Crotamitón (*Eurax*, pág. 373).

PIOJOS

Los hay de 3 clases: de la cabeza, del cuerpo y púbicos (o 'ladillas') que viven en las partes peludas del cuerpo. Los piojos causan comezón y a veces infecciones de la piel y 'secas' (nodos linfáticos hinchados). Para evitar los piojos, cuide mucho su aseo personal. Lave seguido su ropa, sus sábanas y cobijas y cuélguelas en el sol. Báñese y lávese el cabello a menudo. Revise el pelo de los niños. Si tienen piojos, trátelos de inmediato. No deje que un niño con piojos duerma con los demás.

Tratamiento:

Para piojos de la cabeza y ladillas: Muchas veces se pueden quitar los piojos sin medicinas, tallándose bien el pelo con cualquier jabón o champú durante 10 minutos. Enjuague y peine bien con un 'chino' (peine con los dientes muy juntos). Repita esto diariamente por 10 días.

♦ Si es necesario, haga un champú con lindano (pág. 373), agua y jabón (1 parte de lindano por 10 partes de agua). Lave el cabello, cuidando que no entre lindano en los ojos. Deje el champú durante 10 minutos; luego enjuague bien con agua limpia. Repítalo después de 1 semana. Las medicinas que contienen piretrinas con piperonil (*RID*) también sirven para los piojos y son más seguras (vea pág. 373).

♦ Para destruir las liendres (huevecillos), empape el pelo con agua tibia con vinagre (1 parte de vinagre por 1 parte de agua) durante media hora. Luego peine bien el pelo con un 'chino'.

Para piojos del cuerpo: Durante 10 días, remójese diariamente todo el cuerpo en un baño de agua caliente. Después de cada baño, lávese todo el cuerpo con jabón y enjuáguese bien. Use un 'chino' en todos los lugares con pelos. Si es necesario, trate como la sarna. Mantenga limpia su ropa personal y de cama.

CHINCHES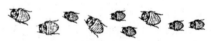

Son insectos rastreros muy pequeños y planos. Se esconden en los colchones, la ropa de cama, los muebles y las paredes. Por lo general pican de noche. A menudo dejan piquetes en grupos o hileras.

Para eliminar las chinches, lave la ropa de cama y eche agua hirviendo en los catres. Espolvoree azufre sobre los colchones, muebles tapizados y alfombras y no los use durante 3 semanas. Quite bien el azufre antes de volver a usarlos.

Evite las chinches, asoleando seguido la ropa de cama, los tapetes y los catres.

GARRAPATAS Y NIGUAS

Algunas infecciones peligrosas y ciertos tipos de parálisis se deben a los piquetes de garrapata. Pero estos problemas se pueden evitar quitando la garrapata pronto y con cuidado. Así que revísese bien todo el cuerpo después de caminar en lugares donde haya garrapatas.

Al quitar una garrapata que esté bien prendida, tenga cuidado de que la cabeza no quede debajo de la piel, pues puede causar una infección. Nunca jale el cuerpo de la garrapata. Para quitar una garrapata:

♦ Con unas pinzas, agarre la garrapata tan cerca como pueda de la boca— la parte prendida a la piel. (Trate de no apretar su barriga hinchada). Jale la garrapata suave pero firmemente. No la toque. Quémela.

♦ O arrímele un cigarrillo prendido. O póngale un poco de alcohol.

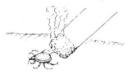 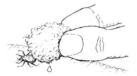

Para quitar garrapatas muy pequeñas o niguas, use uno de los remedios recomendados para la sarna (vea pág. 199). Para calmar la comezón o el dolor causado por los piquetes de garrapata o nigua, tome aspirina y siga las instrucciones para el tratamiento de la comezón en la pág. 203.

Para ayudar a evitar que las niguas y las garrapatas le piquen, échese polvo de azufre en el cuerpo antes de ir al campo o al bosque, sobre todo en los tobillos, las muñecas, la cintura y las arcas.

LLAGAS PEQUEÑAS CON PUS

Las infecciones de la piel en forma de llaguitas con pus, muchas veces vienen de rascarse con las uñas sucias los piquetes de insecto, la sarna u otras irritaciones.

Tratamiento y Prevención:

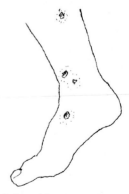

♦ Lave bien las llagas con jabón y agua hervida y enfriada, quitando con cuidado las costras. Haga esto todos los días mientras haya pus.

♦ Deje destapadas las llagas pequeñas. Vende las llagas grandes y cambie seguido las vendas.

♦ Si la piel alrededor de una llaga está roja y caliente, o si la persona tiene calentura, rayas coloradas que salen de la llaga o nodos linfáticos hinchados, use un antibiótico—como pastillas de penicilina (pág. 351) o pastillas de sulfa (pág. 358).

♦ No se rasque. Eso empeora las llagas y puede pasar la infección a otras partes del cuerpo. A los niños chiquitos, córteles las uñas al ras. O póngales guantes o calcetines en las manos para que no se rasquen.

♦ Nunca deje que un niño con llagas o cualquier infección de la piel juegue o duerma con otros niños. Estas infecciones son muy pegadizas.

IMPÉTIGO

Ésta es una infección de bacterias que causa llagas que se esparcen rápidamente y forman costras vidriosas y amarillentas. Con frecuencia, a los niños les da en la cara, sobre todo alrededor de la boca. El impétigo se le puede pegar fácilmente a otras personas por medio de las llagas o dedos contaminados.

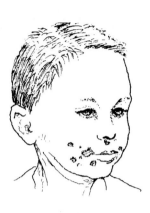

Tratamiento:

♦ Lave la parte afectada con jabón y agua hervida y enfriada, de 3 a 4 veces al día, y quite con cuidado las costras.

♦ Después de cada lavado, pinte las llagas con violeta de genciana (pág. 371) o únteles una pomada antibiótica que contenga bacitracina, como *Neosporín* o *Polisporín* (pág. 371).

♦ Si la infección está muy extendida o causa calentura, dé pastillas de penicilina (pág. 351) o dicloxacilina (pág. 351). Si la persona es alérgica a la penicilina, o si estas medicinas no parecen ayudar, dé eritromicina (pág. 355) o sulfametoxazol con trimetoprim (pág. 358).

Prevención:

♦ Siga los Consejos para el Aseo Personal (pág. 133). Bañe a los niños todos los días y protéjalos de las chinches y mosquitos. Si a un niño le da sarna, trátelo lo más pronto posible.

♦ No deje que un niño con impétigo duerma o juegue con otros niños. Empiece el tratamiento a la primera seña.

NACIDOS Y ABSCESOS

Un nacido o absceso es una infección que forma una bolsa de pus debajo de la piel. Esto puede suceder cuando se infecta la raíz de un pelo. O puede resultar por una estacada o una inyección puesta con una aguja sucia. Un nacido duele mucho y la piel a su alrededor se pone colorada y caliente. Puede hacer que se hinchen los nodos linfáticos y causar calentura.

Tratamiento:

♦ Ponga compresas calientes sobre el nacido varias veces al día (vea pág. 195).

♦ Deje que el nacido se reviente solo. Después de que se reviente, siga poniendo compresas calientes. Deje que salga el pus, pero nunca aplaste o exprima el nacido, ya que esto puede esparcir la infección a otras partes del cuerpo.

♦ Si el absceso duele mucho y no se revienta después de 2 ó 3 días de compresas calientes, puede servir abrirlo con un corte para que salga el pus. Esto calmará rápidamente el dolor. Si es posible, consiga ayuda médica.

♦ Si el nacido causa 'secas' o calentura, tome pastillas de penicilina (pág. 351) o eritromicina (pág. 355).

RONCHAS CON COMEZÓN
(REACCIONES ALÉRGICAS DE LA PIEL)

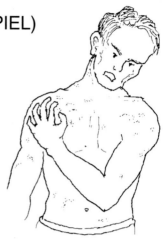

El tocar, comer, inyectar o respirar ciertas cosas puede producir *ronchas* con comezón y otros trastornos en personas alérgicas. Para más información, vea Trastornos Alérgicos, página 166.

Las ronchas son gruesas y abultadas. Parecen picaduras de abejas y dan mucha comezón. Pueden aparecer y desaparecer de repente o pasarse de un lugar a otro.

Esté pendiente de cualquier reacción causada por una medicina, sobre todo las inyecciones de penicilina y los contravenenos o antitoxinas hechos de suero de caballo. Las ronchas pueden aparecer a los pocos minutos o hasta 10 días después de inyectar la medicina.

Si hay ronchas con comezón u otra reacción alérgica después de inyectar o tomar una medicina, deje de usar la medicina y no la vuelva a usar jamás en su vida.

Esto es muy importante para evitar el peligro de CHOQUE ALÉRGICO, pág. 70.

Tratamiento para la comezón:

♦ Báñese con agua fresca o póngase lienzos de agua helada (trapos mojados en agua con hielo).

♦ Los lienzos frescos de agua de avena también calman la picazón. Cueza la avena, cuélela y use el agua cuando ya esté fría. (Se puede usar almidón en lugar de avena.)

♦ Si la comezón es muy fuerte, tome un antihistamínico como clorfeniramina (pág. 387).

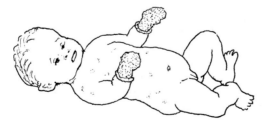

♦ Para evitar que se rasque un niño chiquito que tiene ronchas o granos, córtele las uñas y póngale guantes o calcetines en las manos.

PLANTAS Y OTRAS COSAS QUE PRODUCEN COMEZÓN O ARDOR EN LA PIEL

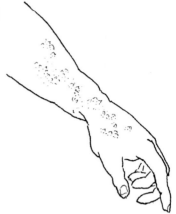

Las ortigas, las 'plantas quemadoras', el zumaque, el tachinol y muchas otras plantas pueden causar ampollas, quemaduras o ronchas con comezón cuando tocan la piel. El 'jugo' o los alguates (pelos) de ciertos gusanos y otros insectos causan trastornos parecidos.

En las personas alérgicas, las ronchas dolorosas o llagas que lagrimean pueden ser causadas por ciertas cosas que uno toca o se pone en la piel. La goma o el hule de los zapatos, la correa de un reloj, los aretes y algunas medicinas, cremas, perfumes o jabones pueden causar tales trastornos.

Tratamiento:

Todas estas irritaciones se alivian solas cuando la persona se deshace de la causa. Una pasta de avena y agua fresca ayuda a calmar la comezón. La aspirina o los antihistamínicos (pág. 386) también pueden ayudar. En casos graves, se puede usar una pomada que contenga cortisona o un corticoesteroide (vea pág. 371). Para evitar la infección, mantenga limpias las partes irritadas.

HERPES ZONA (ZOSTER)

Señas:

Una raya o mancha de ampollas dolorosas que aparece de repente de un lado del cuerpo, probablemente es herpes zona. Es más común en la espalda, el pecho, el cuello o la cara. Las ampollas generalmente duran 2 ó 3 semanas y luego se quitan solas. A veces el dolor sigue o vuelve mucho después de que las ampollas hayan desaparecido.

El herpes zona es causado por el virus que produce la viruela loca y generalmente afecta a personas que ya han padecido de esta enfermedad. No es peligroso. (Pero a veces es una señal de advertencia de algún otro problema más serio, quizás cáncer o SIDA—pág. 399.)

Tratamiento:

- ♦ Ponga vendas livianas para evitar que la ropa roce la parte afectada.
- ♦ Tome aspirina para el dolor. (Los antibióticos no ayudan.)

INFECCIONES DE HONGOS (TIÑA, JIOTES, ETC.)

Las infecciones de hongos pueden aparecer en cualquier parte del cuerpo, pero son más comunes en:

la cabeza (tiña) · las partes sin pelo (jiotes) · entre los dedos de los pies y las manos (pie de atleta) · entre las piernas

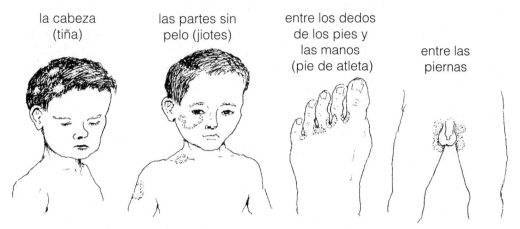

La mayoría de estas infecciones crecen en forma de ruedas y dan mucha comezón. La tiña de la cabeza puede producir ruedas con escamas (caspa) y pérdida del pelo. Las uñas infectadas con hongos se ponen muy gruesas y feas.

Tratamiento:

♦ Agua y jabón. Puede ser suficiente lavar la parte infectada con agua y jabón todos los días.

♦ Trate de mantener secas y expuestas al aire o al sol las partes afectadas. Cámbiese seguido la ropa interior y los calcetines, sobre todo cuando sude.

♦ Use una pomada de azufre (1 parte) y manteca (10 partes).

♦ Las pomadas y los polvos con ácido salicílico o undecilénico, o tolnaftato (*Tinactín*, pág. 372) ayudan a curar los hongos entre los dedos y en la ingle.

♦ Para la tiña avanzada de la cabeza, o cualquier infección de hongos que esté muy extendida o que no mejore con los tratamientos de arriba, tome griseofulvina, 1 gramo al día para adultos y medio gramo al día para niños (pág. 372). Para controlar por completo la infección, quizás sea necesario seguir tomando la medicina durante semanas o incluso meses.

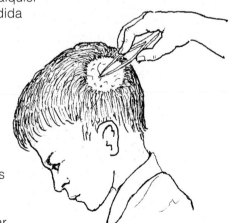

♦ Muchas tiñas de la cabeza se curan cuando un niño llega a la pubertad (11 a 14 años de edad). Las infecciones graves que forman grandes manchas hinchadas con pus, se deben curar con lienzos de agua tibia (pág. 195). Es importante quitar todos los pelos de la parte infectada. Use griseofulvina, si es posible.

Cómo evitar las infecciones de hongos:

Los jiotes y todas las otras infecciones de hongos son *contagiosas* (muy pegadizas). Para evitar que estas infecciones se pasen de un niño a otro:

♦ No deje que un niño con una infección de hongos duerma con otros.
♦ No deje que varios niños usen el mismo peine, ni la misma ropa o toalla, a menos que primero los lave o los limpie muy bien.
♦ Cure inmediatemente a un niño infectado.

MANCHAS BLANCAS EN LA CARA Y EL CUERPO

La **tiña versicolor** es una infección de hongos leve que causa manchitas oscuras o claras con un borde marcado e irregular, que muchas veces aparecen en el cuello, el pecho y la espalda. Las manchas pueden ser un poco escamosas, pero por lo general no dan comezón. No son de importancia.

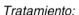

Tratamiento:

♦ Haga una pomada con azufre y manteca (1 parte de azufre por 10 partes de manteca) y aplíquela diariamente en todo el cuerpo hasta que desaparezcan las manchas. O use una pomada contra hongos (pág. 372).
♦ El tiosulfato de sodio es más eficaz. Es el producto químico que usan los fotógrafos para revelar películas. Disuelva 1 cucharada de tiosulfato de sodio en 1 vaso de agua y úntelo por todo el cuello, los hombros y la espalda. Luego frote la piel con un algodón empapado en vinagre.
♦ Para que las manchas no vuelvan a aparecer, muchas veces es necesario repetir este tratamiento cada 15 días.
♦ El sulfuro de selenio (pág. 372) o la pomada de Whitfield también pueden servir.

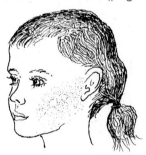

Hay **otra clase de manchita blancuzca** que es común en las mejillas de niños morenos que pasan mucho tiempo en el sol. El borde es menos marcado que en la tiña versicolor. Estas manchas no son una infección y no tienen importancia. Generalmente se quitan cuando el niño crece. Evite los jabones fuertes y úntese aceite. No se necesita ningún otro tratamiento.

Al contrario de lo que dice la gente, ninguno de estos tipos de manchas blancas son una seña de anemia. No se quitan con tónicos ni vitaminas. Las manchas que están sólo en las mejillas no necesitan ningún tratamiento.

CUIDADO: A veces las manchas pálidas son una de las primeras señas de la lepra (vea pág. 191). Las manchas de lepra nunca son completamente blancas y pueden tener **menos sensibilidad** cuando se les pincha con un alfiler. Si la lepra es común en su región, consiga que un trabajador de la salud examine al niño.

Vitíligo, Ciricua o Jiricua (Áreas Blancas de la Piel)

En algunas personas, ciertas áreas de la piel pierden su color natural (pigmento). Luego aparecen manchas blancas, que son más comunes en las manos, los pies, la cara, el cuello, los hombros, el pecho y la espalda. Esta pérdida del color natural de la piel—llamada vitíligo—no es una enfermedad. Es parecida al pelo blanco de la gente mayor. Ningún tratamiento sirve y tampoco es necesario, pero las manchas blancas se deben proteger de las quemaduras de sol—con ropa o una pomada de óxido de zinc. Además, hay cremas especiales que tiñen la piel y pueden hacer que las manchas se noten menos.

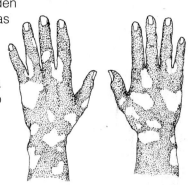

Otras Causas de Manchas Blancas en la Piel

Ciertas enfermedades pueden causar manchas blancas que se parecen al vitíligo. En Latinoamérica, una enfermedad infecciosa llamada **pinta** o **mal de pinto** comienza con granitos azulados o rojos y después deja manchas pálidas o blancas.

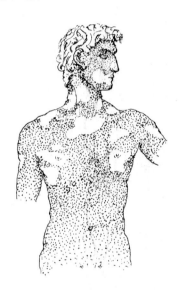

La pinta se cura con 2,4 millones de unidades de penicilina benzatínica inyectada en las nalgas (1.2 millones de unidades en cada nalga). Para una persona alérgica a la penicilina, dé tetraciclina o eritromicina, 500 mg., 4 veces al día durante 15 días.

Algunas infecciones de hongos también causan manchas blanquecinas (vea tiña versicolor, en la página anterior).

Si un niño pierde parte o todo el color de la piel y del pelo, puede ser que tenga desnutrición grave (kwashiorkor, pág. 113; o pelagra, pág. 208).

MÁSCARA DEL EMBARAZO (PAÑO)

Durante el embarazo, a muchas mujeres les salen manchas oscuras en la piel de la cara, los senos y por en medio de la panza. A veces las manchas desaparecen después del parto, y otras veces no. Estas marcas también aparecen a veces en mujeres que están tomando pastillas anticonceptivas.

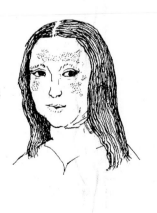

Estas manchas son completamente normales y no son señas de debilidad ni enfermedad. No se necesita ningún tratamiento.

PELAGRA Y OTROS PROBLEMAS DE LA PIEL DEBIDOS A DESNUTRICIÓN

La pelagra es un tipo de desnutrición que afecta la piel y a veces los sistemas digestivo y nervioso. Es muy común en lugares donde la gente come mucho maíz u otros alimentos con almidón y no come suficientes frijoles, carne, pescado, huevos, verduras y otras comidas que forman el cuerpo y protegen la salud (vea pág. 110).

Señas (vea las fotos en la página siguiente):

En los adultos con pelagra, la piel está reseca y agrietada; se pela como una quemadura de sol en las partes donde le pega el sol, sobre todo:

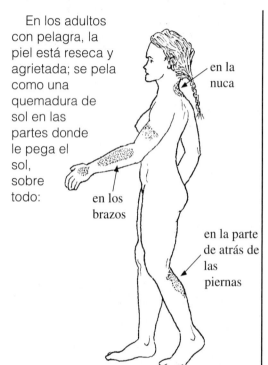

en la nuca

en los brazos

en la parte de atrás de las piernas

En los niños desnutridos, la piel de las piernas (y a veces de los brazos) puede tener manchas oscuras, como moretones o incluso llagas peladas; los tobillos y los pies pueden estar hinchados (vea pág. 113).

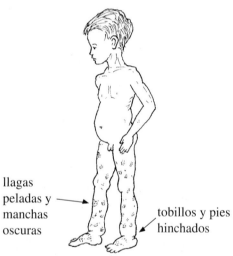

llagas peladas y manchas oscuras

tobillos y pies hinchados

Cuando existen estas condiciones, casi siempre hay otras señas de desnutrición: barriga hinchada, boquillas, lengua roja y dolorosa, debilidad, no tiene ganas de comer, no sube de peso normalmente, etc. (vea Capítulo 11, págs. 112 y 113).

Tratamiento:

- ♦ El comer alimentos nutritivos cura la pelagra. La persona debe tratar de comer todos los días frijoles, lentejas, cacahuates (maní) o algo de pollo, pescado, huevos, carne o queso. Cuando sea posible, también es mejor usar trigo (de preferencia integral) en lugar de maíz.
- ♦ Para la pelagra avanzada y algunas otras formas de desnutrición, quizás haga provecho tomar vitaminas, pero **es aún más importante comer bien**. Asegúrese de que las pastillas o el tónico que vaya a tomar tengan bastantes vitaminas B, sobre todo niacina. La levadura de cerveza es una buena fuente de vitaminas B.

ANTES DE COMER BIEN

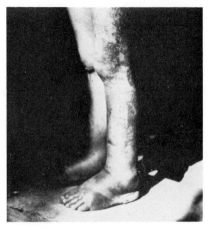

Las manchas e hinchazón de los pies de este niño se deben a la mala alimentación. Comía solamente tortillas de maíz, sin comidas ricas en proteínas y vitaminas.

DESPUÉS DE COMER BIEN

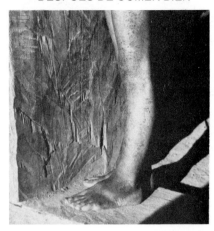

A los 8 días de empezar a comer frijoles y huevos con las tortillas, se le deshincharon los pies y las manchas casi desaparecieron.

POR NO COMER BIEN

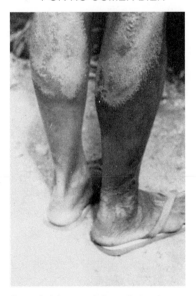

La piel 'tostada' en las piernas de esta mujer es una seña de pelagra, que resulta por no comer bien (vea pág. 208).

POR INFECCIÓN

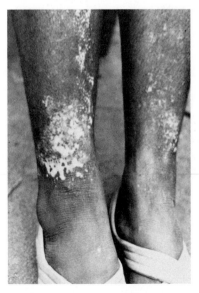

Las manchas blancas en las piernas de esta mujer se deben al mal de pinto, una enfermedad infecciosa (vea pág. 207).

VERRUGAS ('MEZQUINOS')

La mayoría de las verrugas, sobre todo en los niños, duran de 3 a 5 años y desaparecen solas. Las manchas como verrugas planas y dolorosas en la planta del pie, muchas veces son 'verrugas plantares' ('ojos de pescado'). O pueden ser callos. Vea abajo.

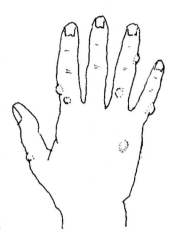

Tratamiento:

♦ Los remedios mágicos o caseros muchas veces eliminan las verrugas. Pero es más seguro no usar ácidos fuertes o plantas venenosas, ya que éstos pueden causar quemaduras o llagas que son mucho peores que las verrugas.
♦ Un trabajador de la salud a veces puede quitar las verrugas plantares dolorosas.
♦ Para las verrugas en el pene o la vagina, vea la pág. 402.

CALLOS

Un callo es una parte dura y gruesa de la piel. Se forma donde los huaraches o zapatos aprietan el pie o donde un dedo aplasta a otro. Los callos pueden doler mucho.

Tratamiento:

♦ Consiga huaraches o zapatos que no le lastimen los callos.
♦ Para que no le duelan tanto, haga lo siguiente:

1. Remoje el pie en agua tibia por 15 minutos.

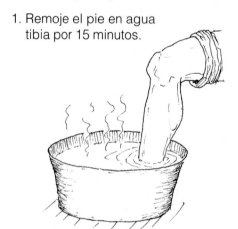

2. Con una lima o escofina, talle el callo hasta que quede delgado.

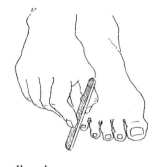

rollos de algodón

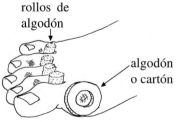

algodón o cartón

3. Acolchone el área alrededor del callo para que éste no presione contra el zapato u otro dedo. Envuelva el pie o dedo en un trapo suave para hacer una almohadilla gruesa y haga un hoyo alrededor del callo.

BARROS Y ESPINILLAS (ACNÉ)

A los jóvenes a veces les salen barros y espinillas en la cara, pecho o espalda—sobre todo si su piel produce demasiada grasa. Los *barros* y las *espinillas* son granos pequeños que forman cabecitas blancas de pus o cabezas negras de mugre. A veces son muy dolorosos y grandes.

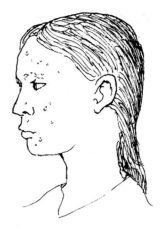

Tratamiento:

♦ Lávese la cara 2 veces al día con jabón y agua caliente.

♦ Lávese el pelo cada 2 días, si es posible.

♦ El sol hace provecho. Deje que el sol le dé en las partes afectadas del cuerpo.

♦ Coma lo mejor que pueda, tome mucha agua y duerma lo suficiente.

♦ No use lociones para la piel o el pelo que sean grasosas.

♦ Antes de acostarse, póngase en la cara una mezcla de alcohol con un poco de azufre (10 partes de alcohol por 1 parte de azufre).

♦ Para casos graves que forman granos y bolsitas de pus, si éstos no mejoran con los métodos ya descritos, la tetraciclina puede servir. Tome 1 cápsula 4 veces al día durante 3 días, y después 2 cápsulas al día. Quizás sea necesario tomar 1 ó 2 cápsulas diarias durante meses.

CÁNCER DE LA PIEL

El cáncer de la piel es más frecuente en personas güeras (más blancas) que pasan mucho tiempo en el sol. Generalmente aparece en las partes donde les pega más fuerte el sol, sobre todo:

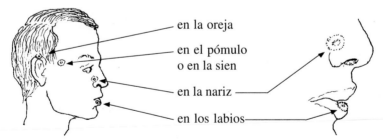

en la oreja

en el pómulo o en la sien

en la nariz

en los labios

El cáncer de la piel puede tener muchas formas. Generalmente comienza como una ruedita de color perla con un hoyito en medio. Va creciendo poco a poco.

La mayoría de los cánceres de la piel no son peligrosos si se curan a tiempo. Todos necesitan ser operados. Si usted tiene una llaga crónica que pudiera ser cáncer de la piel, consulte a un trabajador de la salud.

Para evitar el cáncer de la piel, la gente muy blanca debe protegerse del sol y usar siempre un sombrero. Las personas que han padecido de cáncer de la piel y tienen que trabajar en el sol, pueden comprar pomadas especiales para protegerse. La pomada de óxido de zinc es barata y sirve bien.

TUBERCULOSIS DE LA PIEL Y ESCRÓFULA

El mismo microbio que causa la tuberculosis de los pulmones, a veces también afecta la piel y produce los siguientes problemas sin dolor:

| tumores que desfiguran, | llagas crónicas, | úlceras de la piel, | o | verrugas grandes |

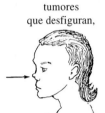 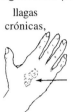 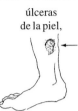 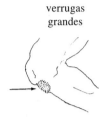

Por regla general, la tuberculosis de la piel aparece lentamente, dura mucho tiempo y sigue saliendo durante meses o años.

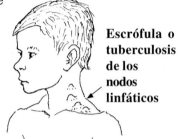

Además, la tuberculosis a veces infecta los nodos linfáticos—con más frecuencia los del cuello o el área detrás de la clavícula, entre el cuello y el hombro. Los nodos se hinchan, se abren, sueltan pus, cicatrizan por un tiempo y luego vuelven a abrirse y a soltar pus. Generalmente **no duelen.**

Escrófula o tuberculosis de los nodos linfáticos

Tratamiento:

En caso de cualquier llaga, úlcera o secas crónicas, es mejor buscar ayuda médica. Quizás sea necesario hacer análisis para hallar la causa. La tuberculosis de la piel se cura de la misma manera que la tuberculosis de los pulmones (vea pág. 180). Para que no vuelva la infección, hay que seguir tomando las medicinas durante muchos meses después de que la piel se vea bien.

ERISIPELA Y CELULITIS

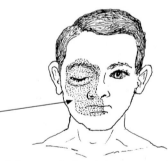

La **erisipela** (o fuego sacro) es una infección aguda (repentina) muy dolorosa de la piel. Forma una mancha caliente, muy roja e hinchada, con un borde marcado. La mancha se extiende rápidamente por la piel. Muchas veces comienza en la cara, en la orilla de la nariz. La erisipela por lo general produce secas, calentura y escalofríos.

La **celulitis** también es un infección aguda y muy dolorosa de la piel, que puede aparecer en cualquier parte del cuerpo. Generalmente se produce después de un desgarro en la piel. La infección es más profunda y los bordes de la mancha son menos marcados que en la erisipela.

Tratamiento:

Para ambos problemas, comience el tratamiento lo más pronto posible. Use un antibiótico—pastillas de penicilina: 400.000 unidades, 4 veces al día; en casos graves, inyecte penicilina procaína: 800.000 unidades diarias (vea pág. 353). Siga usando el antibiótico durante 2 días después de que se quite toda seña de infección. También ponga lienzos calientes y tome aspirina para el dolor.

GANGRENA (GANGRENA GASEOSA, CANGRENA)

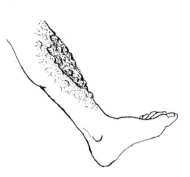

Ésta es una infección muy peligrosa de una herida, en que se forma un líquido apestoso de color café o gris. La piel alrededor de la herida puede tener ampollas oscuras y la carne bombitas de aire. La infección comienza entre 6 horas y 3 días después de que sucede la herida. Empeora y se extiende rápidamente. Sin tratamiento, causa la muerte en pocos días.

Tratamiento:

♦ Abra la herida lo más que pueda. Lávela con jabón y agua hervida y enfriada. Quite la carne muerta y dañada. Si es posible, riegue la herida con agua oxigenada cada 2 horas.

♦ Inyecte penicilina (cristalina, si es posible): 1 millón de unidades cada 3 horas.

♦ **Deje la herida destapada para que le entre aire. Consiga ayuda médica.**

ÚLCERAS DE LA PIEL POR MALA CIRCULACIÓN

Las úlceras de la piel, o llagas grandes, tienen muchas causas (vea pág. 20). Sin embargo, las úlceras crónicas en los tobillos de personas mayores, sobre todo en mujeres con várices (venas varicosas), por lo general se deben a la mala circulación (la sangre no corre bien por las piernas). Tales úlceras pueden llegar a ser muy grandes. La piel alrededor de la úlcera es de color azul oscuro, brillosa y muy delgada. Muchas veces el pie se hincha.

Tratamiento:

♦ Estas úlceras se curan muy despacio—y sólo si se tienen cuidados especiales. Lo más importante es **mantener el pie en alto** tan seguido como pueda. Duerma con el pie sobre almohadas. Durante el día, descanse con el pie en alto cada 15 ó 20 minutos. **Hace provecho caminar, pero hace daño quedarse parado o sentado con el pie colgando.**

♦ Ponga lienzos de agua tibia con sal sobre la úlcera: 1 cucharadita de sal en 1 litro de agua hervida. Tape la úlcera con una gasa estéril o un trapo limpio. **Manténgala limpia.**

♦ Use vendas o medias elásticas para apretar las várices. Siga usándolas y manteniendo el pie en alto después de que se alivie la úlcera. Tenga mucho cuidado de no rascar o dañar la cicatriz delicada.

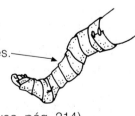

♦ El curar las úlceras con miel o azúcar puede ayudar (vea. pág. 214).

Evite las úlceras de la piel: cure las várices a tiempo (vea pág. 175).

LLAGAS DE PRESIÓN O DE CAMA

Estas llagas crónicas (también llamadas úlceras de decúbito) les salen a personas que están tan enfermas que no pueden darse vuelta en la cama, sobre todo a ancianos enfermos que están muy flacos y débiles. Las llagas salen en las partes huesudas del cuerpo donde la piel se aplasta contra los tendidos. Dan con más frecuencia en las nalgas, la espalda, los hombros, los codos y los pies.

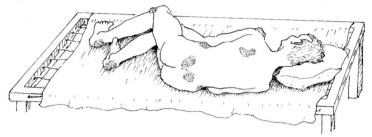

Para más información sobre las llagas de presión, vea *El niño campesino deshabilitado*, Capítulo 24.

Cómo evitar las llagas de presión:

♦ Voltee al enfermo cada hora: boca arriba, boca abajo y de los dos lados.
♦ Báñelo todos los días y úntele aceite para bebés en el cuerpo.
♦ Use sábanas y colchonetas suaves. Cámbielas todos los días y cada vez que se ensucien con orina, excremento, vómito, etc.
♦ Acojine las partes huesudas de modo que no se tallen mucho.

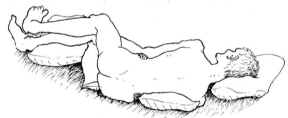

♦ Alimente al enfermo lo mejor que pueda. Si no come bien, las vitaminas y el hierro tomado pueden ayudar (vea pág. 118).
♦ Si un niño tiene una enfermedad crónica grave, su madre debe cargarlo en brazos o sobre sus rodillas varias veces al día.

Tratamiento:

♦ Haga todo lo que se indica arriba.
♦ Lave las llagas 3 veces al día con agua hervida y enfriada, mezclada con un jabón suave. Quite suavemente la carne muerta. Enjuague bien las llagas con agua hervida y enfriada.
♦ Para combatir la infección y acelerar la cicatrización, llene la llaga con miel, azúcar o melaza. (Una pasta hecha con miel y azúcar es más fácil de usar.) Es importante limpiar y rellenar la llaga por lo menos 2 veces al día. Si la miel o el azúcar se aguada demasiado con el líquido de la llaga, alimentará a los gérmenes en vez de matarlos.

ENFERMEDADES DE LA PIEL EN NIÑOS

Rozadura o Cocedura (Piel Roja)

La orina en los pañales o en la ropa de cama de un bebé puede hacer que la piel entre las piernas o las nalgas se le ponga rojiza e irritada. Eso es la rozadura.

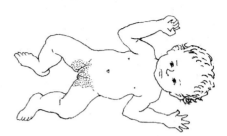

Tratamiento:

♦ Bañe al niño todos los días con agua tibia y un jabón suave. Séquelo muy bien.
♦ **Para evitar o curar la rozadura, el niño debe estar desnudo, sin pañales y debe salir al sol.**

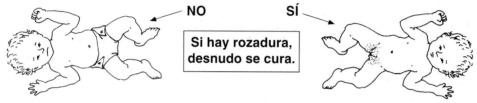

NO **SÍ**

Si hay rozadura, desnudo se cura.

♦ Si usa pañales, cámbieselos seguido. Después de lavar los pañales, enjuáguelos en agua con un poco de vinagre.
♦ Es mejor no usar talco, pero si lo hace, espere hasta que la rozadura se cure.

SEBORREA (CASPA)

La seborrea forma costras aceitosas y amarillentas en el cuero cabelludo del niño. La piel muchas veces está roja e irritada. Generalmente resulta por no lavar seguido la cabeza del niño o por ponerle gorras.

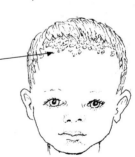

Tratamiento:

♦ Lave la cabeza todos los días. Si es posible, use un jabón medicinal (vea pág. 371).
♦ Quite suavemente toda la caspa y costras. Para aflojarlas, primero envuelva la cabeza con toallas mojadas en agua tibia.
♦ Deje la cabeza **destapada,** para que le dé el aire y el sol.

No cubra la cabeza del niño con una gorra o trapo. Deje la cabeza destapada.

NO **SÍ**

DESTAPADA ES MEJOR.

♦ Si hay señas de infección, trátelas como impétigo (vea pág. 202).

ECZEMA (MANCHAS ROJAS CON AMPOLLITAS)

Señas:

- En niños chiquitos: se forma una mancha o un salpullido rojo en las mejillas o a veces en los brazos y las manos. El salpullido consiste de pequeñas llagas o ampollitas que supuran o lagrimean (se revientan y sueltan líquido).
- En niños mayores y adultos: el eczema es generalmente más seco y se encuentra con más frecuencia atrás de las rodillas y del lado de adentro de los codos.
- No comienza como una infección, sino que es más como una reacción alérgica.

Tratamiento:

- Ponga lienzos de agua helada sobre el salpullido.
- Si aparecen señas de infección (pág. 88), trátelas como impétigo (pág. 202).
- Deje que el sol le dé en las manchas.
- En casos difíciles, use una pomada con cortisona o corticoesteroides (vea pág. 371). El alquitrán de hulla también puede servir. Consiga ayuda médica.

PSORIASIS

Señas:

- Manchas gruesas y ásperas de piel rojiza o gris azulada, cubierta con escamas blancuzcas o plateadas. Las manchas aparecen con más frecuencia en las partes indicadas en los dibujos.
- Esta condición generalmente dura mucho tiempo o sigue volviendo. No es una infección y no es peligrosa.

Tratamiento:

- Los baños de sol muchas veces hacen provecho.
- Los baños en el mar a veces ayudan.
- Consiga ayuda médica. El tratamiento se debe continuar por mucho tiempo.

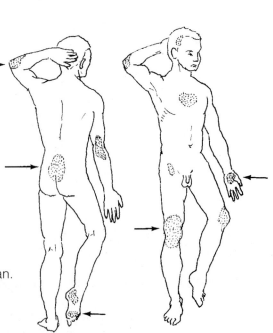

LOS OJOS

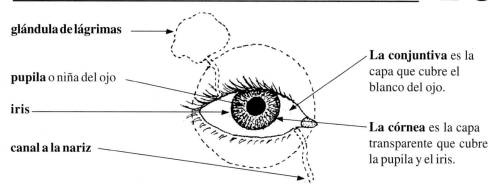

glándula de lágrimas

pupila o niña del ojo

iris

canal a la nariz

La conjuntiva es la capa que cubre el blanco del ojo.

La córnea es la capa transparente que cubre la pupila y el iris.

SEÑAS DE PELIGRO PARA LA VISTA

Los ojos son muy delicados. Hay que cuidarlos bien. Busque ayuda médica **inmediatamente** si aparece cualquiera de los siguientes trastornos:

1. Cualquier herida, cortada o espinada que entra al globo del ojo.

2. Una manchita nublosa, gris y dolorosa en la córnea, con rojo alrededor de la córnea (úlcera de la córnea).

3. Dolor muy fuerte dentro del ojo (posible iritis o glaucoma).

4. Una gran diferencia en el tamaño de las pupilas, cuando hay dolor en el ojo o en la cabeza.

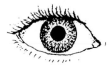 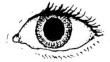

Una gran diferencia en el tamaño de las pupilas puede indicar daño en el cerebro, embolia, un golpe o herida en el ojo, glaucoma o iritis. (Una pequeña diferencia es normal en algunas personas.)

5. Sangre en el ojo detrás de la córnea (vea pág. 225).

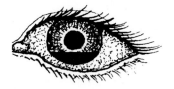

6. Si la vista de un ojo o los dos empieza a fallar.

7. Si una infección o inflamación del ojo dura más de 5 ó 6 días a pesar de tratarla con una pomada antibiótica para ojos.

GOLPES Y HERIDAS EN LOS OJOS

Cualquier herida, cortada o espinada en el ojo puede ser peligrosa porque puede causar ceguera, y hay que tratarla como tal.

Aun una cortadita en la *córnea* (la parte transparente que cubre la pupila y el iris) se puede infectar y dañar la vista si no se atiende como es debido. Una herida en el ojo que es tan profunda que alcanza la parte negra debajo de la capa blanca, es muy peligrosa.

Cuando el ojo recibe un golpe fuerte (como un puñetazo) y se llena de sangre, el ojo está en peligro (vea pág. 225). El peligro es mayor si el dolor aumenta después de unos días, ya que puede ser glaucoma agudo (pág. 222).

Tratamiento:

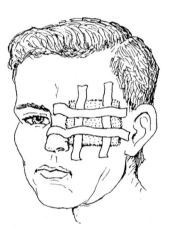

♦ Si la persona todavía puede ver bien con el ojo herido, póngale una pomada antibiótica para ojos (pág. 378) y cúbralo con una gasa suave y gruesa. Si el ojo no mejora en 1 ó 2 días, busque ayuda médica.

♦ Si la persona no puede ver bien con el ojo herido, si la herida es profunda o si hay sangre en el ojo detrás de la córnea (pág. 225), cubra el ojo con una gasa limpia y busque ayuda médica de inmediato. **No apachurre el ojo.**

♦ **Nunca** trate de quitar espinas o astillas que estén bien metidas en el ojo. Consiga ayuda médica.

CÓMO QUITAR UNA BASURA DEL OJO

Haga que la persona cierre los ojos y mire a la izquierda, a la derecha, hacia arriba y hacia abajo. Después, mientras usted le detiene el ojo abierto, haga que mire hacia arriba y luego hacia abajo. Esto hará que el ojo produzca más lágrimas, y muchas veces la basura saldrá sola.

O usted puede tratar de quitar la basura regando el ojo con agua limpia (pág. 219) o usando la punta de un trapo limpio o de un algodón mojado. Si la basura está debajo del párpado de arriba, búsquela doblando el párpado hacia atrás con un palito. Mientras usted hace esto, la persona debe mirar hacia abajo.

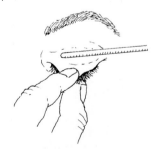

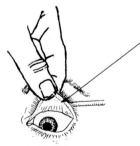

Muchas veces la basura se encuentra en la ranurita cerca del borde del párpado. Quítela con la punta de un trapo limpio.

Si no puede quitar la basura fácilmente, use una pomada antibiótica para ojos, cubra el ojo con una gasa y consiga ayuda médica.

QUEMADURAS CON PRODUCTOS QUÍMICOS

El ácido de las baterías, la lejía o un pesticida que entre a los ojos puede ser peligroso. Detenga abierto el ojo. **Inmediatamente riéguelo con agua limpia y fresca. Siga regándolo por 30 minutos,** o hasta que deje de arder. No permita que el agua entre al otro ojo.

OJOS ROJOS Y DOLOROSOS—DIFERENTES CAUSAS

Hay muchos problemas que hacen que los ojos se pongan rojos y adoloridos. Para dar el tratamiento correcto generalmente hay que encontrar la causa, así que busque bien las señas de cada posibilidad. Este cuadro le puede ayudar a encontrar la causa:

alguna basura en el ojo (pág. 218)	generalmente afecta **sólo a un ojo;** irritación y dolor variables
quemaduras o líquidos peligrosos (pág. 219)	uno o ambos ojos; irritación y dolor variables
'mal de ojo' (conjuntivitis, llorona pág. 219) fiebre del heno (conjuntivitis alérgica, pág. 165) tracoma (pág. 220) sarampión (pág. 311)	generalmente **los dos ojos** (puede empezar o ser peor en uno) generalmente más rojo en el borde de afuera ardor, generalmente leve
glaucoma agudo (pág. 222) iritis (pág. 221) rasguño o úlcera en la córnea (pág. 224)	generalmente **sólo un ojo;** más rojo cerca de la córnea el dolor a menudo es fuerte

'MAL DE OJO' (CONJUNTIVITIS, LLORONA)

Esta infección causa irritación, pus y ardor leve en uno o ambos ojos. Muchas veces los párpados amanecen pegados con lagañas o pus. Es especialmente común en los niños.

Tratamiento:

Primero limpie el pus de los ojos con un trapo limpio mojado con agua hervida. Luego ponga una pomada antibiótica para ojos (pág. 378). Baje el párpado de abajo y ponga un poco de pomada **dentro** del ojo, así El poner la pomada fuera del ojo no hace ningún provecho.

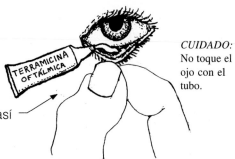

CUIDADO: No toque el ojo con el tubo.

Prevención:

La mayoría de las conjuntivitis son muy contagiosas (pegadizas). No deje que un niño con conjuntivitis juegue o duerma con otros niños, ni que use la misma toalla. Hay que lavarse las manos después de tocar los ojos.

TRACOMA

El tracoma es una infección *crónica* que empeora lentamente. Puede durar meses o muchos años. Si no se trata a tiempo, a veces causa ceguera. Se transmite por las manos sucias o por las moscas, y es más común en regiones pobres donde la gente vive amontonada.

Señas:

- El tracoma empieza con los ojos rojos y lagrimosos, como una conjuntivitis cualquiera.
- Después de uno o más meses, se forman unos bultitos color plomo-rosado, llamados folículos, dentro de los párpados de arriba. Para verlos, doble el párpado hacia atrás (vea pág 218).
- El blanco del ojo se pone un poco rojo.
- Después de algunos meses, si uno mira cuidadosamente, o con una lupa, se puede apreciar que el borde de arriba de la córnea se ve grisáceo porque se han formado muchos nuevos vasos capilares *(pannus)*.
- La combinación de folículos y pannus casi de seguro indica tracoma.
- Después de varios años, los folículos empiezan a desaparecer, dejando cicatrices blancuzcas.

Estas cicatrices engruesan los párpados y quizás impidan abrirlos o cerrarlos completamente.

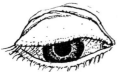

O puede que las cicatrices bajen las pestañas hacia el ojo. Éstas pueden raspar la córnea y causar ceguera.

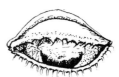

Tratamiento del tracoma:

Ponga una pomada para ojos de tetraciclina o eritromicina al 1% (pág. 378 a 379) dentro del ojo, 3 veces al día, o una pomada de tetraciclina o eritromicina al 3%, 1 vez al día. Haga esto durante 30 días. Para una curación completa, también tome tetraciclina (pág. 356), eritromicina (pág. 355) o una sulfonamida (pág. 358) de 2 a 3 semanas.

Prevención:

El tratamiento temprano y completo del tracoma ayuda a prevenir que se transmita a otra gente. A todas las personas que viven con alguien que tiene tracoma, especialmente a los niños, se les deben examinar seguido los ojos, y a la primera seña de la enfermedad, deben recibir tratamiento. El lavarse la cara todos los días puede ayudar a prevenir el tracoma. También es muy importante seguir los Consejos para el Aseo que aparecen en el Capítulo 12.

> **El aseo ayuda a prevenir el tracoma.**

OJOS INFECTADOS EN RECIÉN NACIDOS (CONJUNTIVITIS NEONATAL)

Si durante los primeros 4 días de vida, los ojos de un recién nacido se ponen colorados, se hinchan y tienen mucho pus, probablemente esto es **gonorrea** (pág. 236). Es preciso tratarlo **de inmediato** para prevenir la ceguera. Si la infección del ojo le da al bebé entre 5 y 21 días después de nacer, quizás tenga **clamidia.** El bebé ha cogido una o ambas enfermedades de la madre al nacer.

Si un bebé tiene una infección en los ojos en cualquier momento durante su primer mes de vida, déle un tratamiento para la gonorrea y la clamidia al mismo tiempo.

Para la gonorrea:

Ponga 1 inyección de 25 a 50 mg./kilo de ceftriaxona, hasta un máximo de 125 mg., 1 sola vez

ó

1 inyección de 25 mg./kilo de espectinomicina, hasta un máximo de 75 mg., 1 sola vez.

Para la clamidia:

Dé a tomar 50 mg./kilo de jarabe de eritromicina, dividido en 4 dosis al día, por 14 días. Por ejemplo, un bebé que pesa 3 kilos debe tomar 37.5 mg. de jarabe, 4 veces cada día.

Limpie los ojos del bebé sólo con agua hervida tibia. Moje un trapo limpio o un poco de algodón en el agua y exprímalo sobre los ojos del bebé varias veces al día. Seque su cara con otro trapo limpio, pero no le toque los ojos.

Prevención:

Hay que proteger los ojos de **todos** los bebés contra la gonorrea y clamidia, sobre todo cuando las madres de los bebés puedan tener estas enfermedades o los padres tengan dolor al orinar. (Las madres pueden tener gonorrea o clamidia sin saberlo.)

Ponga un poco de pomada para ojos de eritromicina al .5% ó tetraciclina al 1% en cada ojo del bebé al momento de nacer (vea pág. 379). Si no tiene pomada para ojos, ponga una gota de solución de nitrato de plata al 1% en cada ojo del bebé **una sola vez,** al nacer.

Si a un bebé le da gonorrea o clamidia de los ojos, **ambos** padres deben ser tratados para estas infecciones (pág. 236).

IRITIS (INFLAMACIÓN DEL IRIS)

Señas:

pupila chica, muchas veces dispareja

irritación alrededor del iris

dolor muy fuerte

ojo normal   **ojo con iritis**

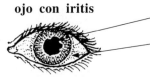

La iritis por lo general da en un solo ojo. El dolor puede dar de repente o poco a poco. El ojo llora mucho. Duele más con la luz fuerte. El globo del ojo duele al tocarlo. No hay pus como en la conjuntivitis. La vista generalmente está empañada.

Ésta es una emergencia. Las pomadas antibióticas no hacen provecho. **Consiga ayuda médica.**

GLAUCOMA

Esta enfermedad peligrosa resulta por tener demasiada presión en el ojo. Por lo general les da a personas mayores de 40 años, y es una causa común de la ceguera. Para evitar la ceguera, **es importante reconocer las señas de glaucoma y buscar ayuda médica cuando se presenten.**

Hay 2 tipos de glaucoma.

GLAUCOMA AGUDO:

Este tipo empieza de repente con dolor muy fuerte en el ojo o en la cabeza. El ojo se pone rojo y la vista empañada. Al tentar el ojo, se siente duro, como una canica. Puede haber vómitos. La pupila del ojo malo se pone más grande que la del bueno.

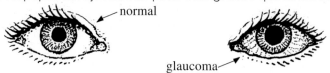

normal

glaucoma

Si el glaucoma agudo no se trata pronto, puede causar ceguera en pocos días. Por lo general hay que operar el ojo. **Consiga ayuda médica rápido.**

GLAUCOMA CRÓNICO:

La presión en el ojo aumenta lentamente. Por lo general no hay dolor. La vista va fallando poco a poco, empezando por los lados, y muchas veces sin que la persona se dé cuenta. El examinar la visión de los lados puede ayudar a encontrar la enfermedad.

Prueba para el glaucoma

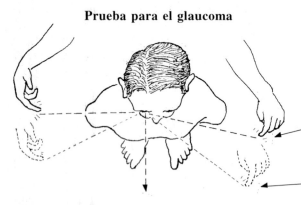

Pídale a la persona que se tape un ojo y que mire derecho hacia una cosa que tenga enfrente. Fíjese cuándo ve por primera vez los dedos suyos, que vienen de atrás y a cada lado.

Normalmente, los dedos se ven por primera vez aquí.

Con glaucoma hay que mover los dedos más hacia adelante para que la persona los vea.

Si se descubre a tiempo, el tratamiento con gotas especiales para ojos (pilocarpina) puede prevenir la ceguera. La dosis debe ser determinada por un médico o trabajador de la salud que pueda medir periódicamente la presión del ojo. Las gotas se deben usar por toda la vida. Cuando sea posible, el tratamiento más efectivo es operar el ojo.

Prevención:

Las personas mayores de 40 años o que tienen parientes con glaucoma, deben tratar de ir a medirse la presión del ojo una vez al año.

INFECCIÓN DE LA BOLSA DE LÁGRIMAS (DACRIOCISTITIS)

Señas:

Irritación, dolor e hinchazón debajo del ojo, junto a la nariz. El ojo llora mucho. Puede aparecer una gota de pus en la esquina del ojo al aplastar suavemente la hinchazón.

Tratamiento:

- ◆ Aplique lienzos de agua caliente.
- ◆ Use pomada o gotas antibióticas para ojos.
- ◆ Tome penicilina (pág. 351).

CUANDO UNO NO DISTINGUE BIEN

Los niños que no ven bien o que se quejan de dolor de cabeza o de los ojos cuando leen, pueden necesitar lentes. Deben ver a un oculista.

Para **las personas mayores,** es normal con los años ya no distinguir como antes las cosas cercanas. Los lentes para leer muchas veces ayudan. Escoja lentes que le permitan ver claramente a una distancia aproximada de 40 cm. de sus ojos. Si los lentes no ayudan, consulte a un oculista.

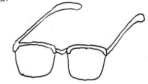

OJOS BIZCOS Y DESVIACIÓN DE UN OJO (ESTRABISMO)

Si el ojo a veces se extravía, pero otras veces mira hacia adelante normalmente, por lo general no hay que preocuparse. Con el tiempo, el ojo se pondrá más derecho. Pero si el ojo siempre está volteado en la dirección equivocada, y si el niño no recibe tratamiento desde muy chiquito, puede que nunca vea bien con ese ojo. Vaya a un oculista lo más pronto posible para averiguar si ayudaría tapar el ojo bueno, operar el ojo desviado o usar lentes especiales.

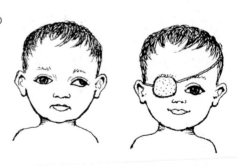

Si se hace una operación cuando el niño sea mayor, generalmente se puede enderezar el ojo y mejorar la apariencia del niño, pero el ojo débil no verá mejor.

IMPORTANTE: A todos los niños se les debe hacer un examen de la vista lo más temprano posible (lo mejor es alrededor de los 4 años). Se puede usar un cartel con letras 'E' (vea *Aprendiendo a promover la salud,* pág. 457). Examine cada ojo por separado para descubrir cualquier problema que afecte a un solo ojo. Si no ve bien en uno o ambos ojos, vaya a un oculista.

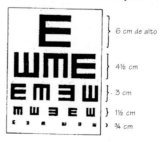

6 cm de alto

4½ cm

3 cm

1½ cm

¾ cm

PERRILLA (ORZUELO)

Es un grano rojo e hinchado en el párpado, generalmente cerca del borde. Para curarlo, póngase lienzos de agua tibia que tenga un poco de sal. El uso de una pomada antibiótica para ojos 3 veces al día, ayuda a evitar que salgan más perrillas.

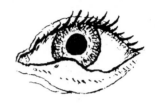

CARNOSIDAD (PTERIGIÓN)

Es un engrosamiento carnoso en la superficie del ojo que crece lentamente desde el borde de la parte blanca del ojo cerca de la nariz y hacia la córnea. Resulta en parte por el sol, el viento y el polvo. Los lentes oscuros pueden ayudar a reducir la irritación y demorar el crecimiento del pterigión. Se debe operar antes de que llegue a la pupila. Por desgracia, después de la operación muchas veces el pterigión vuelve a crecer.

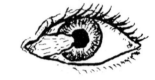

Los remedios caseros que usan polvo de concha o de concha nácar hacen más daño que provecho. Para ayudar a calmar la comezón y el ardor, se pueden poner lienzos de agua fría. O use gotas de té de manzanilla (bien hervido, luego enfriado y sin azúcar).

UN RASPÓN, ÚLCERA O CICATRIZ EN LA CÓRNEA

Cuando la superficie de la córnea, que es muy delgada y delicada, se raspa o daña con alguna infección, puede resultar una dolorosa **úlcera de la córnea.** Si usted mira con buena luz, quizás vea una mancha grisácea o menos brillosa en la superficie de la córnea.

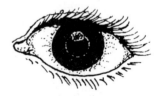

Si no se cuida bien, una úlcera de la córnea puede causar ceguera. Aplique una pomada antibiótica para ojos, 4 veces al día durante 7 días, dé penicilina (pág. 351) y cubra el ojo con un parche. Si el ojo no mejora en 2 días, consiga ayuda médica.

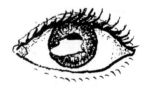

Una **cicatriz de la córnea** es una mancha blanca que no causa dolor. Puede venir de una úlcera que se ha aliviado, de una quemadura u otro tipo de herida. Si la persona está ciega de ambos ojos pero todavía ve luz, una operación (transplante de la córnea) en un ojo puede devolverle la vista. Pero esto es caro. Si la persona tiene un ojo con cicatriz pero ve bien con el otro, evite la operación. Tenga cuidado de que no se dañe el ojo bueno.

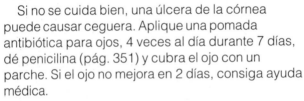

HEMORRAGIA EN LO BLANCO DEL OJO

A veces, después de levantar algo pesado, toser mucho (como con la tos ferina) o recibir un golpe en el ojo, aparece en la parte blanca del ojo una mancha de color rojo sangre que no causa dolor. Ésta aparece cuando se revienta una venita. Es como un moretón en el ojo y no es peligrosa. Desaparece poco a poco sin tratamiento en 2 semanas más o menos.

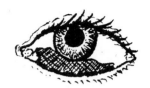

Las manchitas rojas son comunes en los ojos de los recién nacidos. No se necesita ningún tratamiento.

HEMORRAGIA DETRÁS DE LA CÓRNEA (HIPEMA)

La sangre detrás de la córnea es una seña de peligro. Generalmente resulta de un golpe al ojo con un objeto sin punta, como un puño. Si hay dolor y pérdida de la vista, envíe a la persona de inmediato al oculista. Si el dolor es leve y no hay pérdida de la vista, ponga parches en ambos ojos y mantenga a la persona reposando en cama durante varios días. Si después de algunos días el dolor empeora, es probable que el ojo se esté endureciendo (glaucoma, pág. 222). Lleve a la persona a un oculista **de inmediato.**

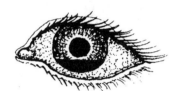

PUS DETRÁS DE LA CÓRNEA (HIPOPIÓN)

El pus detrás de la córnea es seña de una *inflamación* grave. A veces se ve cuando hay úlceras de la córnea y es seña de que el ojo está en peligro. Dé penicilina (pág. 351) y consiga ayuda médica de inmediato. Al curar correctamente la úlcera, el hipopión muchas veces se alivia solo.

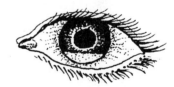

CATARATAS

El cristalino del ojo, detrás de la pupila, se pone opaco (nublado), haciendo que la pupila se vea gris o blanca cuando uno la alumbra. Las cataratas son comunes en la gente mayor, pero también se producen—aunque rara vez—en los bebés. Si una persona que no ve a causa de cataratas todavía puede distinguir algo de luz y movimiento, quizás una operación le permita ver otra vez. Pero después necesitará lentes muy fuertes, y tardará en acostumbrarse a ellos. Las medicinas no sirven para las cataratas. (Hoy en día, a veces se opera a la gente para ponerle un cristalino artificial dentro del ojo—y así no es necesario usar lentes muy fuertes.)

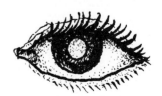

CEGUERA NOCTURNA Y RESEQUEDAD DE LOS OJOS (XEROFTALMÍA, FALTA DE VITAMINA A)

Esta enfermedad de los ojos es más común en niños de 1 a 5 años de edad. Da por no comer suficientes alimentos con vitamina A. Si no se reconoce y se cura a tiempo, el niño puede quedar ciego.

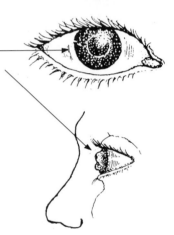

Señas:

- Al principio, el niño puede tener **ceguera nocturna.** Ve peor que otras personas en la oscuridad.
- Luego se le **resecan los ojos** (xeroftalmía). El blanco de los ojos pierde su brillo y se empieza a arrugar.
- Puede que le salgan manchas de burbujitas grises (manchas de Bitot) en los ojos.
- A medida que la enfermedad empeora, la córnea también se reseca y pierde brillo, y puede tener pequeños hoyitos.
- Luego la córnea se puede ablandar, abultar o hasta reventarse en poco tiempo. Generalmente no hay dolor. La ceguera puede resultar por una infección, cicatriz u otro daño.
- Muchas veces la xeroftalmía empieza, o empeora, cuando el niño tiene otra enfermedad como diarrea, tos ferina, tuberculosis o sarampión. **Siempre examine los ojos de un niño enfermo o bajo de peso.** Ábrale los ojos y busque señas de falta de vitamina A.

Prevención y tratamiento:

La xeroftalmía se puede evitar fácilmente comiendo alimentos ricos en vitamina A. Haga lo siguiente:

- Dele leche de pecho a su bebé—hasta los 2 años, si es posible.
- A los 6 meses, empiece a darle alimentos ricos en vitamina A, como verduras de hojas verde oscuras y frutas y verduras amarillas o anaranjadas como papaya, mango y calabaza. La leche sin desnatar, los huevos y el hígado también son ricos en vitamina A.
- Si no se consiguen estos alimentos o si el niño ya muestra señas de ceguera nocturna o xeroftalmía, dele vitamina A: 200.000 unidades (60 mg. de retinol, en cápsulas o líquido) una vez cada 6 meses (pág. 392). Los bebés menores de 1 año deben tomar 100.000 unidades.

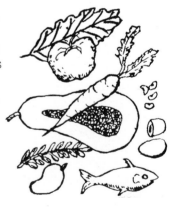

♦ Si la enfermedad ya está avanzada, dele al niño 200.000 unidades de vitamina A el primer día, 200.000 unidades el segundo día y 200.000 unidades 14 días después. Los bebés menores de 1 año deben tomar la mitad (100.000 unidades).

♦ En comunidades donde es frecuente la xeroftalmía, dé 200.000 unidades de vitamina A una vez cada 6 meses a las mujeres que están amamantando, y también a las mujeres embarazadas durante la segunda mitad de su embarazo.

ADVERTENCIA: Demasiada vitamina A es venenosa. No dé más de las cantidades indicadas aquí.

Si los ojos del niño ya están en muy mal estado (córnea sin brillo, con hoyitos o abultada), consiga ayuda médica. Véndele los ojos y dele vitamina A de inmediato, preferiblemente una inyección de 100.000 unidades.

> **Las verduras de hojas verde oscuras y las frutas y verduras amarillas o anaranjadas, ayudan a prevenir la ceguera en los niños.**

MANCHAS O 'MOSCAS VOLANTES'

A veces las personas mayores se quejan de que ven manchitas o puntitos que se mueven cuando miran una superficie brillante (una pared, el cielo). Las manchas se mueven al moverse los ojos y parecen mosquitas. Estas manchas generalmente no son peligrosas y no necesitan tratamiento. Pero si aparecen de repente, en gran cantidad, y la vista empieza a fallar de un lado, esto podría ser una emergencia médica (retina desprendida). **Busque ayuda médica de inmediato.**

VISTA DOBLE

El ver doble puede tener muchas causas.

Si la vista doble viene de repente, es crónica o va empeorando poco a poco, probablemente es seña de un problema grave. Busque ayuda médica.

Si la vista doble viene sólo de vez en cuando, puede ser una seña de debilidad o fatiga, quizás por la mala alimentación. Lea el Capítulo 11 sobre la buena alimentación y trate de comer lo mejor que pueda. Si la vista no mejora, busque ayuda médica.

CEGUERA DEL RÍO (ONCOCERCOSIS)

Esta enfermedad es común en muchas partes de África y en ciertas regiones del sur de México, Centroamérica y el norte de Sudamérica. La infección es causada por lombricitas que son transmitidas por un pequeño mosco negro, jorobado (*Simulium*). Cuando un mosco infectado pica a una persona, le 'inyecta' las lombrices.

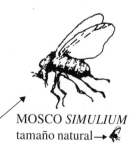

MOSCO *SIMULIUM*
tamaño natural →

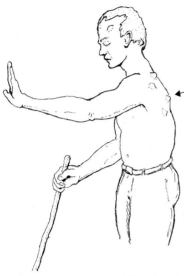

Señas de ceguera del río:

- Varios meses después de haber sido picado por un mosco y de que las lombrices entren al cuerpo, empiezan a aparecer unas bolitas debajo de la piel. En América, las bolitas son más comunes en la cabeza y en la parte de arriba del cuerpo; en África, en el pecho, la parte de abajo del cuerpo y los muslos. Muchas veces no hay más que de 3 a 6 bolitas. Crecen lentamente hasta llegar a medir de 2 a 3 cm. de ancho. Por lo general, no causan dolor.
- Puede haber comezón cuando las lombricitas se están esparciendo.
- Dolores en la espalda, coyunturas del hombro o la cadera, o 'dolores generales por todo el cuerpo'.
- Los nodos linfáticos en la ingle se agrandan.
- La piel en la espalda o barriga se pone gruesa y le salen poros grandes como de cáscara de naranja. Para apreciar esto, alumbre la piel desde un lado y mírela.
- Si no se trata la enfermedad, la piel poco a poco se arruga más, como la de un viejito. Pueden salir manchas y puntos blancos en la parte baja y delantera de las piernas. Puede dar un salpullido seco en las piernas y el cuerpo.
- Los problemas de los ojos muchas veces acaban en ceguera. Primero puede haber irritación y lágrimas, y después señas de iritis (pág. 221). La córnea pierde su brillo y se le forman hoyitos como en la xeroftalmía (pág. 226). Finalmente se pierde la vista a causa de cicatrices de la córnea, cataratas, glaucoma u otros problemas.

Tratamiento de ceguera del río:

El tratamiento temprano puede evitar la ceguera. En regiones donde se produce la enfermedad, consiga exámenes médicos y tratamiento a las primeras señas.

- La ivermectina *(Mectizán)* es la mejor medicina para la ceguera del río, y quizás la pueda conseguir gratis a través de su departamento de salud local. La dietilcarbamacina y la suramina son otras medicinas que se usan para curar la ceguera del río, pero a veces pueden hacer más daño que provecho, especialmente cuando el daño al ojo ya ha empezado. Sólo las deben recetar los trabajadores de la salud que tengan experiencia. Las dosis y precauciones para todas estas medicinas aparecen en la pág. 378.
- Los antihistamínicos ayudan a calmar la comezón (pág. 386).
- Si se hace una operación desde el principio para quitar las bolitas, habrá menos lombrices.

Prevención:

- Los moscos *Simulium* se crían en corrientes rápidas de agua. El quitar el monte (vegetación) de las orillas de la corriente puede reducir el número de moscos.
- Evite dormir al aire libre—sobre todo de día, que es cuando estos moscos pican más.
- Coopere con las campañas para erradicar el mosco *Simulium*.
- **El tratamiento temprano evita la ceguera y reduce la transmisión de la enfermedad.**

LOS DIENTES, LAS ENCÍAS Y LA BOCA

17

EL CUIDADO DE LOS DIENTES Y LAS ENCÍAS

Es muy importante protegerse los dientes y las encías lo más posible, porque:

- Se puede masticar y digerir mejor la comida si la dentadura está completa.
- Se evitan los dientes picados, postemillas y enfermedades de las encías.
- Los dientes que se pican o pudren por falta de aseo pueden causar infecciones graves que pueden afectar otras partes del cuerpo.

Para mantener sanas la dentadura y las encías:

1. **Evite los dulces.** El comer mucho dulce (caña, panocha o panela, pan dulce, café con azúcar, refrescos, etc.) echa a perder muy rápido los dientes.

Este niño pronto perderá la dentadura.

No acostumbre a los niños a comer caña, dulces o refrescos. Esto es importantísimo para que les dure la dentadura.

2. **Cepíllese bien los dientes todos los días**—y siempre inmediatamente después de comer algo dulce. Empiece a cepillarles los dientes a sus hijos tan pronto como les salgan. Luego enséñeles a hacerlo solos. Fíjese que lo hagan bien.

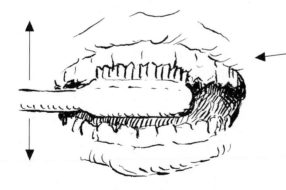

Cepille los dientes de arriba hacia abajo, así,

no sólo de lado a lado.

Cepille bien todas las caras de cada diente y cada muela.

3. En regiones donde no hay suficiente **flúor** natural en el agua y los alimentos, el poner flúor en el agua potable o directamente en los dientes ayuda a evitar las picaduras. Algunos programas de salud ponen flúor a los dientes de los niños una o dos veces al año. Además, la mayoría de los alimentos que vienen del mar tienen mucho flúor.

CUIDADO: El flúor es venenoso si se toma más de un poquito. Úselo con cuidado y guárdelo fuera del alcance de los niños. Antes de echarle flúor al agua potable, si puede consiga que alguien analice el agua para ver cuánto flúor necesita.

4. No les dé biberón a niños mayorcitos. El chupar continuamente un biberón, baña los dientes con líquido dulce y causa picaduras. (De cualquier manera, lo mejor es no dar biberón. Vea la pág. 271.)

SI NO TIENE CEPILLO PARA DIENTES, NO IMPORTA.

Arregle cualquier ramita, así:

Afile esta punta para limpiar entre los dientes.

Muerda bien esta punta y use las fibras como cepillo.

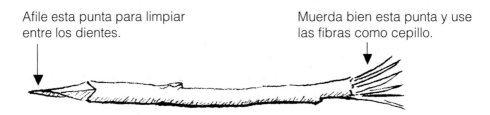

O amarre un pedacito de toalla áspera en la punta de un palito o alrededor de su dedo, y úselo como cepillo.

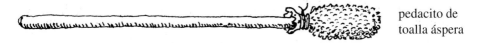

pedacito de toalla áspera

SI NO TIENE PASTA, NO IMPORTA.

Basta con el agua, si usted se escobilla bien. El frotar los dientes y las encías con algo suave pero un poco áspero es lo que los limpia. Algunas personas se frotan los dientes con carbón en polvo o con sal. O usted puede hacer una pasta mezclando sal y bicarbonato en cantidades iguales. Para que la pasta se pegue, moje el cepillo antes de meterlo en el polvo.

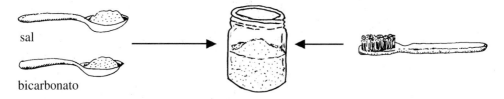

sal

bicarbonato

SI YA TIENE UNA MUELA PICADA (CARIES):

Para que no le duela tanto y no se forme una postemilla, evite toda clase de dulces y cepíllese bien después de cada comida.

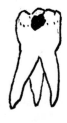

Si es posible, vaya de inmediato a un dentista o a un trabajador dental. Si va a tiempo, muchas veces él o ella le podrá limpiar y tapar la muela para que le sirva por muchos años.

Cuando tenga una muela picada, no espere hasta que le duela mucho. Vaya de inmediato a un trabajador dental para que se la tape.

POSTEMILLAS Y DOLOR DE MUELAS

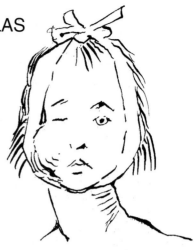

Para calmar el dolor:

♦ Limpie bien el hueco de la muela picada, quitando toda la comida y basura. Entonces enjuague la boca con agua tibia con sal.

♦ Tome calmantes como aspirina, *Mejoral, Veganín,* etc.

♦ Si la infección de la muela es grave (hinchazón, pus, nodos linfáticos grandes y dolorosos), use un antibiótico: pastillas de penicilina (pág. 351) o sulfonamida (pág. 358), o cápsulas de tetraciclina (sólo para adultos. Vea pág. 356).

Si el dolor no se quita o siempre vuelve, probablemente hay que sacar la muela.

Cure las postemillas pronto—antes de que la infección pase a otras partes del cuerpo.

Un dolor de muela resulta cuando una muela picada se infecta.

Una *postemilla (absceso)* resulta cuando la infección llega hasta la punta de la raíz y forma una bolsa de pus.

PIORREA, MAL DE LAS ENCÍAS

Las encías hinchadas, rojas y dolorosas que sangran fácilmente, pueden resultar por:

1. La falta de aseo o el aseo mal hecho en la boca.

2. La mala alimentación.

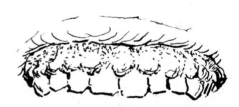

Prevención y tratamiento:

♦ Cepíllese bien los dientes después de cada comida. Quite los restos de comida que le queden entre los dientes. También, si es posible, quite el sarro (la costra amarilla oscura) que se forma donde los dientes se unen con las encías. Hace provecho **limpiar debajo de las encías** regularmente, pasando un hilo fuerte (o seda dental) entre los dientes. Al principio esto causa sangrado, pero después las encías se ponen más sanas y sangran menos.

♦ Coma alimentos ricos en vitaminas, especialmente carne, huevos, frijoles, verduras verde oscuras, y frutas como naranjas, limones y tomates (vea el Capítulo 11). Evite las comidas dulces y las que se pegan entre los dientes.

Nota: A veces las medicinas para prevenir los ataques epilépticos, como la fenitoína (*Epamín*), hacen que las encías se hinchen y crezcan demasiado (vea pág. 390). Si eso pasa, consulte a un trabajador de la salud y piense en cambiar de medicina.

BOQUILLAS

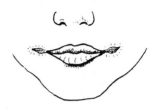

Las 'boquillas' en las esquinas de la boca de algunos niños muchas veces son una seña de desnutrición.

Esos niños deben comer alimentos ricos en vitaminas y proteínas: leche, carne, pescado, nueces, huevos, frutas y verduras verdes.

MANCHAS O PUNTOS BLANCOS EN LA BOCA

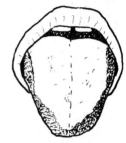

La lengua está forrada de blanco. En muchas enfermedades, sobre todo cuando hay calentura o fiebre, la lengua y el paladar se forran de blanco o amarillo. No es grave, pero ayuda enjuagar la boca 3 ó 4 veces al día con agua tibia con sal y bicarbonato.

Los puntitos blancos como granitos de sal en la boca de un niño con calentura, pueden ser una de las primeras señas de sarampión (pág. 311).

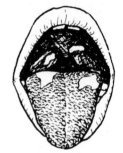

Algodoncillo: manchitas blancas en el fondo de la boca, la lengua y el paladar. Parecen leche cuajada o requesón pegado a la carne viva. Resultan por una infección de hongos o levadura llamada moniliasis (vea pág. 242). El algodoncillo es frecuente en recién nacidos, en gente con SIDA y en personas que están usando ciertos antibióticos, sobre todo tetraciclina o ampicilina.

Deje de usar el antibiótico, a menos que sea muy importante seguir tomándolo. Pinte la boca por dentro con violeta de genciana. El mascar ajo o comer yogur (leche búlgara) también puede ayudar. En casos severos, use nistatina (pág. 373).

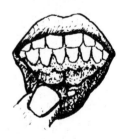

Llaguitas blancas, redondas y dolorosas dentro de los labios o la boca. Pueden aparecer después de tener fiebre o mucha preocupación ('nervios'). Duran de 1 a 3 semanas y se quitan solas. Enjuague la boca con agua salada o ponga un poco de agua oxigenada o pomada corticoesteroide (pág. 371) en las llagas. Los antibióticos no hacen provecho.

LLAGAS DE FIEBRE O FUEGOS

Son ampollitas dolorosas que se revientan y forman costras en los labios (o en las partes ocultas). Pueden aparecer después de tener calentura o muchos nervios. Su causa es el virus del herpes. Se alivian después de 1 ó 2 semanas. El ponerles hielo durante varios minutos, varias veces al día, puede ayudar a que se curen más rápido. También puede ayudar el untarles alumbre, alcanfor o el jugo amargo de ciertas plantas (vea Cardón, pág. 13). Ninguna medicina hace mucho provecho. Para información sobre el herpes en las partes ocultas, vea la pág. 402.

Para más información sobre el cuidado de los dientes y encías, vea *Donde no hay dentista*, que también se consigue de la Fundación Hesperian.

LAS VÍAS URINARIAS
Y LAS 'PARTES OCULTAS'

Las vías urinarias ayudan al cuerpo a sacar desperdicios de la sangre y desecharlos en forma de *orina* (los orines):

Los *riñones* filtran la sangre y producen la orina.

Los *uréteres* son tubos que llevan la orina a la vejiga.

La *vejiga* es una bolsa que almacena la orina. Al llenarse, se estira y se pone más grande.

El caño o *canal urinario (uretra)* acarrea la orina hasta la salida del cuerpo por el pene del hombre o por un hoyito entre los labios de la vagina de la mujer.

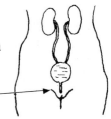

Los genitales (o partes ocultas) son los órganos sexuales.

El hombre:

vejiga

canal urinario

pene o miembro sexual del hombre

escroto o bolsa que contiene los testículos

tubo de los espermas

La *glándula prostática* hace el líquido que contiene los espermas.

Los *testículos* producen los espermas, o células *microscópicas* con colas, que se juntan con el huevecillo de una mujer para que salga embarazada.

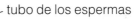

La mujer:

labio exterior de la vagina

labio interior

ano: donde termina la tripa

clítoris: una parte sensible, algo parecida a un pene pequeño

hoyito por donde sale la orina

entrada a la *vagina* o canal del parto. (Para el interior, vea pág. 280.)

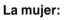

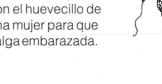

PROBLEMAS DE LAS VÍAS URINARIAS

Hay muchos trastornos diferentes de las vías urinarias. No siempre es fácil distinguirlos. Y la misma enfermedad se puede presentar de manera distinta en hombres y en mujeres. Algunos de estos trastornos no son graves, mientras que otros pueden ser muy peligrosos. Una enfermedad peligrosa puede comenzar sólo con señas leves. Muchas veces es difícil identificar estos trastornos correctamente usando sólo un libro como éste. Se pueden necesitar conocimientos y exámenes especiales. Cuando pueda, consulte a un trabajador de la salud.

Los **problemas** comunes **de las vías urinarias** incluyen:

1. Infecciones de las vías urinarias. Éstas son más comunes en las mujeres. (A veces empiezan después del contacto sexual, pero pueden producirse en otras ocasiones, especialmente durante el embarazo.)
2. Cálculos o piedritas en los riñones o la vejiga.
3. Prostatitis o inflamación de la próstata (dificultad para orinar porque la prostáta está hinchada; más común en hombres mayores).
4. Gonorrea o clamidia (enfermedades infecciosas que se pasan por contacto sexual; muchas veces causan dificultad o dolor al orinar).
5. En algunas partes del mundo, la esquistosomiasis es la causa más común de sangre en la orina. Hablamos de este problema en la sección sobre infecciones de lombrices. Vea la pág. 146.

Infecciones de las Vías Urinarias

Señas:

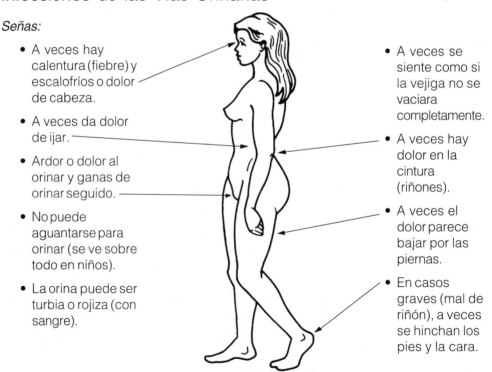

- A veces hay calentura (fiebre) y escalofríos o dolor de cabeza.
- A veces da dolor de ijar.
- Ardor o dolor al orinar y ganas de orinar seguido.
- No puede aguantarse para orinar (se ve sobre todo en niños).
- La orina puede ser turbia o rojiza (con sangre).
- A veces se siente como si la vejiga no se vaciara completamente.
- A veces hay dolor en la cintura (riñones).
- A veces el dolor parece bajar por las piernas.
- En casos graves (mal de riñón), a veces se hinchan los pies y la cara.

Muchas mujeres padecen de infecciones urinarias. En los hombres son mucho menos frecuentes. A veces las únicas señas son **ardor al orinar** y la **necesidad de orinar seguido.** Otras señas comunes son **sangre en la orina** y **dolor en el vientre.** La calentura y el dolor de cintura o ijar indican un problema más grave.

Tratamiento:

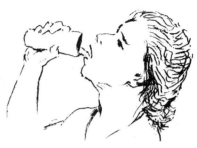

- **Tome mucha agua.** Muchas infecciones urinarias leves se alivian tomando mucha agua, sin necesidad de medicinas. Tome al menos 1 vaso cada 30 minutos durante 3 ó 4 horas, y acostúmbrese a tomar mucha agua. (Pero si la persona no puede orinar o tiene hinchadas las manos y la cara, no debe tomar mucha agua.)
- Si la persona no se mejora bebiendo mucha agua o si tiene calentura, debe tomar pastillas de sulfametoxazol con trimetoprim u otra sulfonamida (pág. 358), ampicilina (pág. 353) o tetraciclina (pág. 356). Fíjese muy bien en la dosis y las precauciones. Para controlar completamente la infección, quizás sea necesario tomar la medicina durante 10 días o más. Es muy importante **seguir bebiendo mucha agua mientras se toman estas medicinas,** especialmente las sulfonamidas.
- Si la persona no se alivia pronto, consiga ayuda médica.

Cálculos o Piedritas en los Riñones o Vejiga:

Señas:

- Muchas veces la primera seña es un dolor agudo o fuerte en la cintura, ijar o vientre, o en la base del pene en el hombre.
- A veces se tapa el caño y a la persona le cuesta orinar—o no puede orinar nada. O puede que salgan gotitas de sangre al comenzar a orinar.
- Puede haber una infección urinaria al mismo tiempo.

Tratamiento:

- El mismo que para las infecciones urinarias (vea arriba).
- También dé aspirina u otro calmante y un antiespasmódico (vea pág. 381).
- Si no puede orinar, trate de hacerlo acostado. A veces esto permite que una piedrita en la vejiga se mueva y así destape el caño.
- En casos severos, consiga ayuda médica. A veces se necesita una operación.

Prostatitis (Inflamación de la Próstata, 'Tapado de Orín'):

Este trastorno es más común en hombres mayores de 40 años. Es causado por una hinchazón de la prostáta, que se encuentra entre la vejiga y el caño (uretra).

- A la persona le cuesta orinar y a veces obrar. Puede que los orines salgan a gotitas o que no salgan para nada. A veces el enfermo pasa días sin poder orinar.
- Si hay calentura, es seña de que también hay infección.

Tratamiento para la prostatitis:

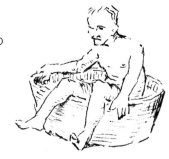

- Si no puede orinar, debe tratar de hacerlo sentado en una tina de agua caliente, así:
  Si esto no funciona, quizás sea necesaria una sonda (pág. 239).
- Si tiene calentura, use un antibiótico como ampicilina (pág. 353) o tetraciclina (pág. 356).
- Busque ayuda médica. Los casos graves o crónicos pueden requerir de una operación.

Nota: Tanto la prostatitis como la gonorrea (o la clamidia) pueden tapar el caño. En hombres mayores es más probable que sea prostatitis. Pero un joven—sobre todo uno que hace poco haya tenido relaciones sexuales con una persona infectada— probablemente tiene gonorrea o clamidia.

ENFERMEDADES QUE SE PASAN POR CONTACTO SEXUAL (ENFERMEDADES DE TRANSMISIÓN SEXUAL)

En las siguientes páginas hablamos sobre algunas enfermedades comunes transmitidas por contacto sexual: gonorrea, clamidia, sífilis, y bubos. El VIH/SIDA y algunas infecciones de transmisión sexual que causan llagas en los genitales (herpes genital, verrugas genitales y chancro blando) aparecen en las Páginas Azules – vea págs. 399 a 403.

Gonorrea (Blenorragia, 'La Gota', Purgación) y Clamidia:

Tanto los hombres como las mujeres pueden tener gonorrea o clamidia sin tener ninguna seña de enfermedad. La gonorrea y la clamidia pueden tener las mismas señas, pero la gonorrea generalmente se nota más pronto y es más dolorosa. Tanto hombres como mujeres pueden tener ambas infecciones al mismo tiempo. Por eso es mejor siempre tratarlas juntas. Si un hombre o una mujer tiene gonorrea o clamidia y no la trata, podría quedar estéril (no podrá tener hijos).

Si una mujer embarazada tiene gonorrea o clamidia y no recibe tratamiento antes de dar a luz, el bebé podría nacer con los ojos infectados y podría quedar ciego (vea pág. 221).

Señas del hombre:

- Gotitas de pus que salen del pene
- A veces hay una hinchazón dolorosa de los testículos

Señas de la mujer:

- Un flujo amarillento o verde de la vagina o el ano
- Dolor en el vientre (enfermedad inflamatoria del vientre, pág. 243)
- Fiebre (calentura)
- Dolor cuando tiene relaciones sexuales

Señas del hombre y de la mujer:

- Dolor o ardor al orinar
- Salpullido (ronchas) o llagas en todo el cuerpo
- Hinchazón dolorsa en una o ambas rodillas, tobillos o muñecas

En el hombre, las primeras señas se presentan de 2 a 5 días (o hasta 3 semanas o más) después de haber tenido contacto sexual con una persona infectada. En la mujer, las señas pueden tardar semanas o meses en aparecer. Pero aunque **una persona no tenga ninguna seña, puede pasarle la enfermedad a otra persona** a los pocos días después de haberse infectado.

Tratamiento:

♦ Antes, la gonorrea generalmente se curaba con penicilina. Pero ahora en muchas regiones, la enfermedad se ha vuelto *resistente* a la penicilina, así que se deben usar otros antibióticos. Es mejor que consulte en su misma localidad sobre qué medicinas son eficaces, están disponibles y son baratas en su región. Las medicinas que se usan para curar la gonorrea y la clamidia, aparecen en la pág. 360. Si el goteo y el ardor no han desaparecido en 2 ó 3 días después de empezar el tratamiento, puede que la gonorrea sea *resistente* a la medicina, o que la persona tenga clamidia.

♦ Si una mujer tiene gonorrea o clamidia y además tiene calentura y dolor en el vientre, puede que tenga la enfermedad inflamatoria del vientre (vea pág. 243).

♦ Toda persona que haya tenido relaciones sexuales con alguien que tenga gonorrea o clamidia, también debe ser tratada (sobre todo las mujeres de hombres infectados). Aunque la mujer no tenga señas, es probable que esté infectada. Si ella no se cura al mismo tiempo, le volverá a pegar la enfermedad al hombre después.

♦ Proteja los ojos de todos los recién nacidos contra clamidia y sobre todo gonorrea, que puede causar ceguera (pág. 221). Para el tratamiento, vea la pág. 379.

CUIDADO: Una persona con gonorrea o clamidia también puede tener sífilis sin saberlo. A veces es mejor dar el tratamiento completo para la sífilis de una vez, porque el tratamiento para la gonorrea o la clamidia puede evitar que den las primeras señas de la sífilis, **pero quizás no cure la enfermedad.**

Para prevenir éstas y otras enfermedades de transmisión sexual, vea la pág. 239.

Sífilis ('Sangre Mala'):

La sífilis es una enfermedad común y peligrosa que se transmite de una persona a otra por medio del contacto sexual.

Señas:

• La primera seña generalmente es una llaga llamada *chancro*. Aparece de 2 a 5 semanas después de tener contacto sexual con una persona con sífilis. El chancro puede ser parecido a un granito, una ampolla o una llaga. Generalmente aparece en los genitales (partes ocultas) del hombre o la mujer (o con menos frecuencia en los labios, dedos, *ano* o boca). Esta llaga contiene 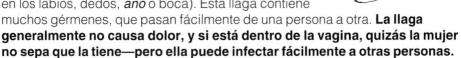 muchos gérmenes, que pasan fácilmente de una persona a otra. **La llaga generalmente no causa dolor, y si está dentro de la vagina, quizás la mujer no sepa que la tiene—pero ella puede infectar fácilmente a otras personas.**

• La llaga dura sólo unos cuantos días y luego desaparece sola sin tratamiento. **Pero la enfermedad sigue cundiendo por todo el cuerpo.**

- Semanas o meses después, puede haber dolor de garganta, poca calentura, llagas en la boca, coyunturas hinchadas, o cualquiera de estas señas en la piel:

granitos o salpullido
doloroso por todo el cuerpo

ronchas en forma
de anillos

salpullido con comezón en
las manos o los pies

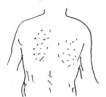

Generalmente todas estas señas desaparecen solas y la persona muchas veces piensa que está aliviada—pero la enfermedad sigue. **Sin un tratamiento adecuado, la sífilis puede invadir cualquier parte del cuerpo, causando mal del corazón, parálisis, locura y muchos otros problemas.**

CUIDADO: Si aparece cualquier dolencia desconocida de la piel algunos días o semanas después de haber tenido un grano o llaga en los genitales (partes ocultas), sospeche de sífilis. Consiga ayuda médica.

Tratamiento para la sífilis: **(Para la curación total, es esencial el tratamiento completo).**

- ◆ **Si la persona ha tenido las señas menos de 1 año,** inyecte 2.4 millones de unidades de penicilina benzatínica de una sola vez. Ponga la mitad de la dosis en cada nalga (vea pág. 353). Las personas alérgicas a la penicilina pueden tomar tetraciclina, 500 mg., 4 veces al día por 15 días.
- ◆ **Si la persona ha tenido las señas más de 1 año,** inyecte 2.4 millones de unidades de penicilina benzatínica—la mitad en cada nalga—una vez a la semana durante 3 semanas, para un total de 7.2 millones de unidades. Las personas alérgicas a la penicilina pueden tomar tetraciclina, 500 mg., 4 veces al día por 30 días.
- ◆ Si hay cualquier sospecha de que una persona tenga sífilis, debe consultar inmediatamente a un trabajador de la salud. Quizás se necesiten análisis especiales de la sangre. Si no es posible hacer los análisis, la persona se debe tratar para la sífilis de todas maneras.
- ◆ Toda persona que haya tenido contacto sexual con una persona con sífilis, también debe ser tratada, especialmente los esposos o esposas de gente infectada.

Nota: Las mujeres que estén embarazadas o amamantando y que sean alérgicas a la penicilina, pueden tomar eritromicina en la misma dosis que la tetraciclina (vea pág. 356).

Para prevenir la sífilis, vea la página siguiente.

Bubones (Linfogranuloma Venéreo):

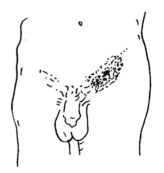

Señas:

- **En el hombre:** Bultos grandes y oscuros en la ingle que se revientan con pus, cicatrizan y se vuelven a reventar.
- **En la mujer:** Nodos linfáticos parecidos a los del hombre. O llagas dolorosas que escurren en el *ano*.

Tratamiento:

- ◆ Consulte a un trabajador de la salud.
- ◆ Tome tetraciclina: adultos, 2 cápsulas de 250 mg., 4 veces al día por 14 días.
- ◆ No tenga relaciones sexuales hasta que las llagas estén completamente cicatrizadas.

Nota: Los bubones en la ingle también pueden ser seña de chancro blando (pág. 403).

CÓMO EVITAR EL CONTAGIO DE ENFERMEDADES DE TRANSMISIÓN SEXUAL

1. **Tenga cuidado con quién tiene relaciones sexuales:** Alguien que tiene relaciones sexuales con muchas otras personas, tiene más probabilidades de contraer estas enfermedades. Las prostitutas corren gran riesgo de infectarse e infectar a los demás. Para evitar la infección, tenga relaciones sexuales sólo con su pareja y séanse fieles. Si usted tiene relaciones sexuales con otra persona, **siempre use condón.** (El uso de condones ayuda a prevenir las enfermedades de transmisión sexual, pero no asegura una protección completa.)

2. **Cúrese pronto:** Es muy importante que todas las personas que tengan una enfermedad de transmisión sexual se curen de inmediato, para que no infecten a otra gente. No tenga relaciones sexuales hasta 3 días después de terminar el tratamiento. (Por desgracia, todavía no hay ningún tratamiento eficaz para el SIDA.)

3. **Avise a los contagiados:** Cuando alguien descubre que tiene una enfermedad de transmisión sexual, debe avisarle a todas las personas con quienes ha tenido relaciones sexuales, para que ellas también puedan curarse. Sobre todo es importante que el hombre le avise a la mujer, pues si ella no sabe que tiene la enfermedad, puede contagiar a otra gente, sus bebés pueden infectarse o quedar ciegos, y con el tiempo ella misma puede quedar estéril o enfermarse mucho.

4. **Ayude a otros:** Insístale a sus amigos que puedan tener una enfermedad de transmisión sexual, que se curen inmediatamente y que eviten todo contacto sexual hasta que estén curados.

CUÁNDO Y CÓMO PONER UNA SONDA (UN TUBO DE HULE PARA SACAR ORINA DE LA VEJIGA)

Cuándo debe ponerse y cuándo no:

- **Nunca ponga una sonda a menos que sea absolutamente necesario** y sea imposible conseguir ayuda médica a tiempo. El meter una sonda siempre lleva el peligro de introducir una infección grave o de dañar el caño.
- Si sale orina, aunque sea muy poca, no ponga la sonda.
- Si no puede orinar, trate de hacerlo sentándose en agua tibia (vea pág. 236) y use la medicina indicada para la enfermedad que tiene (gonorrea o prostatitis).
- Si una persona tiene la vejiga muy llena y no puede orinar, o si empieza a mostrar señas de intoxicación de orín—entonces y sólo entonces—ponga la sonda.

Señas de intoxicación de orín (uremia):

- Aliento con olor a orines.
- Hinchazón de los pies y la cara.
- Basca, angustia, aturdimiento.

Nota: Las personas que han padecido de dificultad para orinar, de prostatitis o de cálculos deben comprar y guardar una sonda para casos de emergencia.

CÓMO PONER UNA SONDA

1. Hierva la sonda (y cualquier jeringa o instrumento que vaya a usar) por 15 minutos.

2. Lave bien debajo del prepucio o entre los labios vaginales y el área a su alrededor.

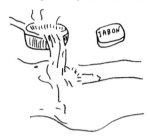

3. Lávese las manos—si es posible, con jabón desinfectante (como *Betadine*). Después de lavarse, sólo toque cosas que estén estériles o muy limpias.

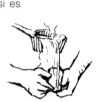

4. Ponga trapos muy limpios debajo y alrededor del área.

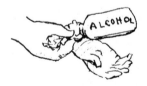

5. Póngase guantes estériles —o frótese bien las manos con alcohol o jabón desinfectante.

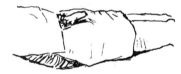

6. Unte la sonda con un lubricante estéril (pomada resbalosa) como *Jalea K-Y* que se disuelva en agua (no use aceite ni vaselina).

7. Jale hacia atrás el prepucio o abra los labios vaginales,

y limpie el hoyito por donde sale la orina con un algodón estéril, mojado con jabón.

8. Deteniendo el prepucio hacia atrás o los labios abiertos, meta suavemente la sonda por el hoyito de la orina. Tuérzala según sea necesario, pero NO LA FUERCE.

Detenga el pene derecho en este ángulo.

9. Para el hombre, meta la sonda hasta que empiece a salir la orina— luego 3 cm. más.

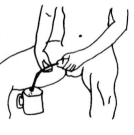

Nota: En la mujer, el canal urinario es mucho más corto que en el hombre.

Importante: Si la persona muestra señas de intoxicación de orín o si la vejiga ha estado repleta e hinchada, no deje que toda la orina salga de repente: deje que salga muy lentamente (pellizcando o tapando la sonda), poco a poco, durante 1 ó 2 horas.

A veces una mujer no puede orinar después del parto. Si pasan más de 6 horas y su vejiga parece estar llena, quizás necesite una sonda. Si la vejiga no se siente llena, no use una sonda sino que pídale que tome mucha agua.

Para más información sobre el uso de sondas, vea *El niño campesino deshabilitado*, Capítulo 25.

ENFERMEDADES DE LAS MUJERES

Flujo o Desecho Vaginal (un moco o sustancia como pus que sale de la vagina)

Normalmente, a todas las mujeres les sale un poco de flujo de la vagina, que es claro, lechoso o un poco amarillo. Si no hay comezón o mal olor, probablemente no hay ningún problema.

Pero muchas mujeres, sobre todo durante el embarazo, padecen de un flujo que a menudo da comezón en la vagina. Este flujo puede ser causado por diferentes infecciones. La mayoría son molestas pero no peligrosas. Pero una infección de gonorrea o clamidia puede dañar a un bebé al nacer (vea pág. 221).

1. **Desecho amarillo-verdoso o blancuzco, espumoso, apestoso, con comezón.** Ésta probablemente es una infección de **Tricomonas.** Puede arder al orinar. A veces duelen o se hinchan los genitales (partes ocultas). El flujo puede tener sangre.

Tratamiento:

- ♦ Es muy importante mantener limpios los genitales.
- ♦ Hágase un lavado vaginal con agua tibia y vinagre blanco. Si no tiene vinagre, use jugo de limón en el agua.

> *IMPORTANTE:* Deje que el agua entre lentamente durante 3 minutos más o menos. No meta el tubo en la vagina más de 7.5 cm.

Para el lavado, ponga 6 cucharaditas de vinagre en 1 litro de agua hervida y enfriada.

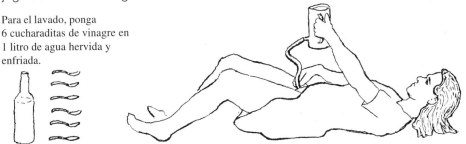

CUIDADO: No se haga lavados vaginales en las últimas 4 semanas del embarazo, ni durante 6 semanas después del parto. Si el flujo es molesto, las tabletas vaginales de nistatina pueden ayudar (vea el comienzo de la página siguiente).

- ♦ También puede ponerse un diente de ajo en la vagina. (Pele el ajo, cuidando de no pincharlo. Envuélvalo en un pedacito de gasa o trapo limpio y métaselo en la vagina).
- ♦ Use el lavado 2 veces durante el día, y todas las noches póngase un nuevo diente de ajo. Hágalo durante 10 a 14 días.
- ♦ Si esto no ayuda, use tabletas vaginales que contengan metronidazol u otro medicamento recomendado para Tricomonas, o tome pastillas de metronidazol. Para las precauciones e instrucciones, vea la pág. 370.

IMPORTANTE: Es probable que el marido de una mujer con Tricomonas también tenga la infección, aunque no sienta nada. (Algunos hombres con Tricomonas sienten ardor al orinar.) Si la mujer es tratada con metronidazol, su marido también debe tomar pastillas de esta medicina al mismo tiempo.

2. **Desecho blanco, parecido a 'suero con cuajada', olor a moho o a pan horneado.** Esta podría ser una infección de hongos (moniliasis, Cándida). Puede causar mucha comezón. Los labios de la vagina a menudo se ponen de color rojo brillante y duelen. Puede arder al orinar. Esta infección es especialmente común en mujeres embarazadas, enfermas o diabéticas (pág. 127), o en las que han estado tomando antibióticos o pastillas anticonceptivas.

Tratamiento: Hágase lavados vaginales con agua y vinagre (vea pág. 241) o violeta de genciana diluida, 2 partes de violeta de genciana por 100 partes de agua (2 cucharaditas en medio litro de agua). O use tabletas vaginales de nistatina o cualquier otra tableta vaginal para la moniliasis o Cándida. Para la dosis e instrucciones, vea la pág. 370. El ponerse yogur (leche búlgara) no endulzado en la vagina, es un remedio casero que ayuda a controlar las infecciones de hongos. **Nunca use antibióticos para una infección de hongos. La pueden empeorar.**

3. **Desecho espeso y lechoso, con olor rancio.** Ésta podría ser una infección causada por bacterias. Quizás se necesiten análisis especiales para distinguirla de una infección de Tricomonas. Hágase lavados vaginales con agua y vinagre (pág. 241) o con yodo povidona (*Betadine:* 6 cucharaditas en 1 litro de agua). También se puede poner un diente de ajo todas las noches durante 2 semanas (vea pág. 241). Si ninguno de estos remedios funciona, pruebe con metronidazol (vea pág. 369).

4. **Desecho aguado, café o gris, rayado con sangre; mal olor; dolor en el vientre.** Éstas son señas de infecciones más graves, o posiblemente de cáncer (pág. 280). Si tiene calentura, use antibióticos (si es posible, ampicilina junto con tetraciclina—vea págs. 353 y 356). **Consiga ayuda médica de inmediato.**

Importante: Si cualquier flujo dura mucho tiempo o no mejora con el tratamiento, consulte a un trabajador de la salud.

Cómo Pueden Evitar Muchas Infecciones las Mujeres:

1. Mantenga limpios los genitales (partes ocultas). Al bañarse (diariamente, si es posible), lávese bien con un jabón suave.

2. Orine después de tener relaciones sexuales. Esto ayuda a evitar las infecciones urinarias (pero no el embarazo).

3. Límpiese con cuidado después de obrar. Siempre límpiese de adelante hacia atrás:

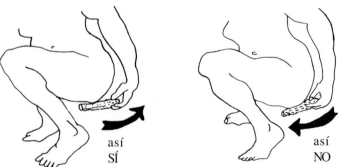

así
SÍ

así
NO

El limpiarse hacia adelante puede introducir gérmenes, amibas o lombrices en el hoyito de la orina y en la vagina. También limpie a las niñas chiquitas hacia atrás, y cuando crezcan, enséñeles a hacerlo de esta misma manera.

Dolor o Malestar en el Vientre de una Mujer:

Esto puede tener muchas causas diferentes, que se explican en distintas partes de este libro. La siguiente lista, que incluye algunas preguntas claves, le ayudará a saber dónde buscar.

Las posibles causas de dolor en el vientre son:

1. **Problemas con la regla** (pág. 246). ¿Es peor poco antes de o durante la regla?

2. **Infección de la vejiga** (pág. 234). Es una de las causas más frecuentes del dolor en el vientre. ¿Tiene que orinar muy seguido? ¿Siente dolor al orinar?

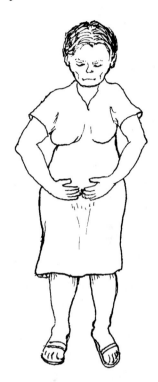

3. **Enfermedad inflamatoria del vientre.** Ésta casi siempre es una etapa avanzada de gonorrea o clamidia (pág. 236), con dolor en el vientre y calentura. Si estas señas son leves, primero dé tratamiento para gonorrea (pág. 360). Luego dé tetraciclina (pág. 356) o eritromicina (pág. 355) durante 14 días. Para señas más graves, dé también 500 mg. de metronidazol 3 veces al día durante 10 días. Si la mujer está usando un dispositivo intrauterino (DIU), quizás haya que sacarlo. Consulte a un trabajador de la salud.

4. **Problemas relacionados con una bola, bulto o tumor en el vientre.** Éstos se explican brevemente en la pág. 280 e incluyen **quistes de los ovarios** y **cáncer.** Se necesita un examen especial, hecho por un trabajador de la salud con experiencia.

5. **Embarazo ectópico** (cuando el bebé comienza a crecer fuera de la matriz, pág. 280). Generalmente hay mucho dolor con hemorragia irregular. A menudo la mujer tiene las primeras señas del embarazo (vea pág. 247) y se siente mareada y débil. **Consiga ayuda médica de inmediato; su vida está en peligro.**

6. **Complicaciones del aborto** (pág. 414). Puede haber calentura, hemorragia de la vagina con cuajarones, dolor abdominal, dificultad para orinar y choque. Empiece a dar antibióticos como para fiebre del parto (pág. 276) y **lleve a la mujer de inmediato a un hospital. Su vida está en peligro.**

7. **Una infección u otro problema de la tripa o el recto** (pág. 145). ¿Tiene el dolor algo que ver con comer u obrar?

Algunos de estos problemas no son graves. Otros son peligrosos. No siempre es fácil distinguir uno de otro. Se pueden necesitar pruebas o análisis especiales.

> **Si no está seguro de la causa del dolor, o si no mejora pronto, consiga ayuda médica.**

HOMBRES Y MUJERES QUE NO PUEDEN TENER HIJOS (INFERTILIDAD)

A veces un hombre y una mujer tratan de tener hijos, pero la mujer no queda embarazada. Uno de los dos o ambos pueden ser infértiles. Muchas veces no hay remedio para esto, pero a veces sí, dependiendo de la causa.

CAUSAS COMUNES DE LA INFERTILIDAD:

1. **Esterilidad.** El cuerpo de la persona es tal que no puede tener hijos nunca. Algunos hombres y mujeres nacen estériles.

2. **Debilidad o una carencia en la dieta.** En algunas mujeres, la anemia grave, la mala alimentación o la falta de yodo pueden causar dificultades para embarazarse. O pueden producir la muerte del bebé aún no formado (embrión), quizás antes de que la madre siquiera sepa que está embarazada (vea Aborto, pág. 281). Una mujer que no puede salir embarazada o que solo ha tenido abortos o malpartos, debe comer suficientes alimentos nutritivos, usar sal yodada y, si está muy anémica, tomar pastillas de hierro (pág. 247). Así quizás tenga más probabilidades de quedar embarazada y de tener un bebé sano.

3. **Una infección crónica,** especialmente la enfermedad inflamatoria del vientre (pág. 243) debido a gonorrea y clamidia, es una causa frecuente de infertilidad en las mujeres. El tratamiento puede ayudar—si la enfermedad no está muy avanzada. Si siempre se evita o cura pronto la gonorrea y la clamidia, menos mujeres quedarán estériles.

4. **Los hombres** a veces tienen menos espermas de lo normal y por eso sus esposas no salen embarazadas. Puede ayudar si el hombre pasa varios días sin tener relaciones sexuales, esperando los 'días fértiles' de su esposa, a mediados de su mes menstrual (vea El Método del Ritmo y El Método del Moco, págs. 291 y 292). Así él guardará la mayor cantidad posible de espermas para tener relaciones en los días en que ella pueda quedar embarazada.

ADVERTENCIA: Las hormonas y otras medicinas que se dan a hombres o mujeres que no pueden tener hijos, casi nunca hacen provecho, especialmente en los hombres. Los remedios caseros o mágicos generalmente tampoco ayudan. No gaste dinero en remedios que no sirven.

Si usted es una mujer que no puede tener hijos, de cualquier forma le quedan muchas posibilidades para tener una vida feliz y completa:

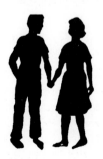

- Tal vez pueda criar o adoptar a huérfanos u otros niños que necesiten un hogar. Muchas parejas quieren a estos niños como si fueran sus propios hijos.
- Tal vez pueda hacerse trabajadora de la salud o ayudar a su comunidad de otra manera. El amor que le daría a sus hijos, se lo puede dar a otros, y así todos se beneficiarán.
- Puede que usted viva en un pueblo donde la gente desprecia a una mujer que no puede tener hijos. Tal vez usted y otras personas puedan formar un grupo para ayudar a los más necesitados—y demostrar que el tener hijos no es lo único que le da valor a la vida de una mujer.

INFORMACIÓN PARA MADRES Y PARTERAS

LA REGLA (PERÍODO, COSTUMBRE, MENSTRUACIÓN, EL SANGRADO MENSUAL DE LAS MUJERES)

A la mayoría de las muchachas les baja la regla por primera vez entre los 11 y 16 años de edad. Después de tener su primera regla, una muchacha puede quedar embarazada, si tiene relaciones sexuales.

Normalmente la regla viene cada 28 días más o menos, y dura de 3 a 6 días. Sin embargo, esto varía bastante entre diferentes mujeres.

Es común que las muchachas jóvenes tengan reglas irregulares y dolorosas. Por lo general, eso no es seña de que tengan algún problema.

Si su regla es muy dolorosa:

No se quede quieta y acostada. Eso puede empeorar el dolor.	Quizás le ayude caminar y hacer trabajo o ejercicios ligeros...	o tomar bebidas calientes, o poner los pies en agua caliente.

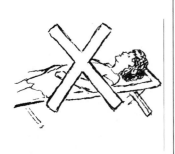

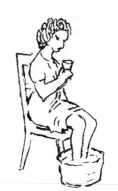

Si tiene dolor muy fuerte, quizás le ayude la aspirina (pág. 379) o el ibuprofen (pág. 380). Vea también si le ayuda acostarse y ponerse lienzos de agua tibia en el vientre.

Durante la regla—al igual que siempre—la mujer debe mantenerse muy limpia, dormir suficiente y comer una dieta bien balanceada. Puede comer de todo y hacer su trabajo como de costumbre. No hace daño tener relaciones sexuales durante la regla. (Sin embargo, si ella o su pareja tiene el virus del SIDA, el riesgo de infectar a la otra persona es mayor.)

Señas de problemas con la regla:

- Para algunas mujeres, es normal que la regla a veces se tarde más y a veces menos en llegar cada mes. Pero para otras, eso puede ser seña de una enfermedad *crónica,* de anemia, mala alimentación, o posiblemente, de una infección o un tumor en la matriz.
- Si la regla no viene a tiempo, eso puede ser seña de embarazo. Pero para muchas jovencitas que apenas han empezado a tener la regla y para mujeres mayores de 40 años, muchas veces es normal que no les venga la regla o que tengan reglas irregulares. Las preocupaciones o angustias fuertes también pueden causar que la regla no venga.
- Si la regla viene después de lo esperado, es más fuerte y dura más tiempo, puede ser una pérdida o aborto espontáneo (vea pág. 281).
- **Si la regla dura más de 6 días, causa una hemorragia fuerte o viene más de 1 vez al mes, consiga ayuda médica.**

LA MENOPAUSIA (CUANDO SE LEVANTA LA REGLA)

La *menopausia* o *climaterio* es la etapa en la vida de una mujer cuando le deja de venir la regla. Después de la menopausia, la mujer ya no puede tener hijos. En general, este cambio sucede entre los 40 y 50 años de edad. Muchas veces la regla es irregular durante varios meses antes de que se retire por completo.

No es necesario dejar de tener relaciones sexuales durante o después de la menopausia. Pero la mujer todavía puede quedar embarazada durante esta etapa. Si no quiere tener más hijos, debe seguir usando métodos anticonceptivos durante 12 meses después de que se le retire la regla.

Cuando empieza la menopausia, la mujer puede pensar que está embarazada. Y cuando vuelve a sangrar después de 3 ó 4 meses, puede creer que es un aborto. Si una mujer de 40 ó 50 años vuelve a sangrar después de algunos meses sin regla, explíquele que quizás se deba a la menopausia.

Durante la menopausia es normal sentir muchos malestares: angustias, ataques repentinos de calor, dolores que se mueven por todo el cuerpo, tristeza, etc. Después de la menopausia, la mayoría de las mujeres se vuelven a sentir bien.

Las mujeres que padecen de hemorragia o de dolor fuerte en el vientre durante la menopausia, o que empiezan a sangrar meses o años después de la menopausia, deben conseguir ayuda médica. Deben ir a hacerse un examen para asegurarse de que no tengan cáncer u otro problema grave (vea pág. 280).

Después de la menopausia, los huesos de la mujer pueden volverse más débiles y quebrarse más fácilmente. Para prevenir esto, ayuda comer alimentos con calcio (vea pág. 116).

Como ya no tendrá más hijos, la mujer puede tener más tiempo y libertad para estar con sus nietos o dedicarse a actividades comunitarias. En esta etapa de su vida, algunas mujeres se vuelven parteras o trabajadoras de la salud.

EL EMBARAZO

Señas de embarazo:

Todas estas señas son normales:

- Pasa el mes sin que baje la regla. (Con frecuencia ésta es la primera seña.)
- Ganas de vomitar, especialmente en la mañana. (Es peor durante el segundo y tercer mes del embarazo.)
- A veces orina con más frecuencia.
- Crece la barriga.
- Los pechos se agrandan o duelen un poco.
- 'Paño' (manchas oscuras) de la cara, la barriga y los pechos.
- Durante el quinto mes, el niño comienza a moverse en la matriz.

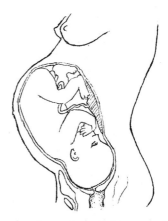

Aquí se ve la posición normal del niño en la matriz a los 9 meses.

Cómo Mantenerse Saludable durante el Embarazo

- Lo más importante es **comer suficiente** para subir de peso regularmente—especialmente si usted está flaca. También es muy importante **comer bien.** El cuerpo necesita alimentos ricos en proteínas, vitaminas y minerales, sobre todo **hierro.** (Lea el Capítulo 11.)
- **Use sal yodada** para tener más seguridad de que el niño nazca vivo y que no sea tontito. (Pero para evitar la hinchazón de los pies y otros problemas, no use mucha sal.)
- **Manténgase limpia.** Lávese o báñese seguido y cepíllese los dientes a diario.
- En el último mes del embarazo, es mejor no usar lavados vaginales (vea pág. 241) y **no tener relaciones sexuales,** para evitar que se rompa la fuente y entre una infección.
- En lo posible, **evite tomar medicinas.** Algunas medicinas pueden dañar al bebé en el vientre. Por regla general, sólo tome medicinas recetadas por un trabajador de la salud o médico. (Si un trabajador de la salud le va a recetar una medicina, infórmele que está o puede estar embarazada.) De vez en cuando puede tomar acetaminofén o antiácidos si los necesita. A menudo las vitaminas y las pastillas de hierro hacen provecho y, si se toman en la dosis correcta, no son dañinas.
- **No fume ni tome bebidas alcohólicas** durante el embarazo. El fumar y tomar son malos para la madre y dañan al bebé en el vientre.
- No se acerque a niños que tengan sarampión, sobre todo sarampión alemán o **rubéola** (vea pág. 312).
- Siga trabajando y **haga ejercicio,** pero trate de no cansarse mucho.
- **Evite todo veneno y producto químico.** Pueden dañar al bebé en el vientre. No trabaje donde haya pesticidas, herbicidas o productos químicos, y no guarde alimentos en los envases de dichos productos y venenos. Evite respirar gases o polvos de productos químicos.

Problemas Leves del Embarazo

1. **Vómitos o náusea (ganas de vomitar):** Normalmente es peor en la mañana, durante el segundo o tercer mes de embarazo. Ayuda comer algo seco, como galletas saladas o pan seco, antes de acostarse en la noche y antes de levantarse en la mañana. En lugar de comer comidas grandes, coma poco varias veces al día. Evite las comidas grasosas. El té hecho con hojas de hierbabuena también ayuda. En casos graves, tome un antihistamínico (vea pág. 386) al acostarse y al levantarse.

2. **Ardor o dolor en la boca del estómago o en el pecho** (indigestión ácida y agruras, vea pág. 128): Coma de a poquito y tome agua seguido. Los antiácidos pueden ayudar, sobre todo los que tienen carbonato de calcio (vea pág. 382). También puede hacer provecho chupar un dulce. Procure dormir con el pecho y la cabeza levantados con almohadas o cobijas.

3. **Hinchazón de los pies:** Descanse varias veces al día con los pies en alto (vea pág. 176). Coma menos sal y evite las comidas saladas. El té hecho con barbas de maíz puede ayudar (vea pág. 12). Si también se le hinchan las manos y la cara, busque consejo médico. La hinchazón de los pies generalmente se produce por el peso del niño en la matriz durante los últimos meses. Es peor en las mujeres anémicas o desnutridas. Por eso, **coma muchos alimentos nutritivos.**

4. **Dolor de cintura:** Es común durante el embarazo. Se puede calmar haciendo ejercicio y procurando pararse y sentarse con la espalda derecha (pág. 174).

5. **Anemia y desnutrición:** Muchas mujeres campesinas están anémicas antes de embarazarse, y se ponen más anémicas durante el embarazo. Para formar un niño sano, la mujer necesita **comer bien.** Si está muy pálida y débil o tiene otras señas de anemia y desnutrición (vea págs. 107 y 124), necesita comer más proteínas y alimentos con hierro: frijoles, cacahuates (maní), pollo, leche, queso, huevos, carne, pescado y verduras de hojas verdes oscuras. También debe tomar **pastillas de hierro** (pág. 393), sobre todo si es difícil conseguir suficientes alimentos nutritivos. Así fortalecerá su sangre para resistir una hemorragia peligrosa después del parto. Si es posible, las pastillas de hierro también deben contener **ácido fólico** y **vitamina C.** (La vitamina C ayuda al cuerpo a usar mejor el hierro.)

6. **Venas hinchadas (venas varicosas):** Son comunes durante el embarazo, debido al peso del bebé sobre las venas que vienen de las piernas. Ponga seguido los pies en alto—lo más alto que pueda (vea pág. 175). Si las venas se engordan mucho o duelen, envuélvalas así con una venda elástica, o use medias elásticas. Quítese las vendas o medias por la noche.

7. **Almorranas (hemorroides):** Son várices en el *ano*. Resultan por el peso del bebé en la matriz.

Para calmar el dolor, hínquese así ⟶ con las nalgas hacia arriba. O siéntese en agua tibia. También vea la pág. 175.

8. **Estreñimiento:** Tome mucha agua. Coma frutas y alimentos con mucha fibra, como yuca o salvado de trigo. Haga mucho ejercicio. **No tome laxantes fuertes.**

Señas de Peligro en el Embarazo

1. **Hemorragia:** El sangrar durante el embarazo, aunque sea poquito, es una seña de peligro. La mujer puede estar abortando (perdiendo el bebé, pág. 281) o puede que el bebé esté creciendo fuera de la matriz (embarazo ectópico, vea pág. 280). La mujer debe quedarse acostada y mandar a pedir ayuda médica.

Una hemorragia que dé después del sexto mes del embarazo puede ser *placenta previa*—es decir, la *placenta* ('lo demás', 'el segundo') puede estar tapando el canal por donde nace el niño. Sin ayuda médica especial, la mujer puede morir desangrada rápidamente. **No haga un examen vaginal ni ponga nada dentro de la vagina.** Trate de llevar a la madre de inmediato a un hospital.

2. **Anemia grave:** La mujer está débil, cansada y tiene la piel pálida o transparente (vea las Señas de Anemia, pág. 124). Sin tratamiento, podría morir por la pérdida de sangre durante el parto. Si la anemia es grave, una buena dieta no basta para corregir la condición a tiempo. Se debe consultar a un trabajador de la salud y usar pastillas de sales de hierro (vea pág. 393). Si es posible, el bebé debe nacer en un hospital, por si la madre necesita que le pongan sangre.

3. **Toxemia o envenenamiento del embarazo:** hay **hinchazón** de los pies, las manos y la cara, con dolor de cabeza, tarantas y a veces dificultad para ver. Otras señas importantes son: aumento de peso repentino, presión alta y mucha proteína en la orina. Por eso, si es posible, vaya a una partera o a un trabajador de la salud para que la pese, le examine la orina y le mida la presión de la sangre.

Tratamiento de la TOXEMIA DEL EMBARAZO:

- ♦ Quédese acostada y tranquila.
- ♦ Coma alimentos ricos en proteínas, pero con poca sal. Evite las comidas saladas.
- ♦ Si no se mejora pronto, le falla la vista, se le hincha más la cara o le dan ataques (convulsiones), consiga ayuda médica rápido. Su vida está en peligro.

Para ayudar a evitar la TOXEMIA DEL EMBARAZO: coma alimentos nutritivos, incluyendo suficientes proteínas (pág. 110) y use poca sal (pero sí use un poco).

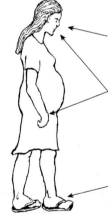

DURANTE LOS ÚLTIMOS 3 MESES DE EMBARAZO:
Si tiene dolor de cabeza o le falla la vista,

y

si se le empiezan a hinchar la cara y las manos, posiblemente padece de **toxemia del embarazo.**
¡Consiga ayuda médica!

Si sólo los pies se hinchan, probablemente no es grave. Pero esté pendiente de otras señas de toxemia. Use poca sal.

VIH/SIDA y el embarazo

Si una mujer tiene VIH, puede transmitir el virus a su bebé mientras esté en la matriz o durante el parto. Una medicina llamada nevirapina puede evitar que el bebé se infecte con VIH. Nevirapina no es cara y en algunos países es gratis.

Una mujer embarazada debe tomar 200 mg. de nevirapina por la boca cuando comienza la labor de parto. Después, dele al bebé aproximadamente 6 mg. de nevirapirina líquida (2 mg./kg.) tan pronto como sea posible durante los primeros 72 horas después del parto, aunque la madre no haya tomado nevirapina.

VISITAS PRENATALES (DURANTE EL EMBARAZO)

Muchos centros de salud y muchas parteras les piden a las mujeres embarazadas que vayan regularmente a hacerse chequeos *prenatales* y a hablar sobre su salud. Si usted está embarazada y puede asistir a estas visitas, aprenderá muchas cosas que le ayudarán a evitar problemas y a tener un bebé más sano.

Si usted es partera, podrá dar un valioso servicio a las futuras madres (y futuros bebés) invitándolas a asistir a las visitas prenatales—o yendo a verlas a sus casas. Es importante verlas **una vez al mes durante los primeros 6 meses del embarazo, dos veces al mes durante el 7° y 8° mes, y cada semana durante el último mes.**

Las visitas prenatales deben incluir lo siguiente:

1. Intercambio de información

Hable con la madre sobre sus problemas y necesidades. Pregúntele cuántos embarazos ha tenido, cuándo tuvo el último bebé y si tuvo algún problema durante cualquier embarazo o parto. Explíquele lo que ella puede hacer para proteger su salud y la de su bebé:

♦ **Comer bien.** Anímela a que coma suficientes alimentos que dan energía y alimentos ricos en proteínas, vitaminas, hierro y calcio (vea el Capítulo 11).

♦ **Cuidar la higiene** (Capítulo 12 y pág. 242).

♦ **Usar pocas o ninguna medicina** (pág. 54).

♦ **No fumar** (pág. 149) **ni tomar bebidas alcohólicas** (pág. 148), **y no usar drogas** (págs. 416 y 417).

♦ **Hacer ejercicio y descansar** lo suficiente.

♦ **Vacunarse contra el tétano** para prevenir el tétano en el recién nacido (mozusuelo). (Se pone al 6°, 7° y 8° mes si es la primera vez. Si ha sido vacunada antes, sólo se pone una inyección durante el 7° mes.)

2. Nutrición

¿Se ve mal alimentada la madre? ¿Está anémica? Hable con ella de cómo puede comer mejor. Trate de conseguirle pastillas de hierro—de preferencia con ácido fólico y vitamina C. Aconséjele cómo calmar los mareos (pág. 248) y las agruras (pág. 128).

¿Está subiendo de peso normalmente? Si es posible, pésela cada vez que la examine. Normalmente ella debe ganar de 8 a 10 kilos (18 a 22 libras) durante los 9 meses de embarazo. Es mala seña que deje de subir de peso. También es seña de peligro el que aumente de peso de repente durante los últimos meses. Si usted no tiene báscula, trate de calcular su cambio de peso mirando cómo se ve.

O haga una balanza sencilla.

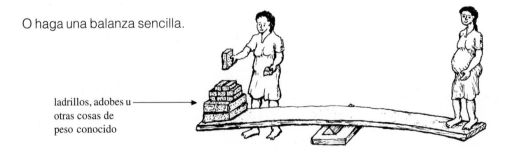

ladrillos, adobes u otras cosas de peso conocido

3. **Problemas leves**

Pregúntele a la madre si tiene cualquiera de los problemas comunes del embarazo. Explíquele que no son graves y dígale qué puede hacer (vea pág. 248).

4. **Señas de peligro y riesgo especial**

Revise si tiene cualquiera de las señas de peligro de la pág. 249. Tómele el **pulso** en cada visita. Así sabrá su pulso normal por si tiene algún problema después (por ejemplo, choque por toxemia o hemorragia grave). Si usted tiene un aparato para medir la **presión de la sangre,** mídala (vea pág. 410). También anote su **peso.** Esté pendiente de las siguientes señas de peligro:

- aumento de peso repentino
- hinchazón de las manos y la cara
- aumento notable en la presión de la sangre
- anemia grave (pág. 124)
- cualquier hemorragia (pág. 249)

} señas de toxemia del embarazo (pág. 249)

Algunas parteras tienen tiritas de papel especial u otros métodos para medir la cantidad de proteína y azúcar en la orina. Mucha proteína puede ser seña de toxemia. Mucho azúcar puede ser seña de diabetes (pág. 127).

Si aparece cualquier seña de peligro, encárguese de que la mujer reciba ayuda médica lo más pronto posible. También revise si tiene una de las **señas de riesgo especial,** pág. 256. De ser así, es mejor que la madre dé a luz en un hospital.

5. **Crecimiento y posición del bebé en la matriz**

Tiente la matriz de la madre durante cada visita. O enséñele cómo hacerlo.

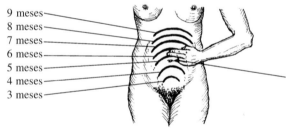

9 meses
8 meses
7 meses
6 meses
5 meses
4 meses
3 meses

Normalmente, la matriz estará 2 dedos más arriba cada mes.

A los 4 meses y medio, generalmente llega al nivel del ombligo.

Cada mes apunte cuántos dedos más arriba o más abajo del ombligo está la matriz. **Si la matriz parece muy grande o crece demasiado rápido,** puede que sea porque la madre tendrá gemelos (cuates). O quizás la matriz tenga más agua de lo debido. En ese caso, es más difícil sentir al bebé adentro. Demasiada agua en la matriz significa mayor riesgo de hemorragia grave durante el parto, y puede indicar que el bebé está deforme.

Trate de sentir la posición del bebé en la matriz. Si parece que está atravesado, la madre debe ir a un médico **antes** del parto, ya que puede necesitar una operación. Para revisar la posición del bebé cuando se acerque la fecha del parto, vea la pág. 257.

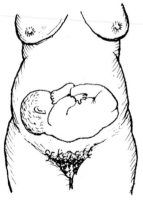

6. El movimiento del niño y el latido de su corazón

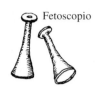
Fetoscopio

Después del quinto mes, sienta si el niño se mueve y trate de oírle el latido del corazón. Puede tratar de oírlo poniendo su oído contra el vientre de la madre, pero así es difícil. Es más fácil usando un *fetoscopio*. (Se puede hacer uno de barro cocido o de madera dura.)

Si el pulso del bebé se oye más fuerte abajo del ombligo en el último mes, está con la cabeza hacia abajo y probablemente la cabeza saldrá primero cuando nazca.

Si el pulso del bebé se oye más fuerte arriba del ombligo en el último mes, está con la cabeza hacia arriba y es posible que nazca de nalgas.

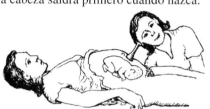
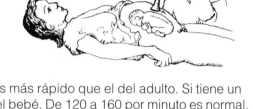

El corazón del bebé late casi dos veces más rápido que el del adulto. Si tiene un reloj con segundero, cuente los latidos del bebé. De 120 a 160 por minuto es normal. Si es menos de 120, algo anda mal. (O quizás usted contó mal o escuchó el corazón de la madre. Revise el pulso de la madre. Muchas veces es difícil escuchar el corazón del bebé. Se necesita práctica.)

7. Cómo preparar a la madre para el parto

Cuando se acerque el parto, visite a la madre más seguido. Si ya tiene hijos, pregúntele cuánto tardaron los otros partos y si tuvo algún problema. Puede sugerirle que se acueste a descansar 2 veces al día, después de comer, durante 1 hora cada vez. Hable con ella de cómo puede tener un parto más fácil y con menos dolor (vea las páginas siguientes). Quizás le haga provecho practicar respiración profunda y lenta, para que pueda hacer eso durante los dolores del parto. Explíquele que el relajarse durante las contracciones y el descansar entre ellas, le ayudará a ahorrar fuerza, reducir el dolor y acelerar el parto.

Si sospecha que habrá cualquier problema con el parto, envíe a la madre a un centro de salud o a un hospital. Asegúrese de que ella esté cerca del hospital antes de que empiecen los dolores.

CÓMO PUEDE CALCULAR LA MADRE LA FECHA DE SU PARTO:
**Empiece con la fecha en que le vino la última regla, réstele 3 meses
y luego súmele 7 días.
Por ejemplo, supongamos que su última regla empezó el 10 de mayo.
El 10 de mayo menos 3 meses es el 10 de febrero,
más 7 días es el 17 de febrero.
Es probable que el niño nazca más o menos el 17 de febrero.**

---

8. Apunte los datos de las visitas prenatales

Para comparar el estado de la madre mes por mes, conviene apuntar los datos de cada visita. Para hacerlo, puede usar una hoja como la página siguiente. Cámbiela según sus necesidades. Si puede usar una hoja más grande, mejor. Cada madre puede guardar su propia hoja y llevarla a cada visita.

DATOS DE LAS VISITAS PRENATALES

NOMBRE _____ EDAD _____ NÚMERO DE HIJOS _____ FECHA DEL ÚLTIMO PARTO _____

FECHA DE LA ÚLTIMA REGLA _____ FECHA PROBABLE DEL PARTO _____ EDADES _____ PROBLEMAS CON OTROS PARTOS _____

MES	FECHA DE LA VISITA	LO QUE MUCHAS VECES SUCEDE	SALUD EN GENERAL Y PROBLEMAS MENORES	ANEMIA (¿qué tan grave?)	SEÑAS DE PELIGRO (vea pág. 249)	HINCHAZÓN (¿dónde? ¿cuánta?)	PULSO	TEMP.	PESO (tantear o medir)	PRESIÓN DE LA SANGRE*	PROTEÍNA EN LA ORINA*	AZÚCAR EN LA ORINA*	POSICIÓN DEL NIÑO EN LA MATRIZ	TAMAÑO DE LA MATRIZ (¿Cuántos dedos arriba (+) o abajo (-) del ombligo?)
1														-
2		cansancio, mareos y vómitos												-
3														-
4		matriz al nivel del ombligo												0
5		latidos del corazón del bebé y primeros movimientos												+ (VACUNA CONTRA TÉTANO)
6														+ (1era)
7 (1era semana)		algo de hinchazón en los pies												+ (2da o refuerzo)
(3era semana)														+
8 (1era semana)		estreñimiento agruras												+ (3era)
(3era semana)		várices												+
9 (1era semana)		dificultad para respirar												+
(2da semana)		ganas de orinar seguido												+
(3era semana)														+
(4ta semana)		el niño baja												+
PARTO														

*Se incluyen estos datos para parteras que tienen la manera de conseguir esta información.

LO QUE LA MUJER DEBE TENER LISTO ANTES DEL PARTO

Se recomienda que cada mujer embarazada tenga listas las siguientes cosas desde el séptimo mes del embarazo:

Muchos trapos muy limpios.

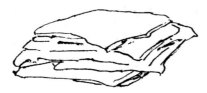

Un jabón antiséptico (o cualquier jabón).

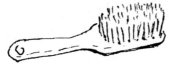

Un cepillo limpio para lavarse las manos y las uñas.

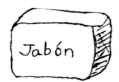

Alcohol para frotarse las manos después de lavárselas muy bien.

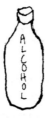

Algodón estéril.

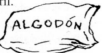

Una hoja nueva de rasurar. (No abra el sobrecito hasta el momento de cortar el cordón.)

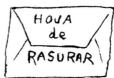

(Si no tiene una hoja nueva de rasurar, tenga listas unas tijeras limpias que no estén oxidadas. Hiérvalas justo antes de cortar el cordón.)

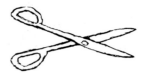

Gasas esterilizadas o parches de tela bien limpios para tapar el ombligo.

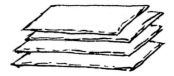

Dos listones fuertes de trapo limpio y seco, para amarrar el cordón.

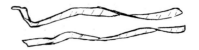

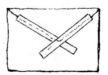

Envuelva las gasas y los listones en un papel o en un sobre. Selle el paquete y plánchelo de ambos lados o póngalo a dorar en el horno.

Otros Materiales para la Partera Bien Preparada

Lámpara o foco de mano.

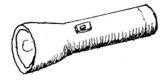

Fetoscopio—
o estetoscopio fetal—
para escuchar los latidos
del corazón del bebé a través
de la barriga de la madre.

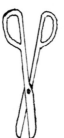

Perilla o bombita para chupar
el moco de la nariz y la
boca del bebé.

Tijeras sin punta, para cortar
el cordón antes de que el niño
esté completamente afuera
(sólo en caso de emergencia).

Jeringa y agujas estériles.

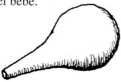

Dos pinzas (hemóstatos)
para prensar el cordón
umbilical o para controlar la
hemorragia de una vena en
un desgarro causado por el
parto.

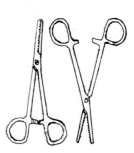

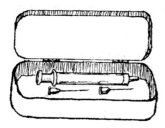

Varias ampolletas de ergonovina
o ergometrina (vea pág. 391).

Guantes de hule o de plástico (que se
puedan esterilizar hirviéndolos, vea
pág. 74) para usar mientras examina a la
mujer, mientras el bebé está saliendo,
cuando esté cosiendo desgarros
causados por el parto, y para recibir y
examinar la placenta ('lo demás').

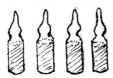

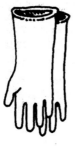

Aguja e hilo de sutura estériles para
coser desgarros causados por el parto.

Dos bandejas—una para lavarse las manos
y otra para recibir y examinar la placenta.

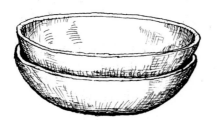

Pomada para ojos, ya sea de
tetraciclina o de eritromicina,
o gotas de nitrato de plata al
1% para evitar una infección
peligrosa en los ojos del bebé
(vea pág. 221).

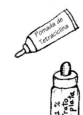

CÓMO PREPARARSE PARA EL PARTO

El parto es una cosa natural. Cuando la madre está sana y todo va bien, el bebé puede nacer sin ayuda de nadie. En un parto normal, **entre menos haga el doctor o la partera, más probable es que todo salga bien.**

Pero, hay partos difíciles y a veces la vida de la madre o del bebé puede estar en peligro. **Si hay cualquier seña de que el parto va a ser difícil o peligroso, es mejor que lo atienda una partera bien capacitada o un médico con experiencia.**

CUIDADO: Si usted tiene calentura, tos, dolor de garganta o llagas o infecciones en la piel cuando vaya a nacer el bebé, quizás sea mejor que otra persona lo reciba.

Señas de riesgo especial que indican que es importante que un médico o una partera bien capacitada atienda el parto—si es posible, en un hospital:

- Si los dolores del parto empiezan más de 3 semanas antes de la fecha en que se espera que nazca el bebé.
- Si la mujer empieza a sangrar antes de que le den los dolores del parto.
- Si hay señas de toxemia del embarazo (vea pág. 249).
- Si la mujer padece de una enfermedad crónica o aguda.
- Si la mujer está muy anémica, o si su sangre no cuaja bien (cuando ella se corta con algo).
- Si es menor de 15 años, mayor de 40 años, o si tiene más de 35 años y es su primer embarazo.
- Si ha tenido más de 5 ó 6 bebés.
- Si es muy baja o tiene caderas angostas (pág. 267).
- Si ha tenido grandes dificultades o hemorragias graves con otros partos.
- Si tiene diabetes o mal del corazón.
- Si tiene una hernia (desaldillado).
- Si parece que va a tener gemelos (cuates) (vea pág. 269).
- Si parece que el bebé no está en una posición normal en la matriz.
- Si se revienta la fuente y los dolores del parto no empiezan en pocas horas. (Si hay calentura, hay más peligro.)
- Si el bebé no ha nacido a las 2 semanas después de los 9 meses de embarazo.

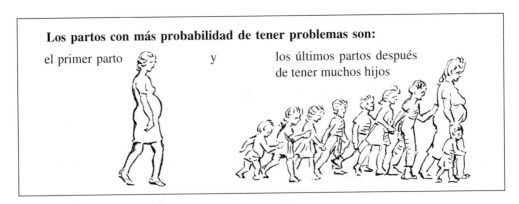

Los partos con más probabilidad de tener problemas son:

el primer parto   y   los últimos partos después de tener muchos hijos

Cómo Revisar si el Niño Está en Buena Posición

Para estar seguro de que el niño esté con la cabeza para abajo, en la posición normal para el parto, trate de tentar la cabeza así:

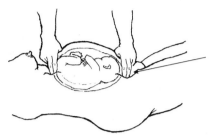

1. Pida que la madre saque todo el aire de los pulmones.

Con el pulgar y 2 dedos, aplaste aquí, arribita del hueso de la *pelvis.*

Con la otra mano, tiente la parte de arriba de la matriz.

Las **nalgas** del bebé son más grandes y anchas.

La **cabeza** es dura y redonda.

Con las **nalgas arriba,** se siente más grande arriba.

Con las **nalgas abajo,** se siente más grande abajo.

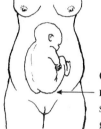

2. Empuje suavemente de lado a lado, primero con una mano y luego con la otra.

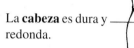

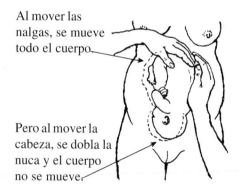

Al mover las nalgas, se mueve todo el cuerpo.

Pero al mover la cabeza, se dobla la nuca y el cuerpo no se mueve.

Si el niño todavía está alto en la matriz, se le puede mover la cabeza un poquito. Pero si ya se ha encajado (bajado para nacer), no se le puede mover.

El primer niño de una mujer a veces se encaja 2 semanas antes del parto. Los siguientes bebés quizás no se encajen hasta que empiece el parto.

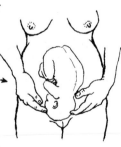

Si la cabeza del niño está hacia *abajo,* es probable que el parto salga bien.

Si la cabeza está hacia *arriba,* el parto puede ser más difícil (de nalgas) y es mejor que la madre tenga el parto cerca o dentro de un hospital.

Si el niño está *atravesado,* la madre debe ir a un hospital. Ella y el niño están en peligro (vea pág. 267)

SEÑAS QUE INDICAN QUE EL PARTO SE ACERCA

- Unos días antes de que empiece el parto, **el bebé generalmente baja** en la matriz (se encaja). Esto le permite a la madre respirar mejor, pero quizás necesite orinar más seguido, porque tendrá la vejiga aplastada. (Con el primer bebé, estas señas pueden aparecer hasta 4 semanas antes del parto.)

- Un poco antes de empezar el parto, puede salir un **tapón de moco.** O puede salir algo de moco 2 ó 3 días antes de que empiece el parto. El moco puede estar manchado con sangre. Esto es normal.

- Las **contracciones** (apretones duros de la matriz) o dolores del parto pueden empezar varios días antes del parto; al principio, generalmente pasa mucho tiempo entre las contracciones—varios minutos o hasta horas. Cuando los dolores vienen más fuertes, regulares y frecuentes, está comenzando el parto.

- Algunas mujeres tienen **una que otra contracción** varias semanas antes del parto. Esto es normal. Rara vez tiene una mujer un **parto falso.** Esto pasa cuando las contracciones vienen fuertes y seguidas, pero luego se quitan por horas o días antes de que el parto realmente empiece. A veces el caminar, darse un baño tibio o descansar ayudan a calmar las contracciones si son falsas, o apuran el parto si son reales. Aunque sea un parto falso, las contracciones ayudan a preparar la matriz para el parto.

Los dolores del parto son causados por contracciones o apretones duros de la matriz.

Entre las contracciones, la matriz está relajada así:

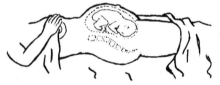

Durante las contracciones, la matriz se aprieta y se levanta así:

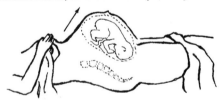

Las contracciones empujan al bebé más hacia abajo. Esto hace que la cerviz o 'puerta de la matriz' se abra un poco más cada vez.

- Después de que han comenzado los dolores del parto, la fuente o bolsa de agua que contiene al bebé en la matriz, generalmente se rompe y sale un chorro de agua. Si la fuente se rompe antes de que empiecen los dolores, esto generalmente indica que el parto ha comenzado. Después de que se reviente la fuente, la mujer debe mantenerse muy limpia. El caminar de un lado a otro puede ayudar a apurar más el parto. Para evitar las infecciones, no tenga relaciones sexuales, no se siente en un baño de agua ni se haga lavados vaginales. Si el parto no comienza en 12 horas, consiga ayuda médica.

LAS ETAPAS DEL PARTO

Un parto tiene 3 partes o etapas:

- La primera dura desde que empiezan los dolores fuertes hasta que el niño comienza a bajar para nacer.

- La segunda dura desde que empieza a bajar el niño hasta que nace.

- La tercera dura desde que nace el niño hasta que sale la placenta (lo demás).

LA PRIMERA ETAPA DEL PARTO puede durar de 10 a 20 horas o más si es el primer parto, y de 7 a 10 horas en otros partos, aunque esto es muy variable.

Durante la primera etapa, la madre no debe apurar el parto, pues es natural que tarde bastante y que la madre no sienta el progreso. Si ella se preocupa por esto, trate de consolarla. Explíquele que muchas mujeres tienen la misma preocupación.

La madre no debe hacer fuerza hasta que el niño empiece a bajar y ella sienta que tiene que hacerlo.

La madre debe tener la vejiga y las tripas vacías.

Si la vejiga y las tripas están llenas, estorban la salida del niño.

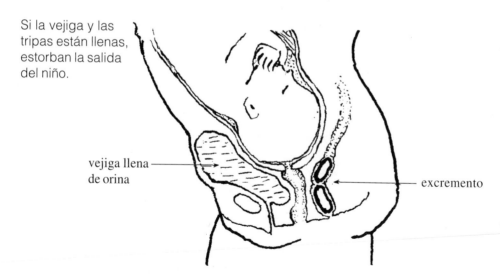

vejiga llena de orina

excremento

Durante el parto, es importante que la madre orine con frecuencia. Si no ha obrado en mucho tiempo, un lavado puede apurar el parto. Durante el parto, la madre debe tomar seguido agua, té y otros líquidos. La falta de suficiente líquido en el cuerpo puede atrasar o detener el parto. Si el parto tarda mucho, la madre también debe comer algo. Si vomita, puede tomar un poco de Suero para Tomar, té o jugos entre cada dolor.

Durante el parto, la madre debe cambiar de posición con frecuencia, o pararse y caminar de vez en cuando. No debe acostarse de espaldas por mucho tiempo.

Durante la primera etapa del parto, la partera o ayudante debe:

♦ Lavar bien con agua tibia y jabón la barriga, los genitales (partes ocultas), las nalgas y las piernas de la madre. La cama o el catre debe estar en un lugar limpio donde haya suficiente luz para ver claramente.

♦ Tender la cama con sábanas, toallas o periódicos limpios y cambiarlos cada vez que se mojen o se ensucien.

♦ Tener lista una hoja nueva de rasurar, o hervir unas tijeras por 15 minutos, para cortar el cordón. Deje las tijeras bien tapadas en el agua hervida hasta que las use.

La partera **no** debe sobar o empujar la barriga, **ni** pedir a la madre que puje o haga fuerza durante esta etapa.

Si la madre está asustada o tiene mucho dolor, pídale que respire **despacio**, profundo y regularmente durante cada contracción, y que respire normalmente cuando no sienta dolor. Esto ayudará a calmarle el dolor y la angustia. Asegúrele a la madre que los dolores fuertes son normales y que ayudan a que el bebé salga.

LA SEGUNDA ETAPA DEL PARTO, en la cual nace el niño, a veces empieza cuando se revienta la 'fuente'. A menudo es más fácil que la primera etapa y generalmente no dura más de 2 horas. Durante las contracciones, la madre puja con todas sus fuerzas. Entre las contracciones, quizás se vea muy cansada y medio dormida. Esto es normal.

Para pujar, la madre debe llenar los pulmones con aire y empujar duro con los músculos del estómago, como si estuviera obrando. Si el niño tarda en nacer después de reventarse la fuente, la madre puede doblar las rodillas así:

sentada,   recargada,   hincada,   o acostada.

Cuando las partes ocultas de la madre se estiran y la cabeza del bebé empieza a aparecer, la partera o ayudante debe tener todo listo para recibir al niño cuando salga. En este momento, la madre debe tratar de **no** pujar duro, para que la cabeza salga más despacio. Esto ayuda a prevenir que se desgarre la abertura de la madre (para más detalles, vea pág. 269).

En un parto normal, la partera NUNCA debe meter la mano o el dedo en las partes ocultas de la madre. Ésta es la causa más frecuente de infecciones peligrosas en la madre después del parto.

Cuando sale la cabeza, la partera puede apoyarla, pero *nunca* debe jalarla.

Si es posible, **la partera debe usar guantes para atender el parto**—para proteger la salud de la madre, del bebé y la suya misma. Hoy en día, ésta es una precaución muy importante.

Normalmente un niño nace con la cabeza primero, así:

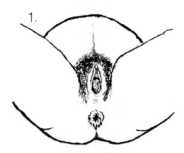

Ahora puje con fuerza.

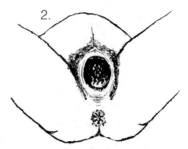

Ahora trate de no pujar. Respire corto y rápido (jadeo). Esto ayuda a evitar que se desgarre la abertura (vea pág. 269).

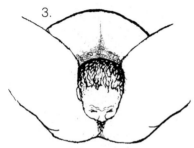

Generalmente la cabeza sale con la cara hacia abajo. Si el bebé tiene excremento (caca) en la boca y la nariz, límpiela inmediatamente (vea pág. 262).

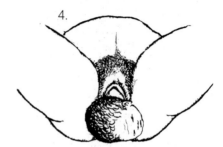

Luego el cuerpecito se voltea para dejar salir los hombros.

Si se atoran los hombros después de que salga la cabeza:

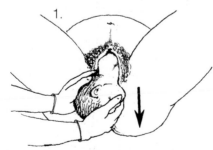

La partera puede tomar la cabeza en las manos y bajarla con mucho cuidado, para que salga el hombro de arriba.

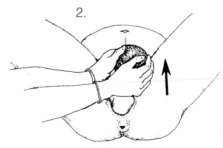

Después puede subir la cabeza un poco para que salga el hombro de abajo.

Toda la fuerza debe venir de la madre. La partera **nunca debe jalar la cabeza ni torcer o doblar el cuello del bebé,** porque eso puede dañarlo.

LA TERCERA ETAPA DEL PARTO empieza cuando nace el niño, y termina cuando sale la placenta. Generalmente, la placenta sale sola de 5 minutos a 1 hora después del bebé. Mientras tanto, **atienda al recién nacido.** Si hay mucho sangrado (vea pág. 265) o si la placenta no sale en 1 hora, consiga ayuda médica.

EL CUIDADO DEL NIÑO AL NACER

Inmediatamente después de que nazca el niño:

- ♦ Póngalo con la cabeza hacia abajo para que le salga la flema de la boca y la garganta. Manténgalo así hasta que empiece a respirar.
- ♦ Mantenga al niño a un nivel más **bajo** que la madre hasta que amarre el cordón. (Así el niño recibirá sangre y será más fuerte.)
- ♦ Si el niño no empieza a respirar de inmediato, frótele la espalda con una toalla o un trapo suave.
- ♦ Si todavía no respira, sáquele el moco de la nariz y de la boca con una perilla, o con un dedo envuelto en un trapo limpio.
- ♦ Si el niño no empieza a respirar después de un minuto, déle RESPIRACIÓN DE BOCA A BOCA **de inmediato** (vea pág. 80).
- ♦ Envuelva al niño en un trapo limpio. Es muy importante que no se enfríe, sobre todo si nace antes de tiempo (prematuro).

Cómo Cortar el Cordón (la cuerda del ombligo):

Cuando nace el niño, el cordón pulsa y se ve gordo y azul. **ESPERE.**

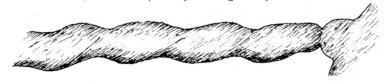

Después de un rato el cordón se pone delgado y blanco, y deja de pulsar. Entonces amárrelo en 2 lugares con tiras o listones de trapo muy limpios, que recién haya lavado y planchado o esterilizado en un horno. Corte el cordón entre los amarres, así:

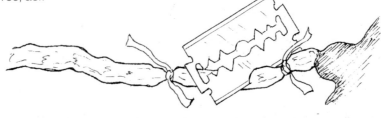

IMPORTANTE: Corte el cordón con una hoja de rasurar nueva y limpia. Antes de sacarla de su sobre, lávese muy bien las manos. O use guantes limpios de hule o de plástico. Si no tiene una hoja de rasurar nueva, use unas tijeras recién hervidas. **Siempre corte el cordón cerca del cuerpo del bebé.** Nunca deje más de 2 centímetros. Estas precauciones ayudan a evitar el tétano (mozusuelo) (pág. 182).

Cuidado del Ombligo

Lo más importante es mantener el ombligo seco y limpio para evitar que se infecte. Lávese las manos siempre antes de tocar el ombligo del recién nacido.

Si la punta del cordón se ensucia o se cubre con sangre seca, límpiela suavemente con alcohol o violeta de genciana. No ponga nada más en el cordón—la tierra y la bosta (excremento) son especialmente peligrosas. Pueden causar tétano y matar al bebé (vea págs. 182 a 184).

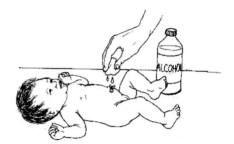

Si el bebé lleva un pañal, doble la tela debajo del cordón. Si usa una faja, debe ser muy delgada y quedar muy floja.

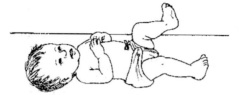

Si el cordón o la zona alrededor del cordón se pone roja o huele mal, o si sale pus, vea la pág. 272.

El cordón generalmente se cae 5 o 7 días después del nacimiento. Es normal que salgan unas gotitas de sangre o un líquido claro cuando caiga el cordón. Pero si sale mucha sangre o pus, consiga ayuda médica.

Cómo Limpiar al Recién Nacido

Con un trapito tibio, suave y húmedo, limpie al niño de la sangre o suciedad.

Es mejor no bañar al bebé hasta que se caiga el cordón (generalmente de 5 a 7 días). Después báñelo todos los días con agua tibia y un jabón suave.

Dele Pecho al Recién Nacido Inmediatamente

Ayude al bebé a que tome el pecho de la madre en cuanto nazca. Si el bebé mama, eso ayudará a apurar la salida de la placenta y a prevenir o controlar una hemorragia.

LA SALIDA DE LA PLACENTA O 'LO DEMÁS'

Normalmente la placenta sale sola, de 5 minutos a una hora después de que nace el niño, pero a veces tarda varias horas (vea abajo).

Revise la placenta:

Cuando salga la placenta, extiéndala entre sus manos o en una bandeja y revísela para ver si está completa. Si está rota o parece que le falta algún pedazo, consiga ayuda médica. Un pedazo de placenta que quede adentro de la matriz puede causar que siga el sangrado o que entre una infección.

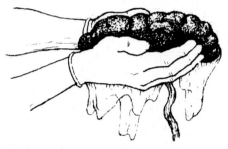

Póngase guantes o bolsas de plástico para revisar la placenta. Después, lávese bien las manos.

Cuando la placenta tarda en salir:

Si la madre no está sangrando mucho, no haga nada. **Nunca jale el cordón,** ya que esto puede causar una hemorragia peligrosa. A veces la placenta saldrá si la madre se sienta en cuclillas y hace un poco de fuerza.

Si la madre está perdiendo sangre, tiente la matriz en el vientre. Si está blanda, haga lo siguiente:

Sobe la matriz con cuidado hasta que se ponga dura. Esto hace que se contraiga y expulse la placenta.

Si la placenta no sale pronto y la hemorragia sigue, empuje la matriz hacia abajo con mucho cuidado, mientras que sostiene el fondo de la matriz con la otra mano, así.

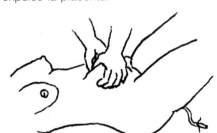

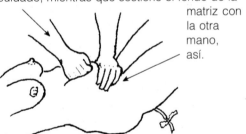

Si todavía no sale la placenta y sigue la hemorragia fuerte, trate de controlarla como se explica en la página siguiente y consiga ayuda médica rápido.

HEMORRAGIA (MUCHO SANGRADO)

Cuando sale la placenta, siempre hay un breve flujo de sangre. Normalmente no dura más que un rato y no pasa de una taza o de un cuarto de litro. (Un poco de sangre puede seguir saliendo por algunos días pero generalmente no es serio.)

CUIDADO: A veces una mujer puede estar sangrando mucho por dentro sin que salga mucha sangre. Tiéntele la matriz de vez en cuando para ver si se está agrandando. Esto puede indicar que se está llenando de sangre. Revise el pulso de la madre seguido y esté pendiente de las señas de choque (vea pág. 77).

Para ayudar a prevenir o controlar la hemorragia, **deje que el bebé chupe el pecho de la madre.** Si el niño no chupa, haga que el marido (si es posible) tire y sobe los pezones de la madre. Esto la hará producir una hormona (pituitrina) que ayuda a controlar las hemorragias.

Si sigue la hemorragia fuerte o si la madre se está desangrando poco a poco, haga lo siguiente:

♦ Consiga ayuda médica rápido. Si la hemorragia no se controla pronto, la madre puede necesitar que le pongan sangre (una transfusión).

♦ Si tiene **ergonovina** u **oxitocina,** úsela, siguiendo las instrucciones de la página siguiente. (Use oxitocina en vez de ergonovina si la placenta todavía está adentro.)

♦ La madre debe tomar mucho líquido (agua, jugos de fruta, té, sopa o Suero para Tomar—pág. 152). Si se desvanece o tiene el pulso rápido y débil o presenta otras señas de **choque,** póngale las piernas en alto y la cabeza hacia abajo (vea pág. 77).

♦ Si la madre está perdiendo mucha sangre y corre peligro de desangrarse, trate de detener la hemorragia así:

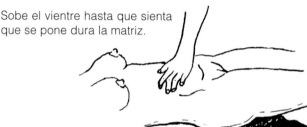

Sobe el vientre hasta que sienta que se pone dura la matriz.

Si para la hemorragia, revise la matriz cada 5 minutos para comprobar que sigue dura. Si se ablanda, repita el masaje.

En cuanto se endurezca la matriz y deje de sangrar, deje de sobar. Revísela cada 2 ó 3 minutos. Tan pronto empiece a ablandarse, repita el masaje.

♦ **Si la hemorragia todavía sigue** a pesar de sobar la matriz, haga lo siguiente:

Con todo su peso aplaste la barriga, abajito del ombligo. Use las dos manos, una encima de la otra. Hay que seguir aplastándola un buen rato después de que se calme la hemorragia.

♦ Si todavía no se controla la hemorragia:

Con las dos manos, apriete hacia adentro el vientre sobre la matriz. Recójalo y dóblelo hacia adelante para que la matriz sea presionada fuerte contra el hueso de la pelvis. **Empuje con toda su fuerza,** y use todo su peso si es que no le alcanza la pura fuerza de sus músculos. Siga presionando por varios minutos después de que haya parado la hemorragia, o hasta que consiga ayuda médica.

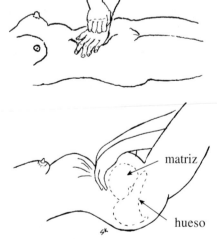

matriz

hueso

Nota: Aunque algunos médicos la usan, la vitamina K no detiene las hemorragias del parto, ni de una pérdida o aborto. No la use.

EL USO CORRECTO DE OXITÓCICOS: ERGONOVINA, OXITOCINA, *PITOCÍN*, ETC.

Los oxitócicos son medicamentos que contienen ergonovina, ergometrina u oxitocina. Causan contracciones de la matriz y de sus venas y arterias. Son medicinas importantes pero peligrosas. Usadas mal, pueden causar la muerte de la madre o del niño en la matriz. Usadas correctamente, a veces pueden salvar la vida. Éstos son los usos correctos:

1. **Para controlar la hemorragia después del parto.** Éste es el uso más importante de estas medicinas. En caso de hemorragia fuerte después de que haya salido la placenta, inyecte 1 ampolleta de 0,2 mg. (o dé 2 pastillas de 0,2 mg.) de ergonovina o maleato de ergometrina (*Ergotrate*, etc., pág. 391) 1 vez por hora durante 3 horas o hasta que se controle la hemorragia. Después de que se calme la hemorragia, siga con 1 ampolleta (o 1 pastilla) cada 4 horas durante 24 horas. Si no hay ergonovina o si la hemorragia fuerte empieza antes de que salga la placenta, inyecte oxitocina (*Pitocín*, pág. 391).

IMPORTANTE: Cada mujer embarazada, y su partera, deben tener listas suficientes ampolletas de oxitocina y ergonovina para combatir una hemorragia si la hay. Pero estas medicinas sólo se deben usar en casos graves.

2. **Para ayudar a prevenir la hemorragia después del parto.** A una mujer que ha padecido de hemorragias después de otros partos, se le puede dar 1 ampolleta (o 2 pastillas) de ergonovina inmediatamente después de que salga la placenta y cada 4 horas durante las siguientes 24 horas.

3. **Para controlar la hemorragia de una pérdida (aborto espontáneo)** (pág. 281). El uso de oxitócicos puede ser peligroso, y sólo debe usarlos un trabajador de la salud bien capacitado. Pero si la mujer está perdiendo sangre rápidamente y si no hay ayuda médica cerca, use un oxitócico como se explica arriba. La oxitocina (*Pitocín*) probablemente es el mejor.

ADVERTENCIA: El uso de *Ergotrate*, *Pitocín* o *Pituitrina* para apurar el parto o 'dar fuerza' a la madre, es muy peligroso tanto para ella como para el bebé. Muy rara vez se necesitan oxitócicos antes de que nazca el bebé, y es mejor que solamente una persona bien capacitada los use. **¡Nunca use oxitócicos antes de que nazca el niño!**

El uso de oxitócinos durante el parto para 'dar fuerza' a la madre...		**puede matar a la madre, al bebé o a los dos.**

Para darle fuerza a la madre, o para apurar o facilitar el parto, no hay **ninguna** medicina que no sea peligrosa.

Si usted quiere que la mujer tenga suficiente fuerza para el parto, dígale que coma muchos alimentos nutritivos durante los 9 meses de embarazo (vea pág. 107). Además anímela a que deje pasar más tiempo entre un embarazo y otro. Sugiérale que no se vuelva a embarazar hasta que haya tenido suficiente tiempo de recuperar todas sus fuerzas (vea Planificación Familiar, pág. 283).

PROBLEMAS CON EL PARTO

Es importante conseguir ayuda médica lo más pronto posible si hay un problema grave durante el parto. Se pueden presentar muchos problemas o complicaciones, algunos más serios que otros. He aquí algunos de los más comunes:

1. **EL PARTO SE DETIENE O SE VUELVE MÁS LENTO,** o dura mucho tiempo después de que hayan empezado los dolores fuertes o de que se haya reventado la fuente. Esto puede tener varias causas:

- **La mujer puede tener miedo o angustias.** Esto puede retrasar o detener las contracciones. Hable con ella. Ayúdela a relajarse. Trate de darle confianza. Explíquele que el parto va lento, pero que no hay problemas serios. Pídale que cambie de posición seguido y que tome líquidos, que coma y que orine. Para apurar el parto a veces sirve sobar o jalar los pezones con cuidado, como si los ordeñara.

- **El bebé puede estar en una posición anormal.** Tiente el vientre cuando no esté apretado para ver si el niño está **atravesado.** A veces la partera puede voltear al niño meneando **suavemente** el vientre de la madre. Trate de mover al niño poco a poco entre los dolores hasta que la cabeza quede abajo. Pero **no lo haga con fuerza,** porque esto podría romper la matriz o la placenta, o aplastar el cordón. Si no hay modo de voltear al bebé, trate de llevar a la madre a un hospital.

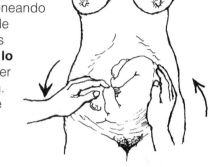

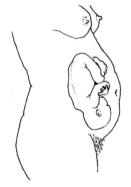

- **Si el bebé está con la cara para adelante,** en vez de para atrás, usted podrá sentir los bultos de los bracitos y las piernas en vez de lo redondo de la espalda. Esto generalmente no es gran problema, pero el parto puede tardar más y causar más dolor de espalda. La madre debe cambiar de posición seguido, ya que esto le puede ayudar a voltear al niño. Quizás le ayude ponerse a gatas.

- **Puede que la cabeza del bebé sea demasiado grande para caber por los huesos de la cadera** (pelvis). Esto es más probable en una mujer con caderas muy angostas o en una mujer que es mucho más baja que su esposo. (No es probable en una mujer que ha tenido partos normales antes.) Quizás usted sienta que el bebé no baja. Si piensa que ése es el problema, trate de llevar a la madre a un hospital, ya que puede necesitar una operación (cesárea). **Las mujeres que tienen caderas muy angostas o que son muy bajas, deben tener por lo menos su primer hijo en o cerca de un hospital.**

- **Si la madre ha vomitado o no ha tomado líquidos,** se puede deshidratar. Esto puede atrasar o detener las contracciones. Dele traguitos de Suero para Tomar u otros líquidos después de cada contracción.

2. **PARTO DE NALGAS.** Muchas veces la partera puede saber si el niño está de nalgas tentando el vientre de la mujer (pág. 257) y escuchando el latido del corazón del niño (pág. 252).

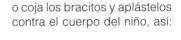

El parto de nalgas puede ser más fácil en esta posición

Si salen las piernas, pero los brazos no salen, lávese bien las manos, fróteselas con alcohol (o póngase guantes esterilizados), y entonces...

meta los dedos y empuje los hombros del niño hacia su espalda, así:

o coja los bracitos y aplástelos contra el cuerpo del niño, así:

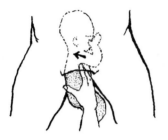

Si la cabeza se atora, es mejor que la madre esté boca arriba. Meta un dedo en la boca del niño y empuje la cabeza hacia su pechito. Al mismo tiempo otra persona debe empujar la cabecita hacia abajo, aplastando la barriga de la madre, así

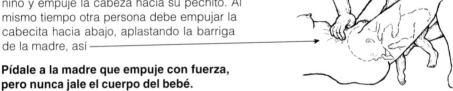

Pídale a la madre que empuje con fuerza, pero nunca jale el cuerpo del bebé.

3. **PRESENTACIÓN DE UN BRAZO** (la mano primero). Si sale primero un brazo del niño y nada más, consiga ayuda médica rápido. Es posible que haya que operar para sacarlo.

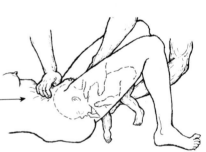

4. A veces, **EL BEBÉ TIENE EL CORDÓN ENREDADO EN EL CUELLO** y no puede salir bien. Trate de deslizar el lazo del cordón de su cuello. Si no lo puede hacer, tal vez tenga que amarrar el cordón (o prensarlo con pinzas especiales) y cortarlo con tijeras sin punta, bien hervidas.

5. **SUCIEDAD EN LA BOCA Y NARIZ DEL BEBÉ.** Si las aguas contienen un líquido verde oscuro (casi negro) cuando se rompen, es probable que esto sea la primera suciedad del niño (meconio). El bebé puede estar en peligro. Si respira la suciedad y le entra a los pulmones, puede morir. Tan pronto como salga la cabecita, pida a la madre que no puje y que dé respiros cortos y rápidos (jadeo). Antes de que el niño empiece a respirar, con cuidado sáquele la suciedad de la boca y la nariz con una perilla. Aun si empieza a respirar, siga sacándole la suciedad hasta que salga toda.

6. **GEMELOS (CUATES).** Un parto de gemelos muchas veces es más difícil y más peligroso—tanto para la madre como para los bebés—que dar a luz a un solo niño.

> **Por seguridad, la madre debe tener su parto de gemelos en un hospital.**

Como el parto de gemelos muchas veces empieza antes de tiempo, **la madre debe estar cerca de un hospital del séptimo mes en adelante.**

Señas de que una mujer puede tener gemelos:

- La barriga crece muy rápido y la matriz es más grande de lo normal, sobre todo durante los últimos meses (vea pág. 251).
- Si la mujer aumenta de peso más rápido de lo normal, o si los problemas comunes del embarazo (náuseas, dolor de espalda, várices, almorranas, dificultad para respirar, etc.) son más fuertes de lo normal.
- Si siente 3 o más bultos grandes (cabezas y nalgas) en una matriz que parece demasiado grande.
- A veces se pueden escuchar 2 latidos de corazón diferentes, aparte del de la madre—pero eso no es fácil de hacer.

Durante los últimos meses, si la madre descansa bastante y evita trabajos pesados, es más probable que los gemelos nazcan a tiempo, y no antes. Los gemelos muchas veces nacen muy pequeños y necesitan cuidado especial. Pero no es cierto que tengan poderes extraños o que puedan 'encuatar' (hechizar).

DESGARRO DE LA ABERTURA DEL PARTO

La abertura tiene que estirarse mucho para que el niño pueda salir. A veces se desgarra. Esto es más frecuente en el primer parto. Pero teniendo cuidado, muchas veces se puede prevenir un desgarro:

La madre debe tratar de no pujar cuando la cabeza del niño esté saliendo. Esto da tiempo para que se estiren las partes de la madre. Para que no puje, ella debe respirar corto y rápido (jadeo).

Cuando la abertura del parto se esté estirando, la partera puede sostenerla con una mano y con la otra detener un poco la cabeza para que no salga muy rápido, así:

También puede ayudar el poner lienzos de agua tibia contra la piel debajo de la abertura. Comience a hacer esto cuando se empiece a estirar. También puede untar la piel estirada con aceite.

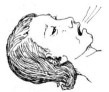
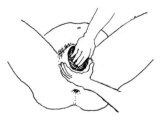
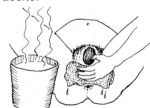

Si la abertura se desgarra, alguien que sepa coser heridas debe coser el desgarro con cuidado, después de que salga la placenta (vea págs. 86 y 380).

EL CUIDADO DEL RECIÉN NACIDO

El Cordón

Para evitar que se infecte el cordón recién cortado, hay que mantenerlo **limpio** y **seco.** Entre más seco se mantenga, más rápido se caerá y más pronto sanará el ombligo. Por eso es mejor **no** usar una faja (ombliguero), pero si la usa, debe ser delgada y debe quedar suelta (vea págs. 184 y 263).

Los Ojos

Para proteger los ojos del recién nacido contra una conjuntivitis peligrosa, póngale 1 gota de nitrato de plata al 1%, o un poco de pomada oftálmica de tetraciclina o eritromicina, en cada ojo al nacer (págs. 221 y 379). Esto es especialmente importante si uno de los padres ha tenido señas de gonorrea o clamidia (pág. 236).

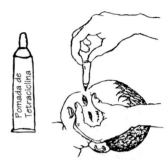

Proteja al Niño contra el Frío y el Calor

Proteja al niño contra el frío, pero también contra demasiado calor. Arrópelo con la misma cantidad de ropa que usted mismo se pondría.

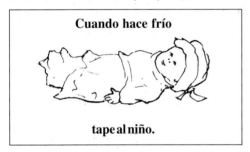

Cuando hace frío

tape al niño.

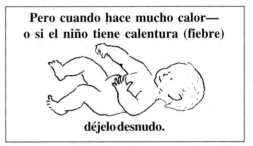

Pero cuando hace mucho calor— o si el niño tiene calentura (fiebre)

déjelo desnudo.

Para darle al niño justo el calor necesario, manténgalo junto al cuerpo de la madre. Esto es importante sobre todo para un bebé prematuro o muy pequeño. Vea 'Cuidados Especiales para Bebés Pequeños, Prematuros y de Bajo Peso', pág. 405.

Aseo

Es importante seguir los Consejos para el Aseo que damos en el Capítulo 12. Tenga cuidado especial con lo siguiente:

♦ Cámbiele al niño los pañales (zapetas) o la ropa de cama cada vez que los moje o ensucie. Si tiene la piel rosada o roja, cámbielo más seguido—o mejor, déjelo sin pañal, para que le dé el aire (vea pág. 215).

♦ Después de que se caiga el cordón, bañe al niño todos los días con un jabón suave y agua tibia.

♦ Si hay moscas o zancudos, tape la cuna con un mosquitero o una tela delgada.

♦ Las personas con llagas, catarro, dolor de garganta, tuberculosis u otras enfermedades infecciosas no deben tocar ni acercarse a la madre durante el parto, ni al recién nacido.

♦ Mantenga al niño en un lugar limpio, lejos del humo y del polvo.

Alimentación

(También vea 'La Dieta Ideal para los Niños Chiquitos', pág. 120.)

La leche de pecho es el mejor alimento para el bebé. Los niños que se crían con leche de pecho son más sanos, crecen mejor y tienen menos probabilidades de morir. Esto se debe a que:

- Para un niño chiquito, la leche de pecho tiene una composición mejor que cualquier otra leche, ya sea de vaca, enlatada o en polvo.
- La leche de pecho es limpia. Cuando se dan otros alimentos, sobre todo con biberón (pacha, mamila), es muy difícil mantener todo lo que se usa suficientemente limpio para evitar la diarrea y otras enfermedades.
- La leche de pecho siempre está a la temperatura perfecta.
- La leche de pecho contiene anticuerpos: cosas que ayudan a proteger al bebé contra ciertas enfermedades como diarrea, sarampión y polio.

La madre debe darle pecho al bebé inmediatamente después de que nazca. Durante los primeros días, sus pechos generalmente producen muy poca leche. Esto es normal. Debe seguir **dándole pecho seguido**—por lo menos cada 2 horas. El chupeteo del bebé la ayudará a producir más leche.

Si el bebé se ve sano, sube de peso y orina regularmente, la madre está produciendo suficiente leche.

Es mejor para el bebé que la madre le dé **leche de pecho y nada más** durante los primeros 6 meses. Después debe seguir dándole leche de pecho, pero también debe empezar a darle otros alimentos nutritivos (vea pág. 122).

CÓMO PUEDE LA MADRE PRODUCIR MÁS LECHE:

Ella debe...

- tomar mucho líquido,
- comer lo mejor que pueda, sobre todo leche, productos de leche y alimentos que forman el cuerpo (vea pág. 110),
- dormir lo suficiente y tratar de no cansarse ni angustiarse,
- darle el pecho al niño más seguido: por lo menos cada 2 horas.

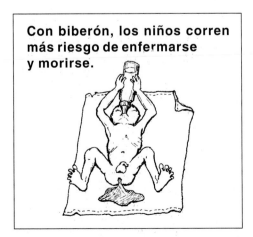

Con biberón, los niños corren más riesgo de enfermarse y morirse.

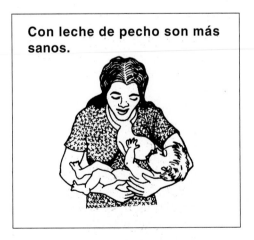

Con leche de pecho son más sanos.

Tenga Cuidado al Darle Medicinas al Recién Nacido

Muchas medicinas son peligrosas para un recién nacido. Sólo use medicinas recomendadas para este uso y sólo cuando sea absolutamente necesario. Esté seguro de la dosis correcta y nunca dé más de lo debido. El cloranfenicol es especialmente peligroso para un recién nacido... y aún más peligroso si el bebé es *prematuro* o está bajo de peso (menos de 2 kilos).

ENFERMEDADES DEL RECIÉN NACIDO

Es muy importante notar cualquier problema o enfermedad en un recién nacido y atenderlo pronto.

> **Las enfermedades que tardan días o semanas en matar a un adulto, pueden matar a un bebé en cuestión de horas.**

Problemas que el Niño Ya Tiene al Nacer (Vea también pág. 316.)

Estos problemas pueden resultar de algo que salió mal durante el desarrollo del niño en la matriz, o de algún daño que él sufrió al nacer. Examine al bebé con mucho cuidado justo después de que nazca. Si muestra cualquiera de las siguientes señas, probablemente tiene un problema grave:

- Si no respira pronto después de nacer.
- Si no le puede sentir ni oír el pulso, o si es de menos de 100 latidos por minuto.
- Si su cara y cuerpo se ven blancos, azules o amarillos después de que empiece a respirar.
- Si sus piernas y brazos están aguados: no los mueve, ni cuando usted los pellizca.
- Si puja o tiene dificultades para respirar después de 15 minutos.

Algunos de estos problemas se pueden deber a que el cerebro se haya dañado durante el parto. Estos problemas casi nunca son causados por infección (a menos que la fuente se haya roto más de 24 horas antes del parto). Las medicinas comunes probablemente no ayudarán. Mantenga abrigado al niño, pero no demasiado (vea pág. 270). Consiga ayuda médica.

Puede que un recién nacido necesite vitamina K si vomita sangre, si tiene sangre en el excremento (caca) o si le salen muchos moretones (vea pág. 394).

Si el bebé no orina o no ensucia en los primeros 2 días, busque ayuda médica.

Problemas que Resultan después de que el Bebé Nace (en los primeros días o semanas)

1. **Pus o mal olor en el ombligo (cordón)** es seña de peligro. Busque las primeras señas de tétano (mozusuelo, pág. 182) o de infección bacteriana de la sangre (pág. 275). Remoje el cordón con alcohol y déjelo destapado, al aire libre. **Si la piel alrededor del cordón se pone roja y caliente,** trate al niño con ampicilina (pág. 353) o con penicilina y estreptomicina (pág. 354).

2. **Una temperatura muy baja** (menos de 35°C), o muy alta, o sea, **mucha calentura** (fiebre), puede ser seña de infección. *La calentura alta (más de 39°C) es peligrosa para el recién nacido.* Quítele toda la ropa y dele baños de agua fresca (no fría) como se muestra en la pág. 76. Busque señas de deshidratación (vea pág. 151). Si las encuentra, dele al bebé leche de pecho y también Suero para Tomar (pág. 152).

3. **Ataques** (**convulsiones,** vea pág. 178). Si el bebé también tiene calentura, trátelo como se acaba de explicar. Esté pendiente de las señas de deshidratación. Los ataques que empiezan el día de nacer pueden ser causados por daño en el cerebro durante el parto. Si los ataques empiezan varios días después, busque con cuidado señas de tétano (pág. 182) o meningitis (pág. 185).

4. **El niño no sube de peso.** Durante los primeros días de vida, la mayoría de los bebés pierden un poco de peso. Esto es normal. Después de la primera semana, un bebé sano debe ganar más o menos 200 gramos cada semana. A las 2 semanas, el bebé sano debe pesar lo mismo que cuando nació. Si no gana peso o pierde peso, algo anda mal. ¿Se veía sano al nacer? ¿Mama bien? Examine cuidadosamente al bebé y busque señas de infección u otros problemas. Si no puede encontrar la causa del problema y corregirla, consiga ayuda médica.

5. **Vómitos.** Cuando un bebé sano eructa (o saca el aire que ha tragado al mamar), a veces arroja un poco de leche también. Esto es normal. Para ayudarlo a sacar el aire, póngalo sobre su hombro y dele unas palmaditas en la espalda cada vez que termine de comer, así.

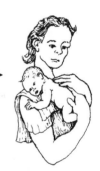

Ayude al niño a eructar después de comer.

Si el bebé vomita cuando lo acuesta después de mamar, quizás ayude sentarlo por un rato después de que coma.

Un bebé que vomita con mucha fuerza, o tanto y tan seguido que empieza a perder peso o a deshidratarse, está enfermo. Si el bebé también tiene diarrea, es probable que tenga una infección en la tripa (pág. 157). Una infección bacteriana de la sangre (vea las páginas siguientes), meningitis (pág. 185) y otras infecciones también pueden causar vómitos.

Si el vómito es amarillo o verde, puede estar tapada la tripa (pág. 94), especialmente si la barriga está muy hinchada o si el bebé pasa tiempo sin ensuciar. Lleve al niño a un centro de salud **de inmediato.**

6. **Si el bebé deja de mamar** por más de 4 horas es seña de peligro—sobre todo si se ve medio dormido o enfermo, o si llora o se mueve diferente de lo normal. Muchas enfermedades pueden causar estas señas, pero las causas más comunes y peligrosas durante las primeras 2 semanas de vida son una **infección bacteriana de la sangre** (vea las 2 páginas siguientes) y el **tétano** (mozusuelo, pág. 182).

Un bebé que deja de mamar entre el segundo y el quinto día de vida puede tener una infección bacteriana de la sangre.

Un bebé que deja de mamar entre el quinto y el quinceavo día puede tener tétano (mozusuelo).

Si un Bebé Deja de Chupar Bien o Se Ve Enfermo

Examine con cuidado todo su cuerpo como se explica en el Capítulo 3. Preste atención especial a lo siguiente:

- Fíjese si el niño **respira con dificultad.** Si tiene la nariz tapada, sáquele los mocos como se muestra en la página 164. Si tiene la respiración rápida (más de 50 veces por minuto), da pujidos, tiene la piel de color azul o si la piel se le sume entre las costillas cada vez que respira, puede que tenga pulmonía (pág. 171). Los recién nacidos con pulmonía muchas veces no tosen, y a veces no tienen ninguna de las señas comunes. Si piensa que tiene pulmonía, trátela como una infección en la sangre (vea la página siguiente).

- Fíjese en el **color de la piel** del niño. Si tiene los labios y la cara azules, puede que tenga pulmonía (o el corazón mal formado u otro problema de nacimiento).

Si la cara y el blanco de los ojos empiezan a ponerse amarillos (ictericia) durante el primer día o después del quinto día de vida, esto es grave. Consiga ayuda médica. Algo de amarillo entre el segundo y quinto día, generalmente no es serio. Dele mucha leche de pecho—con cuchara si es necesario. Quítele toda la ropa y ponga al bebé donde le dé la luz del día (pero no directamente en el sol).

- Tiente **la mollera** (parte blanda en la cabeza). Vea página 9.

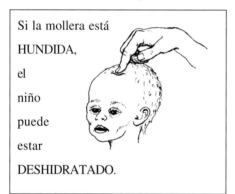

Si la mollera está

HUNDIDA,

el

niño

puede

estar

DESHIDRATADO.

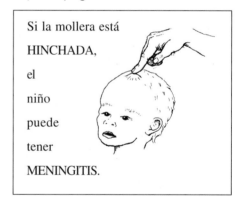

Si la mollera está

HINCHADA,

el

niño

puede

tener

MENINGITIS.

IMPORTANTE: Si el niño tiene meningitis y deshidratación al mismo tiempo, la mollera puede verse normal. **Busque otras señas** tanto de deshidratación (pág. 151) como de meningitis (pág. 185).

- **Fíjese en los movimientos del niño y las expresiones de su cara.**

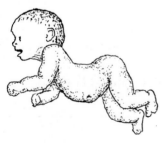

Si tiene el cuerpo tieso (espasmos) y/o movimientos raros, puede que tenga tétano, meningitis, o daño del cerebro al nacer o por fiebre. Si los músculos del niño se aprietan de pronto al tocarlo o moverlo, puede tener tétano (mozusuelo). Fíjese si puede abrir la quijada y pruebe los reflejos de las rodillas (pág. 183).

Si los ojos del niño se voltean o tiemblan cuando se mueve de repente, probablemente **no** tiene tétano. Estos ataques **pueden** deberse a meningitis, pero la deshidratación y la fiebre son causas más comunes. Si el niño está tan tieso que no puede doblar su cabeza entre las rodillas, o si llora de dolor al hacerlo, probablemente tiene meningitis (vea pág. 185).

● Busque las señas de infección en la sangre.

Infección en la Sangre (Septicemia)

Los recién nacidos no pueden defenderse bien contra las infecciones. Por eso, las bacterias que entran por la piel o por el ombligo cuando el niño nace, a veces llegan hasta la sangre y se extienden por todo el cuerpo. Esto tarda un día o dos; por eso, la septicemia es más común después del segundo día de nacido.

Señas:

Las señas de infección en los recién nacidos son diferentes a las señas en los niños mayores. En el recién nacido casi cualquier seña puede ser causada por una infección grave en la sangre. Las posibles señas son:

● no mama bien
● se ve medio dormido
● muy pálido (anémico)
● vómitos o diarrea
● calentura o temperatura baja (menos de 35°C)

● barriga hinchada
● piel amarilla (ictericia)
● ataques (convulsiones)
● ratos cuando se pone azul

Cualquiera de estas señas puede tener otra causa. **Pero si el bebé tiene varias de estas señas al mismo tiempo, es probable que tenga septicemia.**

Los recién nacidos no siempre tienen calentura (fiebre) cuando tienen una infección grave. La temperatura puede ser alta, baja o normal.

Tratamiento cuando sospecha que el recién nacido tiene septicemia:

♦ Inyecte ampicilina (pág. 353), 125 mg. 3 veces al día. O inyecte 150 mg. (250,000 unidades) de penicilina cristalina (pág. 353), 3 veces al día.
♦ Si es posible, también inyecte kanamicina (pág. 359) o estreptomicina (pág. 354). Dé 25 mg. de kanamicina **2 veces al día;** o 20 mg. de estreptomicina por cada kilo que pese el niño (60 mg. para un bebé que pesa 3 kilos), **1 vez al día.** Tenga cuidado de no dar demasiado de estas medicinas.
♦ Asegúrese de que el bebé tome suficiente líquido. Dele leche de pecho con cuchara y Suero para Tomar si lo necesita (pág. 152).
♦ Consiga ayuda médica.

Muchas veces es muy difícil reconocer las infecciones en los recién nacidos. Con frecuencia no hay calentura. Si es posible consiga ayuda médica. Si no es posible, trátelo con ampicilina en la manera indicada arriba. La ampicilina es uno de los antibióticos más seguros y efectivos para los bebés.

LA SALUD DE LA MADRE DESPUÉS DEL PARTO

La Dieta y el Aseo

Como ya explicamos en el Capítulo 11, después de tener su niño, la madre puede comer de todo. No tiene que evitar ninguna clase de alimento. Al contrario, **debe comer todas las comidas nutrivas que pueda conseguir,** sobre todo leche, queso, pollo, huevos, carne, pescado, frutas, verduras, pan integral, granos, frijoles y cacahuates. Si solamente tiene maíz y frijoles, debe comerlos juntos en cada comida. La leche y los productos de leche ayudan a la madre a producir suficiente leche para su bebé.

La madre puede y debe bañarse en los primeros días después del parto. En la primera semana es mejor usar toallas mojadas y no meterse al agua. **El bañarse después del parto no hace daño.** Al contrario, a la mujer que pasa 20 días o más sin bañarse le puede dar una infección que afecte su piel y enferme a su niño.

Durante los días de la 'dieta' después del parto, la madre debe:

comer alimentos nutritivos   **y**   **bañarse seguido**

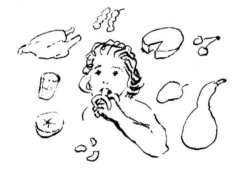 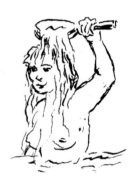

Fiebre del Parto (Infección después del Parto)

A veces a una madre le da fiebre y una infección después del parto. Muchas veces esto sucede porque la partera no se aseguró de mantener todo muy limpio o porque metió la mano dentro de la mujer.

Las señas de fiebre del parto son: escalofríos o calentura, dolor de cabeza o de cintura, a veces dolor de vientre y un desecho de la vagina apestoso o con sangre.

Tratamiento:

Dé penicilina: inyecciones de 500,000 unidades de penicilina procaína 2 veces al día, o 2 pastillas de 400,000 unidades 4 veces al día durante 1 semana (vea pág. 351). En vez de penicilina, se puede usar ampicilina, tetraciclina o sulfametoxazol con trimetoprim.

La fiebre del parto puede ser muy peligrosa. Si la madre no se mejora pronto, consiga ayuda médica. Las infecciones muy graves pueden requerir tratamiento con un antibiótico más fuerte (cloranfenicol, gentamicina, kanamicina o una cefalosporina) además de dosis altas de penicilina o ampicilina.

AMAMANTAMIENTO Y CUIDADO DE LOS PECHOS

El cuidar bien de los pechos es importante para la salud de la madre y del bebé. Al bebé se le debe dar pecho poco después de que nazca. Puede que el bebé mame de inmediato o que sólo quiera lamer el pecho y dejar que la madre lo abrace. Anime al bebé a que mame porque eso ayudará a que la leche salga y a que la matriz se apriete. La primera leche es un líquido espeso amarillo (llamado calostro). Contiene todo lo que el bebé necesita para defenderse de las infecciones y es rica en proteína. **La primera leche es muy buena para el bebé, por eso...**

> **EMPIECE A DAR PECHO PRONTO:**
> **Dele pecho a su bebé tan pronto como sea posible.**

Normalmente, los pechos producen tanta leche como el bebé necesita. Si el bebé se la toma toda, los pechos producen más. Si el bebé no se la termina, pronto empiezan a producir menos. Si el bebé se enferma y deja de mamar, dentro de pocos días los pechos de su madre dejarán de producir leche. Así que cuando el bebé vuelva a mamar quizá no haya suficiente leche. Por eso...

> **Si un bebé está enfermo y no puede mamar,**
> **es importante que la madre se 'ordeñe' los pechos**
> **con las manos para que sigan produciendo leche.**

CÓMO 'ORDEÑAR' LOS PECHOS:

Agarre el pecho desde atrás, así:

luego recorra su mano hacia adelante, exprimiendo.

Para que salga la leche, apriete atrás del pezón.

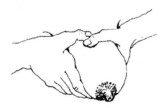 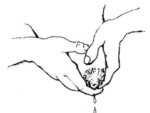 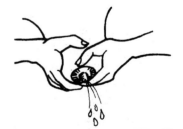

También es importante 'ordeñar' los pechos cuando el bebé no pueda mamar para que no se llenen demasiado. Cuando están muy llenos, duelen mucho. Es más probable tener un absceso en un pecho que esté muy lleno y adolorido. Además, puede que al bebé le cueste más trabajo mamar si el pecho está muy lleno.

Si su bebé no puede mamar porque está muy débil, ordéñese los pechos y dele la leche con una cuchara o un gotero.

El bañarse regularmente le ayudará a mantener sus pechos limpios. No es necesario que se limpie los pechos y pezones cada vez que alimente al bebé. **No** use jabón para limpiarse los pechos, porque puede terminar con rajaduras en la piel, pezones adoloridos y una infección.

Pezones Adoloridos o Rajados

Los pezones adoloridos o rajados pueden deberse a que el bebé los muerda al mamar en vez de meterse en la boca todo el pezón y parte del pecho.

Tratamiento:

Es importante seguir dando pecho aunque duela. Para evitar el dolor en los pezones, dé de mamar seguido, por el rato que el bebé quiera, y trate de que el bebé agarre con su boca tanto del pecho como pueda. También ayuda cambiar al bebé de posición cada vez que lo amamante.

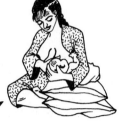

Si tiene un solo pezón adolorido, deje que el bebé mame del otro lado primero y luego del pezón adolorido. Cuando el bebé acabe de mamar, sáquese poquita leche y úntesela en el pezón adolorido. Deje que el pecho se seque antes de cubrirlo. Si le sale mucha sangre o pus, 'ordeñe' el pecho hasta que el pezón sane.

Pechos (Senos) Adoloridos

El dolor en los pechos se puede deber a que los pezones estén adoloridos o a que los pechos estén muy llenos y duros. A menudo el dolor se quita en 1 ó 2 días si el bebé mama seguido y si la madre descansa en cama y toma muchos líquidos. Generalmente no se necesitan antibióticos, pero vea la siguiente sección.

Absceso o Infección en un Pecho (Mastitis)

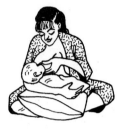

Un dolor en el pecho puede terminar en una infección o un absceso (bolsa de pus).

Señas:

- Parte del pecho se pone caliente y colorado, se hincha y duele mucho.
- Calentura o escalofríos.
- A menudo, los nodos linfáticos en las axilas (arcas) duelen y se hinchan.
- Un absceso grave a veces se revienta y suelta pus.

Tratamiento:

- Siga dando pecho seguido, dejando que el bebé mame primero del lado lastimado, u ordeñándose con las manos; lo que le duela menos.
- Descanse y tome mucho líquido.
- Póngase lienzos calientes sobre el pecho adolorido por 15 minutos antes de dar pecho. Use lienzos fríos cuando no esté amamantando para bajar el dolor.
- Sóbese el pecho adolorido con cuidado, mientras que el bebé mame.
- Tome acetaminofén (paracetamol) para el dolor.
- Tome un antibiótico. La dicloxacilina es el más recomendado (vea la pág. 351). Tome 500 mg. 4 veces al día durante 10 días completos. También puede usar penicilina (pág. 351), ampicilina (pág 353) o eritromicina (pág. 355).

Prevención:

- Evite que los pezones se le rajen (vea arriba) y no deje que los pechos se le llenen con demasiada leche.

Diferentes clases de bultos o bolas en los pechos:

> **Una bola dolorosa y caliente en un pecho de una madre que está criando, probablemente es un absceso (infección).**
> **Una bola o bulto sin dolor puede ser cáncer o un** *quiste*.

Cáncer de los Pechos

Esto es más o menos frecuente en las mujeres, y es peligroso. Para que el tratamiento tenga éxito, es importantísimo darse cuenta de las primeras señas y conseguir ayuda médica pronto. Muchas veces se necesita una operación.

Señas de cáncer en un pecho:

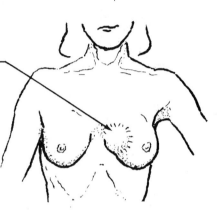

- La mujer puede notar una bolita o bultito, muchas veces en esta parte del pecho.
- O el pecho puede tener un hoyito—o la piel puede tener muchos huequitos como la cáscara de una naranja.
- Muchas veces los nodos linfáticos en la axila (arca) se ponen muy grandes, pero no duelen.
- La bola va creciendo poco a poco.
- Por lo general, al principio no duele ni se pone caliente. Más tarde puede doler.

CÓMO EXAMINARSE LOS PECHOS

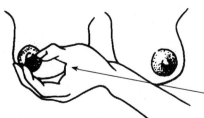

Toda mujer debe aprender a examinarse los pechos para buscar señas de cáncer. Debe hacerlo una vez al mes, de preferencia el décimo día después de que le haya comenzado la regla.

◆ Mírese los pechos, fijándose si hay alguna nueva diferencia en su tamaño o en su forma. Busque cualquiera de las señas que mencionamos arriba.

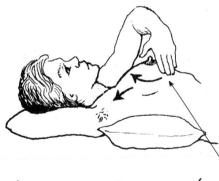

◆ Acuéstese con una almohada o cobija debajo de la espalda. Aplaste una parte del pecho con los dedos y muévalos en círculos pequeños. Empiece cerca al pezón y haga esto alrededor de todo el pecho y hasta dentro de la axila o arca.

◆ Luego apriete el pezón para ver si sale sangre u otro líquido.

Si encuentra cualquier bulto u otra seña anormal, consiga ayuda médica. No todos los bultos son cáncer, pero es importante enterarse pronto de lo que son.

BULTOS O TUMORES EN EL VIENTRE

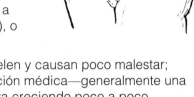

Por supuesto, el bulto más común que crece en el vientre es el niño que resulta del embarazo normal. Los bultos o crecimientos anormales se pueden deber a:

- un *quiste* o bolsa de líquido en un ovario,
- un niño que por alguna falla se ha empezado a formar fuera de la matriz (embarazo ectópico), o
- cáncer.

Por lo general, estas 3 cosas al principio no duelen y causan poco malestar; después empiezan a doler. Todas requieren atención médica—generalmente una operación. Si encuentra cualquier bulto raro que va creciendo poco a poco, consiga ayuda médica.

Cáncer de la Matriz

El cáncer de la matriz, del cervix (cuello de la matriz) o de los ovarios es más común en las mujeres mayores de 40 años. La primera seña puede ser *anemia* o hemorragia sin explicación. Más tarde se puede notar un bulto molesto o doloroso en el vientre.

Existe una prueba sencilla (Papanicolau) para descubrir el cáncer del cervix cuando recién está empezando. Toda mujer mayor de 20 años debe tratar de hacerse este examen una vez al año.

> **A la primera sospecha de cáncer, consiga ayuda médica.**

No es probable que los remedios caseros hagan provecho.

Embarazo Fuera de la Matriz (Embarazo Ectópico):

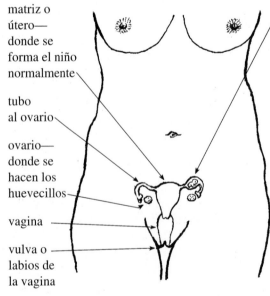

matriz o útero— donde se forma el niño normalmente

tubo al ovario

ovario— donde se hacen los huevecillos

vagina

vulva o labios de la vagina

A veces un niño se empieza a formar fuera de la matriz, en uno de los tubos que vienen de los ovarios.

El sangrado de la regla puede ser anormal, y darse junto con señas de embarazo—también con dolores fuertes en el vientre y un bulto **fuera** de la matriz que causa dolor.

Un bebé que se empieza a formar fuera de lugar casi nunca puede vivir. Un embarazo ectópico requiere una operación en un hospital. **Si sospecha que éste es el problema, consiga ayuda médica pronto, ya que una hemorragia peligrosa puede empezar en cualquier momento.**

PÉRDIDA (ABORTO ESPONTÁNEO)

Una pérdida es la muerte del bebé que se está formando en la matriz. Las pérdidas son más frecuentes en los primeros 3 meses de embarazo. Generalmente se dan porque el bebé no está bien formado.

Una mujer no siempre se da cuenta de una pérdida. Puede: creer que la regla no vino o se tardó y luego volvió de una manera extraña, con grandes cuajarones de sangre. Las mujeres deben aprender a reconocer una pérdida, porque puede ser peligrosa.

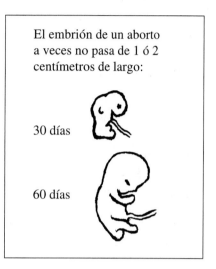

El embrión de un aborto a veces no pasa de 1 ó 2 centímetros de largo:

30 días

60 días

Una mujer que tiene una hemorragia después de no haber tenido la regla por un mes o más, quizás está teniendo una pérdida.

Una pérdida es como un parto, en el cual el embrión (el origen del niño) y la placenta (lo demás) deben salir. La hemorragia con grandes cuajarones de sangre y dolores en el vientre, muchas veces sigue hasta que salgan completamente las dos cosas.

Tratamiento:

La mujer debe descansar y tomar aspirina (pág. 379), ibuprofen (pág. 380) o codeína (pág. 384) para el dolor.

Si la hemorragia dura muchos días:

♦ Consiga ayuda médica. Quizás sea necesaria una operación sencilla para limpiar la matriz (un legrado por raspado o por succión).

♦ Quédese acostada hasta que se calme la hemorragia.

♦ Si la hemorragia es muy fuerte, siga las instrucciones de la pág. 266.

♦ Si tiene calentura u otras señas de infección, cúrese como si tuviera **Fiebre del Parto** (vea pág. 276).

♦ Una mujer puede seguir sangrando un poco durante varios días después de la pérdida. Será algo parecido a su regla (sangrado mensual).

♦ No debe hacerse lavados vaginales ni tener relaciones sexuales por lo menos durante 2 semanas después de la pérdida o hasta que se calme la hemorragia.

♦ Si está usando un DIU ('aparato' para no embarazarse) y tiene una pérdida, le puede dar una infección grave. **Consiga ayuda médica rápido,** pida que le saquen el DIU y tome antibióticos.

MADRES Y NIÑOS QUE CORREN MÁS PELIGRO

Palabras a las parteras, los trabajadores de la salud y cualquier persona interesada:

Algunas mujeres corren más riesgo de tener problemas durante o después del parto, o de tener niños de bajo peso o enfermizos. Muchas veces estas mujeres son solteras, no tienen hogar, están mal alimentadas, son muy jóvenes, son 'tontitas' o ya tienen niños desnutridos o enfermizos.

Si una partera, trabajador de la salud u otra persona toma un interés especial en estas madres y les ayuda a encontrar maneras de conseguir la comida, la atención y la compañía que necesitan, muchas veces puede contribuir mucho al bienestar tanto de las madres como de sus niños.

**No espere a que las personas más necesitadas vengan a usted.
Vaya usted a ellas.**

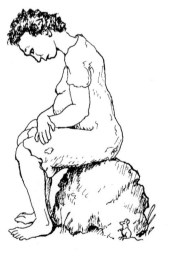

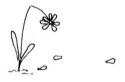

PLANIFICACIÓN FAMILIAR— TENER EL NÚMERO DE HIJOS QUE DESEA

ESTAS DOS FAMILIAS VIVEN EN COMUNIDADES POBRES:

Esta familia vive donde la riqueza se distribuye injustamente.

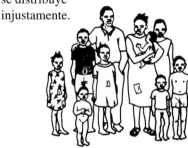

Esta familia vive donde los recursos se distribuyen justamente.

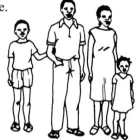

Algunas madres y padres tienen muchos hijos—sobre todo en países donde a la gente pobre se le niega una porción justa de tierra, recursos y beneficios sociales. Esto es porque los niños ayudan con el trabajo y cuidan a sus padres en la vejez. En esas regiones, el tener pocos hijos puede ser un privilegio que sólo las personas más ricas puedan permitirse.

La situación es diferente en los países pobres donde los recursos y beneficios se distribuyen justamente. Donde se garantiza empleo, vivienda y salud, y donde las mujeres tienen las mismas oportunidades de educación y trabajo, las personas generalmente prefieren tener familias más pequeñas. Esto se debe en parte a que no necesitan depender de sus hijos para su seguridad económica.

Pero en cualquier sociedad, las madres y los padres de familia tienen el derecho a decidir cuántos hijos tener y cuándo tenerlos.

Cada pareja tendrá sus propias razones para querer limitar el tamaño de su familia. Algunas parejas jóvenes deciden no tener hijos hasta que trabajen y se sientan preparadas para poder mantenerlos bien. Algunos padres se sienten contentos con pocos hijos y no quieren más. Otros quieren dejar pasar varios años entre un embarazo y otro para proteger la salud de la madre y de los niños. Algunos padres sienten que son demasiado viejos para tener más hijos. En algunos lugares, los hombres y las mujeres saben que si tienen muchos hijos, cuando éstos crezcan quizás no haya suficiente tierra para producir los alimentos que necesitan sus familias.

LA PLANIFICACIÓN FAMILIAR

Los hombres y las mujeres usan la planificación familiar para tener los hijos que desean, cuando los desean tener. Si usted decide no tener hijos o no tenerlos de inmediato, puede escoger uno de varios métodos para evitar el embarazo. A estos métodos se les llama métodos de planificación familiar, métodos para el espaciamiento de embarazos, o anticonceptivos.

Cada año, medio millón de mujeres mueren a causa de problemas relacionados con el embarazo, el parto y los abortos hechos bajo condiciones peligrosas. Muchas de estas muertes se podrían evitar por medio de la planificación familiar. Por ejemplo, la planificación familiar puede evitar los peligros de los embarazos

- en mujeres muy jóvenes. Las jóvenes menores de 17 años corren un mayor riesgo de morir durante el parto porque sus cuerpos no se han desarrollado completamente. Además, sus bebés corren un mayor riesgo de morir durante su primer año de vida.
- en mujeres mayores. Las mujeres de mayor edad enfrentan más peligros durante el parto, sobre todo si tienen otros problemas de salud o si ya han tenido muchos hijos.
- muy seguidos. El cuerpo de la mujer necesita tiempo para recuperarse después de cada embarazo.
- muy numerosos. Una mujer con más de 4 hijos corre un mayor riesgo de morir después del parto debido al sangrado u otras causas.

Millones de mujeres usan con seguridad los métodos de planificación familiar descritos en las páginas 394 a 397.

Cómo escoger un método de planificación familiar

Varios métodos de planificación familiar aparecen descritos en las siguientes páginas. Para decidir cuál método le convenga, estudie estas páginas y hable con una partera, promotora u otro trabajador de salud acerca de los métodos disponibles. He aquí algunas preguntas que usted tal vez quiera considerar acerca de cada método:

- ¿Qué tan bien evita los embarazos, o sea, qué tan eficaz es?
- ¿Qué tan bien protege contra las infecciones de transmisión sexual, si es que da protección alguna?
- ¿Puede ser peligroso? Si una mujer tiene cualquiera de los problemas de salud mencionados en este capítulo, quizás no deba usar ciertos métodos de planificación familiar.

- ¿Tiene efectos secundarios que le pueden causar dificultades en su vida diaria?
- ¿Qué tan fácil es de usar?
- ¿Cuánto cuesta?
- ¿Es fácil de conseguir? ¿Requiere una receta médica o visitas de control?

Todos los métodos de planificación familiar funcionan mejor cuando el hombre y la mujer se responsabilizan mutuamente de prevenir un embarazo y de protegerse de las infecciones de transmisión sexual.

Método de planificación familiar	Protección contra el embarazo	Protección contra las ETS	Posibles efectos secundarios	Información importante
Condón para hombre	★★★ MUY BUENA	BUENA		Es más eficaz cuando se usa con espermicida y lubricante (una crema o jalea que lo hace menos seco).
Condón para mujer	★★ BUENA	BUENA		Es menos eficaz si la mujer está encima del hombre durante el acto sexual.
Diafragma	★★ BUENA	REGULAR		Es más eficaz si se utiliza junto con un espermicida.
Espermicida	★ REGULAR	REGULAR	reacciones alérgicas de la piel	Es más eficaz si se combina con otro método de barrera, como el diafragma o el condón.
Implantes	★★★★ MEJOR	NADA	náuseas, dolores de cabeza, cambios en la regla	Este método puede ser peligroso para las mujeres que tienen ciertos problemas de salud. Consulte a un trabajador de salud.
Inyecciones	★★★★ MEJOR	NADA	náuseas, dolores de cabeza, cambios en la regla	Este método puede ser peligroso para las mujeres que tienen ciertos problemas de salud. Consulte a un trabajador de salud.
La píldora	★★★★ MEJOR	NADA	náuseas, dolores de cabeza, cambios en la regla	Este método puede ser peligroso para las mujeres que tienen ciertos problemas de salud. Consulte a un trabajador de salud.
Planificación familiar natural	★★ BUENA	NADA		Para utilizar este método correctamente, la mujer necesita entender cuándo está fértil.
Amamantamiento (sólo los primeros 6 meses)	★★ BUENA	NADA		La mujer debe dar pecho a su bebé y nada más. No funciona después de que le vuelva a bajar la regla.
Retirar el pene	★ REGULAR	REGULAR		Es más eficaz si se combina con otro método de barrera, como el diafragma o el condón.
DIU	★★★★ MEJOR	NADA	una regla más abundante y más dolorosa	Este método puede ser peligroso para las mujeres que tienen ciertos problemas de salud. Consulte a un trabajador de salud.
Esterilización	★★★★ MEJOR	NADA		Después de la operación, la mujer o el hombre ya nunca más podrá tener hijos.

PASTILLAS ANTICONCEPTIVAS (ANTICONCEPTIVOS ORALES)

Las pastillas anticonceptivas están hechas de sustancias químicas (hormonas) que el cuerpo de la mujer produce normalmente. Cuando se toma correctamente, la 'píldora' es uno de los métodos más eficaces para evitar el embarazo. Pero algunas mujeres no deben tomar pastillas anticonceptivas si hay otro método que puedan usar (vea pág. 288). Las pastillas anticonceptivas no sirven para evitar el SIDA ni otras *enfermedades de transmisión sexual*. Para evitar estas enfermedades, use condones (pag. 290). Es preferible que le recete las pastillas anticonceptivas un trabajador de la salud, una partera u otra persona entrenada en su uso.

Las pastillas vienen en paquetes de 21 ó 28. Los de 21 a menudo cuestan menos, y algunas marcas son más baratas que otras. Distintas marcas tienen diferentes cantidades de medicina. Para saber qué clase de pastilla le conviene, vea las PÁGINAS VERDES (págs. 394 y 395).

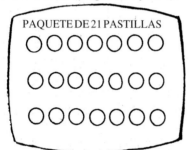

PAQUETE DE 21 PASTILLAS

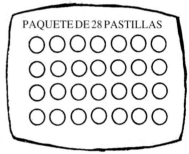

PAQUETE DE 28 PASTILLAS

Cómo se toman las pastillas—paquete de 21:

Tome la primera pastilla el quinto día después de que empiece la regla, contando el primer día de la regla como día 1. Luego tome una diaria sin falta, hasta que se termine el paquete (21 días). **Tómese las pastillas a la misma hora cada día.**

Cuando se termine el paquete, deje pasar 7 días sin tomar las pastillas y entonces empiece con otro paquete, y tome una pastilla cada día.

Así, cada mes usted tomará las pastillas durante 3 semanas, y dejará de tomarlas durante una semana. Normalmente la regla le dará durante los 7 días cuando no las tome. Aunque no le venga la regla, debe comenzar el nuevo paquete 7 días después de terminar el anterior.

Para no salir embarazada, es preciso tomar las pastillas como es debido— una diaria. Si acaso un día se le olvida tomar la pastilla, al día siguiente tómese 2.

Paquete de 28:

Tome la primera pastilla el quinto día de haber comenzado la regla. Tómese una diaria. Muchas veces 7 de las pastillas son de distinto tamaño y color; éstas deben ser las últimas que se toman. El día después de terminar un paquete de 28, empiece con otro paquete. Tome una pastilla diaria sin falta, paquete tras paquete, por el tiempo que quiera evitar el embarazo.

Las pastillas no requieren ninguna dieta especial. Aunque se enferme de gripa u otra cosa, debe seguir tomándoselas. Si deja de tomarlas, puede salir embarazada.

Problemas causados por las pastillas anticonceptivas:

Al comenzar a usar las pastillas, algunas mujeres tienen mareos, hinchazón de los pechos u otras señas de embarazo. Se debe a que las pastillas contienen las mismas sustancias químicas (hormonas) que la mujer produce cuando está embarazada. Estas señas no quieren decir que ella está enferma o que debe dejar de tomar las pastillas. Las molestias generalmente desaparecen después de 2 ó 3 meses. Si no desaparecen, quizás necesite cambiar a un tipo de pastilla con otra cantidad de hormona. Esto se explica en las PÁGINAS VERDES (págs. 394 y 395).

La mayoría de las mujeres sangran menos de lo usual con su regla cuando están tomando la píldora. Este cambio generalmente no es importante.

¿Es peligroso tomar pastillas anticonceptivas?

Como todas las medicinas, las pastillas anticonceptivas a veces causan problemas serios en ciertas personas (vea las páginas siguientes). Los problemas más serios son los cuajarones (coágulos) en el corazón, los pulmones o el cerebro (vea Embolia, pág. 327). Esto es más frecuente en las mujeres que fuman—sobre todo si son mayores de 35 años. **Sin embargo, el riesgo de que se formen cuajarones peligrosos es mayor durante el embarazo que cuando se está tomando la píldora.** Pero para algunas mujeres, el riesgo de embarazo y de tomar la píldora es más alto. Estas mujeres deben usar otros métodos de planificación familiar.

Aunque es raro, una mujer puede quedar embarazada cuando está tomando la píldora. Si esto sucede, **deje de tomar inmediatamente la píldora** porque puede dañar al bebé.

Es muy raro que una mujer muera por haber tomado la píldora. En promedio, los embarazos y los partos son 50 veces más peligrosos que la píldora.

De 15,000 mujeres que salen embarazadas, 50 mueren por problemas del embarazo o del parto.

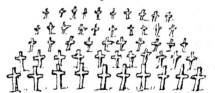

De 15,000 mujeres que toman pastillas anticonceptivas, solamente 1 muere por haberlas tomado.

O sea que:
Es mucho más seguro tomar la píldora que salir embarazada.

PASTILLAS ANTICONCEPTIVAS DE EMERGENCIA

Si por cualquier razón no se usó correctamente un método de planificación familiar antes o durante una relación sexual, todavía se puede prevenir el embarazo al tomar una dosis mayor de algunos tipos de pastilla anticonceptiva, o una pastilla especialmente preparada para este fin. Para que funcionen las pastillas de emergencia, hay que tomarlas lo más pronto posible durante los primeros 5 días después de la relación sexual (vea p. 395).

¿Quién No Debe Tomar Pastillas Anticonceptivas?

Una mujer que tenga cualquiera de las siguientes señas **no** debe usar anticonceptivos orales (ni inyectados):

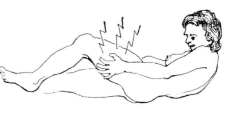

- Una mujer con la regla atrasada, que crea estar embarazada.

- **Dolor hondo o continuo en una pierna.** Esto puede ser causado por una vena inflamada (flebitis o cuajarón). No use pastillas anticonceptivas. (Las mujeres con **venas varicosas** no inflamadas generalmente pueden tomar pastillas anticonceptivas sin problemas. Pero deben dejar de tomarlas si las venas se inflaman).

- **Embolia.** Una mujer que haya tenido cualquier seña de embolia (pág. 327), no debe tomar la píldora.

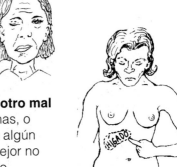

- **Hepatitis (pág. 172), cirrosis (pág. 328) u otro mal del hígado.** Las mujeres con estos problemas, o cuyos ojos se han puesto amarillos durante algún embarazo, no deben tomar la píldora. Es mejor no tomar anticonceptivos orales durante un año después de haber tenido hepatitis.

- **Cáncer.** Si ha tenido o sospecha que tiene cáncer de los pechos o de la matriz, no use anticonceptivos orales. Antes de usarlos, examínese cuidadosamente los pechos (vea pág. 279). En algunos centros de salud le pueden hacer una prueba sencilla (Papanicolau) para saber si tiene cáncer del cuello de la matriz (cervix). Las pastillas anticonceptivas no causan cáncer de los pechos ni de la matriz. Pero si el cáncer ya existe, la píldora puede empeorarlo.

Algunos problemas de salud empeoran con los anticonceptivos orales. Si tiene cualquiera de los siguientes problemas, es mejor que use otro método, si puede.

- **Jaquecas** (pág. 162). Las mujeres que padecen de verdaderas jaquecas o migrañas, no deben tomar anticonceptivos orales. Pero un simple dolor de cabeza que se quita con aspirina, no es razón para no tomar la píldora.
- **Mal de corazón** (pág. 325).
- **Presión alta de la sangre** (pág. 125).

Si usted padece tuberculosis, diabetes, problemas de la vesícula, enfermedad renal o epilepsia, es mejor consultar a un trabajador de la salud antes de tomar pastillas anticonceptivas. Sin embargo, la mayoría de las mujeres con estas enfermedades pueden tomarlas sin problema.

Precauciones que las Mujeres Deben Tomar al Usar Pastillas Anticonceptivas

1. No fume, sobre todo si tiene más de 35 años. Puede causarle problemas del corazón.

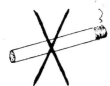

2. Examínese con cuidado los pechos cada mes, en busca de bolas o posibles señas de cáncer (vea pág. 279).

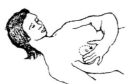

3. Vaya a que le midan la presión de la sangre cada 6 meses.

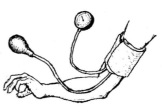

4. Esté pendiente de los problemas mencionados en la pág. 288, sobre todo:

- Jaquecas fuertes y frecuentes (pág. 162).
- Tarantas, dolor de cabeza o desmayo que le cause dificultades para ver, hablar o mover parte de la cara o del cuerpo (vea Embolia, pág. 327).
- Dolor con inflamación en una pierna o cadera (puede ser un cuajarón).
- Dolor fuerte o frecuente en el pecho (vea Mal de Corazón, pág. 325).

En caso de cualquiera de estos problemas, deje de tomar la píldora y busque ayuda médica. Use otro método para no tener hijos, ya que estos problemas también aumentan los peligros del embarazo.

Preguntas y Respuestas sobre las Pastillas Anticonceptivas

	Algunas personas dicen que las pastillas anticonceptivas causan cáncer. ¿Es verdad?	**¡No! Pero si una mujer ya tiene cáncer de los pechos o de la matriz, la píldora puede hacer que el tumor crezca más rápido.**
	¿Al dejar de tomar la píldora, puede la mujer volver a tener hijos?	**Sí, pero a veces pasan 1 ó 2 meses antes de que pueda salir embarazada.**
	¿Si una madre ha usado anticonceptivos orales, es más probable que tenga gemelos (cuates) o un niño deforme (eclipsado) o inocente?	**No. Las probabilidades son las mismas que para las mujeres que nunca han tomado la píldora.**
	¿Es cierto que se le secan los pechos a una mujer que está criando, si empieza a tomar pastillas anticonceptivas?	**Algunas mujeres producen menos leche cuando toman la píldora. Por eso es mejor usar otro método anticonceptivo durante los primeros 6 meses de estar criando, y después cambiar a la píldora.**
		O se puede tomar la 'mini-píldora' (pág. 395), que contiene tan poca hormona que generalmente no afecta a la leche.

Para escoger la clase de pastilla anticonceptiva que le pueda servir más, vea las págs. 394 y 395.

OTROS MÉTODOS DE PLANIFICACIÓN FAMILIAR

EL CONDÓN (profiláctico, preservativo, goma, forro) es una bolsita de hule delgado que el hombre usa para cubrirse el pene durante las relaciones sexuales. El semen del hombre queda en la bolsita, y no puede entrar al cuerpo de la mujer. **Los condones de latex dan la mejor protección contra el VIH/SIDA y otras infecciones de transmisión sexual.** Hay que desenrollar el condón sobre el pene cuando éste está duro pero antes de que toque los genitales de la mujer. Después de que el hombre eyacule, él debe sostener el borde del condón con la mano y retirarse de la vagina de la mujer mientras el pene aún está duro. Entonces debe quitarse el condón sin derramar el semen, cerrarlo con un nudo y botarlo. Use cada condón una sola vez. Guarde los condones en un lugar fresco y seco, y a la sombra. Los condones en paquetes viejos o rotos se rompen más fácilmente.

EL CONDÓN FEMENINO (para la mujer) es un tubo flexible de plástico fino que cubre el interior de la vagina y tapa el cuello de la matriz. Un anillo en el extremo cerrado mantiene el condón en su lugar. Otro anillo en el extremo abierto queda afuera de la vagina y cubre los labios exteriores. El condón femenino se puede colocar en la vagina en cualquier momento antes de tener relaciones sexuales. Hay que sacarlo inmediatamente después, antes de pararse y sin derramar el semen que está adentro. Se recomienda usar el condón femenino una sola vez, porque se puede romper si se lava y se vuelve a usar. Sin embargo, es mejor ponerse un condón femenino ya usado que no ponerse nada. De los métodos que controla la mujer, el condón femenino es el que mejor protege contra el embarazo y las infecciones de transmisión sexual al mismo tiempo.

EL DIAFRAGMA es un disco ahuecado de hule suave que tapa el cuello de la matriz. La mujer puede ponérselo en cualquier momento, y debe dejárselo puesto por lo menos 6 horas después de tener relaciones sexuales. Los diafragmas vienen en diferentes tamaños. Un trabajador de salud capacitado puede recomendar el tamaño apropiado para cada mujer. Después de cada uso, lave el diafragma con agua y jabón, y séquelo. Mírelo a contraluz para ver si tiene algún hoyito. Si tiene un hoyito, aunque sea muy pequeño, consiga un nuevo diafragma. Cada diafragma dura más o menos 2 años.

LOS ESPERMICIDAS vienen en forma de espuma, supositorio, crema o jalea. Los espermicidas matan a los espermatozoides en el semen del hombre antes de que entren en la matriz. No protegen contra el VIH/SIDA u otras infecciones de transmisión sexual. Ponga un supositorio en la vagina 10 ó 15 minutos antes de tener relaciones sexuales. La espuma, la jalea o la crema funcionan mejor si las pone en la vagina justo antes del acto sexual. Ponga un nuevo supositorio o un aplicador de espuma, jalea o crema cada vez que tenga relaciones sexuales. Déjese el espermicida en la vagina por lo menos 6 horas después de tener relaciones sexuales. No se haga lavados ni trate de enjuagarse la vagina. Algunos espermicidas pueden causar irritación en la vagina.

EL DISPOSITIVO INTRAUTERINO (DIU) es un pequeño aparato que un trabajador de salud capacitado coloca dentro de la matriz. El DIU evita que el esperma (la semilla) del hombre fecunda el huevo (el óvulo o la semilla) de la mujer. El DIU más común, llamado el 'T de cobre', puede quedarse en la matriz hasta por 10 años. Hay otros tipos de DIU que pueden quedarse en la matriz hasta por 5 años. El DIU se puede colocar en cualquier momento, siempre y cuando la mujer no tenga señas de infección vaginal, y tanto ella como el trabajador de salud estén seguros que ella no está embarazada. Cuando la mujer decida quedar embarazada o cambiar de método, puede pedir al trabajar de salud que le retire el DIU. El DIU no protege contra las infecciones de transmisión sexual.

EL MÉTODO DEL RITMO

Este método no es muy seguro para evitar el embarazo, pero tiene la ventaja de no costar nada. **Es más probable que le sirva a las mujeres que tienen la regla muy exacta, más o menos cada 28 días**. También depende de que el hombre y la mujer estén dispuestos a pasar 8 días de cada mes sin tener relaciones sexuales en la forma habitual.

Generalmente una mujer puede salir embarazada sólo durante 8 días de su ciclo mensual—sus 'días fértiles'. Estos 8 días se encuentran a mediados de su mes menstrual, empezando a los 10 días después del primer día de sangrar. Para no salir embarazada, la mujer no debe tener relaciones sexuales durante estos 8 días. Durante el resto del mes es poco probable que salga embarazada.

Para no equivocarse, la mujer debe marcar en un calendario los 8 días cuando no debe tener relaciones.

Por ejemplo: supongamos que su regla empieza el día 5 de mayo. Cuente ese día como el día número 1.

Márquelo así

Luego cuente 10 días. Empezando en el décimo día, ponga una raya que marque los siguientes 8 días, así

Durante estos 8 'días fértiles', no tenga relaciones sexuales.

MAYO				
1	2	3	4	
⑤ 6	7	8	9	10	11
12	13	14	15	16	17	18
19	20	21	22	23	24	25
26	27	28	29	30	31

Ahora supongamos que su próxima regla comienza el primero de junio. Márquelo de la misma manera.

Otra vez cuente 10 días y, empezando allí, marque los días en que no va tener relaciones sexuales.

JUNIO						
						①
2	3	4	5	6	7	8
9	10	11	12	13	14	15
16	17	18	19	20	21	22
23	24	25	26	27	28	29
30						

Si usted y su pareja respetan cuidadosamente las fechas en que no deben tener relaciones sexuales, es posible que pasen años sin tener otro hijo. Pero este método no sirve para muchas parejas. No es un método muy seguro, a menos que se use junto con el diafragma o condones, especialmente durante los días desde el fin de la regla hasta que hayan pasado los días fértiles.

EL MÉTODO DEL MOCO

Ésta es una variación del método del ritmo. Una mujer sabe cuándo puede salir embarazada examinando todos los días el moco de su vagina. Funciona bastante bien para algunas parejas, pero para otras no. En general, no se puede considerar un método muy seguro para evitar el embarazo, pero no cuesta nada y no lleva ningún peligro fuera de los del embarazo mismo. Sin embargo, es más difícil ponerlo en práctica si la mujer tiene una infección vaginal con mucho flujo, si sus reglas no son regulares o si ella se hace lavados de la vagina muy seguido.

Todos los días, excepto durante su regla, la mujer debe examinar el moco de su vagina. Saque un poco de moco de su vagina con un dedo limpio y trate de estirarlo entre el pulgar y el índice, así:

Mientras el moco sea pegajoso como engrudo—y no resbaloso—probablemente puede tener relaciones sexuales sin salir embarazada.

Cuando el moco se vuelve resbaloso como clara de huevo, o si se estira entre los dedos, puede salir embarazada si tiene relaciones sexuales. Por eso, **no tenga sexo cuando el moco está resbaloso o se estira—ni por 4 días después de que el moco se ponga pegajoso otra vez.**

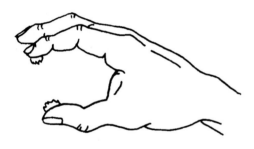

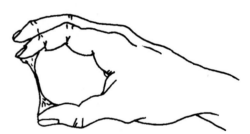

El moco generalmente se vuelve resbaloso durante varios días a mediados de su mes menstrual. Son los mismos 'días fértiles' en que no tendría sexo con su pareja si estuviera usando el método del ritmo.

Para estar más segura, use los 2 métodos juntos. Para estar aún más segura, vea lo siguiente.

El Uso de Dos Métodos a la Vez:

Si quiere estar más segura de no salir embarazada, vale la pena usar 2 métodos al mismo tiempo. El método del ritmo o del moco junto con el uso de condones, diafragma, espuma o esponja (pág. 294) es más seguro que cualquiera de estos métodos solos. De la misma manera, si el hombre usa condones y la mujer un diafragma o espuma, hay muy poca probabilidad de que ella salga embarazada.

LAS INYECCIONES. Con este método, una mujer recibe una inyección de hormonas cada 1 a 3 meses. La mujer generalmente tiene que ir a un centro de salud o clínica de planificación familiar donde una persona con capacitación le pone las inyecciones. La primera inyección se puede poner en cualquier momento, siempre y cuando la mujer y el trabajador de salud estén seguros que ella no está embarazada. La inyección protege contra el embarazo inmediatamente si se pone en los primeros 5 días después de haber bajado la regla. Si se pone la inyección a 6 días o más después de haberle bajado la regla a la mujer, ella y su pareja deben usar condones o no tener relaciones sexuales durante los próximos 15 días. Para más información, vea la página 397.

LOS IMPLANTES son 1, 2 ó 6 tubitos suaves que se colocan bajo la piel en la parte interior del brazo de la mujer. Los tubitos contienen una hormona llamada progesterona. La hormona entra de a poco en el cuerpo de la mujer. Mientras la cantidad de esta hormona se mantiene constante en el cuerpo, la mujer no quedará embarazada. Los implantes funcionan de 6 meses hasta 5 años, según el tipo de implante. Ningún implante protege contra las infecciones de transmisión sexual. Un trabajador de salud capacitado tiene que insertar y retirar los implantes, generalmente en un centro de salud o clínica de planificación familiar. Los implantes se pueden poner en cualquier momento, siempre y cuando la mujer y el trabajador de salud estén seguros que ella no está embarazada. Si una mujer está dando pecho a un bebé, hay que esperar 6 semanas después del parto antes de ponerle un implante. Para más información, vea la página 397.

MÉTODOS PARA QUIENES NO QUIEREN MÁS HIJOS

ESTERILIZACIÓN. Tanto para los padres como para las madres que no quieren tener más hijos, hay operaciones bastante seguras y sencillas. En muchos países estas operaciones son gratis. Pregunte en su centro de salud.

- **Para los hombres,** la operación se llama vasectomía. Es una operación rápida y sencilla que se puede hacer en el consultorio de un médico o en un centro de salud, generalmente sin poner a dormir al hombre. Se hacen aquí unas cortaditas para poder cortar y ligar los tubos de los testículos. No se sacan los testículos. Esta operación no produce ningún cambio del deseo sexual o placer del hombre. Todavía sale semen, pero sin espermas, así que el hombre ya no puede causar ningún embarazo.

- **Para las mujeres,** la operación se llama ligadura de trompas. Un método consiste en hacer unas cortaditas en el vientre para poder cortar y ligar los tubos que vienen de los ovarios. Por lo general, se puede hacer en el consultorio de un médico o en un centro de salud sin poner a dormir a la mujer. Aunque por lo general la operación se hace con éxito, la mujer corre mayores riesgos de infección que los que corre el hombre con la vasectomía.

Esta operación no produce ningún cambio de la regla o del deseo sexual. Incluso es posible que las relaciones le agraden más a la mujer por no tener que preocuparse por el embarazo.

MÉTODOS CASEROS PARA EVITAR EL EMBARAZO

Muchas mujeres usan hierbas y otros remedios para bajar la regla cuando ésta se atrasa, limpiar la matriz o evitar el embarazo. A veces estos remedios pueden ayudar a limitar el número de hijos que tenga la pareja, pero no son tan eficaces como los métodos modernos. Algunos métodos caseros pueden ser peligrosos y otros simplemente no sirven. Por ejemplo, lavarse la vagina u orinar después de tener relaciones sexuales no evitan el embarazo.

RETIRAR EL PENE (coitus interruptus). Este método consiste en que el hombre retire el pene de la vagina y lo aleje de los genitales de la mujer antes de eyacular. Aunque es mejor que no usar nada, este método no siempre da resultado. A veces el hombre no puede sacar el pene antes de eyacular. Además, aunque el hombre retire el pene a tiempo, algunas gotas de semen pueden salir del pene antes de que el hombre eyacule. Bastan unas cuantas gotas para embarazar a la mujer.

DAR PECHO DURANTE LOS PRIMEROS 6 MESES. Dar de mamar es un método eficaz de planificación familiar sólo cuando estas 3 condiciones existen juntas:

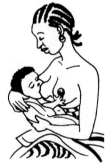

1. El bebé tiene menos de 6 meses de edad.

2. A la madre no le ha bajado la regla desde que dio a luz.

3. La madre le da sólo leche materna a su bebé y lo alimenta siempre que se lo pida—sin que pasen más de 6 horas entre las veces que le da pecho al bebé—ya sea de día o de noche. El bebé no duerme toda la noche sin despertarse para comer.

EL MÉTODO DE LA ESPONJA. Este es un método casero que no hace daño y que a veces sirve. Es probable que no siempre evite el embarazo, pero se puede usar cuando no hay otro método mejor.

Se necesita una **esponja** (de mar o artificial) y **vinagre**, **limón** o **sal.** Si no tiene esponja, pruebe con una bola de algodón o pochote, o un pedacito de trapo limpio y blandito.

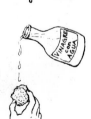

♦ Haga una de las siguientes mezclas:

| 2 cucharadas de vinagre en 1 taza de agua limpia | ó | 1 cucharadita de jugo de limón en 1 taza de agua limpia | ó | 1 cucharada de sal en 4 cucharadas de agua limpia |

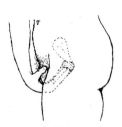

♦ Moje la bolita de esponja con uno de estos líquidos.
♦ Métala muy adentro de la vagina no más de 1 hora antes de tener relaciones sexuales.
♦ Después, deje la esponja adentro por 6 horas cuando menos. Entonces sáquela. Si es difícil sacarla, la próxima vez amárrele unos hilitos o listas de tela que se puedan jalar.

Se puede lavar la esponja y usarla muchas veces. Guárdela en un lugar limpio. Conviene hacer la mezcla de antemano y guardarla en un pomo o frasco.

SALUD Y ENFERMEDADES DE LOS NIÑOS

QUÉ HACER PARA QUE LOS NIÑOS ESTÉN SANOS

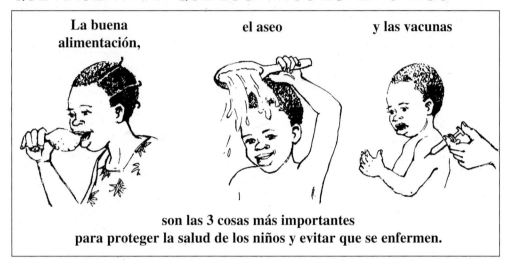

La buena alimentación, el aseo **y las vacunas**

son las 3 cosas más importantes para proteger la salud de los niños y evitar que se enfermen.

En los Capítulos 11 y 12 hablamos de la importancia de la buena alimentación, el aseo y las vacunas. Se recomienda que todos los padres lean estos capítulos con cuidado y que se los enseñen a sus hijos. Aquí solamente damos un resumen:

La Buena Alimentación

Es muy importante que los niños coman lo mejor que sea posible, para que tengan energía, para que crezcan bien y para que no se enfermen.

Según la edad del niño, los mejores alimentos son:

♦ En los primeros 6 meses: **leche de pecho** y nada más.

♦ De los 6 meses a 1 año: **leche de pecho** y también otros **alimentos nutritivos** como cereales cocidos, frijoles molidos, huevos, carne, frutas y verduras cocidas.

♦ De 1 año en adelante: el niño debe comer los **mismos alimentos que los adultos**—pero **más seguido.** Al alimento principal (arroz, maíz, trigo, patatas, yuca) agregue 'alimentos de ayuda' como se explicó en el Capítulo 11.

♦ Sobre todo, los niños deben comer lo **suficiente** varias veces al día.

♦ Todos los padres deben estar pendientes de las señas de desnutrición en sus hijos y deben darles la mejor comida que puedan.

El Aseo

Para proteger la salud de los niños, el aseo es muy importante: el aseo de su pueblo, de sus casas y de ellos mismos. Siga los Consejos para el Aseo que aparecen en el Capítulo 12. Enseñe a los niños a seguirlos—y a comprender su importancia. Aquí repetimos los consejos más importantes:

- Bañe y cambie seguido a los niños.
- Enséñeles a que siempre se laven las manos al levantarse, después de obrar y antes de comer o tocar alimentos.
- Haga letrinas o 'excusados'—y enséñeles a los niños a usarlos.
- Donde hay lombriz de gancho, no deje que los niños anden descalzos; deben usar sandalias o zapatos.
- Enseñe a los niños a lavarse los dientes y no les dé muchos dulces ni refrescos.
- Asegúrese de que siempre tengan las uñas cortitas.
- No deje que los niños enfermos o con llagas, sarna, piojos o tiña duerman con otros niños o usen la misma ropa o toallas.
- Cure rápidamente a los niños con sarna, tiña, lombrices intestinales y otras infecciones que se pasan fácilmente de un niño a otro.
- No deje que los niños se metan cosas sucias a la boca, ni que los perros o gatos les laman la cara.
- No deje que los puercos, perros o pollos se metan a la casa.
- Los niños sólo deben tomar agua potable, hervida o filtrada. Esto sobre todo es importante para los bebés.
- No alimente a los bebés con biberones, porque éstos son difíciles de limpiar y pueden causar enfermedades. Deles pecho o aliméntelos con taza y cuchara.

Las Vacunas

Las vacunas protegen a los niños contra muchas de las enfermedades más peligrosas de la niñez: tos ferina, difteria, tétano, polio, sarampión y tuberculosis.

Los niños deben recibir las diferentes vacunas en los primeros meses de vida, como se explica en la pág. 147. Las gotas contra la polio se deben dar en los primeros 2 meses de vida (de preferencia al nacer), porque el riesgo de sufrir parálisis infantil (polio) es mayor en los niños menores de 1 año.

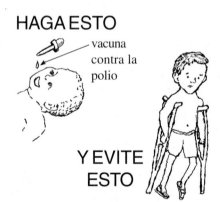

HAGA ESTO

vacuna contra la polio

Y EVITE ESTO

Importante: Para una protección completa, la vacuna DPT (difteria, tos ferina y tétano) y la vacuna contra la polio se deben dar una vez al mes por 3 meses, y otra vez un año después.

El tétano del recién nacido se puede evitar vacunando a las madres contra el tétano durante el embarazo (vea pág. 250).

Asegúrese de que sus hijos reciban todas las vacunas que necesitan.

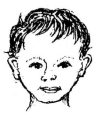

EL CRECIMIENTO DE LOS NIÑOS Y EL 'CAMINO DE SALUD'

Un niño sano crece continuamente. Si come suficientes alimentos nutritivos y si no tiene ninguna enfermedad grave, el niño sube de peso cada mes.

> **Un niño que crece bien está sano.**

Un niño que sube de peso más lentamente que los otros niños, que deja de subir de peso o que empieza a bajar de peso, no está sano. Posiblemente no está comiendo lo que necesita o tiene una enfermedad grave, o las dos cosas.

Para saber si el niño está sano y bien alimentado, vale la pena pesarlo cada mes para ver si va aumentando de peso como es normal. Si se marca el peso cada mes en una tarjeta del Camino de Salud, es fácil notar si el niño está subiendo de peso debidamente.

Si se usan bien, las tarjetas les indican a las madres y a los trabajadores de la salud cuando un niño no está creciendo normalmente, para que puedan hacer algo pronto. Pueden asegurarse de que el niño coma más y pueden encontrar y tratar cualquier enfermedad que él tenga.

En la página siguiente hay una muestra de una tarjeta del Camino de Salud, que se puede copiar y recortar. O puede conseguir tarjetas más grandes, ya hechas (en español, inglés, francés, portugués o árabe) de *Teaching Aids at Low Cost* (TALC; la dirección está en la pág. 437). En muchos países, los Ministerios de Salud producen tarjetas parecidas en el idioma local.

Es buena idea que cada madre tenga una tarjeta del Camino de Salud para cada uno de sus hijos que sea menor de 5 años. Si vive cerca de un centro de salud o 'clínica para menores de 5 años', la madre debe llevar a sus hijos, con sus tarjetas, para que los pesen y examinen cada mes. El trabajador de la salud le puede explicar a la madre cómo usar y leer la tarjeta.

Para proteger la tarjeta del Camino de Salud, guárdela en un sobre de plástico.

Balanza casera

Se puede hacer una balanza de madera o bambú seco. Coloque los ganchos como se muestra en el dibujo y cuelgue la balanza. Para marcar los kilos en el madero, llene dos botellas de plástico de un litro con agua. Ponga la primera botella en el lugar donde se colgaría el bebé. Cuelgue la segunda botella y cuando el madero se quede horizontal, marque 1 k. allí, y así sucesivamente. Con una regla, mida la distancia entre las marcas, y haga otras marcas para 200, 400, 600 y 800 gramos.

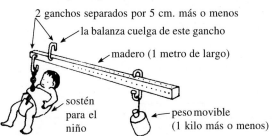

2 ganchos separados por 5 cm. más o menos

la balanza cuelga de este gancho

madero (1 metro de largo)

sostén para el niño

peso movible (1 kilo más o menos)

El peso es correcto cuando el madero queda horizontal.

Balanza de registro directo

disponible en TALC (vea pág. 437)

La tarjeta se pone detrás de la balanza para que usted pueda anotar directamente en ella el peso del niño.

LADO UNO

TARJETA DEL CAMINO DE SALUD

CLÍNICA 1 .... No. ....

CLÍNICA 2 .... No. ....

| NOMBRE DEL NIÑO | | | NIÑA |
| | | | NIÑO |

| FECHA DE NACIMIENTO | día | mes | año | PESO AL NACER |

NOMBRE DE LA MADRE

CUIDADORA SI NO ES LA MADRE

NOMBRE DEL PADRE

¿DÓNDE VIVE EL NIÑO?

¿Cuántos hijos ha tenido la madre?

Número de vivos _____ Número de muertos _____

TARJETA ENTREGADA Y ENSEÑADA A LA MADRE POR

PREGUNTE A LA MADRE SOBRE ESTAS RAZONES PARA DARLE AL NIÑO CUIDADOS ESPECIALES (encierre en un círculo la respuesta correcta)

		Dar cuidados especiales
¿El bebé pesó **menos de 2,5 kg. al nacer**?	no	sí
¿El bebé es un **gemelo**?	no	sí
¿El bebé es **alimentado con biberón**?	no	sí
¿La madre necesita más **apoyo de la familia**?	no	sí
¿Hay hermanos **bajos de peso**?	no	sí
¿Hay otras razones para **dar cuidados especiales**?	no	sí

Por ejemplo: tuberculosis o lepra o **problemas sociales.**

Recuerde conversar sobre dejar tiempo entre embarazos

Gráfica producida por

 TALC TALC P.O. Box 49, St. Albans, U.K.
Ｔambién tenemos materiales de entrenamiento.
CURVA DE CRECIMIENTO: Valores de referencia recomendados
por la OMS: 1980
Línea superior: percentil 50 de los varones
Línea inferior: percentil 3 de las niñas.

VACUNAS		FECHA
BCG		
POLIO	PRIMERA DOSIS	
	SEGUNDA DOSIS	
	TERCERA DOSIS	
	CUARTA DOSIS	
DPT { Difteria / Pertussis / Tétano	PRIMERA DOSIS	
	SEGUNDA DOSIS	
	TERCERA DOSIS	
SARAMPIÓN		
TÉTANO DE LA MADRE	PRIMERA DOSIS	
TOXOIDE (o un refuerzo)	SEGUNDA DOSIS	
	TERCERA DOSIS	

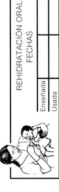

REHIDRATACIÓN ORAL
FECHAS

| Enseñada | | |
| Usada | | |

Fecha de visita

Kg 17

3 - 4 AÑOS   4 - 5 AÑOS

AÑO

MES de nacimiento

LADO DOS

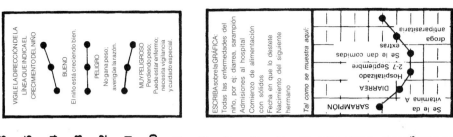

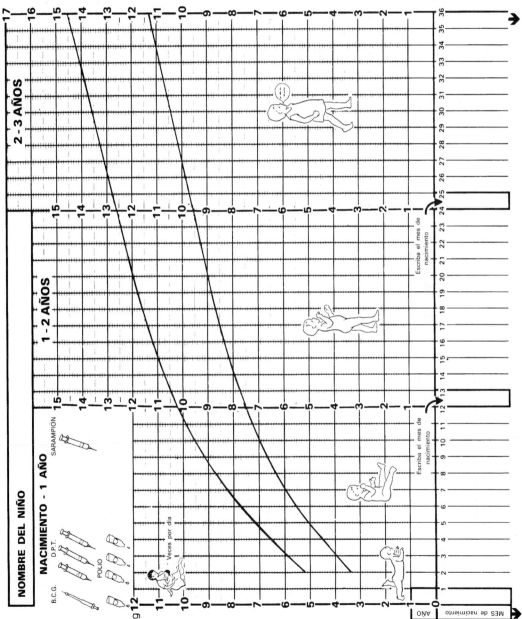

Cómo Usar la Tarjeta del Camino de Salud

PRIMERO: Escriba los meses del año en los cuadritos de abajo.

Escriba el mes en que nació el niño en el primer cuadrito de cada año.
Esta tarjeta es de un niño que nació en marzo.

SEGUNDO: Pese al niño.
Supongamos que el niño nació en abril.
Ahora es agosto y el niño pesa 6 kilos.

TERCERO: Fíjese en la tarjeta.
Los kilos están marcados en una orilla.
Busque el número de kilos que pesa el niño (en este caso, 6).

Entonces busque el mes actual aquí abajo (en este caso, agosto del primer año de vida del niño).

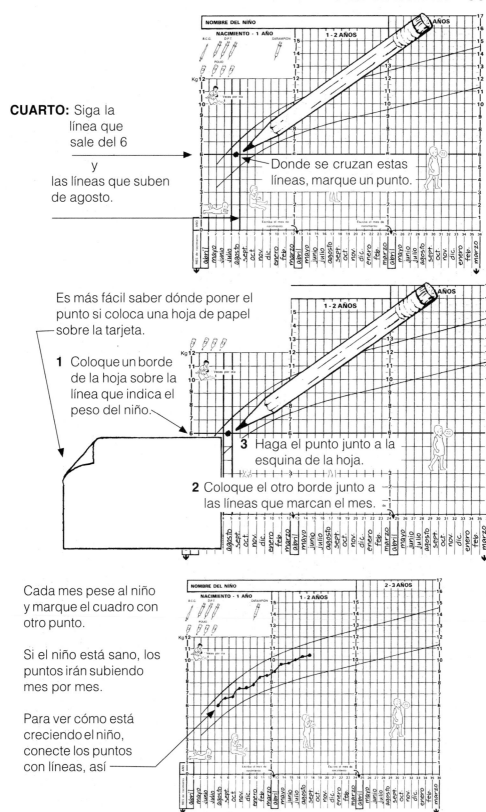

CUARTO: Siga la
línea que
sale del 6

y

las líneas que suben
de agosto.

Donde se cruzan estas
líneas, marque un punto.

Es más fácil saber dónde poner el
punto si coloca una hoja de papel
sobre la tarjeta.

1 Coloque un borde
de la hoja sobre la
línea que indica el
peso del niño.

3 Haga el punto junto a la
esquina de la hoja.

2 Coloque el otro borde junto a
las líneas que marcan el mes.

Cada mes pese al niño
y marque el cuadro con
otro punto.

Si el niño está sano, los
puntos irán subiendo
mes por mes.

Para ver cómo está
creciendo el niño,
conecte los puntos
con líneas, así

Cómo Leer la Tarjeta

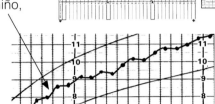

Las 2 curvas largas en la tarjeta indican el Camino de Salud que debe seguir el peso del niño.

La línea de puntos representa el peso del niño, mes por mes y año por año.

En la mayoría de los niños sanos, la línea de puntos se encuentra entre las 2 curvas largas. Por eso, el campo entre las curvas se llama el Camino de Salud.

Si la línea de puntos va subiendo, mes tras mes, en la misma manera que las 2 curvas largas (aunque no quede entre ellas), eso también indica que el niño está sano.

Un niño sano que come bien generalmente empieza a sentarse, caminar y hablar más o menos a las edades que se indican aquí.

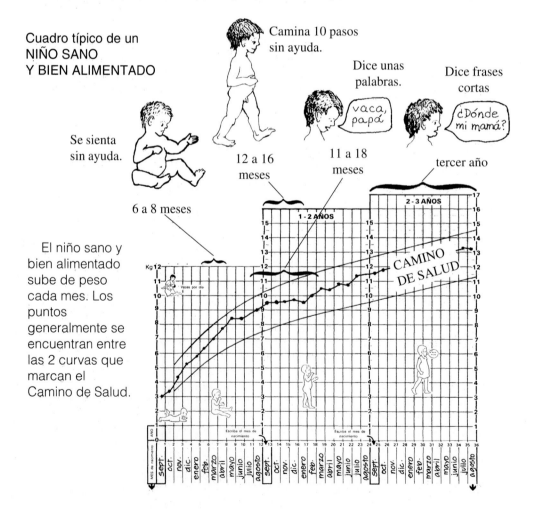

Cuadro típico de un
NIÑO SANO
Y BIEN ALIMENTADO

Camina 10 pasos sin ayuda.

Dice unas palabras.

vaca, papá

Dice frases cortas

¿Dónde mi mamá?

Se sienta sin ayuda.

12 a 16 meses

11 a 18 meses

tercer año

6 a 8 meses

El niño sano y bien alimentado sube de peso cada mes. Los puntos generalmente se encuentran entre las 2 curvas que marcan el Camino de Salud.

CAMINO DE SALUD

Un niño desnutrido y enfermizo puede tener una tarjeta como la siguiente. Fíjese que la línea de puntos que representa su peso queda abajo del Camino de Salud. La línea de puntos también es irregular y no sube mucho. Eso indica que el niño va empeorando.

Cuadro típico de
UN NIÑO BAJO DE PESO O DESNUTRIDO

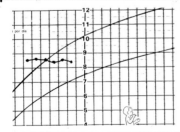

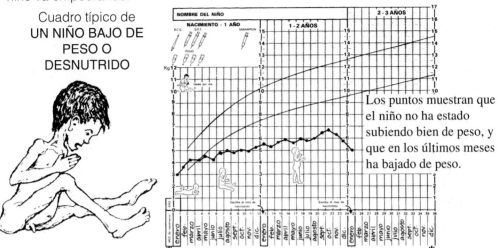

Los puntos muestran que el niño no ha estado subiendo bien de peso, y que en los últimos meses ha bajado de peso.

Un niño con una tarjeta así está en peligro por pesar tan poco. Puede que no esté comiendo suficiente o que tenga una enfermedad como tuberculosis o paludismo. O ambas cosas. Se le deben dar **más alimentos ricos en energía más seguido**. Además, un trabajador de la salud debe examinarlo y hacerle pruebas para ver si tiene una enfermedad. El trabajador de la salud debe seguir revisando al niño a menudo, hasta que su tarjeta muestre que va subiendo bien de peso.

IMPORTANTE: **Vigile la dirección de la línea de puntos.**

La dirección de la línea de puntos nos dice más sobre la salud del niño, que si los puntos están dentro o debajo de las dos curvas. Por ejemplo:

¡PELIGRO! Este niño no está subiendo de peso.

Aunque los puntos de este niño están entre las 2 curvas, el niño no ha estado subiendo bien de peso por varios meses.

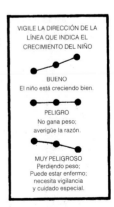

VIGILE LA DIRECCIÓN DE LA LÍNEA QUE INDICA EL CRECIMIENTO DEL NIÑO

BUENO
El niño está creciendo bien.

PELIGRO
No gana peso; averigüe la razón.

MUY PELIGROSO
Perdiendo peso; Puede estar enfermo; necesita vigilancia y cuidado especial.

¡BIEN! Este niño está subiendo bien de peso.

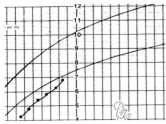

Aunque los puntos de este niño están bajo las 2 curvas, su dirección hacia arriba indica que él está creciendo bien. Por razones naturales, algunos niños son más pequeños que otros. Quizás los padres de este niño sean más pequeños que mucha otra gente.

UNA TARJETA QUE MUESTRA EL PROGRESO DE UN NIÑO:

Este niño estaba sano y subió bien de peso durante los primeros 6 meses de vida, porque su mamá le daba leche de pecho.

A los 6 meses, la mamá salió embarazada otra vez y ya no le dio pecho, sino sólo maíz y arroz. El niño dejó de subir de peso.

A los 10 meses le dio diarrea crónica y empezó a bajar de peso. Se puso muy flaco y enfermo.

Cuando el niño tenía 13 meses, su mamá se enteró de la importancia de darle alimentos nutritivos. El niño empezó a subir de peso. A los 2 años subió otra vez al Camino de Salud.

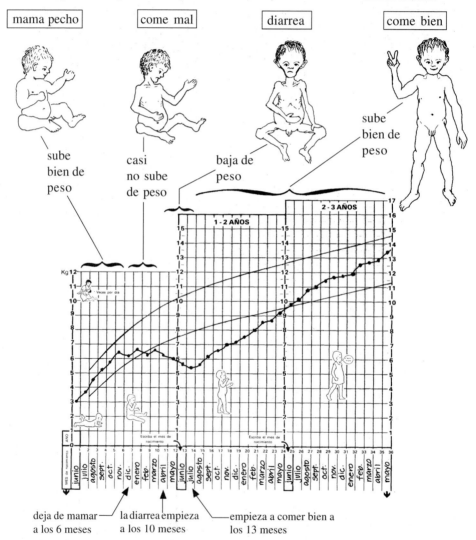

| mama pecho | come mal | diarrea | come bien |

sube bien de peso

casi no sube de peso

baja de peso

sube bien de peso

deja de mamar a los 6 meses la diarrea empieza a los 10 meses empieza a comer bien a los 13 meses

Las tarjetas del Camino de Salud son importantes. **Si se usan correctamente, ayudan a las madres a saber cuándo necesitan sus hijos más alimentos nutritivos y cuidados especiales.** Ayudan a los trabajadores de la salud a entender mejor las necesidades del niño y su familia. También le indican a la madre cuándo está cuidando bien a su hijo.

REPASO DE ENFERMEDADES DE NIÑOS YA EXPLICADAS EN OTROS CAPÍTULOS

Muchas de las enfermedades explicadas en otros capítulos de este libro les dan a los niños. Aquí sólo repasamos algunos de los problemas más frecuentes. Para más información sobre cada problema, vea las páginas indicadas.

Para los cuidados especiales y problemas de los recién nacidos, vea las págs. 270 a 275, y la pág. 405.

Recuerde: En los niños, las enfermedades muchas veces se vuelven graves muy rápido. Una enfermedad que tarda días o semanas en perjudicar gravemente o matar a un adulto, puede matar a un niño chiquito en sólo horas. Por eso es importante **notar las primeras señas de una enfermedad y atender al niño de inmediato.**

Niños Desnutridos

Muchos niños están desnutridos porque no comen lo suficiente. O si comen principalmente alimentos que contienen mucha agua y fibra, como yuca, raíz de taro o atole de maíz, su barriga se puede llenar antes de que el niño coma suficiente de la energía que su cuerpo necesita. Además, a algunos niños les pueden faltar ciertas cosas en su alimentación, como vitamina A (vea pág. 226) o yodo (vea pág. 130). Para una explicación más completa de los alimentos que los niños necesitan, lea el Capítulo 11, sobre todo las págs. 120 a 122.

Estos niños están desnutridos

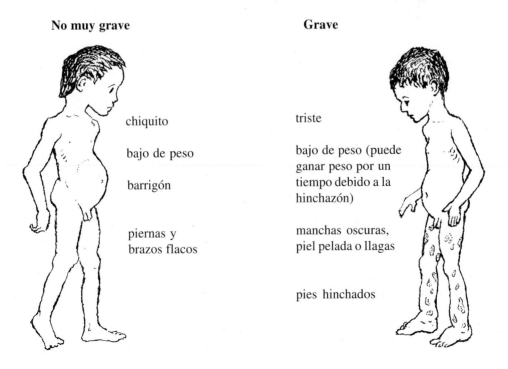

No muy grave

chiquito

bajo de peso

barrigón

piernas y brazos flacos

Grave

triste

bajo de peso (puede ganar peso por un tiempo debido a la hinchazón)

manchas oscuras, piel pelada o llagas

pies hinchados

La desnutrición puede causar muchos problemas diferentes en los niños, incluyendo:

En casos leves:

- crecimiento más lento
- hinchazón de la barriga
- flacura
- desgana de comer
- falta de energía
- palidez (anemia)
- ganas de comer tierra (anemia)
- 'boquillas' (las esquinas de la boca partidas)
- frecuentes catarros y otras infecciones
- ceguera nocturna

En casos más graves:

- sube de peso muy poco o nada
- hinchazón de los pies (a veces también de la cara)
- manchas oscuras, 'moretones' o llagas peladas
- pelo ralo o se cae
- está triste y no juega
- llagas dentro de la boca
- no desarrolla una inteligencia normal
- 'ojos secos' (xeroftalmía)
- ceguera (pág. 226)

Las formas graves de desnutrición general son la 'desnutrición seca' o marasmo, y la 'desnutrición mojada' o kwashiorkor. Sus causas y prevención se explican en las págs. 112 y 113.

Las primeras señas de desnutrición a menudo aparecen después de una enfermedad aguda como diarrea o sarampión. Un niño que está enfermo o que apenas se está aliviando, necesita aún más alimentos nutritivos que un niño sano.

> **Evite y cure la desnutrición dándole a sus hijos SUFICIENTES ALIMENTOS y alimentándolos MÁS SEGUIDO. Agregue algunos alimentos ricos en energía, como aceite o manteca, al alimento principal que come el niño. También trate de agregar algunos alimentos que forman el cuerpo y protegen la salud como frijoles, lentejas, frutas, verduras y, si es posible, leche, huevos, pescado o carne.**

Diarrea y Disentería

(Para información más completa, vea págs. 153 a 160.)

El mayor peligro para un niño con diarrea es la **deshidratación** o demasiada pérdida del líquido del cuerpo. El peligro es aún mayor si el niño también tiene vómitos. Dele **Suero para Tomar** (pág. 152). Si el niño está siendo amamantado, **siga dándole leche de pecho,** pero también dele Suero para Tomar.

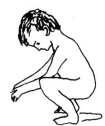

Otro peligro grande para los niños con diarrea es la desnutrición. **Dele al niño alimentos nutritivos tan pronto como pueda comer.**

Calentura o Fiebre (vea pág. 75)

En los niños chiquitos, mucha calentura (más de 39° C) puede fácilmente causar ataques o dañar el cerebro. Para bajar la calentura, **desnude** al niño. Si está llorando y parece triste, dele **acetaminofén** (paracetamol) o aspirina en la dosis correcta (vea pág. 380), y dele mucho líquido. Si está muy caliente y tembloroso, **mójelo con agua fresca (no fría) y échele aire.**

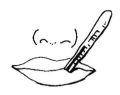

Ataques (Convulsiones) (vea pág. 178)

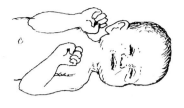

Las causas comunes de los ataques o convulsiones en los niños son mucha calentura, deshidratación, epilepsia y meningitis. Si hay mucha calentura, bájela rápido (pág. 76). Busque señas de deshidratación (pág. 151) y meningitis (pág. 185). Los ataques que dan de repente sin calentura u otras señas, probablemente son epilepsia (pág. 178), sobre todo si el niño se ve sano entre ataques. Los ataques en que primero se entiesa la quijada y luego todo el cuerpo, pueden ser tétano (pág. 182).

Meningitis (vea pág. 185)

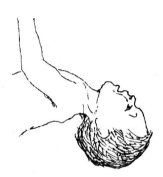

Esta peligrosa enfermedad puede venir como una complicación de sarampión, paperas u otra enfermedad grave. A los hijos de madres tísicas les puede dar meningitis tuberculosa. Un niño muy enfermo que se la pasa con la cabeza hacia atrás, con el cuello tan tieso que no lo puede doblar hacia adelante y cuyo cuerpo hace movimientos extraños (ataques), puede tener meningitis.

Anemia (vea pág. 124)

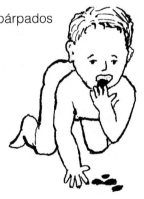

Señas más comunes en niños:

- palidez, sobre todo en las encías, uñas y dentro de los párpados
- debilidad y fatiga
- ganas de comer tierra

Causas más comunes:

- dieta pobre en hierro (pág. 124)
- infecciones crónicas de la tripa (pág. 145)
- lombriz de gancho (pág. 142)
- paludismo (pág. 186)

Prevención y Tratamiento:

- Comer alimentos ricos en hierro como carne y huevos. Los frijoles, lentejas, cacahuates (maní) y verduras verde oscuras también contienen hierro.
- Curar la causa de la anemia—y no andar descalzo si hay lombrices de gancho en su región.
- Si sospecha que el niño tiene lombriz de gancho, tal vez un trabajador de la salud pueda examinar con un microscopio el excremento del niño. Si encuentra los huevecillos, trate al niño cuanto antes (págs. 374 a 376).
- Si es necesario, dé pastillas de sales de hierro (sulfato ferroso, pág. 393).

CUIDADO: **No le dé pastillas de hierro a un bebé ni a un niño chiquito. Podrían envenenarlo. En vez de pastillas, dele hierro en forma líquida. O muela una pastilla y mézclela con la comida.**

Lombrices y Otros Parásitos de la Tripa (vea pág. 140)

Si un niño en la casa tiene lombrices, trate a toda la familia. Para evitar las infecciones de lombrices, los niños deben:

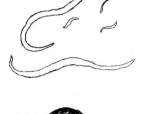

- ◆ Seguir los Consejos para el Aseo (pág. 133).
- ◆ Usar letrinas.
- ◆ Nunca andar descalzos.
- ◆ Nunca comer carne o pescado crudo o medio crudo.
- ◆ Tomar solamente agua hervida o potable.

Enfermedades de la Piel (vea Capítulo 15)

Algunas de las más comunes en los niños son:

- ● sarna o guaguana (pág. 199).
- ● llagas infectadas e impétigo (págs. 201 y 202).
- ● tiña y otras infecciones de hongos (pág. 205).

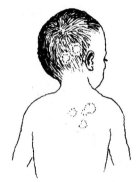

Para evitar las enfermedades de la piel, siga los Consejos para el Aseo (pág. 133).

- ◆ Bañe y espulgue a los niños con frecuencia.
- ◆ Combata las chinches, los piojos y la sarna.
- ◆ No deje que los niños con sarna, piojos, tiña o llagas infectadas jueguen o duerman con otros niños. Cúrelos pronto.

Mal de Ojo (Conjuntivitis, Llorona) (vea pág. 219)

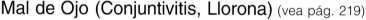

Limpie los párpados con un trapo limpio y mojado varias veces al día. Ponga una pomada antibiótica para ojos (pág. 378) **dentro** de los párpados 4 veces al día. No deje que un niño con mal de ojo duerma o juegue con otros niños. Si no se mejora en pocos días, consulte a un trabajador de la salud.

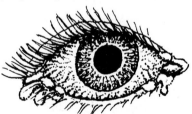

Catarro y Gripa (vea pág. 163)

El catarro común, con mocos, poca calentura, tos, a menudo dolor de garganta y a veces diarrea, es un problema frecuente pero no grave en los niños.

Cure con mucho líquido. Dé acetaminofén o quizás aspirina (vea pág. 379). Deje que el niño se acueste, si él quiere. La buena comida y mucha fruta ayudan a los niños a evitar el catarro y a aliviarse pronto.

La penicilina, la tetraciclina y otros antibióticos no sirven para el catarro común o gripa. No se necesitan inyecciones para el catarro.

Si un niño con catarro se pone grave, con mucha calentura y respiración rápida y corta, puede tener **pulmonía** (vea pág. 171). En ese caso, sí hay que dar antibióticos. También busque señas de infección de oído (página siguiente) o dolor de garganta por *estreptococo* (pág. 310).

ENFERMEDADES DE LOS NIÑOS NO EXPLICADAS EN OTROS CAPÍTULOS

Infecciones y Dolor de Oído

Las infecciones del oído son comunes en niños chicos. Muchas veces la infección empieza después de algunos días con gripa o nariz tapada. La fiebre puede subir y a menudo el niño llora o se frota un lado de la cabeza. A veces se ve pus en el oído. En niños chicos, una infección del oído a veces causa vómitos o diarrea. Siempre que un niño tenga diarrea y calentura, revísele los oídos.

pus

Tratamiento:

- ♦ Es importante curar pronto las infecciones del oído. Dé un antibiótico como penicilina (pág. 351) o sulfametoxazol con trimetoprim (pág. 358). En niños menores de 3 años, a menudo la ampicilina (pág. 353) es mejor. Dé acetaminofén (pág. 380) para el dolor. La aspirina también sirve, pero lleva riesgos (vea pág. 379).
- ♦ Con mucho cuidado, limpie el pus del oído con un algodón, pero no tape el oído con algodón, un palito, hojas u otra cosa.
- ♦ Los niños con pus que sale de un oído deben bañarse regularmente, pero no deben nadar ni zambullirse durante al menos 2 semanas después de aliviarse.

Prevención:

- ♦ Enseñe a los niños con catarro a limpiarse la nariz **sin** sonársela.
- ♦ No le dé biberón a su bebé—o si le da, no deje que el bebé lo chupe acostado boca arriba, pues la leche le puede entrar por la nariz e infectar el oído.
- ♦ Cuando los niños tengan tapada la nariz, póngales gotas de agua salada y sáqueles el moco como se describe en la pág. 164.

Infección en el canal del oído:

Para saber si el canal o tubo del oído está infectado, jale un poco la oreja. Si esto causa dolor, el canal está infectado. Ponga gotas de agua con vinagre en el oído 3 ó 4 veces al día. (Mezcle 1 cucharada de vinagre con 1 cucharada de agua hervida.) Si hay calentura o pus, también use un antibiótico.

Dolor de Garganta y 'Anginas' (Amigdalitis)

Estos problemas a menudo empiezan con el catarro común. La garganta puede estar colorada y doler al tragar. Las anginas (amígdalas: dos nodos linfáticos como bolas al fondo de la garganta) pueden hincharse y doler o soltar pus. A veces la calentura llega a 40° C.

Tratamiento:

- ♦ Hacer 'buches' o gárgaras de agua tibia con sal (1 cucharadita de sal en 1 vaso de agua).
- ♦ Tomar acetaminofén o aspirina para el dolor.
- ♦ Si el dolor y la calentura dan de repente o duran más de 3 días, vea la página siguiente.

Dolor de garganta y el peligro de fiebre reumática:

Para el dolor de garganta que muchas veces viene con el catarro común o la gripa, generalmente no se deben usar antibióticos porque no hacen provecho. Haga gárgaras y tome acetaminofén (o aspirina).

Pero, hay una infección de la garganta causada por la **bacteria estreptococo** que se debe tratar con penicilina. Es más común en niños y jóvenes. Por lo general, da de repente un fuerte dolor de garganta y mucha calentura, a menudo sin señas de catarro ni tos. La garganta y las anginas se ponen muy coloradas, y los nodos linfáticos debajo de la quijada o en el cuello se pueden hinchar y pueden doler.

Dé penicilina (pág. 351) durante 10 días. Si la penicilina se da pronto y por 10 días, hay menos peligro de fiebre reumática. Un niño con dolor de garganta por estreptococo debe comer y dormir aparte de los demás, para evitar el contagio.

Fiebre Reumática

Afecta a niños y jóvenes. Generalmente empieza de 1 a 3 semanas después de haber tenido dolor de garganta por estreptococo (vea arriba).

Señas principales (generalmente hay sólo 3 ó 4 de estas señas):

- calentura (fiebre).
- dolor de coyunturas, sobre todo en las muñecas y tobillos; después en las rodillas y codos. Las coyunturas se hinchan y muchas veces se ponen calientes y coloradas.

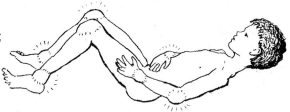

- líneas curvadas y rojas o bolitas debajo de la piel.
- en casos más graves, debilidad, dificultad al respirar y quizás dolor de corazón.

Tratamiento:

- ♦ Si sospecha que el niño tiene fiebre reumática, vea a un trabajador de la salud. Hay peligro de que la enfermedad dañe el corazón.
- ♦ Tome aspirina en dosis grandes (pág. 379). Un niño de 12 años puede tomar hasta 2 ó 3 pastillas de 300 mg., 6 veces al día. Tómelas junto con leche o comida para evitar el dolor de estómago. Si los oídos le empiezan a zumbar, tome menos.
- ♦ Tome penicilina (vea pág. 351).

Prevención:

- ♦ Para prevenir la fiebre reumática, trate pronto el dolor de garganta por estreptococo con penicilina—durante 10 días.
- ♦ Para evitar que la fiebre reumática vuelva y dañe el corazón, un niño que haya tenido fiebre reumática debe tomar penicilina durante 10 días a la primera seña de dolor de garganta. Si ya tiene señas del mal de corazón, debe tomar penicilina regularmente o inyectarse cada mes con penicilina benzatínica (pág. 353), tal vez por el resto de su vida. Siga los consejos de un trabajador de la salud o médico con experiencia.

ENFERMEDADES INFECCIOSAS DE LA NIÑEZ

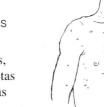

Viruela Loca (Varicela, Tecunda)

Esta infección leve de virus empieza de 2 a 3 semanas después de contagiarse de otro niño.

Señas: granitos, ampollitas y costras

Primero aparecen muchos granitos rojos que dan comezón. Éstos se vuelven ampollitas que se revientan y forman costras. Generalmente salen primero en el cuerpo y después en la cara, brazos y piernas. El niño puede tener los granitos, ampollitas y costras al mismo tiempo. Por lo general la calentura no es muy alta.

Tratamiento:

La infección generalmente se alivia sola en unos 8 días. Bañe al niño diariamente con jabón y agua tibia. Para calmar la comezón, póngale lienzos frescos de agua de avena hervida y colada. Córtele las uñas al ras. Si las costras se infectan, manténgalas limpias. Póngales lienzos de agua caliente y una pomada antibiótica. Trate de evitar que el niño se rasque.

Sarampión

Esta infección grave de virus es **especialmente peligrosa en niños desnutridos o con tuberculosis.** A los 10 días después de contraer sarampión de otra persona, dan señas de catarro: calentura, escurrimiento de la nariz, mal de ojo y tos.

El niño se enferma más y más. A veces le duele mucho la boca y le da diarrea.

Después de 2 ó 3 días salen unos puntitos blancos como granitos de sal en la boca. Uno o 2 días después aparece un salpullido rojo—primero detrás de las orejas y en el cuello, luego en la cara y el cuerpo, y finalmente en los brazos y las piernas. Después de que aparece el salpullido (ronchas), el niño generalmente empieza a mejorar. El salpullido dura más o menos 5 días. A veces hay granitos negros esparcidos, causados por sangre que sale por la piel ('sarampión negro'). Eso quiere decir que el ataque es muy grave. Consiga ayuda médica.

Tratamiento:

♦ El niño debe quedarse acostado, tomar mucho líquido y comer alimentos nutritivos. Si no puede tragar alimentos sólidos, dele líquidos, como sopa. Si un bebé no puede mamar, dele leche de pecho con una cuchara (vea pág. 120).

♦ Si es posible, dé vitamina A para evitar que haya daño en los ojos (pág. 392).

♦ Para la calentura y el dolor, dé acetaminofén (o aspirina).

♦ Si tiene dolor de oído, dé un antibiótico (pág. 351).

♦ Si aparecen señas de pulmonía, meningitis o dolor fuerte de oído o de estómago, consiga ayuda médica.

♦ Si el niño tiene diarrea, dele Suero para Tomar (pág. 152).

Prevención del sarampión:

Los niños con sarampión deben estar alejados de otros niños y de sus hermanos. Proteja sobre todo a los niños que estén desnutridos o que tengan tuberculosis u otras enfermedades crónicas. Los niños de otras familias no deben entrar a una casa donde haya sarampión. Los hermanos de un niño con sarampión no deben ir a la escuela ni a las tiendas ni a otros lugares públicos por 10 días, si nunca han tenido sarampión.

> **Para evitar que el sarampión mate a los niños, asegúrese de que todos estén bien alimentados. Vacune a sus hijos contra el sarampión cuando tengan de 9 a 15 meses de edad.**

Rubéola ('Peluza', Sarampión Alemán)

Este es un tipo de sarampión no muy grave. Dura 3 ó 4 días. El salpullido es leve. Muchas veces se hinchan y duelen los nodos linfáticos de la nuca y el cuello.

El niño debe quedarse acostado y tomar acetaminofén o aspirina si es necesario.

Si a una mujer le da rubéola en los primeros 3 meses del embarazo, su bebé puede nacer dañado o deforme. Por eso, **las mujeres embarazadas** que nunca han tenido esta enfermedad—o que no están seguras—**deben quedarse lejos** de los niños con rubéola. Las muchachas o mujeres que no estén embarazadas pueden tratar de tener la rubéola antes de salir embarazadas. Existe una vacuna para la rubéola, pero a menudo no se consigue.

Paperas (Coquetas)

Las primeras señas comienzan 2 ó 3 semanas después de contagiarse de otra persona.

Las paperas empiezan con calentura y dolor al abrir la boca o al comer. A los 2 días aparece una hinchazón blanda debajo de las orejas a la altura de la quijada. Muchas veces se hincha primero un lado y después el otro.

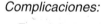

Tratamiento:

La hinchazón se quita sola en 10 días más o menos, sin ninguna medicina. Se puede tomar acetaminofén o aspirina para el dolor y la calentura. Dele al niño alimentos blandos y nutritivos, y manténgale limpia la boca.

Complicaciones:

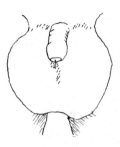

En adultos y niños mayores de 11 años, después de la primera semana puede haber dolor en el vientre o una dolorosa hinchazón de los testículos. Las personas con esta hinchazón deben quedarse quietas y ponerse compresas de hielo o lienzos de agua fría en las partes hinchadas para ayudar a calmar el dolor y la hinchazón.

Si aparecen señas de meningitis, consiga ayuda médica (pág. 185).

Tos Ferina (Tos Ahogona, Coqueluche, Pertussis)

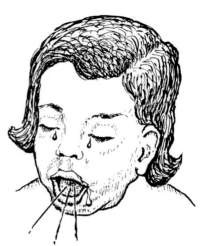

La enfermedad comienza a los 8 ó 15 días después de haberse contagiado. Empieza como catarro, con fiebre, tos y escurrimiento de la nariz.

Después de otros 15 días, empiezan los ataques de tos. El niño tose muchas veces y no puede respirar hasta que arroja la flema. Entonces el aire entra con un ronquido fuerte. Al toser, los labios y las uñas pueden ponerse azules por falta de aire. Con frecuencia hay vómitos. Entre ataques de tos, el niño parece más o menos sano.

La enfermedad puede durar 3 meses o más.

La tos ferina es **especialmente peligrosa en bebés** menores de 1 año. Por eso, vacune pronto a los niños. Los bebés chiquitos no desarrollan la tos típica con ronquido, y por eso es difícil saber si tienen tos ferina o no. Si a un bebé le dan ataques de tos y se le hinchan los ojos—cuando otros niños tienen tos ferina—trátelo **de inmediato** como si tuviera tos ferina.

Tratamiento:

♦ Los antibióticos sirven sólo en la primera etapa de la tos ferina, antes de que empiece la tos con ronquido. Use eritromicina (pág. 355) o ampicilina (pág. 353). El cloranfenicol también sirve, pero es más peligroso. Para la dosis para bebés, vea las págs. 357 y 358. Es muy importante curar a los bebés menores de 6 meses a la primera seña.

♦ En casos graves de tos ferina, puede servir el fenobarbital (pág. 389), sobre todo si la tos no deja dormir al niño o le causa convulsiones.

♦ Si el bebé deja de respirar después de una tos, dele vuelta y sáquele el moco pegajoso de la boca con un dedo. Luego dele palmaditas en la espalda.

♦ Para evitar pérdida de peso y desnutrición, asegúrese de que el niño coma suficientes alimentos nutritivos. Poco después de vomitar, haga que coma y beba.

Complicaciones:

La tos puede causar hemorragia en el blanco de los ojos. No se necesita ningún tratamiento (vea pág. 225). Si hay ataques o señas de pulmonía (pág. 171), consiga ayuda médica.

> **Proteja a sus hijos contra la tos ferina.**
> **Vacúnelos a los 2, 4 y 6 meses de edad.**

Difteria

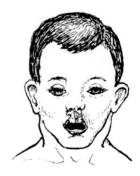

Comienza como un catarro con calentura, dolor de cabeza y dolor de garganta. Se puede formar una tela o *membrana* de color amarillo grisáceo en la garganta y, a veces, en la nariz y los labios. Quizás se hinche el cuello del niño. Su aliento tiene muy mal olor.

Si sospecha que un niño tiene difteria:

+ Acuéstelo en un cuarto solo, separado de otras personas.
+ Consiga ayuda médica rápido. Hay antitoxina contra la difteria.
+ Dele penicilina: 1 pastilla de 400.000 unidades, 3 veces al día para niños mayores.
+ Pídale que haga gárgaras de agua tibia con un poco de sal.
+ Ayúdelo a respirar vapores de agua caliente, seguido o continuamente (vea la pág. 168).
+ Si el niño empieza a ahogarse y se pone azul, trate de quitar la membrana de la garganta con un dedo envuelto en un trapo.

La difteria es una enfermedad peligrosa que se puede prevenir fácilmente con la vacuna DPT. **Vacune a sus hijos sin falta.**

Parálisis Infantil (Polio, Poliomielitis)

La polio es más común en niños menores de 2 años. Es causada por una infección de virus parecida a un catarro, muchas veces con calentura, vómitos, diarrea y dolor en los músculos. Por lo general, el niño se alivia en unos cuantos días. Pero a veces una parte del cuerpo se debilita o se paraliza. Es más frecuente que esto suceda en una pierna o en ambas. Con el tiempo, el miembro débil enflaca y no crece tan rápido como el otro.

Tratamiento:

Ya que empieza la enfermedad, no hay medicina que corrija la parálisis. (Sin embargo, a veces parte o toda la fuerza perdida regresa lentamente.) Los antibióticos no ayudan. El tratamiento inicial es calmar el dolor con acetaminofén o aspirina, y poner lienzos calientes en los músculos adoloridos. El niño debe estar en posiciones que sean cómodas, pero que eviten las *contracturas*. Estírele suavemente las piernas y los brazos para que estén lo más derechos posible. Póngale cojines debajo de las rodillas, si es necesario para calmar el dolor, pero trate de mantenerle derechas las rodillas.

Prevención:

+ La vacuna contra la polio es la mejor protección. Vea pág. 147.
+ No inyecte a un niño que tenga catarro, calentura u otras señas que pudieran deberse al virus de la polio. La irritación causada por una inyección podría convertir un caso leve de polio sin parálisis en un caso grave con parálisis. **Nunca inyecte ninguna medicina a los niños a menos que sea absolutamente necesario.**
+ Dele leche de pecho a su niño el mayor tiempo posible. La leche de pecho protege contra las infecciones, incluyendo la polio.

> **Vacune a los niños contra la polio, con gotas una vez antes de que cumplan 2 meses de edad, y 2 veces más antes de que cumplan 6 meses.**

Un niño que ha quedado paralizado por la polio debe comer alimentos nutritivos y hacer ejercicios para fortalecer los otros músculos.

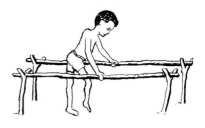

Ayude al niño a aprender a caminar lo mejor posible. Arréglele 2 palos con horquetas así, y después hágale unas muletas. Las férulas para las piernas, las muletas y otros aparatos pueden ayudar al niño a moverse mejor y pueden prevenir deformidades.

Para más información sobre la polio y otras incapacidades de los niños, vea *El niño campesino deshabilitado*, también publicado por La Fundación Hesperian.

CÓMO HACER UNAS MULETAS SENCILLAS

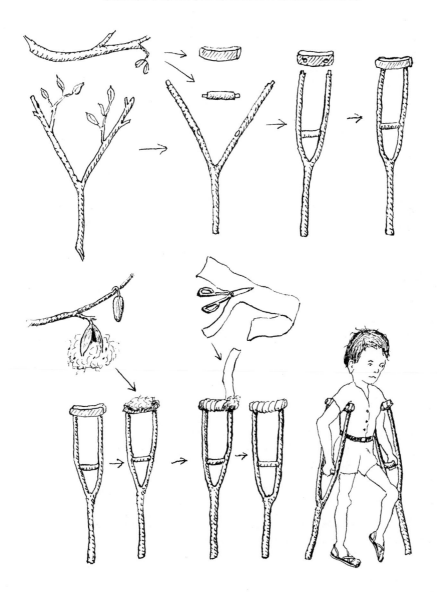

PROBLEMAS QUE EL NIÑO YA TIENE AL NACER

Cadera o Cuadril Zafado

Algunos bebés nacen con el cuadril zafado: el hueso del muslo está afuera de su coyuntura en la cadera. Esto es más frecuente en las niñas. Un tratamiento temprano puede evitar que el niño quede cojo o rengo. Por eso, es buena idea revisar a los niños a los 10 días de nacidos para ver si tienen el cuadril zafado.

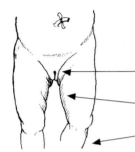

1. Fíjese cuidadosamente en las 2 piernas. Si un cuadril está zafado, a veces ese lado se ve diferente:

Del lado zafado, el muslo cubre una parte de la ingle.

Hay menos pliegues aquí.

A veces la pierna se ve más corta o un poco torcida.

2. Agarre las 2 piernas con las rodillas dobladas, así:

y ábralas bien, así:

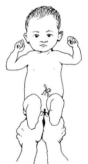

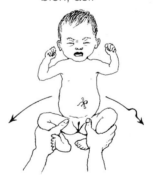

Si una pierna se atora antes que la otra, o si brinca o truena cuando la abre mucho, el cuadril está zafado.

Tratamiento:

Mantenga al bebé con las piernas dobladas y muy abiertas:

poniéndole muchos pañales juntos, así

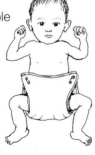

o sujetándole los pañales así cuando duerme

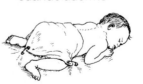

o cargándolo así.

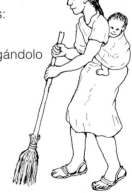

En lugares donde las mujeres cargan a sus bebés con las piernas abiertas así, muchas veces no se necesita tratamiento.

Hernia del Ombligo (Ombligón, Ombligo Salido)

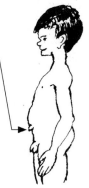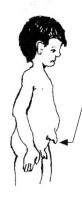

Un ombligo salido como éste no es ningún problema. No necesita ninguna medicina ni tratamiento. El ponerle una faja no ayuda.

Hasta una hernia del ombligo tan grande como ésta no es peligrosa. Muchas veces se quita sola. Si el niño todavía la tiene a los 5 años, puede necesitar una operación. Pida consejo médico.

Un 'Testículo Hinchado' (Hidrocele o Hernia)

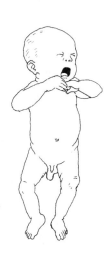

Si el *escroto* (o la bolsita que contiene los testículos o huevos) del niño está hinchado por un lado, generalmente es porque está lleno de líquido (un hidrocele), o porque una parte de la tripa se ha metido allí (una hernia).

Para saber cuál es la causa, alumbre la bolsita de manera que la luz la traspase.

Si la luz la pasa fácilmente, probablemente es un hidrocele.

Si no pasa la luz, y si se hincha más al toser o llorar, es una hernia.

A veces la hernia no causa hinchazón en el escroto, sino arriba y a un lado.

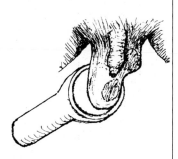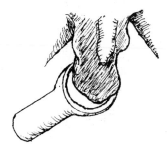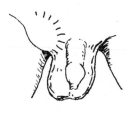

Por lo general, el hidrocele se quita solo, sin hacer nada. Si dura más de un año, consiga ayuda médica.

Una hernia casi siempre necesita ser operada. Para más información, vea la página 177.

Se puede distinguir entre una hernia y un nodo linfático (pág. 88), porque la hernia se hincha cuando el niño llora o está parado, y desaparece cuando está acostado y tranquilo.

NIÑOS RETARDADOS, SORDOS O DEFORMES

Es posible que un niño nazca sordo, *retardado* (inocente), o con algún *defecto* en su cuerpo. Muchas veces no se sabe la causa de estos defectos. No se le debe echar la culpa a nadie. Con frecuencia es imposible evitar estos defectos.

Sin embargo, ciertas cosas aumentan el riesgo de estos males. **Es menos probable que un niño nazca con algún defecto si los padres toman ciertas precauciones.**

1. **El no comer bien** durante el embarazo puede causar niños 'inocentes' o defectuosos.

Para tener un niño sano, la mujer embarazada tiene que comer lo suficiente; sobre todo alimentos ricos en proteínas y hierro (vea pág. 111).

2. **La falta de yodo** en la alimentación de la madre puede causar *cretinismo* en su hijo. El bebé tiene la cara hinchada y se ve torpe. Puede tener la piel y los ojos amarillos por mucho tiempo después de nacer. La lengua le cuelga de fuera y puede tener la frente peluda. Es débil, no mama bien, llora muy poco y duerme mucho. Tarda en andar y hablar. Es retardado, puede estar sordo y por lo general tiene una hernia del ombligo.

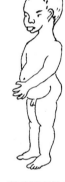

CRETINISMO

Para evitar el cretinismo, la mujer embarazada debe usar sal yodada en vez de sal corriente (vea pág. 130).

Si usted cree que su bebé tiene cretinismo, llévelo de inmediato con un trabajador de la salud o un médico. Entre más pronto le den medicina (tiroides), más normal será el niño.

3. **Por fumar o tomar** cerveza u otras bebidas alcohólicas durante el embarazo, el niño puede nacer muy pequeño o tener otros problemas (vea pág. 149).
No tome ni fume—sobre todo durante el embarazo.

4. **Las madres mayores de 35 años** corren más riesgo de tener niños defectuosos. El *mongolismo* o mal de Down es algo parecido al cretinismo, y es mucho más frecuente en hijos de madres mayores.

Vale la pena planear su familia de modo que no tenga hijos después de la edad de 35 años (vea el Capítulo 20).

5. **Muchas medicinas** pueden dañar al niño que se está formando en la matriz. **Use tan poca medicina como pueda durante el embarazo y use sólo aquellas medicinas que no pongan en peligro al bebé.**

6. **Las parejas que son parientes** (primos, por ejemplo) corren más riesgo de tener hijos defectuosos, 'eclipsados' o 'inocentes'. Pueden nacer **bizcos** o con **dedos extras, pies zambos, labio leporino** o el **paladar partido**.

Por eso es mejor no casarse con un pariente cercano. Y si tiene más de un hijo con defectos, puede ser mejor no tener más hijos (vea Planificación Familiar, Capítulo 20).

Si su hijo nace con algún defecto, llévelo a un centro de salud. A veces es posible hacer algo.

♦ Si tiene los **ojos bizcos,** vea la pág. 223.

♦ Si tiene un **dedo extra** muy chiquito y sin hueso, amarre el tronco con un hilo bien apretado. Así se va a secar y caer solo. Si el dedo es grande o tiene hueso, déjelo o consiga que lo quiten con una operación.

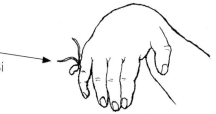

♦ Si un recién nacido tiene los **pies zambos (torcidos o mal formados)** trate de ponerlos en la posición normal. Si lo puede hacer fácilmente, haga esto varias veces al día. Poco a poco los pies (o el pie) llegarán a ser normales.

Si no puede poner los pies en una posición normal, lleve al niño a un centro de salud **de inmediato,** para que le pongan yeso. Para los mejores resultados, **es preciso hacer esto en los primeros 2 días de nacido.**

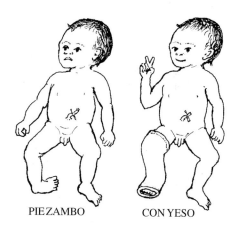

PIEZAMBO   CON YESO

♦ Si el bebé tiene el **labio o paladar partido,** puede tener dificultad para mamar. Quizás habrá que alimentarlo con una cuchara o un gotero. Con cirugía se pueden cerrar el labio y el paladar para que queden casi normales. Es mejor hacer la operación del labio entre los 4 y 6 meses de nacido, y del paladar a los 18 meses.

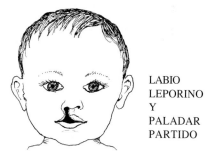

LABIO
LEPORINO
Y
PALADAR
PARTIDO

7. **Las dificultades antes y durante el parto** a veces resultan en **daño cerebral** que causa que un niño sea **espástico** o tenga **ataques.** Un daño cerebral es más probable si el niño tarda en respirar al nacer, o si la partera le inyecta a la madre un oxitócico (medicina para apurar el parto o 'dar fuerza' a la madre, pág. 266) antes de que nazca el niño.

Tenga cuidado al escoger a su partera—y no deje que la partera use un oxitócico antes de que nazca el niño.

Para más información sobre los niños que nacen con algún defecto, vea *El niño campesino deshabilitado*, Capítulo 12.

El Niño Espástico (Parálisis Cerebral)

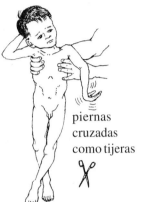

piernas
cruzadas
como tijeras

Un niño espástico tiene los músculos tiesos y apretados, y no los puede controlar bien. La cara, el cuello y el cuerpo se le pueden torcer, y quizás se mueva de una forma rara, a brinquitos. Muchas veces los músculos tiesos hacen que las piernas se crucen como tijeras.

Al nacer, el niño puede parecer normal o tal vez con el cuerpo flojo. Con el tiempo se pone más y más tieso. Puede ser retrasado (tontito) o no.

El daño en el cerebro que causa la parálisis cerebral muchas veces sucede cuando el bebé nace (si no respira pronto) o resulta de meningitis al principio de la niñez.

No hay medicinas que curen el daño cerebral que hace que un niño sea espástico. Pero el niño necesita cuidados especiales. Para ayudar a evitar que los músculos de las piernas o de un pie se le pongan tiesos, estíreselos y dóbleselos **muy lentamente** varias veces al día.

Ayude a que el niño aprenda a voltearse, sentarse, pararse—y si es posible, a caminar (como en la pág. 315). Anímelo a usar tanto su mente como su cuerpo, lo más que pueda (vea pág. 322). Aunque tenga dificultades para hablar, puede ser muy listo para aprender y hacer muchas cosas si se le da la oportunidad. **Ayúdelo a ayudarse a sí mismo.**

Para más información sobre la parálisis cerebral, vea *El niño campesino deshabilitado*, Capítulo 9.

Para ayudar a prevenir que su hijo nazca retrasado o mal formado, una mujer debe hacer lo siguiente:

1. No casarse con un primo u otro pariente cercano.

2. Comer lo mejor que pueda durante el embarazo: frijoles, frutas, verduras, carne, huevos y productos de leche.

3. Usar sal yodada en vez de sal corriente, especialmente durante el embarazo.

4. No fumar ni tomar bebidas alcohólicas durante el embarazo (vea pág. 149).

5. Durante el embarazo, evitar medicinas cuando sea posible—y sólo usar medicinas que no sean riesgosas.

6. Durante el embarazo, no acercarse a personas con rubéola.

7. Escoger a su partera con cuidado—y no dejar que use un oxitócico antes de que nazca el niño (vea pág. 266).

8. No volver a tener hijos si más de uno ya ha nacido con el mismo defecto (vea Planificación Familiar, pág. 283).

9. Pensar en no tener más hijos después de los 35 años de edad.

Retraso Mental en los Primeros Meses de Vida

Algunos niños que nacen sanos no crecen bien. Su mente y su cuerpo se desarrollan despacio porque no comen suficientes alimentos nutritivos. Durante los primeros meses de vida, el cerebro se desarrolla más rápido que nunca. Por eso, la alimentación del recién nacido es de gran importancia. La leche de pecho es el mejor alimento para el bebé (vea La Mejor Dieta para Niños Chiquitos, pág. 120).

Enfermedad de Células Falciformes (Anemia Drepanocítica)

Algunos niños de origen africano (o con menos frecuencia, de la India) nacen con una 'debilidad de la sangre', llamada enfermedad de células falciformes (en forma de hoz). Esta enfermedad la pasan los padres, quienes muchas veces no saben que cargan el mal de 'células falciformes'. El bebé puede parecer normal durante 6 meses, pero después pueden empezar a aparecer las señas.

Señas:

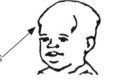

- calentura y llanto
- hinchazón ocasional de los pies y los dedos que dura por 1 ó 2 semanas
- barriga hinchada que se siente dura arriba
- anemia y a veces ojos de color amarillo (ictericia)
- niño frecuentemente enfermo (tos, paludismo, diarrea)
- crecimiento lento
- a los 2 años de edad, pueden aparecer unos chichones huesudos en la cabeza

El paludismo u otras infecciones pueden producir una 'crisis de células falciformes' con mucha calentura y dolor fuerte en los brazos, las piernas o la barriga. La anemia empeora mucho más. Las hinchazones de los huesos pueden soltar pus. El niño puede morir.

Tratamiento:

No hay forma de cambiar la debilidad de la sangre. Proteja al niño del paludismo y otras enfermedades e infecciones que puedan producir una 'crisis'. Lleve al niño cada mes con un trabajador de la salud para que lo examine y le dé medicina.

- ◆ **Paludismo.** En las regiones donde es común el paludismo, el niño debe tomar regularmente medicina contra el paludismo para evitar la enfermedad (vea pág. 365). Dé también una dosis diaria de ácido fólico (pág. 393) para ayudar a formar sangre. El hierro (sulfato ferroso) generalmente no es necesario.
- ◆ **Infecciones.** El niño debe ser vacunado contra el sarampión, la tos ferina y la tuberculosis lo más pronto que se recomiende. Si el niño muestra señas de calentura, tos, diarrea, mucha orina o dolores en la barriga, las piernas o los brazos, llévelo lo más pronto posible con un trabajador de la salud. Quizás necesite antibióticos. Dele mucha agua y acetaminofén (pág. 380) para el dolor de los huesos.
- ◆ **Evite que le dé frío.** Tápelo con una cobija en la noche cuando sea necesario. Use un colchón de espuma si es posible.

AYUDE A LOS NIÑOS A APRENDER

A medida que un niño va creciendo, aprende de lo que le enseñan. Lo que aprenda en la escuela quizás le ayude a entender y hacer más en el futuro. La escuela puede ser importante.

Pero un niño también aprende mucho en su casa o en el campo. Aprende mirando, escuchando e intentando hacer por sí mismo lo que hacen los demás. No aprende tanto al escuchar lo que le dicen, sino al ver como se portan los demás. **Algunas de las cosas más importantes que puede aprender un niño—como el cariño, la responsabilidad y la cooperación—sólo se enseñan dando un buen ejemplo.**

Un niño aprende de sus aventuras. Necesita aprender por sí mismo, aunque a veces fracase. Cuando es chiquito, hay que protegerlo. Pero cuando crece, hay que dejar que aprenda a cuidarse solo. Confíe en él y dele responsabilidades. Respete su modo de pensar, aunque no sea el suyo.

Cuando un niño está chiquito, piensa mucho en sus propias necesidades. Más tarde descubre la satisfacción de ayudar a los demás. Acepte con gusto la ayuda de los niños y muéstreles que la aprecia.

Los niños que no tienen miedo son preguntones. Si los padres, los maestros y otras personas se prestan para contestarles bien—y si admiten cuando no saben algo—el niño seguirá con sus preguntas, y al crecer quizás busque soluciones para hacer de su medio o de su pueblo un mejor lugar donde vivir.

———— ● ————

El Programa Niño-a-Niño (Child-to-Child) ha desarrollado algunas de las mejores ideas para ayudar a los niños a aprender y participar en el cuidado de la salud de la comunidad. Este programa se describe en *Aprendiendo a promover la salud*, Capítulo 24.

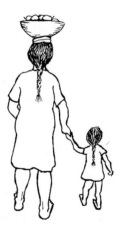

O escriba a:

Child-to-Child,
Institute of Education
20 Bedford Way
Londres WC1H 0AL
Inglaterra

Fax: 44-0-207-612-6645
Correo-e: ccenquiries@ioe.ac.uk
www.child-to-child.org

SALUD Y ENFERMEDADES DE LA GENTE MAYOR

22

En este capítulo hablamos sobre la prevención y el tratamiento de los males que afectan sobre todo a la gente de edad mayor y a los ancianos.

RESUMEN DE ENFERMEDADES YA TRATADAS EN OTROS CAPÍTULOS

Problemas de la Vista (vea pág. 217)

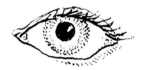

Después de los 40 años de edad, es normal que una persona tenga más dificultades en distinguir las cosas de cerca. Muchas veces los lentes ayudan.

Todas las personas mayores de 40 años deben estar pendientes de las señas de glaucoma, el cual puede causar ceguera si no se trata a tiempo (vea pág. 222). A la primera sospecha de glaucoma, consiga ayuda médica.

Las cataratas (vea pág. 225) y las 'moscas volantes' (puntitos de luz que estorban la vista—pág. 227) también son problemas frecuentes de la vejez.

Debilidad, Cansancio y Hábitos de Alimentación

Es natural que la gente vieja tenga menos energía y fuerza que cuando era joven, pero se debilitará aún más si no come bien. Aunque generalmente las personas mayores no comen mucho, deben comer alimentos que forman el cuerpo y protegen la salud todos los días (vea págs. 110 a 111).

Hinchazón de los Pies (vea pág. 176)

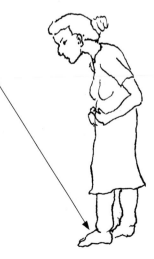

Este problema puede tener muchas causas, pero en la gente anciana muchas veces se debe a la mala circulación (pág. 176) o a un mal del corazón (pág. 325).

Sea cual sea la causa, **el mejor tratamiento es mantener los pies en alto.** También ayuda caminar, pero no pase mucho tiempo parado o sentado con los pies colgando. Ponga los pies en alto siempre que pueda.

Llagas Crónicas en las Piernas o en los Pies (vea pág. 213)

Éstas pueden resultar por la mala circulación, que muchas veces se debe a las várices (pág. 175). A veces la diabetes es parte de la causa (pág. 127). Para otras posibilidades, vea la pág. 20.

Las llagas que resultan por la mala circulación, se alivian muy lentamente.

Mantenga la llaga lo más limpia que pueda. Lávela con agua hervida y un jabón suave, y cambie seguido la venda. Si hay señas de infección, cúrela como se indica en la pág. 88.

Al sentarse o al dormir, mantenga los pies en alto.

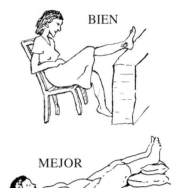

BIEN

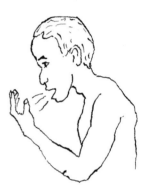

MEJOR

Dificultades para Orinar (vea pág. 235)

Los hombres viejos que tienen dificultades para orinar o que orinan a gotas, probablemente tienen prostatitis (vea pág. 235).

Tos Crónica (vea pág. 168)

Las personas viejas que tosen mucho, no deben fumar y deben ir a una consulta médica. Si tuvieron síntomas de tuberculosis cuando eran más jóvenes, o si alguna vez han tosido sangre, pueden tener tuberculosis.

Si una persona vieja tiene tos con ahoguío (asma) o si también se le hinchan los pies, es posible que tenga un mal del corazón (vea la página siguiente).

Artritis Reumatoidea (coyunturas dolorosas) (vea pág. 173)

Mucha gente mayor tiene artritis.

Para aliviar la artritis:

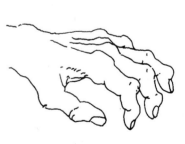

- ♦ Descanse las coyunturas que le duelen.
- ♦ Póngase lienzos de agua caliente (vea la pág. 195).
- ♦ Tome una medicina para el dolor; la aspirina es la mejor. Para la artritis severa, tome 2 ó 3 pastillas de aspirina, hasta 6 veces al día, con bicarbonato, un antiácido (vea pág. 381), leche o mucha agua. (Si le empiezan a zumbar los oídos, tome menos pastillas.)
- ♦ Es importante hacer ejercicios que ayuden a mantener la mayor movilidad posible en las coyunturas afectadas.

OTRAS ENFERMEDADES PRINCIPALMENTE DE LA VEJEZ

Males del Corazón

Las enfermedades del corazón son más comunes en la gente vieja, sobre todo en las personas gordas o las que fuman o padecen de presión alta.

Señas que indican problemas del corazón:

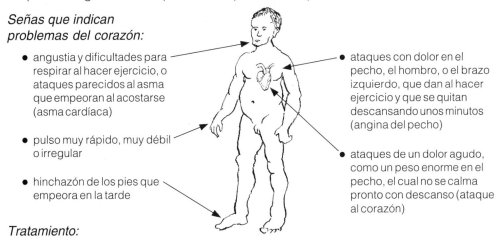

- angustia y dificultades para respirar al hacer ejercicio, o ataques parecidos al asma que empeoran al acostarse (asma cardíaca)

- pulso muy rápido, muy débil o irregular

- hinchazón de los pies que empeora en la tarde

- ataques con dolor en el pecho, el hombro, o el brazo izquierdo, que dan al hacer ejercicio y que se quitan descansando unos minutos (angina del pecho)

- ataques de un dolor agudo, como un peso enorme en el pecho, el cual no se calma pronto con descanso (ataque al corazón)

Tratamiento:

- Las diferentes enfermedades del corazón requieren diferentes medicinas especiales, que se deben usar con mucho cuidado. Si sospecha que tiene un mal del corazón, consiga ayuda médica. Es importante tener la medicina apropiada para cuando la necesite.

- Las personas con un mal del corazón no deben trabajar hasta tal punto que les den dolores en el pecho o tengan dificultades para respirar. Sin embargo, el ejercicio regular ayuda a prevenir los ataques cardíacos.

- Las personas con problemas del corazón no deben comer alimentos grasosos y deben bajar de peso si están gordas. No deben fumar ni tomar alcohol.

- Si una persona mayor empieza a tener ataques de asma o hinchazón de los pies, no debe usar sal ni comer alimentos que contengan sal. Por el resto de su vida, debe comer poca o nada de sal.

- Además, el tomar 1 pastilla diaria de aspirina puede ayudar a prevenir un ataque al corazón o una embolia.

- Si una persona tiene angina del pecho o un ataque cardíaco, debe quedarse completamente quieta en un lugar fresco hasta que se le pase el dolor.

Si el dolor en el pecho es muy fuerte y no se quita con el descanso, o si la persona muestra señas de **choque** (vea pág. 77), es probable que el corazón esté gravemente dañado. La persona debe quedarse acostada por lo menos durante 1 semana o hasta que se alivie del dolor o del choque. Luego puede empezar a sentarse o moverse lentamente, pero debe quedarse en reposo por 1 mes o más. Consiga ayuda médica.

Prevención: Vea la página siguiente.

Consejos para Personas Jóvenes que Quieren Estar Sanas en la Vejez

Muchos de los problemas de salud de las personas ya mayores, incluyendo presión alta de la sangre, endurecimiento de las arterias, mal del corazón y embolia, resultan por el modo de vivir de la persona—y por lo que ha comido, tomado y fumado de más joven. Es probable que usted viva más años y sea más saludable si hace lo siguiente:

1. **Coma bien:** suficientes alimentos nutritivos, pero no demasiados alimentos picantes, grasosos o salados. No se vuelva gordo ni panzón. Para cocinar, use aceite vegetal en vez de manteca.
2. **No tome mucho alcohol.**
3. **No fume.**
4. **Mantenga activos su cuerpo y su mente.**
5. **Trate de descansar y de dormir lo suficiente.**
6. **Aprenda a relajarse** y a enfrentar sus problemas y preocupaciones de una manera positiva.

La presión alta de la sangre (pág. 125) y el endurecimiento de las arterias (arteriosclerosis), que son las principales causas del mal del corazón y la embolia, generalmente se pueden prevenir—o controlar—siguiendo los consejos mencionados. Es importante bajar la presión alta para prevenir el mal del corazón y la embolia. Las personas con presión alta deben medírsela regularmente y tomar medidas para bajarla. Para los que no pueden bajarse la presión comiendo menos (si están gordos), dejando de fumar, haciendo más ejercicio y aprendiendo a relajarse, hay medicinas que les pueden ayudar (antihipertensivos o hipotensores).

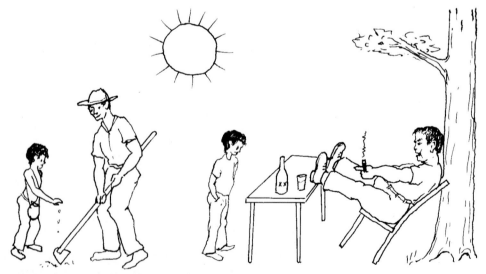

¿Cuál de estos dos hombres tiene mayores probabilidades de vivir más años y de estar sano en la vejez? ¿Cuál corre más riesgo de morir de un ataque al corazón o una embolia? ¿Por qué? ¿Cuántas razones puede usted contar?

Embolia (Apoplejía, Derrame o Accidente Cerebral)

En las personas mayores, la *embolia* o *derrame cerebral* usualmente resulta de un cuajarón de sangre o de una hemorragia en el cerebro. Da de repente. La persona puede caer inconsciente de pronto. Muchas veces tiene la cara roja, la respiración rápida y ronca, el pulso fuerte y lento. Puede permanecer en coma (inconsciente) durante horas o días.

Si no muere, quizás tenga dificultades para hablar, ver o pensar, o le puede quedar paralizado un lado de la cara y del cuerpo. Las embolias menores pueden producir algunos de estos mismos problemas, pero sin pérdida del sentido. Los problemas causados por la embolia a veces mejoran con el tiempo.

Tratamiento:

Acueste a la persona con la cabeza un poco más alta que los pies. Si está inconsciente, póngale la cabeza hacia un lado para que la saliva (o el vómito) salga de la boca en lugar de entrar a los pulmones. Mientras esté inconsciente, no le dé nada por la boca—ni comida, ni agua, ni medicinas (vea Pérdida del Conocimiento en la pág. 78). Si es posible, busque ayuda médica.

Después de la embolia, si la persona queda parcialmente paralizada, ayúdela a caminar con bastón y a usar la mano buena para valerse por sí misma. Debe evitar los ejercicios fuertes y tratar de no enojarse.

Prevención: Vea la página anterior.

Nota: Si una persona joven o mayor de repente queda paralizada de un lado de la cara, pero no tiene otras señas de embolia, es probable que tenga una *parálisis temporal de un nervio de la cara* (Parálisis de Bell). Esta parálisis casi siempre se quita sola en unas cuantas semanas o meses. Por lo general no se sabe la causa. No se necesita ningún tratamiento, pero los lienzos de agua caliente pueden ayudar. Si un ojo no cierra bien, péguelo con cinta adhesiva cuando duerma para evitar que se reseque.

Sordera

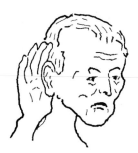

La sordera que viene poco a poco, sin dolor u otros síntomas, ocurre con más frecuencia en hombres mayores de 40 años. Generalmente no es curable, pero un audífono puede ayudar. A veces la sordera resulta de infecciones del oído (pág. 309), una herida en la cabeza o un tapón de cera seca. Vea cómo sacar cera de los oídos en la pág. 405.

SORDERA CON ZUMBIDO Y MAREOS

Si una persona mayor deja de oír por uno o los dos oídos y oye un zumbido fuerte, probablemente tiene la enfermedad de Ménière. También puede tener mareos fuertes y náuseas, y puede vomitar y sudar mucho. Debe tomar un antihistamínico, como dimenhidrinato (*Dramamine*, pág. 387), y acostarse hasta que desaparezcan las señas. No debe usar nada de sal en la comida. Si no se mejora pronto, o si el problema vuelve, debe conseguir ayuda médica.

Pérdida del Sueño (Insomnio)

Es normal que las personas viejas duerman menos que las jóvenes. También es común que despierten más seguido por la noche. Durante las largas noches de invierno, pueden pasar horas sin poder dormir.

Hay ciertas medicinas que ayudan a dormir, pero no las use a menos que sea absolutamente necesario.

Aquí hay algunos consejos para dormir mejor:
- ♦ Haga bastante ejercicio durante el día.
- ♦ No tome café ni té negro, sobre todo en la tarde o en la noche.
- ♦ Tome un vaso de leche tibia o leche con miel antes de acostarse.
- ♦ Báñese con agua tibia antes de acostarse.
- ♦ Cuando ya esté en cama, trate de relajar cada parte del cuerpo y después el cuerpo entero y también la mente. Piense en cosas agradables.
- ♦ Si sigue sin poder dormir, tome un antihistamínico como prometazina (*Fenergán*, pág. 386) o dimenhidrinato (*Dramamine*, pág. 387) media hora antes de acostarse. Estas medicians envician menos que otras más fuertes.

ENFERMEDADES QUE SON MÁS COMUNES EN PERSONAS MAYORES DE 40 AÑOS

Cirrosis del Hígado

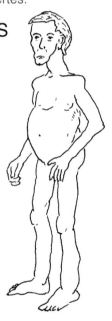

La cirrosis por lo general les da a los hombres mayores de 40 años, que han estado tomando demasiado alcohol y comiendo mal por mucho tiempo.

Señas:
- • La cirrosis empieza como la hepatitis, con debilidad, desgana de comer, malestar de la barriga y dolor debajo de las costillas del lado derecho.
- • A medida que la enfermedad empeora, la persona enflaca más y más. Puede que vomite sangre. En casos graves, los pies se hinchan y el estómago se llena de líquido hasta que parece un tambor. Los ojos y la piel se pueden poner amarillentos (ictericia).

Tratamiento:
Cuando la cirrosis es grave, es difícil de curar. No hay ninguna medicina que ayude mucho. La mayoría de la gente con cirrosis grave se muere. Si quiere seguir vivo, **a la primera seña de cirrosis** haga lo siguiente:

- ♦ ¡Nunca vuelva a tomar alcohol! El alcohol envenena el hígado.
- ♦ Coma lo mejor que pueda: verduras, frutas y algo de proteína (págs. 110 y 111). Pero no coma mucha proteína (carne, huevos, pescado, etc.), pues ésta hará que el hígado dañado trabaje mucho.
- ♦ Si tiene cirrosis y le da hinchazón, no use nada de sal en la comida.

La *prevención* de esta enfermedad es muy sencilla: **No tome tanto alcohol.**

Problemas de la Vesícula Biliar

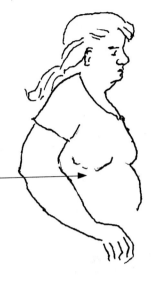

La vesícula biliar es una bolsita pegada al hígado. Sirve para juntar un jugo verde y amargo llamado bilis, que ayuda a digerir los alimentos grasosos. Los problemas de la vesícula biliar son más comunes en mujeres gordas, mayores de 40 años, que todavía tienen la regla.

Señas:

- Un dolor agudo que pega abajito de las costillas del lado derecho. Este dolor a veces llega hasta el lado derecho de la espalda.
- El dolor puede dar una hora o más después de comer alimentos picantes o grasosos. El dolor muy fuerte puede provocar vómitos.
- Eructos con mal sabor.
- A veces hay calentura (fiebre).
- A veces los ojos se ponen amarillos (ictericia).

Tratamiento:

- No coma alimentos grasosos. Las personas gordas deben comer menos y bajar de peso.
- Tome un antiespasmódico para calmar el dolor (vea pág. 381). Muchas veces se necesitan calmantes fuertes. (La aspirina probablemente no servirá.)
- Si la persona tiene calentura, debe tomar tetraciclina (pág. 356) o ampicilina (pág. 353).
- En casos graves o crónicos, consiga ayuda médica. A veces se necesita hacer una operación.

Prevención:

Las mujeres y los hombres gordos deben bajar de peso (vea pág. 126). Evite los alimentos picantes, dulces o grasosos. No coma demasiado y haga ejercicio.

BILIS

En muchos países y en diferentes idiomas, se dice que las personas de mal genio son 'biliosas'. Alguna gente cree que los ataques de rabia vienen cuando una persona tiene demasiada bilis.

En realidad, la mayoría de la gente de mal genio no tiene ningún problema con la vesícula biliar ni con la bilis. Sin embargo, las personas que sí tienen problemas de la vesícula, a menudo viven temiendo que les vuelva a dar el dolor fuerte y quizás por eso a veces estén de malas o se preocupen a cada rato por su salud. (De hecho, el término 'hipocondría', que significa preocuparse continuamente por la salud propia, viene de 'hipo', que significa debajo, y 'condrium', que significa costilla—¡lo cual se refiere a la posición de la vesícula biliar!)

ACEPTANDO LA MUERTE

Muchas veces una persona vieja está más lista para aceptar su muerte que sus seres queridos. Las personas que han vivido plenamente, por lo regular no tienen miedo de morir. La muerte, al fin y al cabo, es la manera natural de terminar la vida.

A veces cometemos el error de tratar de mantener viva a una persona que se está muriendo, cueste lo que cueste. Hay casos en que eso aumenta el sufrimiento de la persona y también de su familia. Algunas veces la cosa más sensible que se puede hacer no es buscar mejores medicinas o doctores, sino estar al lado del enfermo y darle nuestro apoyo personal. Hágale saber que usted está contento por todas las dichas y las tristezas que hayan compartido, y que usted también puede aceptar su muerte. En las últimas horas, su amor y apoyo pueden lograr más que cualquier medicina.

Las personas viejas o con enfermedades crónicas muchas veces prefieren estar en casa, rodeadas de familiares queridos, que en un hospital. Tal vez la persona muera más rápido, pero quizás eso sea lo mejor. Debemos apreciar las sensibilidades y necesidades del enfermo al igual que las nuestras. A veces una persona que se está muriendo sufre más sabiendo que el costo de mantenerla apenas viva resultará en deudas para su familia y hambre para sus niños.Quizás ella prefiera y pida que la dejen morir, y habrá ocasiones en que esa sea la decisión más sabia.

Pero hay quienes le tienen temor a la muerte. Aunque estén sufriendo, se les hace difícil dejar el mundo que conocen. Cada cultura tiene sus propias creencias e ideas sobre la muerte y la vida que sigue después. Estas creencias e ideas pueden ser de consuelo para las personas que se enfrentan a la muerte.

La muerte puede llegar de repente o ser esperada por mucho tiempo. No es fácil ayudar a una persona querida a aceptar y preparase para su muerte. Muchas veces no podemos hacer más que ofrecerle nuestro apoyo, cariño y comprensión.

La muerte de un joven o un niño siempre es dura. Pero el cariño y la honradez son importantes. Un niño, o cualquier persona, que se está muriendo muchas veces lo sabe, en parte porque el cuerpo se lo dice y en parte por el miedo y la desesperación que ve en los rostros de quienes lo quieren. Sea joven o anciana, si una persona que va a morir le pide que le diga la verdad de la situación, dígale la verdad, pero con ternura y dejando alguna esperanza. Llore si tiene ganas, pero muéstrele que la quiere y que de su cariño viene la fuerza para aceptar que se vaya. Esto le dará al enfermo más valor para irse. No hay que decir estas cosas. Hay que sentirlas y mostrarlas.

Todos tenemos que morir. Tal vez una de las responsabilidades más importantes del trabajador de la salud sea ayudar a la gente a aceptar la muerte cuando ya no se puede ni se debe evitar, y consolar a los que quedan vivos.

EL BOTIQUÍN

Cada familia y cada comunidad debe tener ciertas medicinas listas en caso de emergencia.

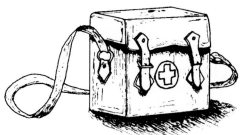

- La familia debe tener un BOTIQUÍN BÁSICO en casa (vea pág. 334), con las medicinas necesarias para primeros auxilios, infecciones sencillas y las enfermedades más comunes.

- La comunidad debe mantener un BOTIQUÍN MÁS COMPLETO (vea pág. 336), con las medicinas y los materiales necesarios para curar las dolencias comunes y para atender las emergencias y enfermedades más graves mientras se consigue ayuda médica. Es preciso que una persona responsable se encargue del botiquín, ya sea un trabajador de la salud, una maestra, un padre de familia, un tendero u otra persona de confianza. Es mejor que toda la comunidad coopere para mantener completo el botiquín. Las familias mejor acomodadas deben contribuir más que las pobres. Pero es muy importante que todos entiendan que **el botiquín es para el beneficio de todos**—los que pueden pagar y los que no pueden.

En las siguientes páginas sugerimos cuáles medicinas incluir en los botiquines. Usted puede hacer algunos cambios según lo que más se necesite y lo que se pueda conseguir en su región. Aunque las listas son de medicinas modernas, vale la pena también incluir algunos remedios caseros en los botiquines, siempre y cuando sean efectivos y seguros.

¿Qué cantidad de cada medicina deben tener los botiquines?

Lo que hemos recomendado para los botiquines son las cantidades más pequeñas que siempre hay que tener a mano. En algunos casos, sólo bastarán para **comenzar** un tratamiento. Puede ser necesario llevar a la persona enferma a un hospital o ir por más medicina inmediatamente.

La cantidad de cada medicina que guarde en su botiquín dependerá del número de personas que lo vayan a usar y de las dificultades que haya en conseguir más medicinas antes de que se acaben. Dependerá también de los precios y de cuántas familias ayuden a comprar las medicinas. Algunas medicinas serán muy caras, pero es importante tener una cantidad suficiente de las medicinas más necesarias para las emergencias.

Nota: Las cosas que las parteras y las madres embarazadas necesitan **para el parto** aparecen en las páginas 254 y 255.

CÓMO ENCARGARSE DE SU BOTIQUÍN

1. *PRECAUCIÓN:* **Guarde todas las medicinas fuera del alcance de los niños.** Toda medicina puede envenenar, si se toma demasiada.

2. **Asegúrese de que cada medicina esté bien marcada, y ponga junto con cada una las instrucciones para su uso.** También guarde en el botiquín un ejemplar de este libro.

3. **Guarde el botiquín en un lugar fresco, seco y limpio** donde no haya ratas ni cucarachas. Proteja los instrumentos, gasas y algodón en bolsas de plástico bien cerradas.

4. **Mantenga completo su botiquín. Siempre tenga a mano todas las medicinas importantes para emergencias.** Reponga cada cosa que use, lo más pronto posible.

5. **Esté pendiente de la FECHA EN QUE SE VENCE cada medicina** (fecha de caducidad). Si la fecha se ha pasado o la medicina tiene señas de estar pasada, destrúyala o entiérrela y consiga medicina nueva.

Nota: Algunas medicinas, especialmente las tetraciclinas, pueden ser muy peligrosas si se les pasa su fecha de vencimiento. Sin embargo, las penicilinas en forma seca (pastillas o polvo para jarabe o inyección) pueden servir por mucho tiempo, hasta un año o más después de la fecha de vencimiento—si se han guardado en un lugar fresco, seco y limpio. La penicilina vieja a veces pierde algo de su fuerza, y quizás haya que aumentar un poco la dosis. (*CUIDADO:* Mientras que se puede hacer esto con las penicilinas, con otras medicinas es peligroso dar más de la dosis recomendada.)

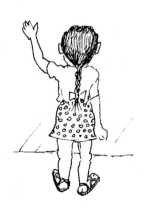

| Guarde todas las medicinas fuera del alcance de los niños. |

CÓMO COMPRAR LO NECESARIO PARA EL BOTIQUÍN

La mayoría de las medicinas que recomendamos en este libro se venden en las farmacias de los pueblos grandes. Si varias familias se ponen de acuerdo para comprar todas las medicinas de una vez, quizás la farmacia les dé un descuento. O si las compran de un comerciante que las vende por mayoreo, quizás salgan aún más baratas.

Si la farmacia no tiene la marca que usted busca, compre otra marca pero tenga cuidado de que sea la misma medicina y fíjese en los gramos y miligramos que contenga.

Al comprar una medicina, compare precios. Algunas marcas son mucho más caras que otras aunque la medicina sea igual. Las medicinas más caras generalmente no son mejores. Cuando sea posible, **compre medicinas genéricas en vez de las que llevan marca de laboratorio,** ya que las genéricas a menudo son mucho más baratas. A veces se puede ahorrar al comprar cantidades más grandes. Por ejemplo, un frasquito de penicilina de 600,000 unidades muchas veces cuesta sólo un poco más que un frasquito de 300,000 unidades—así que compre el frasquito más grande y úselo para dos dosis.

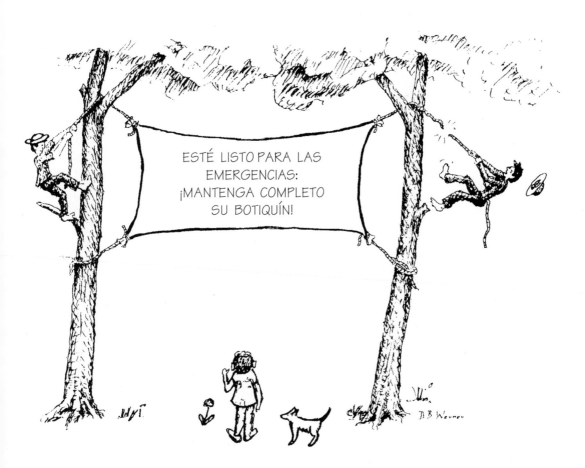

ESTÉ LISTO PARA LAS EMERGENCIAS: ¡MANTENGA COMPLETO SU BOTIQUÍN!

EL BOTIQUÍN BÁSICO PARA LA FAMILIA

Éstas son las cosas que cada familia debe tener en su botiquín. Con estos materiales y medicinas se pueden combatir muchos de los problemas que se ven con más frecuencia en el campo.

También vale la pena incluir algunos remedios caseros útiles en su botiquín.

MATERIALES

Uso ↓	Material ↓	Precio (apúntelo) ↓	Cantidad recomendada ↓	Vea pág. ↓
PARA HERIDAS Y PROBLEMAS DE LA PIEL:				
	gasas cuadradas estériles en sobres individuales	_____	20	97, 218, 263
	gasas en rollo de 1, 2 y 3 pulgadas de ancho	_____	2 de cada una	87
	algodón limpio	_____	1 paquete pequeño	14, 72, 83, 254
	tela adhesiva (esparadrapo) de 1 pulgada de ancho	_____	2 rollos	85, 218
	jabón—si es posible, un jabón desinfectante como *Betadine*	_____	1 barra o frasquito	371
	alcohol al 70%	_____	1/4 de litro	72, 201, 211, 254
	agua oxigenada en una botella oscura	_____	1 frasquito	83, 183, 213
	petrolato (*Vaselina*) en un pomo o tubo	_____	1	91, 97, 141, 199
	vinagre blanco	_____	1/2 litro	200, 241, 294, 309
	azufre	_____	100 gr.	200, 205, 206, 211
	tijeras (limpias, no oxidadas)	_____	1 par	85, 254, 262
	pinzas puntiagudas	_____	1 par	84, 175
PARA MEDIR LA TEMPERATURA:				
	termómetros para la boca para el recto	_____	1 de cada uno	30, 41
PARA MANTENER LIMPIOS LOS MATERIALES:				
	bolsitas de plástico	_____	varias	195, 332

Uso ↓	Medicina (nombre genérico) ↓	Marca local (apúntela) ↓	Precio (apúntelo) ↓	Cantidad recomendada ↓	Vea pág. ↓
PARA INFECCIONES DE BACTERIAS:					
	1. Penicilina, pastillas de 250 mg.	_____	_____	40	351
	2. Sulfametoxazol (400 mg.) con trimetoprim (80 mg.)	_____	_____	100	358
	3. Ampicilina, cápsulas de 250 mg.	_____	_____	24	353
PARA LAS LOMBRICES:					
	4. Pastillas de mebendazol			40 pastillas de 100 mg. o 2 frascos	374
PARA CALENTURA Y DOLOR:					
	5. Aspirina, pastillas de 300 mg. (5 granos)	_____	_____	50	379
	6. Acetaminofén, pastillas de 500 mg.	_____	_____	50	380
PARA ANEMIA:					
	7. Hierro (sulfato ferroso), pastillas de 200 mg. (mejor con vitamina C y ácido fólico)	_____	_____	100	393
PARA SARNA Y PIOJOS:					
	8. Lindano (hexacloruro de benceno gamma) y/o azufre en polvo	_____	_____	1 frasco 20 gr.	373
PARA COMEZÓN Y VÓMITOS:					
	9. Prometazina, pastillas de 25 mg.	_____	_____	12	386
PARA INFECCIONES LEVES DE LA PIEL:					
	10. Violeta de genciana en frasquito; o una pomada antibiótica	_____	_____	1 frasco 1 tubo	371
PARA INFECCIONES DE LOS OJOS:					
	11. Pomada oftálmica antibiótica	_____	_____	1 tubo	378

EL BOTIQUÍN MÁS COMPLETO PARA LA COMUNIDAD

Éste debe tener todas las medicinas y materiales del Botiquín Básico, pero en cantidades mayores, según el tamaño de la comunidad y cuán lejos esté de una farmacia. El Botiquín Más Completo también debe incluir lo que recomendamos aquí; muchas de estas cosas sirven para curar enfermedades más peligrosas. Cambie la lista o agregue otras medicinas según las enfermedades de su región.

MATERIALES ADICIONALES

Uso	Material	Precio	Cantidad	Pág.
PARA INYECTAR:	jeringas de 5 ml.		2	65
	agujas #22, 3 cm. de largo		3 a 6	
	#25, 1 ½ cm. de largo	_____	2 a 4	
PARA ORINA TAPADA:	sonda (de hule o plástico #16 francesa)	_____	2	239
PARA LASTIMADURAS Y VÁRICES:	vendas elásticas de 2 y 3 pulgadas de ancho	_____	3 a 6	102, 175, 213
PARA SACAR MOCO:	perilla o bulbo de succión	_____	1 a 2	84, 255, 262
PARA MIRAR LOS OÍDOS, ETC.:	lamparita de mano	_____	1	34, 255, 309

MEDICINAS ADICIONALES

Uso	Medicina	Marca local	Precio	Cantidad	Pág.
PARA INFECCIONES GRAVES:					
	1. Penicilina inyectable; si sólo una, penicilina procaína, 600,000 U. por ml.	_____	_____	20 a 40	352
	2. Ampicilina inyectable, ampolletas de 250 mg.			20 a 40	353
	y/o estreptomicina frascos de 1 gr. para combinar con penicilina (si la ampicilina es demasiado cara)	_____	_____	20 a 40	354
	3. Tetraciclina, cápsulas o pastillas de 250 mg.	_____	_____	40 a 80	356
PARA AMIBAS Y GIARDIA:	4. Metronidazol, pastillas de 250 mg.	_____	_____	40 a 80	369
PARA ATAQUES,	5. Fenobarbital, pastillas de 15 mg.			40 a 80	389

Uso	Medicina	Marca local	Precio	Cantidad	Pág.
↓	↓	↓	↓	↓	↓

PARA REACCIONES ALÉRGICAS GRAVES Y ASMA GRAVE:

	6. Epinefrina (*Adrenalina*) inyectable, ampolletas con 1 mg.	_____	_____	5 a 10	385

PARA ASMA:

	7. Efedrina, pastillas de 15 mg.	_____	_____	20 a 100	385

PARA HEMORRAGIA GRAVE DESPUÉS DEL PARTO:

	8. Ergonovina, inyecciones de 0.2 mg.	_____	_____	6 a 12	391

OTRAS MEDICINAS NECESARIAS EN MUCHAS REGIONES (PERO NO EN TODAS)

DONDE HAY MUCHA XEROFTALMÍA (OJOS SECOS):

	Vitamina A, cápsulas de 200,000 U.	_____	_____	10 a 100	392

DONDE HAY MUCHO TÉTANO:

	Antitoxina para el tétano, 50,000 U. (si es posible, liofilizada)	_____	_____	2 a 4 frascos	389

DONDE HAY MUCHAS CULEBRAS O ALACRANES MUY VENENOSOS:

	Contravenenos específicos	_____	_____	2 a 6	388

DONDE HAY MUCHO PALUDISMO (MALARIA):

	Cloroquina, pastillas con 150 mg. de base			50 a 200	365
	(o la medicina que sirva mejor en su región)	_____	_____		365

PARA EVITAR O CURAR HEMORRAGIA EN RECIÉN NACIDOS BAJOS DE PESO:

	Vitamina K, inyecciones de 1 mg.	_____	_____	3 a 6	394

MEDICINAS PARA ENFERMEDADES CRÓNICAS

A veces, puede ser muy útil tener en el Botiquín Más Completo medicinas para ciertas enfermedades crónicas como **la tuberculosis**, **la lepra** y **la Bilharzia**. Para saber si tiene una enfermedad de este tipo, muchas veces la persona tiene que ir a un centro de salud para hacerse análisis especiales—y allí puede conseguir la medicina que necesita. El incluir o no éstas y otras medicinas en el Botiquín Más Completo, dependerá de la situación local y de la capacidad médica de las personas responsables.

VACUNAS

No incluimos vacunas en el Botiquín Más Completo porque generalmente las dan las autoridades de salud. Sin embargo, hay que hacer un gran esfuerzo para que todos los niños sean vacunados cuando tengan la edad apropiada para recibir las diferentes vacunas (vea pág. 147). Si hay refrigerador, sí conviene incluir las vacunas en el botiquín—sobre todo las de la 'triple', la polio y el sarampión.

PALABRAS AL BOTICARIO O AL TENDERO DEL CAMPO

Si usted vende medicinas en su tienda, es muy probable que la gente le pregunte cuáles medicinas son mejores, y cuándo y cómo usarlas. Así que usted puede influir bastante en el conocimiento y la salud de sus clientes.

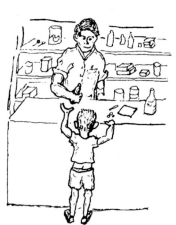

Este libro le puede ayudar a dar consejos valiosos y a asegurarse de que la gente sólo compre las medicinas que realmente necesita.

Como usted sabe, las personas muchas veces gastan el poquito dinero que tienen en medicinas que no les hacen provecho. Pero **usted** puede ayudarles a entender mejor sus necesidades médicas y a gastar su dinero de una forma más provechosa.

Por ejemplo:

- Si alguien le pide un jarabe para la tos, un 'tapón' para la diarrea (como *Kaopectate*), vitamina B_{12} o extracto de hígado para la debilidad, penicilina para curar una lastimadura o calmar el dolor, o tetraciclina para la gripa, explíquele que no necesita esas medicinas y que pueden hacerle más daño que provecho. Dígale qué puede hacer en lugar de usar medicinas dañinas.
- Si alguien quiere comprar un tónico vitaminado, anímelo mejor a que compre huevos, frutas o verduras. Ayúdele a entender que esos alimentos cuestan menos y tienen más vitaminas y valor nutritivo.
- Si la persona pide una inyección cuando una medicina tomada le serviría igual y con menos riesgo (como en la mayoría de los casos), explíqueselo.
- Si alguien quiere comprar 'pastillas para el catarro' o alguna otra clase de 'aspirina cara', ayúdele a ahorrar dinero sugiriéndole que compre pastillas de aspirina pura (o acetaminofén) y que las tome con mucho líquido.

Puede ser más fácil explicarle estas cosas a la gente leyendo junto con ella la información en este libro.

Lo más importante de todo es que sólo venda medicinas útiles. Surta su tienda con las medicinas y los materiales que recomendamos para los botiquines, y con otras medicinas y materiales que sean importantes para tratar enfermedades comunes en su región. Trate de conseguir productos genéricos baratos o las marcas menos caras. Nunca venda medicinas vencidas, dañadas o inútiles.

Su tienda puede llegar a ser un lugar donde la gente aprenda a cuidar de su propia salud. Si usted ayuda a la gente a usar las medicinas correctamente, asegurándose de que cualquiera que compre una medicina esté bien informado de sus usos, dosis, riesgos y precauciones, usted prestará un gran servicio a su comunidad. ¡Buena suerte!

Las Páginas Verdes

LOS USOS, DOSIS Y PRECAUCIONES PARA LAS MEDICINAS RECOMENDADAS EN ESTE LIBRO

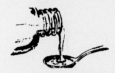 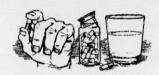

En esta sección del libro, hemos agrupado las medicinas según sus usos. Por ejemplo, todas las medicinas que se usan para curar infecciones causadas por lombrices, se encuentran bajo el título PARA LOMBRICES Y GUSANOS EN LA TRIPA.

Si quiere información sobre alguna medicina, busque su nombre en la LISTA DE MEDICINAS que comienza en la página 341. O busque la medicina en el ÍNDICE DE MEDICINAS que empieza en la página 345. Cuando halle el nombre que está buscando, vea la página indicada.

Las medicinas aparecen bajo sus nombres *genéricos* (científicos) en vez de sus *marcas registradas* (los diferentes nombres que ponen los laboratorios). Esto es porque los nombres genéricos son parecidos en todo el mundo, pero las marcas son distintas de un lugar a otro. Además, **a menudo las medicinas son mucho más baratas si se compran bajo su nombre genérico que bajo su marca comercial.**

En algunos casos, después del nombre genérico damos nombres de marcas muy conocidas. En este libro, las marcas se escriben en *este tipo de letra* y empiezan con mayúscula. Por ejemplo, *Fenergán* es una marca de un antihistamínico llamado **prometazina** (prometazina es el nombre genérico).

Con la información sobre cada medicina, hemos dejado líneas en blanco, así: _____ para que usted **apunte** el nombre y el precio del medicamento más barato o fácil de conseguir en su región. Por ejemplo, si el único tipo o el tipo más barato de tetraciclina en su área fuera la *Terramicina*, usted escribiría esto en la línea en blanco:

Tetraciclina (clorhidrato de tetraciclina, oxitetraciclina, etc.)

Nombre: *Terramicina* _____   precio: *$7,50* por *6 cápsulas*

Sin embargo, si pudiera conseguir **tetraciclina** genérica más barata que *Terramicina*, escribiría:

Nombre: *tetraciclina* _____   precio: *$6,00* por *60 cápsulas*

Nota: No es preciso tener en su Botiquín Básico o Botiquín Más Completo todas las medicinas que aparecen en las Páginas Verdes. En diferentes países se consiguen distintas medicinas y, por eso, a veces incluimos información sobre varios medicamentos que sirven para lo mismo. Pero lo mejor es **TENER Y USAR SÓLO UNAS CUANTAS MEDICINAS.**

Información sobre las Dosis:

CÓMO ESCRIBIMOS LAS PARTES DE PASTILLAS

1 pastilla = una pastilla =

½ pastilla = media pastilla o la mitad de una pastilla =

1½ pastillas = una pastilla y media =

¼ de pastilla = la cuarta parte de una pastilla =

$^1/_8$ de pastilla = la octava parte de una pastilla (se parte
en 8 pedacitos iguales y se toma 1 pedacito) =

CÓMO CALCULAR UNA DOSIS SEGÚN EL PESO DE LA PERSONA

En estas páginas, casi siempre las instrucciones sobre las dosis se dan según la edad de la persona—para que los niños reciban una dosis más pequeña que los adultos. Sin embargo, es más exacto calcular la dosis según el peso de la persona. A veces incluimos instrucciones breves para hacer esto (así, entre paréntesis), para los trabajadores de la salud que tienen modo de pesar a la gente. Si dice...

(100 mg./kilo/día)

eso quiere decir 100 mg. por kilo por día. O sea que, durante 24 horas se le debe dar a la persona 100 miligramos de la medicina por cada kilo que ella pese.

Por ejemplo, supongamos que usted quiere darle aspirina a un muchacho que tiene fiebre reumática. Él pesa 36 kilos. La dosis recomendada de aspirina en casos de fiebre reumática es de 100 mg./kilo/día. Entonces multiplique:

100 mg. x 36 = 3600 mg.

El muchacho debe recibir 3600 mg. de aspirina cada día. Una pastilla de aspirina contiene 300 mg. de aspirina. Los 3600 mg. son 12 pastillas. Por lo tanto, dele 2 pastillas 6 veces al día (o 2 pastillas cada 4 horas).

Ésta es una de varias maneras de calcular las dosis para diferentes medicinas. Para más información sobre cómo medir medicinas y calcular las dosis, vea el Capítulo 8.

Nota para educadores y planificadores de programas de salud y para los que venden este libro:

Si este libro se va a usar para entrenar a trabajadores de la salud o si un programa de salud se lo va a dar o vender a la gente, sugerimos que se **incluya junto con el libro, información sobre las marcas de medicinas que se consiguen más baratas en su área y sobre sus precios.**

Los distribuidores locales del libro pueden sacar copias de este tipo de información para que cada lector, a su vez, la pueda copiar en su libro. Cuando sea posible, hay que indicar dónde se pueden conseguir **medicinas y materiales genéricos o baratos.** (Vea "Cómo Comprar lo Necesario para el Botiquín", pág. 333).

Lista de las Medicinas en las Páginas Verdes

Apuntadas en el orden en que aparecen

OTRAS MEDICINAS

Para Paludismo (Malaria)

Para Amibas y Giardia

Para Infecciones Vaginales

Para Problemas de la Piel

Para Tiña, Jiotes y Otras Infecciones de Hongos

Para Sarna (Guaguana) y Piojos

Para Verrugas Genitales

Para Lombrices y Gusanos en la Tripa

Para Esquistosomiasis (Bilharzia)

ÍNDICE DE LAS MEDICINAS EN LAS PÁGINAS VERDES

Apuntadas en este orden:

A B C CH D E F G H I J K L LL M N Ñ O P Q R RR S T U V W X Y Z

Nota: Las medicinas incluidas en el libro que no están en las PÁGINAS VERDES, se encuentran en el Índice grande (páginas amarillas).

A

B

C

348

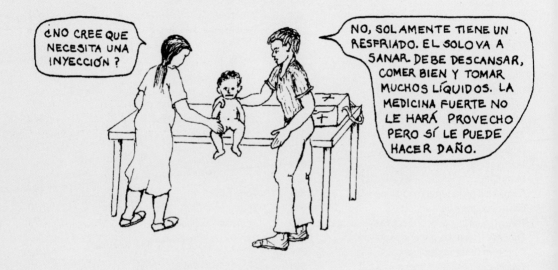

SÓLO USE UNA MEDICINA SI ESTÁ SEGURO DE QUE SEA
NECESARIA Y SI SABE BIEN CÓMO USARLA.

Nota: Cuando vaya a usar más de una sola medicina a la vez, consulte a un trabajador de la salud para asegurarse de que las medicinas no se contraríen ni causen malas reacciones al tomarse juntas. Lea los paquetes de las medicinas antes de usarlas.

Información sobre las medicinas

ANTIBIÓTICOS

LAS PENICILINAS: ANTIBIÓTICOS MUY IMPORTANTES

La penicilina es uno de los antibióticos más útiles. Combate ciertas clases de infecciones, incluyendo muchas que producen pus, pero no sirve para la diarrea, la mayoría de las infecciones urinarias, el dolor de espalda, los golpes que no cortan la piel, el catarro común, la viruela loca u otras infecciones de virus (vea págs. 18 y 19).

La penicilina se mide en miligramos (mg.) o unidades (U.). Por ejemplo, para penicilina G, 250 mg. = 400.000 U.

Riesgos y precauciones para todas las clases de penicilina (incluyendo ampicilina y amoxicilina):

Para la mayoría de las personas, la penicilina es una de las medicinas más seguras. No hace daño tomar demasiada—sólo se malgasta dinero. Si no se usa la cantidad recomendada, no cura la infección completamente y las bacterias se pueden hacer *resistentes* (más difíciles de matar).

En ciertas personas, la penicilina provoca **reacciones alérgicas.** Ejemplos de reacciones alérgicas leves son las ronchas con comezón o los salpullidos. Muchas veces éstos aparecen horas o días después de tomar penicilina y pueden durar varios días. Los antihistamínicos (pág. 386) ayudan a calmar la comezón.

Rara vez la penicilina causa una reacción peligrosa llamada **choque alérgico**. Poco tiempo después de que se inyecte (o se tome) la penicilina, la persona de repente se pone pálida, tiene dificultad para respirar y cae en estado de choque (vea pág. 70). **Es preciso inyectar epinefrina (Adrenalina) de inmediato.**

Cuando inyecte penicilina, siempre tenga a mano epinefrina (vea pág. 385).

Alguien que haya tenido **cualquier** reacción alérgica a la penicilina, **nunca** debe volver a recibir ninguna clase de penicilina, ampicilina o amoxicilina, ya sea tomada o inyectada. La próxima vez la reacción podría ser mucho peor y podría causarle la muerte. (Pero el malestar del estómago por tomar penicilina no es una reacción alérgica y no es razón para dejar de tomarla.)

Las personas que no pueden tomar penicilina a veces pueden ser tratadas con tetraciclina o eritromicina tomada (vea págs. 355 y 356 para usos y precauciones).

La mayoría de las infecciones que se mejoran con penicilina se pueden controlar con pastillas de dicha medicina. Las inyecciones de penicilina son más peligrosas que las pastillas.

Inyecte penicilina sólo para infecciones graves o peligrosas.

Antes de inyectar penicilina o cualquier medicina que la contenga, tome las precauciones que se indican en la pág. 70.

Resistencia a la penicilina:

A veces la penicilina no ayuda, aunque por lo general sirva para la infección tratada. Esto puede ser porque las bacterias se han vuelto resistentes y la penicilina ya no las mata (vea pág. 58).

Hoy en día, las infecciones que a veces son resistentes a la penicilina incluyen impétigo, llagas o granos con pus, infecciones respiratorias, infecciones de los pechos (mastitis) e infecciones de los huesos (osteomielitis). Si una de esas infecciones no mejora con penicilina, se puede usar otro antibiótico. También hay formas especiales de penicilina (meticilina, nafcilina, oxacilina, cloxacilina, dicloxacilina) que pueden servir en esos casos. Consulte a un trabajador de la salud sobre las dosis y precauciones.

En muchas partes del mundo, la gonorrea ahora es resistente a la penicilina; vea la pág. 360 para otros antibióticos. La pulmonía a veces también es resistente a la penicilina. Trate de combatirla con sulfametoxazol con trimetoprim (pág. 358) o con eritromicina (pág. 355).

PENICILINA TOMADA

Penicilina V (Fenoximetilpenicilina)

Nombre: _____ precio: _____ por _____

A menudo viene en:

• pastillas de 250 mg.
• suspensiones o polvos para suspensión, 125 ó 250 mg. por cucharadita.

Se debe usar penicilina tomada (en vez de inyectada) tanto para infecciones leves como para infecciones más o menos graves, incluyendo:

postemillas (infecciones o abscesos de muela)

impétigo extenso

erisipela

infección de oído

sinusitis

dolor de garganta con calentura alta y repentina (infección por estreptococo)

algunos casos de bronquitis

fiebre reumática

pulmonía

Si la infección es muy grave, puede ser mejor empezar con penicilina inyectada, pero muchas veces se puede cambiar a penicilina tomada cuando la persona empiece a mejorarse.

Si la infección no empieza a mejorar con la penicilina en 2 ó 3 días, piense en cambiar a otro antibiótico y consiga ayuda médica.

Dosis de penicilina tomada **para infecciones leves:**

25 a 60 mg./kilo/día, por 10 días

adultos y niños mayores de 12 años: 125 a 500 mg. 4 veces al día por 10 días

niños de 6 a 12 años: 125 a 250 mg. 4 veces al día por 10 días

niños de 1 a 5 años: 125 mg. 4 veces al día por 10 días

niños menores de 1 año: 62.5 mg. 4 veces al día por 10 días

Para infecciones más graves: doble la dosis indicada arriba.

Para que el cuerpo aproveche mejor la medicina, **siempre tome penicilina con el estómago vacío,** 1 hora antes ó 2 horas después de cada comida.

PENICILINA INYECTADA

Se debe usar penicilina inyectada para ciertas infecciones graves, incluyendo:

meningitis

septicemia (infección de bacterias en la sangre)

pulmonía grave

heridas muy infectadas

gangrena

infecciones de los huesos y para evitar infecciones en quebraduras abiertas (cuando el hueso sale por la herida)

sífilis

enfermedad inflamatoria del vientre

tétano

Hay muchas preparaciones distintas de penicilina inyectada. Antes de inyectar cualquier penicilina, fíjese bien que tenga la **cantidad** y la **clase correcta.**

Cómo escoger la penicilina apropiada para inyectar:

Algunas clases de penicilina son de acción rápida, pero no duran mucho tiempo. Otras son de acción más lenta, pero duran más tiempo. A veces es mejor usar una clase en vez de otra.

Acción breve: Estas se conocen con muchos nombres, incluyendo penicilina cristalina, bencilpenicilina, penicilina acuosa, penicilina soluble, penicilina sódica, penicilina potásica y penicilina G. Son de acción breve, pues la medicina queda en la sangre muy poco tiempo. Por eso es necesario inyectarla por lo menos cada 6 horas (4 veces al día). Se recomienda el uso de estas penicilinas para infecciones muy graves que requieren dosis muy altas. Por ejemplo, para gangrena, una quebradura abierta o meningitis.

Acción intermedia: Penicilina procaína o monoestearato alumínico de penicilina procaína (MAP). Estos actúan un poco más lentamente y duran 1 día en el cuerpo, de modo que las inyecciones deben darse 1 vez al día. La penicilina procaína, o una combinación de procaína y una penicilina de acción breve, son las mejores opciones para la mayoría de las infecciones que requieren de una penicilina inyectada.

Acción prolongada: Penicilina benzatínica. Ésta es de acción muy lenta, pues una inyección dura hasta 1 mes. Se usa principalmente para tratar el dolor de garganta con calentura alta (causado por estreptococos) y la sífilis. También se usa para prevenir la fiebre reumática. Es útil cuando el enfermo vive lejos de alguien que inyecte, o cuando no se puede confiar que el enfermo use penicilina tomada de la manera debida. A veces basta poner una sola inyección para curar infecciones leves. La penicilina benzatínica muchas veces viene combinada con penicilinas de acción más rápida.

Penicilina cristalina (penicilina de acción breve)

Nombre: _____ precio:____ por _____

A menudo viene en ampolletas de 1 millón de U. (625 mg.) o 5 millones de U. (3125 mg.)

Dosis de penicilina cristalina o cualquier penicilina de acción breve—para infecciones graves:

Ponga 1 inyección cada 4 horas por 10 a 14 días.

En cada inyección dé:

adultos y niños mayores de 8 años: 1 millón de U.
niños de 3 a 8 años: 500.000 U.
niños menores de 3 años: 250.000 U.

Para meningitis y otras infecciones muy graves, se deben dar dosis más altas.

Si el enfermo está mejor después de 3 días ó 18 inyecciones, puede continuar el tratamiento con penicilina procaína, que sólo requiere 1 inyección diaria.

Penicilina procaína (de acción intermedia)

Nombre:_____ precio: _____ por _____

A menudo viene en ampolletas de 300.000 U., 400.000 U. y más

Dosis de penicilina procaína—para infecciones más o menos graves:

Ponga **1** inyección diaria por 10 a 15 días.

En cada inyección dé:

adultos: 600.000 a 1.200.000 U.
niños de 8 a 12 años: 600.000 U.
niños de 3 a 7 años: 300.000 U.
niños menores de 3 años: 150.000 U.
recién nacidos: NO LA USE a menos que no
    pueda conseguir ninguna otra clase de
    penicilina o ampicilina. Para emergencias:
    75.000 U.

Para infecciones muy graves, doble la dosis indicada. Pero en tales casos es mejor usar una penicilina de acción breve.

La dosis de penicilina procaína combinada con una penicilina de acción breve (rápida) es la misma que para la penicilina procaína sola.

Penicilina benzatínica (de acción prolongada) (Marcas conocidas: *Benzetacil, Lentopenil)*

Nombre: _____ precio:_____ por _____

A menudo viene en ampolletas de 600.000, 1.200.000 ó 2.400.000 U.

Dosis de penicilina benzatínica—para infecciones leves a más o menos graves:

Ponga 1 inyección cada 4 días. Para infecciones leves, 1 sola inyección puede bastar.

adultos: 1.200.000 U. a 2.400.000 U.
niños de 8 a 12 años: 900.000 U.
niños de 1 a 7 años: 300.000 U. a 600.000 U.

Para el dolor de garganta con calentura alta (causado por estreptococos), ponga 1 inyección de la dosis indicada arriba una vez.

Para que no se vuelvan a infectar las personas que han padecido de fiebre reumática, inyecte la dosis indicada arriba una vez cada 4 semanas (vea pág. 310).

Para la sífilis, la penicilina benzatínica es mejor. Para la dosis, vea la pág. 238.

AMPICILINA Y AMOXICILINA: PENICILINAS DE ALCANCE AMPLIO (DE AMPLIO ESPECTRO)

Ampicilina

A menudo viene en:
• soluciones de125 ó 250 mg. por cucharadita
                      precio: _____ por _____
• cápsulas, 250 mg.   precio: _____ por _____
• inyecciones, 500 mg. precio: _____ por _____

Amoxicilina

A menudo viene en:
• cápsulas o tabletas de 250 o 500 mg.
                      precio: _____ por _____
• suspensión de 125 mg o 250 mg en 5 ml.
                      precio: _____ por _____

Estas penicilinas de alcance amplio matan muchas más clases de bacterias que otras penicilinas. Son menos peligrosas que otros antibióticos de amplio espectro y son especialmente útiles para bebés y niños chiquitos.

La ampicilina y amoxicilina a menudo son intercambiables. Cuando vea una recomendación para ampicilina en el libro, por lo general podrá usar amoxicilina en su lugar, en la dosis correcta (vea abajo). Pero **no use amoxicilina tomada en casos en que se recomiende ampicilina inyectada** (no hay amoxicilina inyectable). Además, la amoxicilina puede ser menos efectiva contra las infecciones de Shigella. Para ellas, use ampicilina u otro antibiótico (vea pág 158).

La ampicilina y amoxicilina son más caras que la penicilina y a veces causan diarrea o algodoncillo, por eso es mejor usarlas sólo para infecciones que probablemente no mejorarán con penicilina (vea pág. 58).

La ampicilina funciona bien cuando se toma por la boca. Las inyecciones se deben usar sólo para enfermedades graves como meningitis, peritonitis y apendicitis, o cuando el enfermo vomita la medicina o no la puede tragar.

La ampicilina y amoxicilina a menudo son útiles para la pulmonía o infecciones de oído en niños menores de 6 años, infecciones graves de las vías urinarias y fiebre tifoidea (si es resistente al cloranfenicol). Además, la ampicilina es útil para septicemia y enfermedades inexplicables en recién nacidos, meningitis, peritonitis y apendicitis.

Las personas alérgicas a la penicilina no deben tomar ampicilina ni amoxicilina. Vea *Riesgos y Precauciones* para todas las penicilinas, pág. 351.

Dosis de ampicilina y amoxicilina:

Tomada (25 a 50 mg./kilo/día)—usando cápsulas de 250 mg.; jarabe con 125 mg. por cucharadita (5 ml.)

Ampicilina: Dé 4 dosis al día por 7 días.
Amoxicilina: Dé 3 dosis al día por 7 días.

En cada dosis dé:

adultos: 2 cápsulas o 4 cucharaditas (500 mg.)
niños de 8 a 12 años: 1 cápsula o 2 cucharaditas (250 mg.)
niños de 3 a 7 años: ½ cápsula o 1 cucharadita (125 mg.)
niños menores de 3 años: ¼ de cápsula o ½ cucharadita (62 mg.)
recién nacidos: la misma dosis que para niños menores de 3 años

Para tifoidea resistente al cloranfenicol, si no tiene ampicilina inyectable, dé 200 mg./kilo/día de ampicilina tomada o 100 mg./kilo/día de amoxicilina.

Para clamidia, vea las dosis en la pág. 360.

Dosis de ampicilina

Inyectada, para infecciones graves (50 a 100 mg./kilo/día; hasta 300 mg./kilo/día para meningitis):

Usando ampolletas de 500 mg.
Inyecte 4 dosis al día, una cada 6 horas por 10 a 14 días.

En cada dosis dé:

adultos: 500 a 1000 mg. (1 a 2 ampolletas de 500 mg.)
niños de 8 a 12 años: 250 mg. (½ ampolleta de 500 mg.)
niños de 3 a 7 años: 125 mg. (¼ de ampolleta de 500 mg.)
niños menores de 3 años: 62 mg. (⅛ de ampolleta de 500 mg.)
recién nacidos: 125 mg. (¼ de ampolleta de 500 mg.) **solamente 2 veces al día**

PENICILINA CON ESTREPTOMICINA

En muchos países hay medicinas que son combinaciones de penicilina y estreptomicina, y muchas veces la gente las usa cuando no es debido. Si una de estas medicinas se usa mucho en su región, escriba el nombre, el contenido y el precio:

Nombre: —————— mg. de penicilina: ——
mg. de estreptomicina: —— precio:—— por: ——

La penicilina y estreptomicina se deben usar juntas solamente en casos especiales cuando no se consigue ampicilina. No se deben usar para infecciones leves, ni contra el catarro o la gripe.

El tratamiento de la tuberculosis puede ser más difícil en un área, si allí se usa estreptomicina con frecuencia para tratar otras enfermedades, pues así las bacterias de la tuberculosis se vuelven resistentes a la medicina. La estreptomicina también puede causar sordera.

Se puede usar estreptomicina con penicilina para la mayoría de las enfermedades que se mejoran con ampicilina (vea pág. 353), pero la ampicilina es menos peligrosa, especialmente para los bebés.

Generalmente es más barato inyectar la estreptomicina y la penicilina por separado. Además, así es más fácil calcular la dosis correcta, que si se usan estas medicinas en forma combinada.

Dosis de penicilina con estreptomicina—**para infecciones graves:**

Dé penicilina de acción breve, al menos 25.000 U./kilo, 4 veces al día, y estreptomicina, no más de 30 a 50 mg./kilo/día.

En recién nacidos, dé penicilina de acción breve, 50.000 U./kilo, 2 veces al día, junto con estreptomicina, 20 mg./kilo, 1 vez al día.

	Use esta cantidad de penicilina de acción breve	con esta cantidad de estreptomicina
adultos	1.000.000 U., de 4 a 6 veces al día	1gr. (por lo general 2 ml.) una vez al día
niños de 8 a 12 años	500,000 U., de 4 a 6 veces al día	750 mg. (1½ ml.) una vez al día
niños de 3 a 7 años	250,000 U., de 4 a 6 veces al día	500 mg. (1 ml.) una vez al día
niños menores de 3 años	125,000 U., de 4 a 6 veces al día	250 mg. (½ ml.) una vez al día
recién nacidos	150,000 U., 2 veces al día	60 mg.($^1/_8$ml.) una vez al día

Para infecciones muy graves, como peritonitis, apendicitis, meningitis o infecciones de los huesos (osteomielitis), se puede usar aún más penicilina, pero **nunca use más estreptomicina que las dosis indicadas arriba.**

Para infecciones más leves que requieren de penicilina y estreptomicina, se puede usar penicilina procaína con estreptomicina. Para la dosis de penicilina procaína, vea la pág. 353. Use la dosis de estreptomicina indicada arriba.

Asegúrese de leer los ***Riesgos y Precauciones*** tanto para la penicilina como para la estreptomicina, págs. 351 y 363.

ERITROMICINA: UNA ALTERNATIVA A LA PENICILINA

Eritromicina

Nombre: _____

A menudo viene en:

- pastillas o cápsulas
  de 250 mg.   Precio: _____ por: _____
- jarabes con 125
  ó 200 mg. en 5 ml.   Precio: _____ por: _____
- pomada para ojos
  al 0.5%   Precio: _____ por: _____

La eritromicina combate muchas de las mismas infecciones que la penicilina y la tetraciclina, pero es más cara. En muchos lugares del mundo, la eritromicina ahora funciona mejor que la penicilina para algunos casos de pulmonía y ciertas infecciones de la piel.

Las personas alérgicas a la penicilina pueden tomar eritromicina. Muchas veces, también pueden tomar eritromicina las personas alérgicas a la tetraciclina, las mujeres embarazadas y los niños que no deben tomar tetraciclina. Pero, en algunos casos, la eritromicina no es una buena alternativa para la tetraciclina. Consulte las secciones de este libro que describen cada enfermedad.

La eritromicina es bastante segura, pero hay que tener cuidado de no dar más de la dosis recomendada. No la use por más de 2 semanas, pues puede causar ictericia (ojos y piel amarillos).

Dosis de eritromicina:

Tome la eritromicina con las comidas para evitar malestar del estómago.

Dé 1 dosis 4 veces al día.

En cada dosis dé:

adultos: 500 mg. (2 pastillas o 4 cucharaditas)
niños de 8 a 12 años: 250 mg. (1 pastilla o
  2 cucharaditas)
niños de 3 a 7 años: 150 mg. (½ pastilla o
  1 cucharadita)
niños menores de 3 años: 75 a 150 mg.
  (¼ a ½ pastilla o ½ a 1 cucharadita)

TETRACICLINAS: ANTIBIÓTICOS DE ALCANCE AMPLIO

Tetraciclina (clorhidrato de tetraciclina, oxitetraciclina, etc.)

(marca conocida pero cara: *Terramicina*)

Nombre: _____

A menudo viene en:

* cápsulas de 250 mg.　　　Precio: ____ por: ____
* suspensión o jarabe
  125 mg./5 ml.　　　　　　Precio: ____ por: ____
* pomada para ojos
  al 1% ó 3%　　　　　　　Precio:____ por: ____

　　Las tetraciclinas son antibióticos de *amplio espectro*: combaten muchas clases de bacterias.

　　La tetraciclina tomada es mejor porque hace el mismo provecho que las inyecciones y causa menos problemas.

　　Se puede usar tetraciclina para:

diarrea o disentería causada por bacterias o
　　amibas
sinusitis
infecciones respiratorias (bronquitis, etc.)
infecciones de las vías urinarias
tifo
brucelosis
cólera
tracoma
infecciones de la vesícula biliar
clamidia
gonorrea
enfermedad inflamatoria del vientre
paludismo resistente a la cloroquina

　　La tetraciclina no sirve para combatir el catarro o la gripa. Para muchas infecciones comunes no sirve tan bien como la penicilina o las sulfas. También es más cara. Su uso debe ser limitado.

Riesgos y Precauciones:

1. Las mujeres embarazadas no deben tomar tetraciclina, ya que puede dañar o manchar los huesos y la dentadura del bebé en la matriz. Por la misma razón, los niños menores de 8 años no deben tomar tetraciclina a menos que sea absolutamente necesario, y sólo por unos pocos días. En su lugar, use eritromicina.
2. La tetraciclina puede causar diarrea o malestar del estómago, especialmente si se toma durante mucho tiempo.
3. Es peligroso usar tetraciclina vieja o vencida.
4. Para que el cuerpo aproveche mejor la tetraciclina, no se debe tomar leche ni antiácidos 1 hora antes o después de tomar la medicina.

5. A algunas personas les pueden salir ronchas o salpullido después de estar en el sol, cuando estén tomando tetraciclina.

Dosis de tetraciclina (20 a 40 mg./kilo/día)—usando cápsulas de 250 mg., o suspensión de 125 mg. en 5 ml.

　　Dé tetraciclina tomada 4 veces al día.

　　En cada dosis dé:

adultos: 250 mg. (1 cápsula)
niños de 8 a 12 años: 125 mg. (½ cápsula
　o 1 cucharadita)
niños menores de 8 años: Por regla general,
　no use tetraciclina—en su lugar, use
　eritromicina o sulfametoxazol con trimetoprim.

Si no hay otra medicina que pueda servir, dé:

niños de 4 a 7 años: 80 mg. ($^1/_3$ de cápsula o
　$^2/_3$ de cucharadita)
niños de 1 a 3 años: 60 mg. (¼ de cápsula o
　½ cucharadita)
bebés menores de 1 año: 25 mg. ($^1/_{10}$ de
　cápsula o $^1/_5$ de cucharadita)
recién nacidos (cuando no se pueden
　conseguir otros antibióticos): 8 mg. ($^1/_{30}$ de
　cápsula o 6 gotas de la suspensión)

　　En casos graves y para infecciones como gonorrea, clamidia, enfermedad inflamatoria del vientre, cólera, tifo y brucelosis, se debe usar el doble de la dosis indicada arriba (excepto en niños chiquitos).

　　Para la mayoría de las infecciones, siga dando tetraciclina por 1 ó 2 días después de que se quite la infección (generalmente 7 días en total). Para algunas enfermedades se necesita un tratamiento más largo: tifo: 6 a 10 días; brucelosis: 2 a 3 semanas; gonorrea y clamidia: 7 a 10 días; enfermedad inflamatoria del vientre: 10 a 14 días. El cólera requiere de un tratamiento un poco más breve: de 3 a 5 días.

Doxiciclina (marca conocida: *Vibramicina*)

Nombre: _____

A menudo viene en:

* cápsulas o pastillas de 100 mg.
　　　　　　Precio: _____ por _____
* ampolletas para inyección con 100 mg.
　　　　　　Precio: _____ por _____

La doxiciclina es una forma cara de tetraciclina que se toma 2 veces al día en lugar de 4 veces al día. Se puede usar para las mismas enfermedades que la tetraciclina. La doxiciclina se puede tomar con las comidas o con leche. De allí en fuera, **los riesgos y precauciones son los mismos que para la tetraciclina (vea pág. 356).**

Dosis de doxiciclina—usando pastillas de 100 mg.

Dé doxiciclina tomada 2 veces al día.

En cada dosis dé:

adultos: 100 mg. (1 pastilla)
niños de 8 a 12 años: 50 mg. (½ pastilla)
niños menores de 8 años: **no use doxiciclina.**

CLORANFENICOL: UN ANTIBIÓTICO PARA CIERTAS INFECCIONES GRAVES

Cloranfenicol (*Cloromycetín*)

Nombre: _____

A menudo viene en:

- cápsulas de 250 mg.   Precio: _____ por _____
- suspensión, 125 mg.
  en 5 ml.   Precio: _____ por _____
- inyecciones, 1000 mg.
  por ampolleta   Precio: _____ por _____

Este antibiótico de amplio espectro combate muchas clases de bacterias. Es barato, pero puede ser peligroso. Por eso, su uso debe ser muy limitado.

El cloranfenicol se debe usar sólo para la tifoidea y para infecciones muy graves que no se mejoran con sulfas, penicilina, tetraciclina o ampicilina. En enfermedades muy graves con peligro de muerte como meningitis, peritonitis, heridas profundas de la tripa, septicemia o fiebre grave del parto, se puede usar cloranfenicol cuando no hay medicinas menos peligrosas (como cefalosporinas).

La ampicilina por lo general es tan buena o mejor que el cloranfenicol, y es mucho más segura. Por desgracia, la ampicilina es cara, por eso a veces hay que usar cloranfenicol.

ADVERTENCIA: El cloranfenicol daña la sangre de algunas personas. Es aún más peligroso en recién nacidos, especialmente bebés prematuros. **Al recién nacido con una infección grave, dele ampicilina en vez de cloranfenicol** cuando sea posible. Por regla general, **no dé cloranfenicol a bebés que tengan menos de 1 mes de vida,** con excepción de la pomada para ojos.

Tenga cuidado de no usar más que la dosis recomendada de cloranfenicol. **Para bebés, la dosis es muy pequeña** (vea más adelante).

Evite el uso prolongado o seguido de esta medicina.

En el tratamiento de tifoidea, cuando ya haya controlado la infección con cloranfenicol, empiece a usar ampicilina en su lugar. (Si la tifoidea en su región se ha vuelto resistente al cloranfenicol, se debe usar ampicilina o sulfametoxazol con trimetoprim para todo el tratamiento.)

En algunas partes de América Central y América del Sur, la tifoidea se ha vuelto resistente al cloranfenicol y a la ampicilina, y no se quita con estos medicamentos. Use sulfametoxazol con trimetoprim (vea pág. 358).

Con frecuencia, el cloranfenicol tomado hace más provecho que las inyecciones, y es menos peligroso. **No inyecte cloranfenicol** excepto cuando el enfermo no pueda tomarlo por la boca.

Dosis de cloranfenicol (50 a 100 mg./kilo/día)— usando cápsulas de 250 mg., o suspensión de 125 mg. en 5 ml.

Se toma 4 veces al día.

En cada dosis dé:

adultos: 500 a 750 mg. (2 a 3 cápsulas).
  Para tifoidea, peritonitis y otras infecciones peligrosas, use la dosis más alta. (3 cápsulas 4 veces al día son 12 cápsulas al día.)

niños de 8 a 12 años: 250 mg. (1 cápsula o 2 cucharaditas de suspensión)

niños de 3 a 7 años: 125 mg. (½ cápsula o 1 cucharadita)

bebés de 1 mes a 2 años: dé 12 mg. (½ ml. de suspensión o ¹/₂₀ de 1 cápsula) por *cada* kilo de peso del niño. (Por ejemplo, un niño que pesa 5 kilos debe recibir 60 mg.—es decir, ½ cucharadita de suspensión o ¼ de cápsula— en cada dosis. Con 4 dosis, el niño de 5 kilos recibirá en total 1 cápsula o 2 cucharaditas de suspensión al día.)

recién nacidos: *Por regla general, no use cloranfenicol.* Si no hay otra medicina que pueda servir, dé 5 mg. (¼ de ml. o 5 gotas de suspensión) por cada kilo de peso. A un niño que pesa 3 kilos, dele 15 mg. (15 gotas de suspensión) 4 veces al día, o más o menos ¼ de cápsula al día. No le dé más de la cantidad recomendada.

LAS SULFAS (O SULFONAMIDAS): MEDICINAS BARATAS PARA INFECCIONES COMUNES

Sulfadiazina, sulfisoxazol, sulfadimidina o 'triple sulfa'

Nombre: _____

A menudo viene en:

• pastillas de 500 mg.　　Precio: _____ por _____

• suspensión, 500 mg. en 5 ml.　　Precio: _____ por _____

　　Las sulfas o sulfonamidas combaten muchas clases de bacterias, pero son más débiles que muchos antibióticos y es más probable que causen reacciones alérgicas (comezón) y otros problemas. Pero son útiles ya que son baratas y se pueden tomar por la boca.

　　El uso más importante de las sulfas es para las infecciones urinarias. También se pueden usar para algunas infecciones de oído y para impétigo y otras infecciones de la piel que producen pus.

　　No todas las sulfas se usan del mismo modo ni en la misma dosis. Si usted tiene una sulfa que no se encuentra en la lista de arriba, asegúrese de su uso y dosis correctos antes de usarla. El sulfatiazol es parecido a las sulfas apuntadas arriba y es muy barato, pero no se recomienda porque es más probable que cause trastornos.

　　Las sulfas ya no hacen tanto provecho como antes para la diarrea, pues muchos de los microbios que causan diarrea se han vuelto resistentes. Además, el darle sulfas a una persona deshidratada por diarrea puede causarle un daño grave en los riñones.

ADVERTENCIA: Es importante **tomar mucha agua**—por lo menos 8 vasos diarios—cuando se toman sulfas, para que no dañen los riñones.

　　Si la sulfa produce ronchas, ampollas, comezón, reumas, calentura, dolor de los riñones o la cintura, o sangre en la orina, **deje de tomarla y beba mucha agua.**

　　Nunca dé una sulfa a una persona deshidratada ni a bebés menores de 1 año.

Nota: Para combatir bien la infección, es importante tomar toda la dosis recomendada, aunque parezca muy grande. Asegúrese de tomar suficiente medicina—¡pero no demasiada!

Dosis de sulfadiazina, sulfisoxazol, sulfadimidina o triple sulfa (200 mg./kilo/día)—usando pastillas de 500 mg., o suspensión con 500 mg. en 5 ml.

　　Dé 4 dosis al día —¡con mucha agua!—así:

adultos y niños mayores de 10 años: 3 a 4 gr. (6 a 8 pastillas) en la primera dosis; después 1 gr. (2 pastillas) en las siguientes dosis
niños de 6 a 10 años: 750 mg. (1½ pastillas o cucharaditas) en cada dosis
niños de 1 a 5 años: 500 mg. (1 pastilla o 1 cucharadita) en cada dosis
bebés menores de 1 año: **No les dé sulfa.** Si no hay otra medicina que pueda servir, dé 250 mg. (½ pastilla o cucharadita) 4 veces al día

Sulfametoxazol con trimetoprim
(marcas conocidas: *Bactrim, Septra*)

Nombre: _____
A menudo viene en:

• pastillas de 100 mg. de sulfametoxazol con 20 mg. de trimetoprim　　Precio: ___ por ____
• pastillas de 400 mg. de sulfametoxazol con 80 mg. de trimetoprim　　Precio: ___ por ____
• pastillas de 800 mg. de sulfametoxazol con 160 mg. de trimetoprim　　Precio: ___ por ____
• suspensión de 200 mg. de sulfametoxazol con 40 mg. de trimetoprim en 5 ml.　　Precio: ___ por ____

Nota: Esta medicina también viene en pastillas de doble potencia (*Bactrim DS* y *Septra DS*). Use la mitad de las pastillas indicadas más adelante si la medicina es de doble potencia.

　　Esta medicina combinada combate muchas clases de bacterias, y es menos cara que la ampicilina.

ADVERTENCIA: **Las mujeres en los últimos 3 meses del embarazo y los bebés menores de 8 semanas no deben tomar sulfametoxazol con trimetoprim.**

El sulfametoxazol con trimetoprim se puede usar para tratar:

infecciones urinarias	brucelosis
impétigo	infecciones de oído
infecciones respiratorias	gonorrea
(bronquitis y pulmonía)	diarrea con sangre
tifoidea	y calentura (shigella)

Tome esta medicina **con mucha agua** por 5 a 7 días. Para tifoidea, dé por 14 días.

Dosis de sulfametoxazol con trimetoprim:

adultos y niños mayores de 12 años, usando pastillas: 800 mg. de sulfametoxazol con 160 mg. de trimetoprim 2 veces al día

niños de 8 semanas a 12 años, usando suspensión (en mililitros, vea la pág. 61): ½ ml./kilo 2 veces al día

usando pastillas de 400 mg. de sulfametoxazol con 80 mg. de trimetoprim:

niños de 2 a 8 meses: 1/4 de pastilla 2 veces al día

niños de 9 meses a 3 años: 1/2 pastilla 2 veces al día

niños de 4 a 8 años: 1 pastilla 2 veces al día

niños de 9 a 12 años: 2 pastillas 2 veces al día

Para gonorrea se deben usar dosis muy altas (vea pág. 360).

GENTAMICINA

La gentamicina es un antibiótico inyectable que se usa para tratar algunas infecciones muy graves. Sólo debe poner la gentamicina un trabajador de la salud con experiencia, en caso de que no haya otros medicamentos más seguros. El mal uso de la gentamicina puede producir sordera y daño en los riñones. No incluimos la dosis aquí porque esta medicina puede ser muy peligrosa si no se da con mucho cuidado. Use las otras medicinas en las páginas 351 a 360 para tratar infecciones.

CEFALOSPORINAS

Éstos son antibióticos bastante nuevos y potentes que sirven para combatir muchas clases de bacterias. Con frecuencia son muy caros y no se consiguen. Por eso, en este libro no los hemos recomendado como primera opción. Sin embargo, generalmente son menos peligrosos y causan menos trastornos que muchos otros antibióticos, y cuando se pueden conseguir, pueden ser útiles para tratar ciertas enfermedades graves.

Hay muchos tipos diferentes, incluyendo cefazolina *(Ancef)*, cefalexina *(Keflex)*, cefradina *(Velosef)*, cefurazina *(Ceftin)*, cefoxitina *(Mefoxin)*, ceftriaxona *(Rocefin)*, cefotaxima *(Claforan)* y ceftazidima *(Fortaz, Taxidime, Tazicef)*. Varias cefalosporinas se pueden usar para pulmonía, infecciones urinarias, tifoidea, infecciones de la tripa o el vientre, infecciones de los huesos y meningitis. Algunas, como la ceftriaxona, pueden ser útiles para tratar enfermedades de transmisión sexual como el chancro blando, las infecciones de los ojos en recién nacidos o la gonorrea resistente a la penicilina.

Antes de usar estas medicinas, pida información sobre las dosis y posibles reacciones. Además, no las use para enfermedades leves o enfermedades que pueden ser tratadas igual de bien con antibióticos más baratos.

MEDICINAS PARA GONORREA
Y CLAMIDIA

Estas enfermedades tienen las mismas señas iniciales, y muchas veces se dan juntas (vea pág. 236). Puede ser difícil o costoso obtener un examen de laboratorio para detectar clamidia. Por eso, lo mejor es tratar ambas infecciones a la vez.

Para tratar la gonorrea y la clamidia juntas, dé

azitromicina: 2 g. una sola vez, por la boca.

Si no tiene azitromicina, dé 1 medicina para tratar la gonorrea junto con 1 medicina para tratar la clamidia.

Para tratar la gonorrea, use 1 de estas medicinas:

ceftriaxona: 1 inyección de 125 mg.
una sola vez

ó

cefixime: 400 mg.
una sola vez, por la boca

ó

espectinomicina: 1 inyección de 2 g.,
una sola vez

ó

ciprofloxacina: 500 mg.
una sola vez, por la boca.

Las mujeres embarazadas, los niños y los adolescentes no deben tomar ciprofloxacina.
Las mujeres embarazadas o que estén dando pecho no deben tomar espectinomicina.

Para clamidia, use 1 de estas medicinas:

doxiciclina (pág. 356): 100 mg.
2 vecas al día por 7 días, por la boca

ó

tetraciclina (pág. 356): 500 mg.
4 veces al día por 7 días, por la boca

Las mujeres embarazadas o que estén dando pecho no deben tomar doxiciclina o tetraciclina.

Las mujeres embarazadas o que estén
amamantando pueden usar **azitromicina**

ó

eritromicina (pág. 355): 500 mg.
4 veces al día por 7 días, por la boca.
Siempre tome la eritromicina con comida.

ó

amoxicilina: 500 mg.
3 veces al día por 7 días, por la boca.

Nota: amoxicilina es menos efectiva contra la
clamidia que las otras medicinas.

MEDICINAS PARA TUBERCULOSIS

Al tratar la tuberculosis (TB), es muy importante **usar siempre 3 ó más medicinas contra tuberculosis al mismo tiempo.** Si se usa sólo una medicina, la bacteria de la TB se vuelve resistente a ella y hace más difícil curar la enfermedad.

La tuberculosis debe ser tratada por un tiempo largo, generalmente de 6 a 9 meses, o más. La duración del tratamiento depende de qué combinación de medicinas se use. Para evitar que la tuberculosis vuelva, **es muy importante el tratamiento prolongado y completo.**

Algunas medicinas para la tuberculosis son caras (rifampicina, piracinamida, etambutol) si se compran en una farmacia. Pero los gobiernos de muchos países tienen programas para controlar la tuberculosis y dan medicinas gratis o a precios bajos. Pregunte en el centro de salud más cercano.

Es importante conseguir el consejo de alguien que tenga experiencia en su región, porque los tratamientos cambian, las bacterias se hacen resistentes y pueden haber aparecido nuevas medicinas. Además, algunos programas de tratamiento dan medicinas sólo 2 veces a la semana en dosis más altas.

En el tratamiento de la TB siempre hay que usar **isoniacida.** La **rifampicina** es una medicina muy eficaz que se debe usar siempre que sea posible, sobre todo hasta que la 'prueba del esputo' salga negativa. A menudo el **etambutol** y la **estreptomicina** también se usan para tratar la TB. El tomar **piracinamida** con isoniacida y rifampicina puede acortar el tratamiento. La **tiacetazona** sirve contra la TB y es barata, pero mucha gente no la puede usar por los trastornos que causa.

Si las medicinas causan comezón, color amarillo en los ojos y la piel (ictericia) o dolores de estómago, consulte a un trabajador de la salud para cambiar la dosis o las medicinas. Si le salen ampollas, deje de tomar las medicinas hasta consultar a un trabajador de la salud. Evite tomar alcohol cuando esté tomando medicinas para combatir la TB, sobre todo isoniacida.

Tratamientos recomendados

Use una de las siguientes combinaciones de medicinas, según lo que se recomiende en su región y lo que pueda conseguir y pagar.

1. Tome isoniacida, rifampicina, etambutol y piracinamida por 2 meses. Luego deje de tomar piracinamida, pero siga usando rifampicina, isoniacida y etambutol por otros 4 meses.

2. Tome isoniacida, rifampicina y etambutol durante 9 meses.

3. Combine isoniacida, rifampicina, estreptomicina y piracinamida durante 2 meses. Luego dé isoniacida con etambutol, estreptomicina o posiblemente tiacetazona por 6 meses. Este tratamiento tiene la ventaja de ser más barato porque se necesita menos rifampicina.

4. Si no hay rifampicina o es muy cara, dé isoniacida, etambutol y estreptomicina durante 2 meses, o hasta que la prueba del esputo salga negativa. Luego siga dando estreptomicina 2 meses más, e isoniacida y etambutol por 1 año.

5. Las mujeres embarazadas con TB deben conseguir ayuda médica de alguien con experiencia. De lo contrario, dé isoniacida y ya sea etambutol, rifampicina **o** tiacetazona por 18 meses. También dé 50 mg. de vitamina B_6 (piridoxina) al día. No dé piracinamida ni estreptomicina durante el embarazo.

Isoniacida

Nombre: _____ precio: _____ por _____

A menudo viene en pastillas de 100 ó 300 mg.

Ésta es la medicina más básica para combatir la TB. Para tratar la TB, se debe dar con alguna otra medicina contra TB, siempre que sea posible. Se puede dar sola para prevenir la TB.

Riesgos y Precauciones:

Rara vez la isoniacida causa anemia, dolores en los nervios de las manos y los pies, sacudidas de los músculos o incluso ataques, sobre todo en personas desnutridas. Estos trastornos por lo general se pueden tratar dando 50 mg. de piridoxina (vitamina B_6) tomada a diario por la boca (pág. 394).

A veces la isoniacida puede dañar el hígado. Si a una persona le dan señas de hepatitis (color amarillo en piel y ojos, comezón, desgana de comer, dolor de barriga, vea la pág. 172) mientras esté tomando isoniacida, debe dejar de tomarla.

Dosis de isoniacida (5 a 10 mg./kilo/día)—usando pastillas de 100 mg.

Dé isoniacida 1 vez al día.

En cada dosis dé:

adultos: 300 mg. (3 pastillas)
niños: 50 mg. (½ pastilla) por cada 5 kilos de peso del niño

Para niños con TB grave o personas con meningitis tuberculosa, dé el doble de la dosis hasta que haya una mejoría.

Para evitar que les dé TB a los parientes de una persona con TB, muchas veces se recomienda dar isoniacida durante 6 a 9 meses en la dosis ya indicada.

Rifampicina o rifamicina

Nombre: _____ precio: ___ por ____

A menudo viene en pastillas o cápsulas de 150 ó 300 mg.

Este antibiótico es caro, pero es muy eficaz para combatir la TB. Siempre se combina con isoniacida y por lo menos otra medicina para TB. Nunca se toma solo porque se hace resistente la TB, es decir, se convierte a una forma muy difícil curar. (La rifampicina también se usa para tratar la lepra—vea pág. 364 para la dosis.)

Es importante tomar rifampicina regularmente, sin interrupciones. No olvide conseguir más antes de que se le acabe.

Riesgos y Precauciones:

La rifampicina puede producir daño grave del hígado. Una persona con problemas del hígado o una mujer embarazada debe tomar esta medicina bajo vigilancia médica.

Posibles reacciones: La orina, las lágrimas, la caca, la saliva, el esputo (la flema que sale con la tos) y el sudor se ponen de color rojo naranja por la rifampicina. Rara vez la rifampicina puede producir calentura, vómitos, dar menos o más ganas de comer, causar confusión, mareos, salpullido y problemas con la regla.

La rifampicina reduce la eficacia de los anticonceptivos orales. Por eso, las mujeres que están tomando pastillas anticonceptivas deben averiguar si necesitan aumentar sus dosis. O pueden usar otro método anticonceptivo como condones, un DIU o un diafragma mientras toman esta medicina.

Dosis de rifampicina para la TB (10 mg./kilo/día)— usando pastillas o cápsulas de 150 mg. o 300 mg.

Dé rifampicina 1 vez al día, ya sea 1 hora antes o 2 horas después de comer.

En cada dosis dé:

adultos: 600 mg. (2 pastillas de 300 mg. o 4 pastillas de 150 mg.)
niños de 8 a 12 años: 450 mg.
niños de 3 a 7 años: 300 mg.
niños menores de 3 años: 150 mg.

Piracinamida

Nombre: _____ precio: ___ por ____

A menudo viene en pastillas de 500 mg.

Riesgos y Precauciones: Las mujeres embarazadas no deben tomar piracinamida.

Posibles reacciones: Puede producir hinchazón y dolor en las coyunturas, desgana de comer, mareos y vómitos, dolor al orinar, cansancio y calentura.

Dosis de piracinamida (20 a 30 mg./kilo/día)— usando pastillas de 500 mg.

Dé 1 vez al día por 2 meses, junto con otras medicinas para TB.

En cada dosis dé:

adultos: 1500 ó 2000 mg. (3 ó 4 pastillas)
niños de 8 a 12 años: 1000 mg. (2 pastillas)
niños de 3 a 7 años: 500 mg. (1 pastilla)
niños menores de 3 años: 250 mg. (½ pastilla)

Etambutol (marca conocida: *Myambutol*)

Nombre: _____ precio: ___ por ____

A menudo viene en pastillas de 100 ó 400 mg.

Riesgos y Precauciones:

El etambutol puede producir dolor o daño en los ojos si se toma en dosis altas y por mucho tiempo. Debe dejar de tomarlo si aparecen problemas de los ojos. El daño en los ojos causado por el etambutol generalmente se mejora despacio por sí solo, una vez que se deja de tomar la medicina.

Dosis de etambutol (25 mg./kilo/día durante los primeros 2 meses, después 15 mg./kilo/día)— usando pastillas de 400 mg. o 100 mg.

Dé 1 vez al día.

Durante los primeros 2 meses, en cada dosis dé:

adultos: 1200 mg. (3 pastillas de 400 mg. o 12 pastillas de 100 mg.)
niños: dé 15 mg. por cada kilo que pese el niño. Pero para la meningitis tuberculosa, dé 25 mg. por cada kilo que pese el niño.

Después de los primeros 2 meses, dé:

adultos: 800 mg. (2 pastillas de 400 mg. u 8 pastillas de 100 mg.)
niños: dé 15 mg. por cada kilo que pese el niño.

Estreptomicina

Nombre: _____ precio: ___ por ____

A menudo viene en ampolletas para inyección con 500 mg. en cada ml.

La estreptomicina es una medicina muy útil para el tratamiento de la tuberculosis. Es un poco menos eficaz que la rifampicina, pero mucho más barata.

Riesgos y Precauciones:

Hay que tener mucho cuidado de no dar más de la dosis correcta. Demasiada estreptomicina por demasiado tiempo puede producir sordera. Si aparece zumbido en los oídos o sordera, deje de tomar la medicina y consulte a un trabajador de la salud.

Las mujeres embarazadas o las personas con problemas de los riñones no deben tomar estreptomicina.

Dosis de estreptomicina (15 mg./kilo/día)—usando ampolletas de líquido; o polvo para mezclar con agua para dar 1 gr. de estreptomicina en 2 ml.

Para el tratamiento de tuberculosis:

   en casos muy graves, dé 1 inyección diaria durante 3 a 8 semanas

   en casos leves, dé 1 inyección, 2 ó 3 veces a la semana por 2 meses

En cada inyección dé:

adultos: 1 gr. (o 2 ml.)
adultos mayores de 50 años: 500 mg. (1 ml.)
niños de 8 a 12 años: 750 mg. (1½ ml.)
niños de 3 a 7 años: 500 mg. (1 ml.)
niños menores de 3 años: 250 mg. (½ ml.)
recién nacidos: dé 20 mg. por cada kilo que pese el niño; por ejemplo, un bebé de 3 kilos recibiría 60 mg. ($^1/_8$ de ml.)

Uso de estreptomicina para otras enfermedades:

En emergencias se puede usar estreptomicina junto con penicilina para tratar algunas infecciones graves (vea PENICILINA CON ESTREPTOMICINA, pág. 354). Sin embargo, el uso de estreptomicina para infecciones que no son tuberculosis debe ser muy limitado, ya que el uso frecuente de estreptomicina para otras enfermedades hace que la tuberculosis se vuelva resistente a ella, y por lo tanto, sea más difícil de tratar.

Tiacetazona

Nombre: _____ precio: ___ por ____

A menudo viene en pastillas con 50 mg. de tiacetazona (muchas veces en combinación con 100 ó 133 mg. de isoniacida).

Posibles reacciones: Puede causar salpullido, vómitos, mareos o desgana de comer. **Personas infectadas con el virus del VIH/SIDA no deben tomar tiacetazona.** Puede causar reacciones alérgicas graves, hasta la muerte. Además puede hacer que se les caiga la piel con facilidad.

Dosis de tiacetazona (2,5 mg./kilo/día)—usando pastillas con 50 mg. de tiacetazona, con o sin isoniacida

Dé 1 vez al día.

En cada dosis dé:

adultos: 3 pastillas (150 mg.)
niños de 8 a 12 años: 2 pastillas (100 mg.)
niños de 3 a 7 años: 1 pastilla (50 mg.)
niños menores de 3 años: ½ pastilla (25 mg.)

MEDICINAS PARA LEPRA O 'LAZARÍN'

Para tratar la lepra, es importante saber cuál de los dos tipos principales de lepra tiene la persona. Si hay manchas pálidas en la piel con pérdida de sensibilidad, pero la piel no tiene bolas ni está engrosada, entonces es probable que se trate de lepra **tuberculoide** y se requieren sólo 2 medicinas. Si hay bolas, entonces es probable que se trate de lepra **lepromatosa** y es mejor usar 3 medicinas. **Si es posible, las medicinas para la lepra se deben tomar bajo la vigilancia de un trabajador de la salud o de un médico que tenga experiencia y según las normas de los programas nacionales.**

El tratamiento de la lepra generalmente debe durar por lo menos 6 meses y a veces toda la vida. Para impedir que las bacterias (bacilos) que producen la lepra se vuelvan resistentes, es importante seguir tomando las medicinas regularmente, sin interrupciones. No olvide conseguir más medicina antes de que se le termine.

Tratamiento recomendado:

Para la lepra tuberculoide, tome estas dos medicinas durante al menos 6 meses:

Dapsone diariamente
Rifampicina cada mes

Para la lepra lepromatosa, tome todas estas medicinas durante 2 a 5 años:

Dapsone diariamente
Clofacimina diariamente y una dosis mayor cada mes
Rifampicina cada mes

Nota: Aunque la curación de la lepra es más rápida cuando se usa dapsone junto con otras medicinas, a veces sólo hay dapsone. Cuando se toma sola, con frecuencia da buenos resultados, pero más lentamente, así es que el tratamiento debe durar por lo menos 2 años y a veces toda la vida para la lepra lepromatosa.

A veces las medicinas contra la lepra pueden producir un trastorno grave llamado 'reacción leprosa'. Puede haber bolas inflamadas, calentura y algunos nervios pueden hincharse y doler. También puede haber dolor en las coyunturas, los nodos linfáticos y los testículos se pueden poner sensibles, y puede haber hinchazón de manos y pies, o enrojecimiento y dolor en los ojos que puede llegar a causar ceguera.

En caso de una 'reacción leprosa' grave (dolor a lo largo de los nervios, entumecimiento o debilidad, irritación de los ojos o testículos dolorosos), generalmente es mejor seguir tomando el tratamiento para la lepra, pero también tome una medicina anti-inflamatoria (corticoesteroide). Consiga ayuda médica de alguien con experiencia, porque los corticoesteroides también pueden producir problemas graves.

Dapsone (diaminodifenil sulfona, DDS)

Nombre: _____ precio: ____ por _____

A menudo viene en pastillas de 50 y 100 mg.

A veces la dapsone causa anemia o salpullidos que pueden ser graves. Si tiene mucho despellejamiento, deje de tomar la medicina.

ADVERTENCIA: La DDS es una medicina peligrosa. Guárdela fuera del alcance de los niños.

Dosis de DDS (2 mg./kilo/día)—**usando pastillas de 100 mg.**

Tome 1 vez al día.

adultos: 100 mg. (1 pastilla de 100 mg.)
niños de 13 a 18 años: 50 mg. (½ pastilla de 100 mg.)
niños de 6 a 12 años: 25 mg. (¼ de pastilla de 100 mg.)
niños de 2 a 5 años: solamente 3 veces a la semana 25 mg. (¼ de pastilla de 100 mg.)

Rifampicina o rifamicina

Nombre: _____ precio: ____por ____

A menudo viene en pastillas o cápsulas de 150 y 300 mg.

La rifampicina es una medicina muy cara, pero sólo se necesita una pequeña cantidad para tratar la lepra, de modo que el costo total no es muy grande. Vea la pág. 362 para riesgos y posibles reacciones. Tome rifampicina sólo si tiene un trabajador de la salud o médico con experiencia que lo aconseje.

Dosis de rifampicina para la lepra (10 a 20 mg./kilo) —usando pastillas de 300 mg.

Para la lepra, dé rifampicina 1 vez al mes. Se debe tomar ya sea 1 hora antes o 2 horas después de comer.

En cada dosis mensual dé:

adultos: 600 mg. (2 pastillas de 300 mg.)
niños de 8 a 12 años: 450 mg. (1 ½ pastillas de 300 mg.)
niños de 3 a 7 años: 300 mg. (1 pastilla de 300 mg.)
niños menores de 3 años: 150 mg. (½ pastilla de 300 mg.)

Clofacimina *(Lamprene)*

Nombre: _____ precio: ____ por ____

A menudo viene en cápsulas de 50 y 100 mg.

La clofacimina también es una medicina cara. Aunque es menos eficaz que la rifampicina para matar las bacterias de la lepra, tiene la ventaja de que además ayuda a controlar, en cierta medida, las reacciones leprosas, especialmente en personas con lepra lepromatosa.

Posibles reacciones: Hace que la piel se ponga de un color rojo morado. Esto es pasadero y desaparece al cabo de 1 ó 2 años después de dejar de tomar la medicina. Puede producir problemas del estómago o de la digestión. No se recomienda para mujeres embarazadas.

Dosis de clofacimina (1 mg./kilo/día)—usando cápsulas de 50 mg.

Dé una dosis de clofacimina 1 vez al día, y una dosis mayor 1 vez al mes.

En cada **dosis diaria** dé:

adultos: 50 mg. (1 cápsula de 50 mg.)
niños de 8 a 12 años: 37 mg. (¾ de cápsula de 50 mg.)
niños de 3 a 7 años: 25 mg. (½ cápsula de 50 mg.)
niños menores de 3 años: 12 mg. (¼ de cápsula de 50 mg.)

En cada **dosis mensual** dé:

adultos: 300 mg. (6 cápsulas de 50 mg.)
niños de 8 a 12 años: 225 mg. (4½ cápsulas de 50 mg.)
niños de 3 a 7 años: 150 mg. (3 cápsulas de 50 mg.)
niños menores de 3 años: 75 mg. (1½ cápsulas de 50 mg.)

Nota: Es mejor que la dosis mayor de clofacimina —que también se puede usar diariamente para controlar reacciones leprosas—la dé un médico o un trabajador de la salud que tenga experiencia.

OTRAS MEDICINAS

MEDICINAS PARA PALUDISMO (MALARIA)

Hay varias medicinas contra el paludismo. Por desgracia, en muchas partes del mundo, los parásitos del paludismo se han vuelto resistentes a las mejores medicinas para combatir esta enfermedad. Esto es cierto en especial para el tipo de paludismo más grave (paludismo *falciparum*).

Es importante averiguar con el ministerio de salud o con un centro de salud, cuáles medicinas son las más eficaces en su región. Se están haciendo nuevas medicinas, pero es probable que éstas funcionen tan sólo un tiempo antes de que se desarrolle resistencia a ellas.

IMPORTANTE: El paludismo puede matar rápidamente a la gente que no ha desarrollado resistencia. Los niños y quienes visitan regiones donde hay paludismo, deben ser tratados de inmediato.

Las medicinas para el paludismo se pueden usar de 2 maneras distintas:

1. TRATAMIENTO: Para curar a la persona enferma con paludismo. Se toma la medicina diariamente por sólo unos pocos días.

2. PREVENCIÓN: Para impedir que hagan daño los parásitos del paludismo que puedan estar en la sangre. La prevención se usa donde el paludismo es muy frecuente, sobre todo para proteger a niños que estén débiles o enfermos por otras razones. También la usan personas que visitan una región donde hay paludismo y que no tienen defensas contra la enfermedad. Por lo general, las medicinas se toman semanalmente. Para prevenir el paludismo, también siga los consejos para evitar los piquetes de zancudo (pág. 187).

Algunas medicinas para el paludismo se usan sólo para curar los ataques de paludismo, mientras que otras funcionan únicamente como prevención. Otras se pueden usar para ambas cosas.

Hasta hoy en día (fines de 1995), la **cloroquina** sigue siendo la medicina más útil para prevenir y curar el paludismo en México, Centroamérica y Haití, pero es probable que aparezca resistencia a ella como ha ocurrido en otras partes del mundo. La resistencia a la cloroquina está muy difundida en Sudamérica, África Oriental y especialmente en el Sudeste de Asia. Por lo general, la **quinina** es la mejor medicina para curar el paludismo grave en una región donde la resistencia es probable, o para tratar el paludismo que afecta al cerebro.

La **mefloquina** es una medicina nueva que se usa para prevenir y curar el paludismo resistente a la cloroquina. El *Fansidar* es otra medicina para curar el paludismo que es resistente a la cloroquina. El **proguanil** se usa con la cloroquina como prevención. La **primaquina** a veces se toma después de un tratamiento con otra medicina para el paludismo, para que no haya recaídas. La tetraciclina ahora también se usa a veces para curar y prevenir el paludismo.

Cloroquina

La cloroquina viene en 2 formas: fosfato de cloroquina y sulfato de cloroquina. Las dosis son diferentes, así que no olvide averiguar qué tipo de cloroquina tiene y la cantidad de medicina (cloroquina base) en cada pastilla.

En algunas regiones y para algunas formas de paludismo, se necesitan otras medicinas además de la cloroquina para una curación completa. Pídale consejos a alguien en su región.

FOSFATO DE CLOROQUINA
(marcas conocidas: *Aralén, Resochin, Avlochlor*)

Nombre: _____ precio: ____ por ____

A menudo viene en:

• pastillas de 250 mg. (con 150 mg. de cloroquina)
• pastillas de 500 mg. (con 300 mg. de cloroquina)

Dosis de fosfato de cloroquina tomado—usando pastillas de 250 mg.

Para curar ataques agudos de paludismo:

En la primera dosis dé:

adultos: 4 pastillas (1000 mg.)
niños de 10 a 15 años: 3 pastillas (750 mg.)
niños de 6 a 9 años: 2 pastillas (500 mg.)
niños de 3 a 5 años: 1 pastilla (250 mg.)
niños de 1 a 2 años: ½ pastilla (125 mg.)
bebés menores de 1 año: ¼ de pastilla (63 mg.)

Luego dé las siguientes dosis: 6 horas después de la primera dosis, 1 día después de la primera dosis y 2 días después de la primera dosis:

adultos: 2 pastillas (500 mg.)
niños de 10 a 15 años: 1½ pastillas (375 mg.)
niños de 6 a 9 años: 1 pastilla (250 mg.)
niños de 3 a 5 años: ½ pastilla (125 mg.)
niños de 1 a 2 años: ¼ de pastilla (63 mg.)
bebés menores de 1 año: ¹/₈ de pastilla (32 mg.)

Para prevenir el paludismo (donde no es resistente a la cloroquina):

Dé 1 vez a la semana, empezando 1 semana antes y siguiendo por 4 semanas después de salir de la región donde haya paludismo.

adultos: 2 pastillas (500 mg.)
niños de 10 a 15 años: 1 ½ pastillas (375 mg.)
niños de 6 a 9 años: 1 pastilla (250 mg.)
niños de 3 a 5 años: ½ pastilla (125 mg.)
niños de 1 a 2 años: ¼ de pastilla (63 mg.)
bebés menores de 1 año: ¹/₈ de pastilla (32 mg.)

SULFATO DE CLOROQUINA
(marca conocida: *Nivaquina*)

Nombre: _____ precio:____ por____

A menudo viene en pastillas de 200 mg. (que tienen 150 mg. de cloroquina)

Dosis de sulfato de cloroquina tomado—usando pastillas de 200 mg.

Para curar ataques agudos de paludismo:

En la primera dosis dé:

adultos: 4 pastillas (800 mg.)
niños de 10 a 15 años: 3 pastillas (600 mg.)
niños de 6 a 9 años: 2 pastillas (400 mg.)
niños de 3 a 5 años: 1 pastilla (200 mg.)
niños de 1 a 2 años: ½ pastilla (100 mg.)
bebés menores de 1 año: ¼ de pastilla (50 mg.)

Luego dé la siguiente dosis: 6 horas después de la primera dosis, 1 día después de la primera dosis y 2 días después de la primera dosis:

adultos: 2 pastillas (400 mg.)
niños de 10 a 15 años: 1½ pastillas (300 mg.)
niños de 6 a 9 años: 1 pastilla (200 mg.)
niños de 3 a 5 años: ½ pastilla (100 mg.)
niños de 1 a 2 años: ¼ de pastilla (50 mg.)
bebés menores de 1 año: ¹/₈ de pastilla (25 mg.)

Para prevenir el paludismo:

Dé 1 vez a la semana, empezando 1 semana antes y siguiendo por 4 semanas después de salir de la región donde haya paludismo.

adultos: 2 pastillas (400 mg.)
niños de 10 a 15 años: 1 ½ pastillas (300 mg.)
niños de 6 a 9 años: 1 pastilla (200 mg.)
niños de 3 a 5 años: ½ pastilla (100 mg.)
niños de 1 a 2 años: ¼ de pastilla (50 mg.)
bebés menores de 1 año: ¹/₈ de pastilla (25 mg.)

Para curar un absceso del hígado causado por amibas—usando pastillas de 250 mg. de fosfato de cloroquina o 200 mg. de sulfato de cloroquina

adultos: 3 ó 4 pastillas 2 veces al día por 2 días, y luego 1½ ó 2 pastillas al día por 3 semanas.

Dé menos a los niños, según su edad o peso.

Quinina (sulfato de quinina o bisulfato de quinina)

Nombre: _____ precio:____ por____

A menudo viene en pastillas de 300 mg. o 650 mg.

La quinina se usa para curar el paludismo resistente (paludismo que no se mejora con otras medicinas) y el paludismo grave, incluyendo el paludismo que afecta al cerebro. Es mejor darla tomada. Si se producen vómitos al dar quinina tomada, una medicina como la prometazina puede ayudar.

Posibles reacciones: A veces la quinina produce sudores, zumbido en los oídos o dificultad para oír, visión borrosa, mareos, náuseas, vómitos y diarrea.

Dosis de quinina para curar ataques fuertes de paludismo—usando pastillas de 300 mg.

Dé 3 veces al día por 3 días:

adultos: 2 pastillas (600 mg.)
niños de 10 a 15 años: 1½ pastillas (450 mg.)
niños de 6 a 9 años: 1 pastilla (300 mg.)
niños de 3 a 5 años: ½ pastilla (150 mg.)
niños de 1 a 2 años: ¼ de pastilla (75 mg.)
bebés menores de 1 año: ⅛ de pastilla (38 mg.)

Nota: En algunas partes del mundo, como en el Sudeste de Asia, hay que tomar quinina por 7 días.

Cuándo poner inyecciones de quinina o cloroquina:

Las inyecciones de quinina o cloroquina sólo se deben poner en casos de gran emergencia. Si una persona que tiene señas de paludismo o que vive en un lugar donde hay mucho paludismo, empieza a vomitar, a tener ataques (convulsiones) o a presentar otras señas de meningitis (vea pág. 185), puede que tenga paludismo en el cerebro. **Inyecte quinina de inmediato.** (O, si no hay otra medicina, inyecte cloroquina.) Tenga mucho cuidado **de usar la dosis correcta. Consiga ayuda médica.**

INYECCIONES DE DIHIDROCLORURO DE QUININA, 300 mg. en 2 ml.:

Las inyecciones de quinina se deben poner muy despacio y nunca directamente en la vena—esto puede ser peligroso para el corazón. Tenga mucho cuidado con los niños.

Inyecte media dosis lentamente en cada nalga. Antes de inyectar, jale el botón de la jeringa; si aparece sangre dentro de la jeringa, inyecte en otro sitio. Repita la misma dosis 12 horas después:

adultos: 600 mg. (2 ampolletas de 2 ml.)
niños: 0,07 ml. (¹⁄₁₅ ml. o 10 mg.) por cada kilo
de peso del niño. (Un bebé de 1 año que
pesa 10 kilos, debe recibir 0,70 ml.)

INYECCIONES DE CLOROQUINA, 200 mg. en 5 ml.:

Dé la dosis una sola vez (inyecte media dosis en cada nalga):

adultos: 200 mg. (la ampolleta entera de 5 ml.)
niños: inyecte 0,1 ml. (1/10 ml.) por cada kilo de
peso del niño. (Un bebé de 1 año que pesa
10 kilos, debe recibir 1 ml.)

La dosis se puede repetir 1 día después si es que no ha habido mejoría.

Mefloquina (marca conocida: *Lariam*)

Nombre: _____ precio:____ por _____

A menudo viene en pastillas de 250 mg.

La mefloquina puede prevenir y detener ataques agudos de paludismo que es resistente a la cloroquina.

Precauciones y posibles reacciones:

Las personas con epilepsia o con enfermedades mentales no deben tomar mefloquina. Las mujeres embarazadas tampoco la deben tomar, a menos que no puedan conseguir ningún otro tratamiento. La gente con problemas del corazón debe conseguir asistencia médica de alguien con experiencia, antes de tomar esta medicina. Tómela con una comida grande. A veces la mefloquina produce conductas extrañas, confusión, ansiedad, convulsiones o pérdida del conocimiento. **Si se produce cualquiera de estás señas, deje inmediatamente de tomar mefloquina.** Otros efectos secundarios incluyen mareos, malestar del estómago, dolor de cabeza y problemas de la vista. Los trastornos son más frecuentes y más graves con las dosis más altas que se usan para la curación.

Dosis de mefloquina:

Para curar ataques agudos de paludismo:

Dé 1 vez:

adultos: 5 pastillas (1250 mg.)
niños de 12 a 15 años: 4 pastillas (1000 mg.)
niños de 8 a 11 años: 3 pastillas (750 mg.)
niños de 5 a 7 años: 2 pastillas (500 mg.)
niños de 1 a 4 años: 1 pastilla (250 mg.)
bebés menores de 1 año: ½ pastilla (125 mg.)

Para prevenir el paludismo:

Dé 1 vez a la semana y siga dándola hasta 4 semanas después de irse de la región donde haya paludismo.

adultos: 1 pastilla (250 mg.)
niños de más de 45 kilos: 1 pastilla (250 mg.)
niños de 31 a 45 kilos: ¾ de pastilla (188 mg.)
niños de 20 a 30 kilos: ½ pastilla (125 mg.)
niños de 15 a 19 kilos: ¼ de pastilla (63 mg.)
niños de menos de 15 kilos: no se recomienda.

Pirimetamina con sulfadoxina (*Fansidar*)

Nombre: _____ precio:_____ por_____

Viene en pastilla combinada con 25 mg. de pirimetamina y 500 mg. de sulfadoxina

El *Fansidar* se usa para curar el paludismo resistente.

ADVERTENCIA: No debe tomar *Fansidar* una persona que alguna vez haya tenido una reacción a una sulfa. Si la medicina produce salpullido o comezón, **beba mucha agua y no vuelva a tomar la medicina.**

Dosis para curar ataques fuertes de paludismo:

Dé 1 vez:

adultos: 3 pastillas
niños de 9 a 14 años: 2 pastillas
niños de 4 a 8 años: 1 pastilla
niños de 1 a 3 años: ½ pastilla
bebés menores de 1 año: ¼ de pastilla

Proguanil (*Paludrine*)

Nombre: _____ precio:_____ por _____

A menudo viene en pastillas de 100 mg.

El proguanil se toma con cloroquina para prevenir el paludismo resistente a la cloroquina. No se usa para curar ataques fuertes de paludismo.

Dosis de proguanil para prevención:

Dé la medicina todos los días, comenzando el día que llegue a la región donde haya paludismo y hasta 28 días después de salir de dicha región.

adultos: 2 pastillas (200 mg.)
niños de 9 a 14 años: 1½ pastillas (150 mg.)
niños de 3 a 6 años: 1 pastilla (100 mg.)
niños de 1 a 2 años: ½ pastilla (50 mg.)
bebés menores de 1 año: ¼ de pastilla (25 mg.)

Primaquina

Nombre: _____ precio:_____ por _____

A menudo viene en pastillas de 26,3 mg. de fosfato de primaquina, que contiene 15 mg. de primaquina base.

La primaquina generalmente se usa después de un tratamiento con cloroquina u otra medicina para el paludismo, para evitar que vuelvan a dar algunas clases de paludismo. La primaquina sola no sirve para los ataques fuertes de paludismo.

Posibles reacciones:

Las mujeres embarazadas no deben tomar primaquina. En ciertas personas, especialmente algunas de raza negra, esta medicina produce anemia. Consiga ayuda local.

Dosis de primaquina:

Dé 1 vez al día por 14 días.

En cada dosis dé:

adultos: 1 pastilla (15 mg. de base)
niños de 8 a 12 años: ½ pastilla (7 mg. de base)
niños de 3 a 7 años: ¼ de pastilla (4 mg. de base)

Tetraciclina

La tetraciclina se puede usar para curar ataques agudos de paludismo en el Sudeste de Asia y en otras regiones donde hay mucho paludismo resistente a la cloroquina. Pero como hace efecto lentamente, se debe dar con otra medicina (por lo general, quinina). La gente que visita estas regiones a veces toma doxiciclina diariamente como prevención. Vea la pág. 356 para las dosis, riesgos y precauciones de la tetraciclina y la doxiciclina.

PARA AMIBAS Y GIARDIA

Si la diarrea o disentería es causada por amibas, la persona generalmente obra seguido, con muchos mocos (fríos) y a veces sangre. A menudo tiene cólicos o torcijones en la barriga, pero poca o nada de calentura (fiebre). La disentería amibiana se puede curar con **metronidazol** junto con **furoato de diloxanida** o **tetraciclina**. A veces se usa **cloroquina** cuando no hay metronidazol, o si las amibas han formado abscesos. El **yodoquinol** es otra medicina que se usa para curar la disentería amibiana, pero puede causar reacciones peligrosas.

Para acabar con todas las amibas en la tripa, se necesita un tratamiento muy largo (2 a 3 semanas) y caro. Muchas veces conviene dejar de tomar las medicinas cuando desaparecen los síntomas de disentería, y dejar que el cuerpo mismo se defienda contra las pocas amibas que quedan. Este tratamiento corto es más adecuado en regiones donde es muy probable que la persona se vuelva a infectar.

Si la diarrea es causada por giardia, los excrementos a menudo son amarillos y espumosos, pero sin sangre o moco. Muchas veces se usa metronidazol, pero la quinacrina es más barata.

Metronidazol (marca conocida: *Flagyl*)

Nombre: _____

A menudo viene en:

• pastillas de 200, 250 ó 500 mg.
                    Precio: _____ por _____
• tabletas vaginales,
  500 mg   Precio: _____ por _____

El metronidazol combate infecciones de la tripa causadas por amibas y giardia, y a veces la diarrea que resulta por tomar antibióticos de 'alcance amplio' (como la ampicilina). También es útil para infecciones de la vagina causadas por Tricomonas o por ciertas bacterias.

CUIDADO: No beba alcohol mientras esté tomando metronidazol, ya que eso causa muchas náuseas.

ADVERTENCIA: El metronidazol puede causar defectos de nacimiento. Las mujeres embarazadas deben evitar en lo posible el uso de esta medicina, especialmente durante los 3 primeros meses del embarazo. Las mujeres que estén amamantando y que estén usando dosis grandes, no deben darle pecho a sus bebés sino hasta 24 horas después de haber tomado el metronidazol. Quienes tengan problemas del hígado no deben usar metronidazol.

Dosis para infección de **giardia:**

Dé metronidazol 3 veces al día por 5 días.

En cada dosis dé:

adultos: 250 mg. (1 pastilla)
niños de 8 a 12 años: 250 mg. (1 pastilla)
niños de 3 a 7 años: 125 mg. (½ pastilla)
niños menores de 3 años: 62 mg. (¼ de pastilla)

Dosis para infecciones de **Tricomonas** en la vagina:

La mujer debe tomar 8 pastillas (2 gr.) de una sola vez. O, si la infección no es muy grave, puede meterse 1 tableta vaginal adentro de la vagina 2 veces al día por 10 días. Tanto la mujer como el hombre deben tomar al mismo tiempo el tratamiento para las Tricomonas. (El hombre debe tomar las pastillas aunque no sienta nada; de lo contrario, volverá a infectar a la mujer.)

Dosis para infecciones de **bacterias** en la vagina:

La mujer debe tomar 2 pastillas (500 mg.) de metronidazol 2 veces al día por 5 días. Si la infección vuelve, tanto la mujer como el hombre deben tomar el mismo tratamiento, al mismo tiempo.

Dosis para **disentería amibiana** (25 a 50 mg./kilo/día)—usando pastillas de 250 mg.

Dé metronidazol 3 veces al día por 5 a 10 días.

En cada dosis dé:

adultos: 750 mg. (3 pastillas)
niños de 8 a 12 años: 500 mg. (2 pastillas)
niños de 4 a 7 años: 375 mg. (1½ pastillas)
niños de 2 a 3 años: 250 mg. (1 pastilla)
niños menores de 2 años: 80 a 125 mg. (⅓ a
  ½ pastilla)

Para disentería amibiana, el metronidazol se debe tomar junto con furoato de diloxanida o tetraciclina.

Furoato de diloxanida *(Furamida)*

Nombre: _____ precio: ____ por ___

A menudo viene en:

• pastillas de 500 mg.
• jarabe con 125 mg. en 5 ml.

Posibles reacciones: A veces produce gases, dolor de estómago o náuseas.

Dosis de furoato de diloxanida (20 mg./kilo/día)—usando pastillas de 500 mg.

Dé 3 veces al día con las comidas. Para un tratamiento completo, tome la medicina durante 10 días.

En cada dosis dé:

adultos: 1 pastilla (500 mg.)
niños de 8 a 12 años: ½ pastilla (250 mg.)
niños de 3 a 7 años: ¼ de pastilla (125 mg.)
niños menores de 3 años: ⅛ de pastilla (62 mg.)
  o menos, según su peso

Tetraciclina (vea pág. 356)

Cloroquina (A veces se usa cuando no hay metronidazol o las amibas han formado abscesos—vea pág. 365)

Quinacrina (mepacrina)

(marca conocida: *Atebrina*)

Nombre: _____ precio:____ por____

A menudo viene en pastillas de 100 mg.

La quinacrina se puede usar para curar giardia, paludismo y lombriz solitaria, pero no es la mejor medicina para ninguno de esos males. Se usa porque es barata. La quinacrina muchas veces causa dolor de cabeza, mareos y vómitos.

Dosis de quinacrina para curar **giardia**:

Dé quinacrina 3 veces al día por 1 semana.

En cada dosis dé:

adultos: 1 pastilla de 100 mg.
niños menores de 10 años: 50 mg. (½ pastilla)

Dosis de quinacrina para curar **lombriz solitaria**:

(Media hora antes de dar la quinacrina, dé un antihistamínico como **prometazina** para ayudar a evitar los vómitos.)

Dé 1 sola dosis grande:

adultos: 1 gr. (10 pastillas)
niños de 8 a 12 años: 600 mg. (6 pastillas)
niños de 3 a 7 años: 400 mg. (4 pastillas)

¡PELIGRO! ¡NO USAR!

Hidroxiquinoleínas (clioquinol, yodoquinol, diyodohidroxiquinoleína, halquinol, broxiquinoleína)

(Marcas conocidas: *Diodoquín, Amiclina, Floraquín, Enteroquinol, Clorambín, Nivembín, Quogyl, Entero-Vioformo* y muchas otras)

Estas medicinas fueron muy usadas en el pasado para curar la diarrea. Ahora se sabe que a veces causan parálisis permanente, ceguera e incluso la muerte. **¡No use estas medicinas peligrosas!** (Vea pág. 51.)

PARA INFECCIONES DE LA VAGINA

El desecho, la comezón y el malestar de la vagina pueden ser causados por diferentes infecciones. Las más comunes son de **Tricomonas, hongos** (Cándida, moniliasis) y **bacterias.** El aseo y los lavados vaginales de agua con vinagre ayudan a aliviar muchas infecciones vaginales (vea págs. 241 a 242). También incluimos algunas medicinas específicas aquí.

Vinagre blanco para lavados vaginales

Precio: _____ por _____

Mezcle 2 ó 3 cucharadas de vinagre blanco en 1 litro de agua hervida. Como se muestra en la pág. 241, póngase 1 a 3 lavados al día durante 1 semana, y luego 1 lavado cada tercer día. Esto es especialmente eficaz para curar las infecciones de bacterias en la vagina.

Metronidazol, pastillas tomadas y tabletas vaginales (vea pág. 369)

Para infecciones vaginales causadas por Tricomonas y por bacterias. (Use metronidazol únicamente para las infecciones de bacterias si los lavados de agua con vinagre no sirven.)

Nistatina o Miconazol, pastillas, crema y tabletas vaginales (vea pág. 373)

Para infecciones vaginales causadas por hongos (Cándida, moniliasis)

Violeta de genciana (violeta cristal), solución al 1% (vea pág. 371)

Precio: _____ por _____

Para combatir infecciones vaginales causadas por hongos (Cándida, moniliasis) y otras infecciones de la vulva y la vagina.

Pinte la violeta de genciana en las partes afectadas 1 vez al día por 3 semanas.

Yodo povidona *(Betadine)*

Precio: _____ por _____

Para combatir infecciones de la vagina causadas por bacterias.

En 1 litro de agua tibia que haya sido hervida mezcle 2 cucharadas de yodo povidona. Póngase 1 lavado diario durante 10 a 14 días, como se muestra en la pág. 241 .

PARA PROBLEMAS DE LA PIEL

El lavarse las manos y bañarse seguido con agua y jabón ayudan a prevenir muchas infecciones, tanto de la piel como de la tripa. Las heridas se deben lavar cuidadosamente con agua hervida y jabón antes de cerrarlas o vendarlas.

El lavarse bien con agua y jabón muchas veces es el único tratamiento que se necesita para la caspa, seborrea, espinillas (acné, barros) e impétigo leve, como también para jiotes, tiña y otras infecciones leves causadas por hongos en la piel o la cabeza. Para estos usos es mejor si el jabón contiene un antiséptico como yodo povidona (*Betadine*). Pero el *Betadine* puede ser irritante para los tejidos y no se debe usar en la piel abierta.

Azufre

A menudo viene en forma de polvo amarillo.

Precio: _____ por _____

También viene en muchas lociones y pomadas para la piel.

El azufre sirve para muchos problemas de la piel:

1. Para evitar y combatir animalitos que andan por la piel: garrapatas, vaiborines, güinas, niguas y pulgas. Antes de salir a un campo o bosque donde haya muchos de estos animalitos, rocíe el cuerpo con polvo de azufre—especialmente las piernas, tobillos, muñecas, cintura y cuello.

2. Para combatir la sarna (guaguana), vaiborines, güinas o niguas, haga una pomada con 1 parte de azufre por 10 partes de petrolato (*Vaselina*) o manteca. Unte la pomada en las partes afectadas (vea pág. 200).

3. Para tiña, jiotes u otras infecciones de hongos, úntese la misma pomada 3 ó 4 veces al día, o una loción de azufre y vinagre (vea pág. 205).

4. Para un caso de seborrea o caspa muy terca, puede usar la misma pomada o se puede rociar la cabeza con polvo de azufre.

Violeta de genciana (violeta cristal)

A menudo viene en cristales color azul marino.

Precio: _____ por _____

La violeta de genciana ayuda a combatir ciertas infecciones de la piel, incluyendo impétigo y llagas con pus. También se puede usar para curar infecciones de hongos (Cándida, moniliasis) en la boca (algodoncillo) o en la vulva o pliegues de la piel.

Disuelva 1 cucharadita de violeta de genciana en medio litro de agua. Esto forma una solución al 2%. Píntela en la piel, en la boca o en la vulva.

Pomadas antibióticas

Nombre: _____ precio:_____ por ____

Estas pomadas son caras y muchas veces no hacen más provecho que la violeta de genciana. Sin embargo, no manchan la piel o la ropa y sirven para curar infecciones leves de la piel como impétigo. Una buena pomada contiene una mezcla de neomicina y polimixina (por ejemplo, *Neosporín* o *Polisporín*). También se puede usar una pomada de tetraciclina.

Pomadas o lociones corticoesteroides

Nombre: _____ precio:_____ por ____

Éstas se pueden usar para irritaciones de la piel que lagrimean o que dan mucha comezón, como las causadas por piquetes de insectos, por tocar ciertas plantas 'venenosas' y otras cosas. También sirven para tratar casos tercos de eczema (vea pág. 216) y psoriasis (pág. 216). Úselas 3 ó 4 veces al día. No las use por mucho tiempo, ni en áreas grandes de la piel.

Petrolato (petrolado, *Vaselina)*

Precio: _____ por _____

Sirve para preparar pomadas o vendajes para curar:

sarna o guaguana (vea págs. 199 y 373)
tiña y jiotes (pág. 372)
comezón por oxiuros (pág. 141)
quemaduras (págs. 96 y 97)
heridas en el pecho (pág. 91)

PARA TIÑA, JIOTES Y OTRAS INFECCIONES DE HONGOS

Muchas infecciones de hongos son muy tercas. Para acabar con ellas, hay que seguir usando el tratamiento por días o semanas después de que desaparezcan las señas. El bañarse y el aseo también son importantes.

Pomadas con ácido undecilénico, benzoico o salicílico

Nombre: _____ precio:_____ por ____

Las pomadas con estos ácidos sirven para combatir jiotes, tiña de la cabeza y otras infecciones de hongos en la piel. Muchas veces son (o pueden ser) combinadas con azufre. Las pomadas con ácido salicílico y azufre también sirven para combatir la seborrea.

La *Pomada de Whitfield* es una combinación de ácido salicílico y ácido benzoico. Sirve para muchas infecciones de hongos, incluyendo la tiña versicolor. Póngasela 2 veces al día durante 2 a 4 semanas.

Las pomadas y lociones son más baratas si las hace uno mismo. Mezcle 3 partes de ácido salicílico y/o 6 partes de ácido benzoico con 100 partes de *Vaselina*, petrolato, aceite mineral, manteca o alcohol al 40% (o ron). Unte esto en las partes afectadas 3 ó 4 veces al día.

Azufre con vinagre

Una loción de 5 partes de azufre con 100 partes de vinagre ayuda a combatir infecciones de hongos en la piel. Deje que se seque en la piel. También se puede hacer una pomada de 1 parte de azufre con 10 partes de manteca.

Tiosulfato de sodio

Viene en forma de cristales blancos que se pueden comprar en las tiendas que venden materiales fotográficos.

Precio: _____ por _____

Se usa para la tiña versicolor (vea pág. 206).

Disuelva 1 cucharada de tiosulfato de sodio en ½ taza de agua y úntelo en la piel con un algodón o un trapito. Luego frote la piel con un algodón empapado en vinagre. Haga esto 2 veces al día hasta que desaparezcan las manchitas, y después 1 vez cada 2 semanas para que no vuelvan.

Sulfuro de selenio *(Selsun, Exsel)*

Nombre: _____ precio:_____ por____

A menudo viene como una loción que contiene 1 ó 2,5% de sulfuro de selenio.

Las lociones con sulfuro de selenio son útiles para combatir la tiña versicolor. Unte la parte afectada y lávela después de 30 minutos. Use la loción 1 vez al día por 1 semana.

Tolnaftato *(Tinactín, Tinaderm)*

Nombre: _____ precio: _____ por ____

A menudo viene en crema, polvo y solución de tolnaftato al 1%.

Se puede usar para infecciones de tiña en los pies, la ingle, la cabeza, las manos y el cuerpo. Póngasela 2 veces al día hasta 2 semanas después de que hayan desaparecido los síntomas.

Griseofulvina

Nombre: _____ precio: _____ por ____

A menudo viene en pastillas o cápsulas de 250 ó 500 mg.

Las preparaciones que dicen 'micro' (micronizada, microcristales, micropolvo) son mejores.

Esta medicina es muy cara y sólo se debe usar para infecciones graves de hongos en la piel e infecciones profundas de tiña en la cabeza. También se usa para infecciones de hongos en las uñas, pero esto puede demorar meses y no siempre funciona. Las mujeres embarazadas no deben tomar griseofulvina.

Dosis de griseofulvina (15 mg./kilo/día)—usando la forma 'micronizada', cápsulas de 250 mg.

Dé 1 vez al día por lo menos durante1 mes.

adultos: 500 a 1000 mg. (2 a 4 cápsulas)
niños de 8 a 12 años: 250 a 500 mg.
   (1 a 2 cápsulas)
niños de 3 a 7 años: 125 a 250 mg.
   (½ a 1 cápsula)
niños menores de 3 años: 125 mg. (½ cápsula)

Violeta de genciana—para infecciones de hongos (vea pág. 371)

Nistatina o Miconazol

Nombre: _____ precio: ____ por____

Viene en soluciones, talcos, tabletas vaginales, pomadas y cremas

   Sirve para combatir Cándida o moniliasis en la boca (algodoncillo), la vagina o en los pliegues de la piel. La nistatina sólo combate estas infecciones, pero el miconazol sirve además para otras infecciones de hongos.

Dosis de nistatina y miconazol—la misma para niños y adultos:

   Moniliasis en la boca: ponga 1 ml. de solución en la boca y déjelo cuando menos 1 minuto antes de tragar. Haga esto 3 ó 4 veces al día.

   Moniliasis en la piel: mantenga las partes afectadas tan secas como pueda, y use talco o pomada de nistatina o miconazol 3 ó 4 veces al día.

   Moniliasis en la vulva o la vagina: ponga la crema dentro de la vagina 2 veces al día, o meta 1 tableta vaginal en la vagina todas las noches por 10 a 14 días.

PARA SARNA (GUAGUANA) Y PIOJOS: INSECTICIDAS

Hexacloruro de benceno gamma (lindano)
(marcas conocidas: *Kwell, Gammezane, Scabene*)

Nombre: _____ precio: ____ por ____

   Este insecticida viene en fórmulas caras para la gente y fórmulas baratas para animales, que la gente también puede usar. El lindano para bañar o rociar al ganado es muy barato, pero a menudo viene en forma concentrada, en una solución de 15%, que hay que diluir al 1%. Para la sarna, mezcle 1 parte de la solución de 15% de lindano con 15 partes de agua o *Vaselina,* y úntelo en la piel según las instrucciones de la pág. 199. Para piojos en la cabeza, vea la pág. 200.

CUIDADO: El lindano es un veneno y puede causar reacciones peligrosas, incluyendo ataques (convulsiones), especialmente en los bebés. No lo use en exceso. Únteselo una sola vez; si es necesario, repítalo después de 1 semana.

Benzoato de bencilo, crema o loción

Nombre: _____ precio: ____ por ____

   Use de la misma manera que la crema o loción de hexacloruro de benceno gamma (lindano).

Azufre con *Vaselina* o manteca

   Cuando no hay lindano o benzoato de bencilo para curar la sarna, use esta pomada.

   Mezcle 1 parte de azufre con 20 partes de *Vaselina*, aceite mineral o manteca, para formar una pomada de 5% de azufre.

Piretrinas con piperonil *(RID)*

Nombre: _____ precio: ____ por ____

A menudo viene como una solución líquida que contiene piretrinas y butóxido de piperonil.

   Combate todos los tipos de piojos y es menos peligroso que el lindano. Sin agregarle agua, aplique el líquido en el pelo seco hasta que esté completamente mojado. (No moje las cejas ni las pestañas.) Espere 10 minutos, pero no más de eso. Lave el pelo con agua tibia y jabón o champú. Después cambie la ropa y la ropa de cama. Repita el tratamiento después de 1 semana. Para eliminar las liendres (huevecillos de piojo), vea la pág. 200.

Crotamitón *(Eurax)*

Nombre: _____ precio: ____ por ____

A menudo viene como una crema o loción que contiene crotamitón al 10%.

   El crotamitón sirve para combatir solamente la sarna, no los piojos. Después de bañarse, póngaselo por todo el cuerpo, desde la barbilla hasta los dedos de los pies —¡no olvide los pliegues de la piel! Al día siguiente puede ponérselo otra vez. A los 2 días después de habérselo puesto la última vez, tome un baño o ducha para quitarse toda la crema o loción. Cambie su ropa y ropa de cama.

PARA VERRUGAS EN LOS GENITALES

Podofilina

Nombre: _____ precio: _____ por _____

A menudo viene como una solución que contiene de 10 a 25% de podofilina mezclada con benzoína.

Esto se usa para encojer las verrugas genitales. La podofilina irrita mucho la piel sana, así que se debe usar con mucho cuidado. Antes de usarla, proteja la piel alrededor de las verrugas con petrolato *(Vaselina)* u otra pomada grasosa. (Esto es especialmente importante en las partes donde la piel sana puede rozar la verruga, como el prepucio del pene.) Unte la solución en las verrugas y deje que se seque completamente. Lave bien después de 4 a 6 horas. El tratamiento se puede repetir después de 1 semana. Generalmente se requieren varios tratamientos semanales.

Si la podofilina le causa una irritación muy fuerte de la piel, no la vuelva a usar. Tampoco la use en verrugas que sangren. Las mujeres embarazadas o que estén dando pecho no deben usar podofilina.

Ácido dicloroacético o tricloroacético

Nombre: _____ precio: _____ por _____

Viene en forma de líquido claro.

Si no hay podofilina, se puede usar ácido dicloroacético o tricloroacético para encojer las verrugas. Pero este acido también deshace la piel sana, así que se debe usar con mucho cuidado. Proteja la piel alrededor de la verruga con *Vaselina* u otra pomada grasosa. Corte con mucho cuidado la piel muerta de las verrugas grandes o gruesas. Con un palillo, ponga 1 gotita de ácido en la verruga. Suavemente, con la punta del palillo, meta el ácido en la verruga. El tratamiento se puede repetir semanalmente. Generalmente hay que hacerlo varias veces.

CUIDADO: Este ácido puede producir quemaduras graves. Proteja las manos y otras partes de piel sana, y lávelas de immediato si les llega a caer ácido.

PARA LOMBRICES Y GUSANOS EN LA TRIPA

Para deshacerse de las lombrices y los gusanos intestinales por bastante tiempo no basta con sólo usar medicinas. También es preciso seguir los consejos para el aseo personal y público (vea el Capítulo 12). Si una persona en la familia tiene lombrices, es buena idea tratar a toda la familia de una vez.

Mebendazol *(Vermox)*—para muchas infecciones de diferentes lombrices

Nombre: _____ precio: _____ por _____

A menudo viene en pastillas de 100 mg.

Esta medicina combate Uncinaria (lombriz de gancho), tricocéfalo (lombriz de látigo), Ascaris (lombriz grande redonda), oxiuro (lombriz chiquita afilada) y otra lombriz llamada Estrongiloides. Funciona bien para las infecciones de varias lombrices. Puede servir también en casos de triquinosis. Al combatir infecciones severas de lombrices, puede haber algo de dolor de barriga y diarrea, pero esos trastornos no son frecuentes.

ADVERTENCIA: No dé mebendazol a mujeres embarazadas ni a niños menores de 2 años.

Dosis de mebendazol—usando pastillas de 100 mg.

Dé la misma cantidad a niños y a adultos.

Para oxiuro: 1 pastilla 1 vez a la semana por 3 semanas

Para Uncinaria, tricocéfalo, Ascaris y Estrongiloides: 1 pastilla 2 veces al día (en la mañana y en la tarde) por 3 días (6 pastillas en total)

Albendazol *(Zentel)*—para muchas infecciones de diferentes lombrices

Nombre: _____ precio: _____ por _____

A menudo viene en pastillas de 200 y 400 mg.

Esta medicina es parecida al mebendazol, pero muchas veces es más cara. Combate Uncinaria, tricocéfalo, Ascaris, oxiuro y Estrongiloides. Generalmente no causa trastornos.

ADVERTENCIA: No dé albendazol a mujeres embarazadas ni a niños menores de 2 años.

Dosis de albendazol—usando pastillas de 200 mg.

Dé la misma cantidad a niños y a adultos.

Para Uncinaria, tricocéfalo, Ascaris y oxiuro: 400 mg. (2 pastillas) 1 vez

Para Estrongiloides: 400 mg. (2 pastillas) 2 veces al día por 3 días, y repita después de 1 semana

Piperazina—para Ascaris y oxiuro

Nombre: _____

Viene como citrato, tartrato, hidrato, adipato o fosfato de piperazina.

A menudo viene en:

• pastillas de 500 mg. Precio: _____ por _____
• suspensión, 500 mg. en 5 ml. Precio: _____ por _____

Para combatir Ascaris, se da 1 dosis grande durante 2 días. Para combatir oxiuro, se dan dosis más pequeñas diariamente durante 1 semana. Causa pocos trastornos.

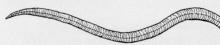

Dosis de piperazina para **Ascaris** (75 mg./kilo/día) — usando pastillas de 500 mg. o suspensión con 500 mg. en 5 ml.

Dé 1 vez al día por 2 días.

adultos: 3500 mg. (7 pastillas o 7 cucharaditas)
niños de 8 a 12 años: 2500 mg. (5 pastillas o 5 cucharaditas)
niños de 3 a 7 años: 1500 mg. (3 pastillas o 3 cucharaditas)
niños de 1 a 3 años: 1000 mg. (2 pastillas o 2 cucharaditas)
bebés menores de 1 año: 500 mg. (1 pastilla o 1 cucharadita)

Dosis de piperazina para **oxiuro** (40 mg./kilo/día):

Dé 2 dosis diarias por 1 semana.

adultos: 1000 mg. (2 pastillas o 2 cucharaditas)
niños de 8 a 12 años: 750 mg. (1½ pastillas o 1½ cucharaditas)
niños de 3 a 7 años: 500 mg. (1 pastilla o 1 cucharadita)
niños menores de 3 años: 250 mg. (½ pastilla o ½ cucharadita)

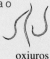

oxiuros

Tiabendazol—para muchas infecciones de diferentes lombrices

Nombre: _____

A menudo viene en:

• pastillas de 500 mg. Precio: _____ por _____
• suspensión, con 1 gr. en 5 ml. Precio: _____ por _____

Ya que el tiabendazol produce más trastornos que el mebendazol o el albendazol, sólo se debe usar para lombrices cuando no haya estas otras medicinas, o para infecciones de lombrices que no sean de la tripa.

Se puede usar para combatir Uncinaria, tricocéfalo y Estrongiloides. También sirve para Ascaris y oxiuro, pero la piperazina produce menos trastornos. Puede servir en casos de triquinosis.

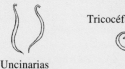

Tricocéfalo

Uncinarias

CUIDADO: El tiabendazol puede hacer que las Ascaris salgan por la garganta o la nariz. Esto puede tapar la respiración. Por eso, si sospecha que una persona tiene Ascaris además de otras clases de lombrices, es buena idea darle piperazina unos días antes de usar tiabendazol.

Posibles reacciones: El tiabendazol muchas veces causa cansancio, malestar y a veces vómitos.

Dosis de tiabendazol (25 mg./kilo/día)—usando pastillas de 500 mg. o suspensión con 1 gr. en 5 ml.

Dé 2 veces al día por 3 días. Las pastillas se deben masticar.

En cada dosis dé:

adultos: 1500 mg. (3 pastillas o 1½ cucharaditas)
niños de 8 a 12 años: 1000 mg. (2 pastillas o 1 cucharadita)
niños de 3 a 7 años: 500 mg. (1 pastilla o ½ cucharadita)
niños menores de 3 años: 250 mg. (½ pastilla o ¼ de cucharadita)

Pirantel *(Antiminth, Cobantril, Helmex)*

Nombre: _____

Viene como pamoato o embonato

A menudo viene en:

• pastillas de 250 mg.   Precio: _____ por _____
• suspensión, 250 mg.
  en 5 ml.   Precio: _____ por _____

Esta medicina sirve para combatir oxiuro, Uncinaria y Ascaris, pero puede ser cara. El pirantel a veces produce vómitos, mareos o dolor de cabeza.

Dosis de pirantel (10 mg./kilo)—usando pastillas de 250 mg.

Para Uncinaria y Ascaris, dé 1 sola vez. Para oxiuro, repita la dosis después de 2 semanas.

En cada dosis dé:

adultos: 750 mg. (3 pastillas)
niños de 10 a 14 años: 500 mg. (2 pastillas)
niños de 6 a 9 años: 250 mg. (1 pastilla)
niños de 2 a 5 años: 125 mg. (½ pastilla)
niños menores de 2 años: 62 mg. (¼ de pastilla)

PARA LOMBRIZ SOLITARIA

Hay varios tipos de lombrices solitarias. La niclosamida combate mejor la mayoría de ellas. La segunda opción para combatirlas es el praziquantel.

Niclosamida *(Yomesán)*—para infección de lombriz solitaria

Nombre: _____ precio:_____ por_____

A menudo viene en pastillas que se mastican de 500 mg.

La niclosamida probablemente es la mejor medicina contra la lombriz solitaria. Combate casi todas las clases de lombriz solitaria en la tripa, pero no hace nada contra los quistes fuera de la tripa.

Dosis de niclosamida para lombriz solitaria—usando pastillas de 500 mg.

Mastique bien y trague 1 sola dosis. No coma nada antes, ni por 2 horas después de tomar la medicina. El dar un purgante puede ayudar a eliminar la lombriz.

adultos y niños mayores de 8 años: 2000 mg.
  (4 pastillas)
niños de 2 a 8 años: 1000 mg. (2 pastillas)
niños menores de 2 años: 500 mg. (1 pastilla)

Praziquantel *(Biltricide, Droncit, Cesol, Cisticid)*

Nombre: _____ precio: _____ por ____

A menudo viene en pastillas de 150 mg. y 600 mg.

El praziquantel es eficaz para combatir la mayoría de los tipos de lombrices solitarias, pero es más caro que la niclosamida.

ADVERTENCIA: Las mujeres embarazadas y los niños menores de 4 años no deben tomar praziquantel. Las madres no deben darle pecho a sus bebés mientras toman praziquantel ni por 72 horas (3 días) después de tomar praziquantel ('ordéñese' los pechos y tire la leche).

Posibles reacciones: El praziquantel puede producir cansancio, mareos, dolor de cabeza y desgana de comer, pero esas reacciones son poco frecuentes con las dosis bajas que se usan para combatir la lombriz solitaria.

Dosis de praziquantel para la mayoría de los tipos de lombrices solitarias, incluyendo las de la carne de res y de puerco (10 a 20 mg./kilo)—usando pastillas de 600 mg.

Tome 1 sola vez.

adultos: 600 mg. (1 pastilla)
niños de 8 a 12 años: 300 mg. (½ pastilla)
niños de 4 a 7 años: 150 mg. (¼ pastilla)

El tratamiento de lombriz solitaria enana (o *H. nana*) requiere de una dosis más grande:

adultos: 1500 mg. (2 ½ pastillas)
niños de 8 a 12 años: 600 a 1200 mg.
  (1 a 2 pastillas)
niños de 4 a 7 años: 300 a 600 mg.
  (½ a 1 pastilla)

Quinacrina (mepacrina, *Atebrina)* para lombriz solitaria, vea pág. 370.

PARA ESQUISTOSOMIASIS (BILHARZIA)

En varias partes del mundo hay distintos tipos de esquistosomiasis, que requieren de tratamientos diferentes. El praziquantel es una medicina que combate todas las formas de la enfermedad. El metrifonato y la oxamniquina son eficaces para combatir ciertos tipos de esquistosomiasis. Las medicinas se deben dar bajo la vigilancia de un trabajador de la salud con experiencia.

Praziquantel *(Biltricide, Droncit, Cesol, Cisticid)*

Nombre: _____ precio:_____ por_____

A menudo viene en pastillas de 150 mg. o 600 mg.

ADVERTENCIA: Las mujeres embarazadas no deben tomar praziquantel. Las mujeres que están amamantando no deben darle pecho a sus bebés mientras toman praziquantel ni por 72 horas (3 días) después de tomar praziquantel ('ordéñese' los pechos y tire la leche). No dé praziquantel a niños menores de 4 años.

Posibles reacciones: El praziquantel con frecuencia produce cansancio, dolor de cabeza, mareos y desgana de comer, pero no hay que interrumpir el tratamiento si ocurren esas reacciones. Para disminuir las reacciones, es mejor tomar el praziquantel con una comida grande.

Dosis de praziquantel para esquistosomiasis (40 mg./kilo)—usando pastillas de 600 mg.

Para combatir la esquistosomiasis que produce sangre en la orina (*S. hematobium*), dé 1 sola dosis:

adultos: 2400 a 3000 mg. (4 ó 5 pastillas)
niños de 8 a 12 años: 1200 a 1800 mg.
 (2 ó 3 pastillas)
niños de 4 a 7 años: 600 mg. (1 pastilla)

Estas dosis también combatirán un tipo de esquistosomiasis que se encuentra en África Oriental y Central y en Sudamérica, que produce sangre en los excrementos (*S. mansoni*). Pero en Asia Oriental, la esquistosomiasis que produce sangre en los excrementos (*S. japonicum*) requiere de una dosis mayor (60 mg./kilo):

Dé en 1 solo día:

adultos: 3600 a 4200 mg. (6 ó 7 pastillas)
niños de 8 a 12 años: 1800 a 2400 mg.
 (3 ó 4 pastillas)
niños de 4 a 7 años: 900 mg. (1½ pastillas)

(Para disminuir las posibles reacciones, esta cantidad mayor puede dividirse en 3 dosis más pequeñas y darse en 1 solo día.)

Metrifonato *(Bilarcil)*

El metrifonato es una medicina mucho más barata que se puede usar para combatir la esquistosomiasis que produce sangre en la orina (*S. hematobium*). Las mujeres embarazadas no deben tomar esta medicina.

Nombre: _____ precio:_____ por_____

Viene en pastillas de 100 mg.

Dosis de metrifonato para esquistosomiasis (7,5 a 10 mg./kilo por dosis)—usando pastillas de 100 mg.

Dé 3 dosis cada 2 semanas.

En cada dosis dé:

adultos: 400 a 600 mg. (4 a 6 pastillas)
niños de 6 a 12 años: 300 mg. (3 pastillas)
niños de 3 a 5 años: 100 mg. (1 pastilla)

Oxamniquina *(Vansil, Mansil)*

Nombre: _____

A menudo viene en:

• cápsulas con 250 mg.   Precio: _____ por _____
• jarabe con 250 mg.
  en 5 ml.   Precio: _____ por _____

La oxamniquina se usa para combatir la esquistosomiasis que produce sangre en los excrementos en América del Sur y Central (*S. mansoni*). (Para tratar la *S. mansoni* en África, se necesitan dosis más altas. Consiga ayuda local.) Es mejor tomar la medicina después de comer.

ADVERTENCIA: Las mujeres embarazadas no deben tomar oxamniquina. Esta medicina puede producir mareos, cansancio y, de vez en cuando, convulsiones. Las personas con epilepsia deben tomar oxamniquina sólo cuando también estén tomando una medicina para la epilepsia.

Dosis de oxamniquina (adultos: 15 mg./kilo/día; niños: 10 mg./kilo/2 veces al día)—usando cápsulas de 250 mg.

Dé solamente por 1 día:
Adultos: dé 750 a 1000 mg. (3 ó 4 cápsulas) en
  1 dosis.
Para niños, dé la siguiente dosis 2 veces en
  1 solo día:
niños de 8 a 12 años: 250 mg. (1 cápsula)
niños de 4 a 7 años: 125 mg. (½ cápsula)
niños de 1 a 3 años: 63 mg. (¼ de cápsula)

PARA CEGUERA DEL RÍO (ONCOCERCOSIS)

La mejor medicina para tratar la ceguera del río es la ivermectina. Esta medicina nueva mata lentamente a las lombrices jóvenes y no produce la reacción peligrosa de otros tratamientos. Si no hay ivermectina, un trabajador de la salud con experiencia puede dar primero dietilcarbamacina y luego también suramina.

Ivermectina (Mectizán)

Nombre: _____ precio:_____ por____

A menudo viene en pastillas de 6 mg.

Para determinar la dosis correcta, si puede, primero pese a la persona. Dé 1 sola dosis. A veces se necesita otra dosis después de 6 meses o 1 año.

CUIDADO: No dé a niños que pesen menos de 15 kilos (ni a niños menores de 5 años), ni a mujeres embarazadas o que estén amamantando, ni a personas con meningitis u otra enfermedad grave.

Dosis de Ivermectina:

Dé 1 sola vez:

adultos pesados (más de 64 kilos): 2 pastillas (12 mg.)

adultos promedio (45 a 63 kilos): 1½ pastillas (9 mg.)

jóvenes y adultos livianos (26 a 44 kilos): 1 pastilla (6 mg.)

niños (15 a 25 kilos): ½ pastilla (3 mg.)

Dietilcarbamacina (Hetrazán, Banocide)

Nombre: _____ precio:_____ por____

A menudo viene en pastillas de 50 mg.

La dietilcarbamacina mata a las lombrices jóvenes pero no a las adultas. Esta medicina se debe usar sólo bajo las instrucciones de un trabajador de la salud con experiencia.

Para evitar daño grave a los ojos, es importante empezar con una dosis baja. Tome la medicina así:

Primer día: ½ mg./kg., 1 sola vez
Segundo día: ½ mg./kg., 2 veces
Tercer día: 1 mg./kg., 3 veces.

Tome la dosis de 1 mg./kg./3 veces al día durante 14 días. Hay que tomar la medicina después de las comidas (una por la mañana, una por la tarde y otra por la noche).

Ejemplo: Una persona que pese 60 kilos tomaría una sola dosis de 30 mg. el primer día, 2 dosis separadas de 30 mg. cada una el segundo día y 3 dosis separadas de 60 mg. cada día de allí en adelante por 14 días.

La dietilcarbamacina puede producir reacciones alérgicas graves que se pueden controlar, por lo menos en parte, con antihistamínicos o corticoesteroides recetados por un trabajador de la salud.

Posibles reacciones: La dietilcarbamacina a veces produce dolor de cabeza, cansancio, debilidad, desgana de comer, molestias del estómago, tos, dolores en el pecho, dolor en los músculos o coyunturas, calentura y salpullido.

Suramina (Nafuride, Bayer 205, Antrypol, Germanín)

Nombre: _____ precio: _____ por ____

Ésta es más eficaz que la dietilcarbamacina para matar lombrices adultas y se debe usar después del tratamiento con dietilcarbamacina, cuando las reacciones casi hayan terminado. A veces la suramina envenena los riñones. Si aparece hinchazón de los pies u otras señas de envenenamiento urinario, deje de usar esta medicina. Las personas con problemas de los riñones no deben usarla.

La suramina se debe inyectar en la vena y se debe usar sólo con la ayuda de un trabajador de la salud con experiencia. Para adultos, inyecte 1 gr. de suramina en 10 ml. de agua destilada 1 vez a la semana durante 5 a 7 semanas. Comience con una dosis de prueba de 200 mg. Combata las reacciones alérgicas con antihistamínicos.

PARA LOS OJOS

Pomada oftálmica antibiótica—para 'mal de ojo' (conjuntivitis, llorona)

Ejemplos útiles: pomadas oftálmicas de oxitetraciclina o clortetraciclina

Nombre: _____ precio: _____ por____

Estas pomadas oftálmicas sirven para el 'mal de ojo' causado por bacterias, y para el tracoma. Para curar el tracoma completamente, también hay que tomar tetraciclina (p. 356) o eritromicina (p. 355) por la boca.

Para que una pomada oftálmica haga provecho, hay que untarla **adentro** del párpado, no afuera. Úntela 3 ó 4 veces al día.

Use una pomada oftálmica de eritromicina al 0.5% o tetraciclina al 1% para proteger los ojos de recién nacidos contra la gonorrea y la clamidia. Cuando el bebé nazca, póngale un poco de pomada en el borde de adentro de cada ojo y no lo limpie ni lo enjuague. Si no hay pomada antibiótica para ojos, use gotas de nitrato de plata.

Para tratar gonorrea y clamidia en el recién nacido, vea la pág. 221.

Gotas de nitrato de plata al 1%—para proteger los ojos de recién nacidos

Nombre: _____ precio:_____ por ___

Ponga 1 gota de nitrato de plata al 1% en cada ojo al nacer. Esto protegerá los ojos del recién nacido contra la gonorrea (pero no contra la clamidia).

ADVERTENCIA: No use gotas de nitrato de plata que puedan haberse evaporado y que por ello puedan estar muy concentradas. Podrían quemar los ojos del bebé.

PARA EL DOLOR: ANALGÉSICOS ('CALMANTES')

Nota: Hay muchos diferentes tipos de 'calmantes' para el dolor, muchos de los cuales son peligrosos (especialmente los que contienen **dipirona**). Use sólo los que usted sabe que son bastante seguros, como **aspirina, acetaminofén (paracetamol)** o **ibuprofeno** (pág.380). Para un calmante más fuerte, vea **codeína** (pág. 384).

Aspirina (ácido acetil salicílico)

A menudo viene en:

- pastillas de 300 mg.
  (5 granos)   Precio: _____ por _____
- pastillas para niños de 75 mg. (1¼ granos)
  ('aspirina infantil')   Precio: _____ por _____

La aspirina es un 'calmante' o analgésico muy útil y barato. Ayuda a calmar el dolor y bajar la calentura e inflamación. También ayuda un poco a calmar la tos y la comezón.

Muchas de las diferentes medicinas que se venden para el dolor, la artritis o el catarro contienen aspirina, pero son más caras y muchas veces no hacen más provecho que la aspirina pura.

Riesgos y Precauciones:

1. No use aspirina para el dolor de estómago o la indigestión. La aspirina es ácida y puede empeorar el problema. Por esta misma razón, **las personas con úlceras del estómago nunca deben usar aspirina.**

2. La aspirina causa dolor de estómago o agruras en algunas personas. Para evitar esto, tome aspirina con leche, un poco de bicarbonato o mucha agua—o junto con las comidas.

3. No dé más de 1 dosis de aspirina a una persona deshidratada hasta que empiece a orinar normalmente.

4. Es mejor no dar aspirina a niños menores de 12 años y en especial no hay que darla a los bebés (el acetaminofén es más seguro) ni a la gente con asma (puede producirle un ataque).

5. Guarde la aspirina fuera del alcance de los niños. Es venenosa si se toma en cantidades grandes.

6. No dé aspirina a las mujeres embarazadas.

Dosis de aspirina para dolor o calentura—usando pastillas de 300 mg. (5 granos)

Tome cada 4 a 6 horas (o sea, de 4 a 6 veces al día), pero a los niños no les dé más de 4 veces al día.

adultos: 1 ó 2 pastillas (300 a 600 mg.)
niños de 8 a 12 años: 1 pastilla (300 mg.)
niños de 3 a 7 años: ½ pastilla (150 mg.)
niños de 1 a 2 años: ¼ de pastilla (75 mg.)

(La dosis se puede doblar para el dolor fuerte de la regla, la artritis severa o la fiebre reumática. O dé 100 mg./kilo/día. Si le da zumbido en los oídos, use una dosis más chica.)

—usando pastillas de 'aspirina infantil' de 75 mg.

Dé aspirina 4 veces al día a los niños:

> niños de 8 a 12 años: 4 pastillas (300 mg.)
> niños de 3 a 7 años: 2 a 3 pastillas (150 a 225 mg.)
> niños de 1 a 2 años: 1 pastilla (75 mg.)
> no dé aspirina a niños menores de 1 año

Acetaminofén (paracetamol)—para dolor y calentura

Nombre: _____ precio:____ por___

A menudo viene en pastillas de 500 mg. También viene en jarabes.

El acetaminofén (paracetamol) es más seguro para los niños que la aspirina. No irrita el estómago y por eso lo pueden usar las personas con úlceras estomacales en lugar de la aspirina. También lo pueden usar las mujeres embarazadas.

Dosis de acetaminofén para dolor y calentura— usando pastillas de 500 mg.

Dé acetaminofén 4 veces al día.

En cada dosis dé:

> adultos: 500 mg. a 1 gr. (1 ó 2 pastillas)
> niños de 8 a 12 años: 500 mg. (1 pastilla)
> niños de 3 a 7 años: 250 mg. (½ pastilla)
> niños de 1 a 2 años: 125 mg. (¼ de pastilla)
> bebés menores de 1 año: 62 mg. (⅛ de pastilla)

Ibuprofeno

Nombre: _____ precio:____ por ___

A menudo viene en pastillas de 200 mg.

El ibuprofeno sirve para hinchazón y dolor en los músculos, dolor en las coyunturas por artritis, dolor de la regla, dolor de cabeza y para bajar la calentura. Es más caro que la aspirina.

ADVERTENCIA: Las personas alérgicas a la aspirina no deben tomar ibuprofeno. Las mujeres embarazadas no deben usar ibuprofeno.

Dosis de ibuprofeno para dolor y calentura—usando pastillas de 200 mg.

Dé ibuprofeno cada 4 a 6 horas.

En cada dosis dé:

> adultos y niños de 12 años y mayores: 200 mg. (1 pastilla)
> niños menores de 12 años: No les dé.

Si una pastilla no alivia el dolor o la calentura, se pueden usar 2 pastillas. No tome más de 6 pastillas en 24 horas.

Ergotamina con cafeína *(Cafergot)*—para jaqueca (migraña)

Nombre: _____ precio:____ por___

A menudo viene en pastillas con 1 mg. de ergotamina

Dosis de ergotamina con cafeína para jaqueca:

> adultos: tome 2 pastillas a la primera seña de jaqueca, luego 1 pastilla cada media hora hasta que se quite el dolor. Pero no tome más de 6 pastillas en total.

ADVERTENCIA: No tome esta medicina seguido. No la tome si está embarazada.

Codeína—para dolor muy fuerte (vea pág. 384)

PARA QUE NO DUELA AL CERRAR UNA HERIDA: ANESTÉSICO

Lidocaína *(Xilocaína)*

2 por ciento (con o sin epinefrina)

Nombre: _____ precio:____ por ___

A menudo viene en ampolletas o frasquitos para inyectar

La lidocaína se puede inyectar alrededor de los bordes de una herida antes de coserla, para que esa parte se sienta dormida y no duela.

Inyecte adentro y debajo de la piel en varios lugares alrededor de la herida, dejando 1 cm. entre inyecciones. No olvide jalar el botón de la jeringa antes de inyectar (vea pág. 73). Inyecte lentamente. Use más o menos 1 ml. de anestésico por cada 2 cm. de piel. (No use más de 20 ml. en total.) Si la herida está limpia, puede inyectar en los lados de adentro de la herida. Si la herida está sucia, limpie la piel e inyecte a través de la piel alrededor de la herida. Luego **limpie la herida con cuidado** antes de cerrarla.

Use lidocaína con epinefrina para coser la
mayoría de las heridas. La epinefrina hace que el
anestésico dure más tiempo y ayuda a controlar las
hemorragias.

Use lidocaína sin epinefrina para heridas en
los dedos de las manos y los pies, el pene, las
orejas y la nariz. Esto es importante porque la
epinefrina puede cortar la circulación de la sangre a
esas partes y así causar mucho daño.

Otro uso de la lidocaína con epinefrina: **para
sangrado muy fuerte de la nariz**, eche un poco en
un algodón y métalo en la nariz. La epinefrina
controla el sangrado haciendo que las venitas se
cierren.

PARA TORCIJONES EN LA TRIPA
O INTESTINOS:
ANTIESPASMÓDICOS

Belladona (con o sin fenobarbital)

Nombre: _____ precio:____ por ____

A menudo viene en pastillas con 8 mg. de belladona

Hay muchos productos antiespasmódicos. La
mayoría contiene belladona o algo parecido
(atropina, hiosciamina) y muchas veces fenobarbital
(fenobarbitone). No hay que acostumbrarse a usar
estos medicamentos, pero se pueden usar de vez
en cuando para calmar el dolor o los cólicos
(torcijones) del estómago o de la tripa. Pueden
ayudar a calmar el dolor de una infección de la
vejiga o de una inflamación de la vesícula biliar. A
veces sirven en el tratamiento de úlceras del
estómago.

Dosis de belladona para torcijones (cólicos)—
usando pastillas con 8 mg. de belladona

adultos: 1 pastilla, 3 a 6 veces al día
niños de 8 a 12 años: 1 pastilla, 2 ó 3 veces
al día
niños de 5 a 7 años: ½ pastilla, 2 ó 3 veces
al día
no dé a niños menores de 5 años

ADVERTENCIA: Si toma demasiado de estas
medicinas, se puede envenenar. Manténgalas fuera
del alcance de los niños.

Las personas con glaucoma no deben tomar
medicinas que contengan belladona o atropina.

PARA INDIGESTIÓN ÁCIDA, AGRURAS Y
ÚLCERAS DEL ESTÓMAGO

Hidróxido de aluminio o hidróxido de magnesio
(Leche de Magnesia)

Nombre: _____ precio: ____ por ___

A menudo viene en:

• pastillas de 500 a 750 mg.
• suspensiones con 300 a 500 mg. en 5 ml.

A veces éstos vienen mezclados juntos o con
trisilicato de magnesio. Si además tienen
simeticona, ayudan a controlar los gases.

Estos antiácidos se pueden usar de vez en
cuando para indigestión ácida o agruras, o en forma
regular para tratar úlceras del estómago (pépticas).
Es mejor tomar antiácidos 1 hora después de las
comidas y a la hora de acostarse. Mastique 2 ó 3
pastillas. Para úlceras graves del estómago, puede
ser necesario tomar de 3 a 6 pastillas (o
cucharaditas) cada hora.

CUIDADO: No use estas medicinas si además está
tomando tetraciclina. Los antiácidos con magnesio a
veces producen diarrea, y los que tienen aluminio
pueden producir estreñimiento.

Bicarbonato de sodio ('carbonato')

Viene en forma de polvo blanco

Precio: _____ por _____

Como antiácido, su uso debe ser muy limitado:
cuando una persona tenga malestar del estómago
de vez en cuando, con agruras o indigestión ácida.
**No se debe usar para tratar indigestión crónica
ni úlceras del estómago (pépticas).** Aunque al
principio parece ayudar, hace que el estómago
produzca más ácido, lo que empeora las cosas. El
'bicarbonato' también hace provecho para la 'cruda'
('guayabo') de una persona que ha tomado
demasiado la noche anterior. Para este uso (pero no
para indigestión ácida) se puede tomar junto con
acetaminofén o aspirina. El *Alka-Seltzer* es una
combinación de 'bicarbonato' y aspirina. Como
antiácido para usar **de vez en cuando**, mezcle ½
cucharadita de bicarbonato de sodio en 1 vaso de
agua y tómelo. No lo use seguido.

Para limpiar los dientes, se puede usar
'bicarbonato' o una mezcla de 'bicarbonato' y sal en
vez de pasta de dientes (vea pág. 230).

ADVERTENCIA: **Las personas con ciertos
problemas del corazón o que tienen hinchados los
pies o la cara, no deben tomar 'bicarbonato' ni
otros productos ricos en sodio (como la sal).**

Carbonato de calcio

Nombre: _____ precio:____ por____

A menudo viene en pastillas de 350 a 850 mg.

Éste funciona más despacio que el bicarbonato de sodio. Es muy eficaz para la indigestión ácida o agruras que vienen de vez en cuando, pero no se debe usar por largo tiempo, ni para tratar úlceras (vea pág. 129). Mastique 1 pastilla de 850 mg. o 2 pastillas de 350 mg. cuando tenga molestias. Tome otra dosis a las 2 horas si es necesario.

Cimetidina *(Tagamet)*

Nombre: _____ precio:____ por ____

A menudo viene en:

• pastillas de 200 mg.
• inyecciones de 200 mg. en 2 ml.

La cimetidina es un tratamiento caro pero eficaz para las úlceras del estómago y de la tripa. Calma el dolor y ayuda a la curación. Si se usa por mucho tiempo, puede ayudar a que no vuelva el tipo de úlcera más común (úlcera de la tripa). Pero para impedir que vuelva cualquier tipo de úlcera, también es importante seguir una dieta especial y otros consejos para el cuidado de úlceras (págs. 128 y 129).

Precauciones: No deben tomar cimetidina ni las mujeres embarazadas, ni las que estén amamantando, ni los niños.

Posibles reacciones: A veces causa diarrea leve, mareos, salpullido y sueño.

Dosis para una úlcera activa de la tripa:

400 mg. (2 pastillas de 200 mg.) 2 veces al día, u 800 mg. (4 pastillas de 200 mg.) al acostarse, por 6 a 8 meses

Dosis para una úlcera activa del estómago:

300 mg. (1½ pastillas de 200 mg.) 4 veces al día, durante 6 a 8 semanas

Dosis para ayudar a que no vuelva una úlcera de la tripa:

400 mg. (2 pastillas de 200 mg.) al acostarse, hasta por 1 año

Ranitidina *(Azantac, Ranisén)*

Nombre: _____ precio: ____ por ___

A menudo viene en pastillas de 150 mg. o 300 mg.

La ranitidina es parecida a la cimetidina, pero es más cara. Puede calmar el dolor y ayudar a que sane una úlcera. Pero no olvide seguir los consejos de las págs. 128 y 129 para combatir y evitar las úlceras.

Dosis de ranitidina para combatir las úlceras:

150 mg. 2 veces al día, o 300 mg. a la hora de la cena, durante 6 a 8 semanas.

Dosis para ayudar a que no vuelva una úlcera de la tripa:

150 mg. (1 pastilla de 150 mg.) a la hora de acostarse, durante 6 a 8 semanas.

PARA DESHIDRATACIÓN: SUEROS PARA TOMAR Y SALES DE REHIDRATACIÓN ORAL

En la pág. 152 aparecen las instrucciones para preparar Suero para Tomar con cereal o azúcar.

En algunos países, en tiendas o clínicas, se venden o se consiguen paquetes de azúcar simple (glucosa) y sales para preparar un Suero para Tomar. Aunque estos paquetes a veces son convenientes, una mezcla casera hecha con cereal, como se describe en la pág. 152, combate la diarrea igual o mejor que los paquetes. Una mezcla casera hecha con azúcar y un poco de sal también sirve bien. Es mejor hacer una mezcla casera y luego gastar el dinero que se ahorre en más y mejores alimentos. No olvide **seguir dando leche de pecho** a un bebé que tenga diarrea. Y **comience a darle alimentos al niño enfermo tan pronto como los acepte**. El dar alimentos junto con el Suero para Tomar combate mejor la deshidratación y evita que el niño se debilite más.

ADVERTENCIA: En algunos países se venden paquetes de 'SRO' (sales de rehidratación oral) en diferentes preparaciones que requieren de diferentes cantidades de agua para prepararse bien. **Si usa paquetes de SRO, asegúrese de saber con cuánta agua hay que mezclarlos.** El suero puede ser peligroso si no le pone suficiente agua.

CUIDADO: Si quiere llevar a un niño con diarrea a una clínica u hospital, siempre dele mucho líquido, y si es posible un Suero para Tomar casero, antes de salir de casa. Y si puede, lleve un poco de este suero (o en todo caso, agua potable) para darle al niño en el camino y mientras espera su turno. Dele el suero tantas veces como el niño lo acepte. Si el niño está vomitando, dele cantidades pequeñas cada minuto. Algo del suero quedará adentro y ayudará a disminuir los vómitos.

PARA ESTREÑIMIENTO, ESTITIQUEZ O TRANCADO: LAXANTES

En la pág. 15 hay más información sobre el uso y abuso de diferentes laxantes y purgantes. En general, los laxantes se usan demasiado. Sólo se deben usar **de vez en cuando** para ayudar a ablandar el excremento duro que causa dolor al obrar (estreñimiento). **Nunca dé laxantes a una persona que tiene diarrea o dolor de barriga, o que está deshidratada.** No dé laxantes a niños chiquitos menores de 2 años.

Generalmente, lo mejor para ablandar el excremento duro es comer alimentos con mucha fibra, como salvado o yuca. El tomar mucho líquido (por lo menos 8 vasos de agua al día) y comer muchas frutas también ayuda.

Hidróxido de magnesio *(Leche de magnesia)*— laxante y antiácido

Nombre: _____ precio: _____ por ___

A menudo viene en forma de solución lechosa.

Agítela bien antes de usar. Beba un poco de agua cada vez que la tome.

Dosis de leche de magnesia:

Como antiácido:

adultos y niños mayores de 12 años: 1 a 3 cucharaditas, 3 ó 4 veces al día
niños de 1 a 12 años: ½ a 1 cucharadita, 3 ó 4 veces al día

Como laxante ligero, dé 1 dosis al acostarse:

adultos y niños mayores de 12 años: 2 a 4 cucharadas soperas
niños de 6 a 11 años: 1 a 2 cucharadas soperas
niños de 2 a 5 años: $\frac{1}{3}$ a 1 cucharada sopera
no dé a niños menores de 2 años

Sulfato de magnesio—como laxante y para calmar comezón

Nombre: _____ precio: _____ por ___

A menudo viene en polvo o cristales blancos

Dosis de sulfato de magnesio:

Como laxante ligero—mezcle la siguiente cantidad de sulfato de magnesio en 1 vaso de agua y tómelo (es mejor tomarlo con el estómago vacío):

adultos: 2 cucharaditas
niños de 6 a 12 años: ½ a 1 cucharadita
niños de 2 a 6 años: ¼ a ½ cucharadita
no dé a niños menores de 2 años

Para ayudar a calmar la comezón—mezcle 8 cucharaditas de sulfato de magnesio en 1 litro de agua algo fresca y remoje la parte afectada o remoje lienzos y póngaselos en la piel.

Aceite mineral—como laxante

Nombre: _____ precio: _____ por ___

A veces las personas con almorranas (hemorroides) toman esto cuando tienen excremento duro que duele al obrar. Sin embargo, realmente no ablanda el excremento sino que sólo lo engrasa. Hace más provecho comer alimentos con mucha fibra, como salvado o yuca.

Dosis de aceite mineral como laxante:

adultos y niños de 12 años y mayores: tome de 1 a 3 cucharadas soperas, cuando menos 1 hora después de cenar. No lo tome junto con las comidas, ya que el aceite robará algunas de las vitaminas de los alimentos.

CUIDADO: No dar a niños menores de 12 años, a mujeres embarazadas o que estén amamantando, a personas que no puedan levantarse de la cama o a personas que tengan dificultades para tragar.

Supositorios de bisacodil *(Dulcolán)*

Nombre: _____ precio: _____ por ___

Son pastillas blandas en forma de bala que se meten en el ano. Estimulan el intestino y hacen que empuje hacia afuera el excremento (caca).

Dosis de supositorios de bisacodil:

adultos y niños mayores de 12 años: meta un supositorio bien adentro del ano y déjelo allí por 15 a 30 minutos (ayuda estar acostado). Mientras más tiempo quede el supositorio dentro del ano (cola), mejor servirá.

PARA DIARREA LEVE:
ANTIDIARRÉICO ('TAPÓN')

Caolín con pectina *(Kaopectate)*

Nombre: _____ precio:_____ por____

A menudo viene como una suspensión lechosa

Se puede usar para hacer que una diarrea leve se haga más espesa y menos molesta. **No cura la causa de la diarrea y no ayuda a prevenir ni a curar la deshidratación**. Nunca es necesario usar esta medicina para curar la diarrea, y su uso frecuente es un gran desperdicio de dinero. **No se debe dar a personas muy enfermas ni a niños chiquitos. LA INCLUIMOS AQUÍ MÁS QUE NADA PARA RECOMENDAR QUE NO LA USE.**

Dosis de caolín con pectina, para **diarrea leve solamente**—usando una suspensión estándar como *Kaopectate*

Dé 1 dosis después de cada vez que obre, o 4 ó 5 veces al día.

En cada dosis dé:

adultos: 2 a 8 cucharadas soperas
niños de 6 a 12 años: 1 a 2 cucharadas soperas
niños menores de 6 años: NO LES DÉ

PARA NARIZ TAPADA

Para ayudar a destapar la nariz tapada muchas veces basta con sorber un poco de agua salada, como se explica en la pág. 164. A veces se pueden usar gotas descongestionantes como las siguientes:

Gotas para la nariz con efedrina o fenilefrina *(Neo-Sinefrina)*

Nombre: _____ precio:_____ por ____

Se pueden usar para destapar la nariz y evitar que escurra, especialmente si la persona tiene (o sufre seguido de) infecciones del oído.

Dosis de gotas descongestionantes para la nariz:

Ponga 1 ó 2 gotas en cada lado de la nariz como se explica en la pág. 164. Haga esto 4 veces al día. **No las use por más de 3 días,** ni se acostumbre a usarlas.

En la pág. 385 se explica cómo hacer gotas para la nariz usando pastillas de efedrina.

PARA LA TOS

La tos es el método que el cuerpo tiene para limpiar las vías respiratorias y evitar que la flema y los microbios en la garganta lleguen a los pulmones. Ya que la tos es una defensa del cuerpo, las medicinas que detienen o calman la tos a veces hacen más daño que provecho. Estos **calmantes para la tos** (o *béquicos*) sólo se deben usar para una tos seca y enfadosa que no deja dormir a la persona. Hay otras medicinas, llamadas **ayudantes para la tos** (o *expectorantes),* que ayudan a aflojar y arrojar más fácilmente la flema.

En verdad, ambos tipos de jarabes para la tos (béquicos y expectorantes) generalmente se usan demasiado. La mayoría de los jarabes que se compran para la tos hacen poco o ningún provecho y son un desperdicio de dinero. **El mejor y más importante remedio para la tos es el agua**. El tomar mucha agua y respirar vapores de agua caliente afloja la flema y ayuda a calmar la tos mucho mejor que los jarabes. Para instrucciones, vea la pág. 168. En la pág.169 hay una receta para un jarabe casero para la tos.

Calmantes para la tos (béquicos): codeína

Nombre: _____ precio:_____ por ____

A menudo viene en jarabes o líquido para la tos. También en pastillas de 30 ó 60 mg., con o sin aspirina o acetaminofén.

La codeína es un calmante fuerte para el dolor y también uno de los calmantes más fuertes para la tos, pero como envicia (porque es narcótico) puede ser difícil de conseguir sin receta médica. A menudo viene en combinaciones de jarabe para la tos o en pastillas. Para la dosis, siga las instrucciones que vienen con la preparación. Para calmar la tos se necesita menos que para controlar el dolor. Para calmar la tos en los adultos, generalmente basta con 7 a 15 mg. de codeína. A los niños hay que darles menos, según su edad o peso (vea pág. 62). Para dolor fuerte, los adultos pueden tomar de 30 a 60 mg. de codeína cada 4 horas.

ADVERTENCIA: La codeína envicia. Úsela sólo por pocos días.

PARA EL ASMA

Para ayudar a prevenir y controlar el asma correctamente, vea la pág. 167. Las personas que sufren de asma deben tener medicinas para combatirla en casa. Comience a usarlas de immediato si tiene dificultad para respirar o siente el pecho apretado.

Efedrina

Nombre:_____ precio:_____por_____

A menudo viene en pastillas de 15 mg. (o 25 mg.).

La efedrina es buena para controlar ataques leves de asma y, tomada entre ataques, sirve para prevenirlos. Su efecto es ayudar a abrir los tubos que van a los pulmones para dejar pasar el aire más fácilmente. También se puede usar cuando hay ahoguío o dificultad para respirar en casos de pulmonía o bronquitis.

La efedrina a menudo viene en combinación con **teofilina** o **aminofilina** y, a veces, **fenobarbital.** Evite estas combinaciones a menos que no pueda conseguir una preparación con una sola medicina para el asma.

Dosis de efedrina para el asma (1 mg./kilo/3 veces al día cuando tenga síntomas)—usando pastillas de 15 mg.

Dé efedrina tomada 3 veces al día.

En cada dosis dé:

adultos: 15 a 60 mg. (1 a 4 pastillas)
niños de 5 a 10 años: 15 a 30 mg.
   (1 ó 2 pastillas)
niños de 1 a 4 años: 15 mg. (1 pastilla)
niños menores de 1 año: NO LES DÉ

Para nariz tapada se pueden usar gotas para la nariz hechas con efedrina. Se pueden hacer disolviendo 1 pastilla en 1 cucharadita de agua.

Teofilina o Aminofilina

Nombre:_____ precio:_____ por ___

A menudo viene en pastillas y jarabes de diferentes concentraciones.

La teofilina o aminofilina sirve para controlar el asma y prevenir los ataques.

Dosis (3 a 5 mg./kilo/cada 6 horas)—usando pastillas de 100 mg.

Dé cada 6 horas:

adultos: 2 pastillas
niños de 7 a 12 años: 1 pastilla
niños menores de 7 años: ½ pastilla
bebés: NO LES DÉ

En casos graves o si el asma no se controla con las dosis de arriba, se puede dar el doble de esas dosis, pero no más. Si el paciente no puede hablar, consiga ayuda médica rápido.

Salbutamol (Albuterol)

Nombre: _____ precio: ___ por _____

A menudo viene en pastillas de 4 mg. y jarabe con 2 mg. en 5 ml.

El salbutamol sirve para controlar el asma y prevenir los ataques. Se puede usar solo o con teofilina.

Dosis de salbutamol (0,1 mg./kilo/cada 6 a 8 horas)—usando pastillas de 4 mg. o jarabe con 2 mg. en 1 cucharadita

Dé cada 6 a 8 horas:

adultos: 1 pastilla o 2 cucharaditas
niños de 6 a 12 años: ½ pastilla o 1 cucharadita
niños de 2 a 5 años: de ¼ a ½ pastilla o de ½ a
   1 cucharadita
bebés: NO LES DÉ

Para un asma grave o si el asma no se controla, las dosis se pueden aumentar poco a poco hasta el doble.

Epinefrina (Adrenalina)

Nombre: _____ precio:_____por ___

A menudo viene en ampolletas de 1 mg. en 1 ml.

Use epinefrina en los siguientes casos:

1. **Ataques graves de asma** cuando el enfermo no pueda respirar.

2. **Reacciones alérgicas graves** o choque alérgico debido a inyecciones de penicilina, antitoxina tetánica u otras antitoxinas hechas con suero de caballo (vea pág. 70).

Dosis de epinefrina para asma—usando ampolletas de 1 mg. en 1 ml. de líquido

Primero tome el pulso. Luego inyecte justo bajo la piel (vea pág. 167):

adultos: ¹/₃ de ml.
niños de 7 a 12 años: ¹/₅ de ml.
niños de 1 a 6 años: ¹/₁₀ de ml.
niños menores de 1 año: NO LES DÉ

Dosis de epinefrina para **choque alérgico**—usando ampolletas de 1 mg. en 1 ml. de líquido. Inyecte en el músculo:

adultos: ½ ml.
niños de 7 a 12 años: ¹/₃ de ml.
niños de 1 a 6 años: ¼ de ml.
niños menores de 1 año: NO LES DÉ

De ser necesario, se puede dar una segunda dosis después de media hora, y una tercera dosis después de otra media hora. No dé más de 3 dosis. Si el pulso aumenta por más de 30 latidos por minuto después de la primera inyección, no dé otra dosis.

Al usar epinefrina, tenga cuidado de no dar más que la cantidad recomendada.

PARA REACCIONES ALÉRGICAS Y VÓMITOS: ANTIHISTAMÍNICOS

Los antihistamínicos son medicinas que afectan al cuerpo de varias maneras:

1. Ayudan a calmar o prevenir reacciones alérgicas como salpullido y ronchas con comezón, fiebre del heno (catarro alérgico) o choque alérgico.
2. Ayudan a prevenir o controlar mareos y vómitos.
3. Muchas veces dan sueño. Evite hacer trabajos peligrosos o con máquinas, y no beba alcohol mientras esté tomando un antihistamínico.

La **prometazina** (*Fenergán*) y la **difenhidramina** (*Benadryl*) son antihistamínicos fuertes que causan mucho sueño. El **dimenhidrinato** (*Dramamine*) es parecido a la difenhidramina y se usa principalmente para prevenir y controlar mareos de viajes. Pero si el vómito tiene otra causa, muchas veces la prometazina es mejor.

La **clorfeniramina** cuesta menos y no causa tanto sueño. Por eso, a veces es mejor usar clorfeniramina para calmar la comezón durante el día. La prometazina es buena en la noche porque da sueño y a la vez calma la comezón.

No está comprobado que los antihistamínicos hagan provecho para el catarro común. A menudo se usan más de lo necesario. No los use mucho.

No se deben usar antihistamínicos para el asma, ya que hacen más espesa la flema y pueden dificultar más la respiración.

Para el botiquín generalmente se necesita un solo antihistamínico. La prometazina es bastante buena, pero como no siempre se puede conseguir, también incluimos las dosis de otros antihistamínicos.

Por regla general, **es mejor tomar antihistamínicos por la boca**. Las inyecciones sólo se deben usar para ayudar a controlar vómitos fuertes, o antes de dar antitoxinas o contravenenos (para tétano, mordedura de víbora, etc.) cuando hay mucho peligro de choque alérgico. A los niños muchas veces es mejor ponerles un supositorio por el ano.

Prometazina *(Fenergán)*

Nombre: _____

A menudo viene en:
- pastillas de 12,5 mg.   Precio:____ por ____
- inyecciones—ampolletas
  de 25 mg. en 1 ml.   Precio:____ por ____
- supositorios de 12,5 mg.,
  25 mg. y 50 mg.   Precio:____ por ____

CUIDADO: Las mujeres embarazadas deben usar prometazina sólo si es absolutamente necesario.

Dosis de prometazina (1 mg./kilo/día)—usando pastillas de 12,5 mg.

Dé por la boca, 2 veces al día.

En cada dosis dé:

adultos: 25 a 50 mg. (2 a 4 pastillas)
niños de 7 a 12 años: 12,5 a 25 mg.
(1 ó 2 pastillas)
niños de 2 a 6 años: 6 a 12 mg. (½ a 1 pastilla)
bebés de 1 año: 4 mg. (¹/₃ de pastilla)
bebés menores de 1 año: 3 mg. (¼ de pastilla)

—usando inyecciones intramusculares (IM), 25 mg. en 1 ml.

Inyecte 1 sola vez. Vuelva a inyectar después de 2 a 4 horas si es necesario.

En 1 dosis, inyecte:

adultos: 25 a 50 mg. (1 a 2 ml.)
niños de 7 a 12 años: 12,5 a 25 mg. (½ a 1 ml.)
niños menores de 7 años: 6 a 12 mg. (¼ a ½ ml.)
bebés menores de 1 año: 2,5 mg. ($^1/_{10}$ de ml.)

—usando supositorios de 25 mg.

Métalo bien adentro del ano y repita después de 4 a 6 horas si es necesario.

En cada dosis meta:

adultos y niños mayores de 12 años: 25 mg. (1 supositorio)
niños de 7 a 12 años:12,5 mg. (½ supositorio)
niños de 2 a 6 años: 6 mg. (¼ de supositorio)

Difenhidramina (Benadryl)

Nombre: _____

A menudo viene en:

* cápsulas de 25 mg. y 50 mg.　　　　Precio:____ por ____
* inyecciones—ampolletas de 10 ó 50 mg. en cada ml.　Precio:____ por ____

CUIDADO: No dé difenhidramina a recién nacidos ni a mujeres que estén amamantando. Es mejor no usar difenhidramina durante el embarazo a menos que sea absolutamente necesario.

Dosis de difenhidramina (5 mg./kilo/día)—usando cápsulas de 25 mg.

Dé 3 ó 4 veces al día:

adultos: 25 a 50 mg. (1 ó 2 pastillas)
niños de 8 a 12 años: 25 mg. (1 pastilla)
niños de 2 a 7 años: 12,5 mg. (½ pastilla)
bebés: 6 mg. (¼ de pastilla)

—usando inyecciones intramusculares (IM), 50 mg. en cada ml.

Nota: La difenhidramina sólo se debe inyectar en caso de choque alérgico. Inyecte 1 sola vez y repita después de 2 a 4 horas si es necesario:

adultos: 25 a 50 mg. (½ a 1 ml.)
niños: 10 a 25 mg., según su tamaño ($^1/_5$ a ½ ml.)
bebés: 5 mg. ($^1/_{10}$ de ml.)

Clorfeniramina (Cloro-Trimetón)

Nombre: _____ precio:____ por ____

A menudo viene en: pastillas de 4 mg. (también pastillas de otras dosis, jarabes, etc.)

Dosis de clorfeniramina:

Dé 1 dosis, 3 ó 4 veces al día.

En cada dosis dé:

adultos: 4 mg. (1 pastilla)
niños menores de 12 años: 2 mg. (½ pastilla)
bebés: 1 mg. (¼ de pastilla)

Dimenhidrinato (Dramamine)

Nombre: _____ precio:____ por ____

A menudo viene en:

* pastillas de 50 mg.
* jarabes con 12,5 mg. en 1 cucharadita
* supositorios para meter por el ano

Se vende principalmente para prevenir y controlar mareos de viajes, pero se puede usar como cualquier otro antihistamínico para calmar reacciones alérgicas y dar sueño.

Dosis de dimenhidrinato:

Dé hasta 4 veces al día.

En cada dosis dé:

adultos: 50 a 100 mg. (1 ó 2 pastillas)
niños de 7 a 12 años: 25 a 50 mg. (½ a 1 pastilla)
niños de 2 a 6 años: 12 a 25 mg. (¼ a ½ pastilla)
niños menores de 2 años: 6 a 12 mg. ($^1/_8$ a ¼ de pastilla)

ANTITOXINAS O CONTRAVENENOS

ADVERTENCIA: Todos los medicamentos hechos con suero de caballo, como algunas antitoxinas tetánicas y los contravenenos para mordedura de víbora y piquete de alacrán, llevan el riesgo de provocar una reacción alérgica peligrosa (choque alérgico, vea pág. 70). Antes de inyectarlos, **siempre tenga listas unas ampolletas de epinefrina (Adrenalina) en caso de una emergencia**. A una persona alérgica o que ha recibido anteriormente cualquier clase de antitoxina o contraveneno hecho con suero de caballo, es buena idea inyectarle un antihistamínico como prometazina (*Fenergán*) o difenhidramina (*Benadryl*) 15 minutos antes de ponerle la antitoxina.

Antitoxina o contraveneno para piquete de alacrán *(Alacramyn,* en México)

Nombre: _____ precio:____ por____

A menudo viene *liofilizado* (en polvo) para inyectar.

En diferentes partes del mundo se producen distintos contravenenos para el piquete de alacrán.

Los contravenenos para piquete de alacrán sólo se deben usar en aquellas regiones donde hay tipos de alacranes peligrosos o mortales. Por lo general, los contravenenos sólo son necesarios cuando un alacrán pica a un niño chiquito, sobre todo si lo pica en la cabeza o cerca de allí (el cuello, el pecho, etc.). Para que sirva mejor, el contraveneno debe inyectarse lo más pronto posible después de que el niño sea picado.

Los contravenenos generalmente vienen con instrucciones completas. Sígalas cuidadosamente. Los niños chiquitos muchas veces necesitan **más** contraveneno que los niños más grandes. Se pueden necesitar 2 ó 3 frasquitos.

La mayoría de los alacranes no son peligrosos para los adultos. Debido a que el contraveneno en sí es un poco peligroso al usarlo, por lo general es mejor no dárselo a los adultos.

Antitoxina o contraveneno para mordedura de víbora *(Antivipmyn,* en México)

Nombre: _____ precio: ____ por ____

A menudo viene en frasquitos o juegos para inyectar.

Las antitoxinas, o medicinas que protegen el cuerpo contra venenos, han sido desarrollados para las mordeduras de culebras venenosas en muchas partes del mundo. Si usted vive donde la gente a veces es mordida o muere por mordeduras,

averigüe qué contravenenos hay en su región, **consígalos de antemano** y siempre téngalos listos. Algunos contravenenos —los que vienen secos o 'liofilizados'— se pueden guardar sin refrigerarlos. Otros deben mantenerse refrigerados. Los siguientes son algunos de los productos que se venden en diferentes partes del mundo:

América del Norte: *CroFab™* (*Crotalidae Polyvalent Immune Fab-Ovine*) para mordeduras de cascabel y otras serpientes venenosas de la 'familia' de los crótalos. Se consigue de Fougera, Inc., tel: 1-800-645-9833, www.foguera.com. Para más información sobre el producto, consulte el fabricante, Protherics, tel: 1-800-231-0206, information@protherics.com, www.protherics.com/products/antibody.htm.

México, América Central, América del Sur: *Antivipmyn® y Antivipmyn tri®* (Faboterapia polivalente antiviperino) para mordedura de cascabel, nauyaca, terciopelo, mapana, toboba, jararaca, cuatro narices, cola de hueso, barba amarilla, palanca, y otras. Se consigue del Instituto Bioclon, México, D.F., tel: (52) 5575-0070, (52)5575-4016, ó 1-800-021-6887, www.bioclon.com.mx. Se consiguen más contravenenos del

- Instituto Clodomiro Picado, Facultad de Microbiología, Universidad de Costa Rica, San José, Costa Rica, www.icp.ucr.ac.cr.
- Instituto Butantan, Sao Paulo, Brasil, tel: (011) 3726-7222, fax: (011) 3726-1505, instituto@butantan.gov.br, www.butantan.gov.br.

África: Contravenenos para mordeduras de serpientes venenosas en las regiones al Sur del Sahara, del South Africa Vaccine Producers PTY Ltd., P.O. Box 28999, Sandringham 2131, República de Sudáfrica, tel: 27-11-386-6000, fax: 27-11-386-6016, www.savp.co.za.

India: Contravenenos para mordeduras de serpientes venenosas del sur de Asia, del

- Haffkine Biopharmaceutical Co., Bombay, India, tel: 91-22-4129320-22, fax: 91-22-4168578, www.vaccinehaffkine.com.
- Central Research Institute of Kasuli, Kasuli, India, tel: 01792-72114, fax: 01792-72016.
- Serum Institute of India, Pune, India, tel: 91-20-26993900, fax: 91-20-26993921, contact@seruminstitute.com, www.seruminstitute.com.

Indonesia: Biofarma, Bandung, Indonesia, tel:62-22-2033-755, fax : 62-22-204-1306, www.biofarma.co.id.

Tailandia: Thai Red Cross Society, Bangkok, Tailandia, tel: 66-2-252-0161-4, fax: 66-2-254-0212

Las instrucciones para el uso de contravenenos para mordedura de víbora generalmente vienen junto con la medicina. Estúdielas **antes** de necesitarlas. Entre más grande sea la culebra, o más pequeña la persona mordida, más es la cantidad de contraveneno que se necesita. Muchas veces hay que poner 2 frascos o más. Para que haga más provecho, es preciso inyectar el contraveneno lo más pronto posible después de que la persona haya sido mordida.

No olvide tomar las precauciones necesarias para evitar el choque alérgico (vea pág. 70).

Antitoxinas para el tétano

La inmunoglobulina antitetánica (humana) a menudo viene en frascos de 250 unidades.

La antitoxina tetánica (de suero de caballo) a menudo viene en frascos de 1.500, 20.000, 40.000 y 50.000 unidades.

En partes donde hay personas que no han sido vacunadas contra el tétano, se debe tener en el botiquín una antitoxina para el tétano. Hay 2 formas, una hecha con suero humano (inmunoglobulina antitetánica, *Hyper-tet*) y otra hecha con suero de caballo (antitoxina tetánica). **Si hay, use la inmunoglobulina antitetánica, ya que es menos probable que produzca una reacción alérgica grave.**

Pero si usa la antitoxina para el tétano hecha con suero de caballo, tome precauciones contra una reacción alérgica. Si la persona sufre de asma u otras alergias, o si ha recibido antes cualquier clase de antitoxina hecha con suero de caballo, inyéctele un antihistamínico como prometazina 15 minutos antes de inyectar la antitoxina.

Si una persona que no está plenamente vacunada contra el tétano tiene una herida grave que probablemente produzca tétano (vea pág. 89), **antes de que le den señas de tétano,** inyecte 250 unidades (1 frasco) de inmunoglobulina antitetánica. Si usa antitoxina tetánica, inyecte 1.500 a 3.000 unidades. A los bebés inyécteles 750 unidades de antitoxina tetánica.

Si a una persona le dan señas de tétano, inyéctele 5.000 unidades de inmunoglobulina antitetánica o 50.000 unidades de antitoxina tetánica. No ponga toda la dosis con una sola inyección intramuscular sino con varias, en los músculos más grandes del cuerpo (nalgas y muslos). O se puede poner la mitad de la dosis en la vena, si es que alguien sabe cómo hacerlo.

Las señas de tétano generalmente siguen empeorando a pesar del tratamiento con la antitoxina. **Las otras medidas de tratamiento descritas en las págs. 183 y 184 son igual de importantes o más.** Comience el tratamiento de inmediato y consiga ayuda médica rápido.

PARA VENENOS TRAGADOS
Carbón activado

Precio:_____ por _____

Viene en polvo. Siga las instrucciones en el envase, o mezcle la dosis indicada en 1 vaso de agua o jugo, y tome todo el vaso.

El carbón activado absorbe los venenos tragados para que hagan menos daño. Es más efectivo cuando se toma inmediatamente después de tragar un veneno. **No lo use si la persona ha tragado un ácido fuerte, lejía, gasolina o petróleo (querosén).**

Dosis de carbón activado:

Hasta 1 hora después de tragar el veneno para prevenir los efectos del veneno:
- adultos y niños mayores de 12 años: 50 a 100 g., 1 sola vez
- niños de 1 a 12 años: 25 g. 1 sola vez, ó 50 g. en caso de una intoxicación grave
- niños menores de 1 año: 1 g./kilo, 1 sola vez

Para eliminar el veneno del cuerpo después de una intoxicación:
- adultos y niños mayores de 1 año: 25 a 50 g. cada 4 a 6 horas
- niños menores de 1 año: 1 g./kilo 1 vez, seguido por la mitad de esta dosis cada 2 a 4 horas. Por ejemplo, si el niño pesa 6 kilos, dele 6 g. la primera vez, y 3 g. cada 2 a 4 horas después.

PARA ATAQUES (CONVULSIONES)

El fenobarbital y la fenitoína son medicinas comunes para prevenir ataques o convulsiones epilépticas. A veces hay otras medicinas más caras, y los médicos a menudo recetan dos o más medicinas. Sin embargo, generalmente una sola medicina funciona igual de bien o mejor, y causa menos trastornos. Es mejor tomar las medicinas para prevenir los ataques al acostarse, porque muchas veces dan sueño. El diacepam se puede dar para detener un ataque epiléptico de larga duración, pero por lo general no se toma diariamente para prevenir los ataques.

Fenobarbital (fenobarbitone, *Luminal*)

Nombre: _____

A menudo viene en:
- pastillas de 15 mg., 30 mg., 60 mg. y 100 mg.
        Precio: _____ por _____
- elixir de 15 mg. en 5 ml.
        Precio: _____ por _____

El fenobarbital se puede tomar por la boca para ayudar a prevenir los ataques o convulsiones (epilepsia). Muchas veces hay que tomar la medicina toda la vida. Se debe usar la dosis más pequeña que prevenga los ataques.

ADVERTENCIA: Demasiado fenobarbital puede limitar o parar la respiración. Su efecto empieza lentamente y dura mucho tiempo (hasta 24 horas, o más si la persona no orina). **¡Tenga cuidado de no dar demasiado!**

Dosis de fenobarbital:

adultos y niños mayores de 12 años:
1 a 3 mg./kilo/día por la boca, dividida en 2 ó 3 dosis iguales, ó 50 a 100 mg. 2 ó 3 veces al día

Los niños menores de 12 años pueden tomar su dosis por la boca una sola vez por la noche o dividida en 2 dosis iguales:

niños de 5 a 12 años: 4 a 6 mg./kilo/día
niños de 1 a 5 años: 6 a 8 mg./kilo/día
niños menores de 1 año: 5 a 8 mg./kilo/día

Existe también un concentrado de fenobarbital que se usa para preparar una solución para inyectar. No damos la dosis aquí porque **las inyecciones de fenobarbital son peligrosas**, y solamente puede poner estas inyecciones una persona que ya sepa preparar la solución y poner inyecciones en la vena.

Fenitoína (difenilhidantoína, *Epamín*)

Nombre: _____

A menudo viene en:

• cápsulas o pastillas de 25 mg., 50 mg. y 100 mg.
    Precio: —————— por ———
• solución para inyectar de 250 ml. en 5 ml. de líquido   Precio: _____ por _____

Ayuda a prevenir los ataques de epilepsia. Muchas veces hay que tomar la medicina toda la vida. Se debe usar la dosis más pequeña que prevenga los ataques.

Posibles reacciones: Cuando se toma fenitoína por mucho tiempo, a menudo las encías se hinchan y crecen de un modo anormal. Si esto llega a molestar, use otra medicina. Los problemas de las encías se pueden prevenir en parte al mantener la boca limpia y al cepillar o limpiar bien la dentadura y las encías después de comer.

Dosis de fenitoína tomada por la boca:

Divida la dosis diaria en 2 ó 3 partes iguales. Por ejemplo, si un niño de 4 años pesa 20 kilos, dele 150 mg. al día, dividida en 2 dosis de 75 mg. ó 3 dosis de 50 mg.

adultos y niños mayores de 16 años:
    4 a 6 mg./kilo/día
niños de 10 a 16 años: 6 a 7 mg./kilo/día
niños de 7 a 9 años: 7 a 8 mg./kilo/día
niños de 4 a 6 años: 7.5 a 9 mg./kilo/día
niños de 6 meses a 4 años: 8 a 10 mg./kilo/día
niños menores de 6 meses: 5 mg./kilo/día

Si esta dosis no evita por completo los ataques, aumente la dosis un poco cada 15 días hasta el máximo dosis por kilo, dividida en 3 dosis al día.

Si la dosis previene los ataques, bájela poco a poco hasta dar con la dosis más pequeña que prevenga los ataques.

No incluimos aquí la dosis para inyectar fenitoína. Solamente puede poner estas inyecciones una persona que tenga experiencia poniendo inyecciones en la vena (vea la página 178).

Diacepam (*Valium*)

Nombre: _____ precio: _____por ____

A menudo viene en:

• inyecciones de 5 mg. en 1 ml. de líquido
• inyecciones de 10 mg. en 2 ml. de líquido
• pastillas de 5 mg. y 10 mg.

No damos aquí la dosis para inyectar diacepam. Solamente puede poner estas inyecciones una persona que tenga experiencia poniendo inyecciones en la vena (vea la página 178).

Para detener un ataque epiléptico que dure más de 15 minutos, ponga solución para inyectar en una jeringa de plástico sin aguja y suelte el líquido lentamente en el recto (ano) o muela 1 pastilla, mézclela con agua y póngala por el recto.

Dosis de solución de diacepam, por el recto:

adultos y niños que pesan más de 10 kilos:
    0.5 mg./kilo, hasta un máximo de 10 mg.
niños que pesan menos de 10 kilos:
    0.2 a 0.3 mg./kilo, ó 1 mg./año de edad
ancianos: 0.25 mg./kilo.

Si el ataque no se controla con una dosis, se puede repetir la dosis cada 12 horas.

ADVERTENCIAS:

1. Demasiado diacepam puede limitar o parar la respiración. ¡Asegúrese de no dar demasiado!

2. El diacepam envicia. Evite su uso prolongado o frecuente. Guárdelo bajo llave.

Para el tétano, dé suficiente para controlar casi todos los espasmos. Para adultos y niños mayores de 5 años, empiece con 5 mg. por la boca or por el recto (menos en niños) y dé más según sea necesario, pero no más de 10 mg. una sola vez o más de 50 mg. en un día. Espere por lo menos 30 minutos antes de repetir una dosis. Para niños menores de 5 años, dé 1 a 2 mg. por el recto cada 3 ó 4 horas.

Para relajar los músculos y calmar el dolor, 30 minutos antes de **acomodar huesos que estén quebrados en un adulto,** dé 10 mg. por la boca.

PARA HEMORRAGIA GRAVE DESPUÉS DEL PARTO

Para más información sobre el buen y mal uso de las medicinas para controlar una hemorragia después del parto, vea la pág. 266. Por regla general, **los oxitócicos (ergonovina, oxitocina, etc.) sólo se deben usar para controlar una hemorragia después de que nazca el niño**. Su uso para 'apurar el parto' o 'dar fuerza a la mamá' puede ser peligrosísimo, tanto para la madre como para su niño. Estas medicinas nunca deben darse hasta que haya nacido el bebé—o aún mejor, hasta que también haya salido la placenta o 'lo demás'. Si hay mucha hemorragia antes de que salga la placenta (pero después que haya salido el niño), se puede dar una inyección intramuscular de ½ ml. (5 unidades) de oxitocina. **No use ergonovina antes de que salga la placenta,** porque puede cerrar el cuello de la matriz y no dejar que salga.

La **pituitrina** es parecida a la oxitocina, pero más peligrosa, y nunca se debe usar excepto para una hemorragia grave cuando no se pueda conseguir oxitocina o ergonovina.

Para sangrado en un recién nacido, use **vitamina K** (vea pág. 394). La vitamina K no sirve para hemorragia debida a parto, pérdida o aborto.

Ergonovina o maleato de ergometrina *(Ergotrate, Metergina)*

Nombre: _____

A menudo viene en:

• inyecciones de 0,2 mg. en una ampolleta de 1 ml.   Precio: _____ por _____
• pastillas de 0,2 mg.   Precio: _____ por _____

Se usa para prevenir o controlar una hemorragia grave **después** de que haya salido la placenta.

Dosis de ergonovina inyectable—usando inyecciones de 0,2 mg. en una ampolleta de 1 ml.

Para hemorragia grave (más de 2 tazas de sangre) después de que haya salido la placenta, inyecte 1 ó 2 ampolletas (0,2 a 0,4 mg.) de ergonovina en el músculo (o 1 ampolleta en la vena en caso de emergencia grave). Se puede repetir la inyección dentro de ½ a 1 hora si es necesario. Cambie a pastillas de ergonovina cuando la hemorragia esté controlada.

Dosis de ergonovina tomada—usando pastillas de 0,2 mg.

Para prevenir hemorragia grave después del parto o para que haya menos sangrado (especialmente en madres anémicas), dé 1 pastilla, 3 ó 4 veces al día, empezando después de que salga la placenta. Si la hemorragia es muy fuerte, puede dar 2 pastillas en cada dosis.

Oxitocina *(Pitocín)*

Nombre:_____ precio:_____ por___

A menudo viene en ampolletas de 10 unidades en 1 ml.

Sirve para ayudar a detener una hemorragia grave en una madre después de que nazca su niño y antes de que salga la placenta. (También ayuda para la salida de la placenta, pero úsela sólo si la placenta ha tardado mucho en salir o si hay hemorragia grave).

Dosis de oxitocina para la madre después de que nazca su niño:

Inyecte ½ ml. (5 unidades). Si la hemorragia sigue fuerte, repita la inyección a los 15 minutos.

PARA ALMORRANAS (HEMORROIDES)

Supositorios para hemorroides

Nombre: _____ precio:_____ por _____

Éstas son pastillas blandas en forma de bala que se meten dentro del ano. Ayudan a deshinchar los hemorroides y calmar el dolor. Hay muchas preparaciones diferentes. Los que contienen **cortisona** o un **corticoesteroide** a menudo son más efectivos, pero también más caros. También hay pomadas especiales. Las dietas para ablandar los excrementos son importantes (vea pág. 126).

Dosis:

Meta un supositorio dentro del ano después de obrar, y otra vez al acostarse.

PARA DESNUTRICIÓN Y ANEMIA

Leche en polvo

Nombre: _____ precio:_____ por _____

Para los bebés, **la leche de pecho es mejor**. Es rica en proteínas, vitaminas y minerales. Cuando no hay leche de pecho, se pueden usar otros productos—incluyendo leche en polvo. Para que el bebé pueda aprovechar al máximo su valor alimenticio, mezcle la leche en polvo con un poco de azúcar y aceite de comer (vea pág. 120).

En 1 taza de agua hervida, mezcle:
leche en polvo, 12 cucharaditas rasas
azúcar, 2 cucharaditas rasas
aceite de comer, 3 cucharaditas

Polivitaminas

Nombre: _____ precio:_____ por _____

Éstas vienen en muchas formas, pero las pastillas generalmente son más baratas y sirven bien. Las inyecciones de vitaminas rara vez son necesarias, son un desperdicio de dinero, causan dolor innecesario y a veces abscesos. Los tónicos y jarabes a menudo no contienen las vitaminas más importantes y por lo general son demasiado caros para el poco provecho que hacen.

La comida nutritiva es la mejor manera de obtener vitaminas. Si alguien necesita más vitaminas, puede tomar pastillas de vitaminas.

En algunos casos de mala alimentación, puede hacer provecho complementar la buena alimentación con vitaminas. Asegúrese de que las pastillas que use contengan las vitaminas más necesarias para la persona (vea pág. 118). Al usar pastillas estándar de vitaminas mezcladas, generalmente basta 1 pastilla diaria.

Vitamina A (retinol)—para ceguera nocturna y xeroftalmía

Nombre: _____ precio:_____ por _____

A menudo viene como:

• cápsulas de 200.000 unidades, 60 mg. de retinol (también en dosis más pequeñas)
• inyecciones de 100.000 unidades

ADVERTENCIA: Demasiada vitamina A puede causar ataques (convulsiones). No dé demasiada, y manténgala fuera del alcance de los niños.

Para prevención: En regiones donde hay mucha ceguera nocturna y xeroftalmía en niños, ellos deben comer más frutas y verduras amarillas, verduras de hojas verde oscuras y alimentos de origen animal como huevos e hígado. El aceite de hígado de pescado (bacalao) es rico en vitamina A. O se pueden dar cápsulas de vitamina A. Dé 1 cápsula 1 vez cada 4 a 6 meses—para la prevención no se necesita más.

Las madres que estén amamantando pueden ayudar a prevenir estos problemas en los ojos de sus bebés tomando 1 cápsula de vitamina A (200.000 unidades) por la boca cuando su hijo nazca o antes de que pase 1 mes después del parto.

Los niños con sarampión corren un gran riesgo de que les dé xeroftalmía, y por eso deben tomar vitamina A cuando empiece el sarampión.

En las regiones donde los niños no reciben suficiente vitamina A, el agregar alimentos o cápsulas con vitamina A muchas veces evita que mueran de sarampión y otras enfermedades graves.

Para tratamiento: Dé 1 cápsula de vitamina A (200.000 unidades) por la boca, o 1 inyección de 100.000 unidades. Al día siguiente dé 1 cápsula de vitamina A (200.000 unidades) por la boca, y otra cápsula después de 1 a 2 semanas.

Para los niños menores de 1 año, disminuya todas las dosis a la mitad.

Sulfato de hierro (sulfato ferroso)—para anemia

Nombre:_____ precio:____ por____

A menudo viene en pastillas de 200, 300 ó 500 mg. (también en gotas, suspensiones y jarabes para niños).

El sulfato ferroso sirve para tratar o prevenir la mayoría de las anemias. El tratamiento con sulfato ferroso tomado generalmente dura por lo menos 3 meses. Si la persona no se mejora, es probable que la anemia tenga otra causa que no sea la falta de hierro. Consiga ayuda médica. Si es difícil conseguirla, intente un tratamiento con ácido fólico.

El sulfato ferroso es especialmente importante para las mujeres embarazadas que puedan estar anémicas o desnutridas.

El hierro puede hacer más provecho si se toma con algo de vitamina C (ya sea frutas y verduras, o una pastilla de vitamina C).

El sulfato ferroso a veces irrita el estómago, y por eso es mejor tomarlo junto con las comidas. También puede causar estreñimiento y quizás haga que los excrementos (caca) se pongan negros. Para niños menores de 3 años, se puede moler bien finito un pedazo de una pastilla y revolverlo con su comida.

ADVERTENCIA: Asegúrese de que la dosis sea correcta. Demasiado sulfato ferroso es venenoso. Mantenga las pastillas fuera del alcance de los niños. No dé sulfato ferroso a personas muy desnutridas.

Dosis de sulfato ferroso para anemia—usando pastillas de 200 mg.

Dé 3 veces al día, junto con las comidas.

En cada dosis dé:

adultos: 200 a 400 mg. (1 ó 2 pastillas)
niños mayores de 6 años: 200 mg. (1 pastilla)
niños de 3 a 6 años: 100 mg. (½ pastilla)
niños menores de 3 años: 25 a 50 mg. (⅛ a ¼ de pastilla bien molidita y revuelta con la comida)

Acido fólico—para ciertas clases de anemia

Nombre: _____ precio: ____ por ____

A menudo viene en pastillas de 5 mg.

El ácido fólico puede ser importante en el tratamiento de anemias causadas por la destrucción de las células de sangre en las venas; por ejemplo, en casos de paludismo (malaria). Una persona anémica que tiene el bazo hinchado o que se ve amarilla, puede necesitar ácido fólico, sobre todo si su anemia no se mejora con sulfato ferroso. Los niños chiquitos alimentados con leche de chiva y las mujeres embarazadas que están anémicas o desnutridas, muchas veces necesitan ácido fólico además de hierro.

El ácido fólico se puede obtener comiendo verduras de hojas verde oscuras, carne e hígado, o tomando pastillas de ácido fólico. Generalmente, para los niños basta un tratamiento de 2 semanas, aunque en ciertos lugares los niños con la *enfermedad de células falciformes* o una clase de anemia llamada *talasanemia* pueden necesitarlo por años. Para mujeres embarazadas que están anémicas y desnutridas, hace provecho tomar ácido fólico todos los días durante el embarazo.

Dosis de ácido fólico para anemia—usando pastillas de 5 mg.

Dé por la boca 1 vez al día:

adultos y niños mayores de 3 años: 1 pastilla (5 mg.)
niños menores de 3 años: ½ pastilla (2½ mg.)

Vitamina B$_{12}$ (cianocobalamina)—sólo para anemia perniciosa

La incluimos aquí solamente para recomendar que no la use. La vitamina B$_{12}$ sirve sólo para una clase de anemia muy rara que casi nunca se da, excepto en algunas personas mayores de 35 años cuyos ancestros son del norte de Europa. Muchos médicos la recetan cuando no es necesaria, solamente porque quieren recetarle algo a sus pacientes. **No malgaste su dinero comprando vitamina B$_{12}$** ni permita que un médico o trabajador de la salud se la recete, a menos que un análisis de sangre compruebe que usted tiene *anemia perniciosa*.

Vitamina K (fitomenadiona, fitonadiona)

Nombre:_____ precio:____ por___

A menudo viene en ampolletas de 1 mg. en 2,5 ml. de solución lechosa.

Si un recién nacido empieza a sangrar de cualquier parte de su cuerpo (boca, cordón del ombligo, ano), puede ser debido a una falta de vitamina K. Inyecte 1 mg. (1 ampolleta) de vitamina K del lado de afuera de un muslo. No inyecte más, aunque siga sangrando. A los niños que nacen muy pequeños (que pesan menos de 2 kilos), se les puede inyectar vitamina K para bajar el riesgo de sangrado.

La vitamina K no sirve para controlar la hemorragia de la madre después del parto.

Vitamina B_6 (piridoxina)

Nombre:_____ Precio:____ por___

A menudo viene en pastillas de 25 mg.

Las personas con tuberculosis que están recibiendo tratamiento con isoniacida, a veces sufren de una carencia de vitamina B_6. Para prevenir esto, pueden tomar 50 mg. de vitamina B_6 (piridoxina) todos los días mientras tomen isoniacida. O se puede dar la vitamina sólo a las personas que lleguen a tener esta carencia. Las señas incluyen dolor u hormigueo en las manos o los pies, pequeñas sacudidas de los músculos, o ansiedad, 'nervios' y pérdida del sueño.

Dosis de vitamina B_6—mientras tome isoniacida:

Tome 2 pastillas de 25 mg. todos los días.

MÉTODOS DE PLANIFICACIÓN FAMILIAR

Anticonceptivos Orales
(Pastillas Anticonceptivas)

En las págs. 286 a 289 hay información sobre el uso de las pastillas anticonceptivas, sus riesgos y las precauciones que hay que tomar al usarlas. La siguiente información explica cómo escoger la marca de pastillas más adecuada para cada mujer. (En enero de 2002 cambiamos los grupos de pastillas anticonceptivas en esta sección. Si usted está trabajando con alguien que tiene una edición anterior del libro, tengan cuidado de no confundir los diferentes tipos de pastilla.)

La mayoría de las pastillas anticonceptivas contienen 2 sustancias químicas, u *hormonas*, parecidas a las que produce el cuerpo de la mujer para controlar la regla. Estas hormonas se llaman *estrógeno* y *progesterona*. Hay muchas marcas diferentes de pastillas anticonceptivas, con distintas potencias y combinaciones de las 2 hormonas. Algunas de las marcas están incluidos en los grupos descritos abajo.

Generalmente, las marcas que contienen una cantidad baja de ambas hormonas son más seguras y sirven mejor a la mayoría de las mujeres. Estas pastillas de "dosis bajas" están en los Grupos 1, 2 y 3.

Grupo 1 - Pastillas trifásicas

Estas pastillas contienen cantidades bajas de estrógeno y progesterona en una combinación que varia durante el mes. Es importante tomar estas pastillas en el mismo orden en que se encuentran en el paquete. Marcas comunes:

Logynon	Trinovum	Trinordiol
Tricyclen	Synophase	Triquilar
		Trifasil

Grupo 2 - Pastillas de dosis bajas

Estas pastillas contienen cantidades bajas de estrógeno (35 microgramos de estrógeno "etinilestradiol" o 50 microgramos de estrógeno "mestranol") y progesterona en una combinación fija. Marcas comunes:

Brevicon 1 + 35	Norinyl 1 + 35, 1 + 50
Noriday 1 + 50	Ortho-Novum 1/35, 1/50
Ovysmen 1/35	Norimin
Neocon	Perle

Grupo 3 - Pastillas de dosis bajas

Estas pastillas tienen una cantidad alta de progesterona y un cantidad baja de estrógeno (30 ó 50 microgramos del estrógeno "etinilestradiol"). Marcas comunes:

Nordette	Lofemenal	Microgynon 30
	Lo-Ovral	Microvlar

Para asegurar que funcionan las pastillas y evitar que le salga sangre fuera de la regla, es importante tomarse las pastillas a la misma hora todos los días. Si una mujer sangra fuera de la regla después de usar un tipo de pastilla del Grupo 1 ó Grupo 2 por 3 ó 4 meses, debería probar una de las marcas en el Grupo 3. Si todavía sangra fuera de la regla después de 3 meses, debería probar una marca del Grupo 4.

Por lo general, las mujeres que toman pastillas anticonceptivas sangran menos con la regla. Esto puede ser una ventaja, especialmente para las mujeres anémicas. Pero si a una mujer no le baja la regla durante meses o le preocupa la pequeña cantidad de sangre de su regla, puede cambiar a una marca del Grupo 4, con más estrógeno.

Para las mujeres que sangran mucho con la regla o que tienen dolor en los pechos antes de la regla, puede ser mejor una marca baja en estrógeno pero alta en progesterona. Éstas pastillas están en el Grupo 3.

Las mujeres a quienes no les baja la regla, o que sangran fuera de la regla mientras están usando una marca del Grupo 3, o que antes han salido embarazadas mientras tomaban otro tipo de pastilla, pueden cambiar a una pastilla que tenga un poco más estrógeno. Estas pastillas de "dosis altas" están en el Grupo 4.

Grupo 4 - Pastillas de dosis altas

Estas pastillas contienen más estrógeno (50 microgramos del estrógeno "etinilestradiol") y la mayoría también contienen más progesterona. Marcas comunes:

Eugynon	Ovcon 50	Neogynon
Norlestrin	Minovlar	Primovlar
Femenal	Ovral	Nordiol

Si una mujer sigue con el problema de sangrar fuera de la regla mientras toma un tipo de pastilla del Grupo 4, las marcas *Ovulen* y *Demulen* muchas veces pueden controlarlo. Pero son muy fuertes en estrógeno, y por eso rara vez se recomiendan. A veces son útiles para mujeres con muchos barros y espinillas.

Las mujeres que sienten mareos en la mañana u otras molestias después de 2 ó 3 meses de tomar la píldora, y las mujeres que tienen un mayor riesgo de cuajarones de sangre, deberían probar una píldora trifásica del Grupo 1, que es baja tanto en estrógeno como en progesterona.

Las mujeres que están dando pecho o que no deben usar las pastillas combinadas debido a dolores de cabeza o porque tienen la presión de la sangre un poco alta, quizás quieran usar una pastilla que solamente tiene progesterona. Este tipo de pastilla, que también se llama la "minipíldora", está en el Grupo 5.

Grupo 5 - Pastillas sólo de progesterona

Estas pastillas, conocidas también como "minipíldoras", contienen solamente progesterona.

Estas pastillas se deben tomar a la misma hora todos los días, incluso durante la regla. La regla muchas veces es irregular. La probabilidad de salir embarazada es más alta si se le olvida tomar una sola pastilla. Marcas comunes:

Femulen	Micronovum
Micronor	Nor-Q D

Estas marcas se pueden usar también para evitar el embarazo en una emergencia (vea la sección que sigue):

Neogeston	Microlut	Neogest
Ovrette	Microval	

ANTICONCEPCIÓN DE EMERGENCIA

Una mujer puede tomar una dosis especial de ciertas pastillas anticonceptivas para evitar un embarazo después de tener relaciones sexuales sin protección. Usar las pastillas anticonceptivas de esta forma no es peligroso, ni siquiera para las mujeres que no deben tomar estas pastillas todo el tiempo.

Dosis: Hay que tomar las pastillas de emergencia tan pronto como sea posible después de haber tenido relaciones sexuales sin protección y antes de que pasen 5 días ó 120 horas. Cuánto más pronto tome las pastillas, es más probable que no salga embarazada. Para evitar un embarazo en caso de una emergencia, siga estas instrucciones:

Tome 2 pastillas de "dosis alta" del **Grupo 4** antes de que pasen 5 días después de tener relaciones sexuales sin protección. Espere 12 horas y tome 2 pastillas más del **Grupo 4.**

O...

Tome 4 pastillas de "dosis baja" del **Grupo 2** o **Grupo 3** antes de que pasen 5 días después de tener relaciones sexuales sin protección. Espere 12 horas y tome 4 pastillas más del **Grupo 2** o **Grupo 3**.

O...

Tome 25 "minipíldoras" de las marcas indicadas en el Grupo 5 que tienen *0.03 mg.* de la progesterona llamada *levonorgestrel* antes de que pasen 5 días después de tener relaciones sexuales sin protección. Espere 12 horas y tome 25 más de las mismas pastillas.

O...

Tome 20 pastillas de la marca Ovrette u otra marca de minipíldora que tiene *0.0375 mg.* de *levonorgestrel* antes de que pasen 5 días después de tener relaciones sexuales sin protección. Espere 12 horas y tome 20 más de las mismas pastillas.

Hay otras pastillas anticonceptivas nuevas que son para usar solamente en emergencias. Quizás se consigan en su región. Algunas marcas son *Norlevo, Vika, Plan B y Postinor-2.* Con *Postinor-2,* por ejemplo, que contiene sólo progesterona, se toma 1 pastilla antes de que pasen 5 días después de tener relaciones sexuales sin protección, y 12 horas más tarde se toma 1 pastilla más.

Efectos secundarios:

Menos de la mitad de las mujeres que toman un anticonceptivo de emergencia tendrá naúsea o vómitos. Si vomita durante las primeras 3 horas después de tomar las pastillas, tome otra dosis. Si usted vomita fácilmente, puede tomar 25 mg. de prometazina por la boca 2 veces al día. En lugar de tomar las pastillas de emergencia por la boca, puede colocarlas muy adentro de la vagina. Este método funciona de la misma manera para evitar el embarazo. No disminuye la naúsea o los vómitos como efectos secundarios, pero evita que vomite las pastillas.

Las pastillas de sólo progesterona causan menos naúsea y vómitos que las pastillas combinadas. Las mujeres que tienen problemas del corazón, cuajarones o derrames deberían usar únicamente las pastillas de sólo progesterona.

Condones (Profilácticos, Preservativos, Gomas, Forros)

Nombre: _____ precio: ____ por ____

A menudo vienen en paquetes de 3 condones

Hay muchas marcas diferentes de condones. Algunos son lubricados, otros vienen en distintos colores y otros tienen espermicida.

Además de ayudar a evitar el embarazo, los condones también pueden ayudar a prevenir enfermedades de transmisión sexual, incluyendo el VIH/SIDA. Mucha gente usa condones junto con otro método anticonceptivo.

En la pág. 290 se describe el uso y cuidado de los condones.

Diafragma

Nombre: _____ precio: _____

Para que sea más eficaz, hay que usar el diafragma con un espermicida en forma de crema o jalea. Ponga la crema en el diafragma, asegurándose de untar un poco en las orillas antes de meterlo a la vagina (vea pág. 290).

Nombre de jalea o crema: _____

Precio: _____

Espuma Anticonceptiva (marcas conocidas: *Emko, Lempko, Delfén)*

Nombre: _____ precio: _____

Para una explicación del uso de la espuma, vea la pág. 290.

Supositorios Anticonceptivos (marca conocida: *Neo Sampoon)*

Nombre: _____ precio: _____

Ésta es una pastilla con espermicida que la mujer se mete bien adentro de la vagina cerca de la cerviz (cuello de la matriz). El supositorio se debe meter 15 minutos antes de tener relaciones sexuales. (Siga las instrucciones de la caja.) Es un método anticonceptivo bastante eficaz, especialmente si la pareja además usa condones.

Dispositivo Intrauterino (DIU)

Nombre: _____ precio: _____

consulta para ponerlo: $ _____

Un DIU debe ser colocado por un trabajador de salud que tiene capacitación especial. Después de colocarse el DIU, algunas mujeres tienen reglas más largas, más pesadas y más dolorosas durante los primeros 3 meses. Estos efectos generalmente se quitan con el tiempo. De vez en cuando, un aparato sale de su lugar. Cuando eso sucede, ya no sirve para prevenir el embarazo. Por lo tanto, es importante que la mujer aprenda a tocar los hilos del DIU para asegurarse de que el aparato esté en su lugar. El DIU tiene pegado 2 hilos que cuelgan en la vagina. La mujer debe tocar esos hilos con sus dedos después de cada regla para asegurarse que DIU no se haya movido. Primero ella debe lavarse las manos y luego meter 2 dedos lo más hondo que pueda en la vagina y tentar hasta tocar los hilos. **No jale los hilos.** Si no encuentra los hilos, o si puede sentir la parte dura del aparato, la mujer debe usar condones u otro método de planificación familiar hasta consultar a un trabajador de salud capacitado. Para más información sobre el DIU, vea la página 290.

La infección pélvica es el problema más grave que puede resultar del uso de un DIU. La mayoría de las infecciones se dan en los primeros 3 meses, generalmente porque la mujer ya tenía una infección cuando se le colocó el aparato. A veces la infección se debe a que el trabajador de salud no haya colocado el DIU en condiciones limpias. Si una mujer que tiene un DIU tiene señas de infección debe conseguir ayuda de inmediato de un trabajador de salud capacitado. Vea la página 243.

Inyecciones Anticonceptivas o Anticonceptivos Inyectables

(marcas conocidas: *Depo-Provera (DMPA)*, *Noristerat (NET-EN)*, *Cyclofem*)

Nombre:_____ precio: _____

Las inyecciones anticonceptivas evitan que los ovarios de la mujer suelten óvulos (huevos o semillas de la mujer).

Las inyecciones de *Depo-Provera* y *Noristerat* contienen 1 hormona llamada progesterona. Estas inyecciones son muy aptas para las mujeres que estén dando pecho a un bebé. Pero no deben usar estas inyecciones las mujeres que tienen cualquiera de los problemas de salud descritos en la página 288. Las inyecciones de progesterona casi siempre causan cambios en la regla. A veces las mujeres que usan estas inyecciones sangran un poquito todos los días o de vez en cuando. Después de varios meses, es probable que dejen de tener la regla o sangrar. Estos cambios son un efecto normal de las inyecciones.

El *Cyclofem* es una inyección combinada que contiene 2 hormonas, estrógeno y progesterona. Las mujeres que toman estas inyecciones tendrán la regla todos los meses. No deben usar inyecciones combinadas las mujeres que están dando pecho a un bebé ni las mujeres que tienen cualquiera de los problemas descritos en la página 288. La inyección combinada se pone 1 vez al mes. Estas inyecciones son generalmente más caras que las inyecciones de sólo progesterona y son más difíciles de conseguir.

Las mujeres que usan cualquier tipo de inyección anticonceptiva a veces sufren jaquecas y suben de peso. Estos efectos generalmente se quitan después de algunos meses. Una mujer puede dejar de ponerse inyecciones anticonceptivas cuando desea, pero es posible que no quede embarazada y que no le vuelva la regla normalmente por un año o más. Si deja de ponerse inyecciones anticonceptivas y no quiere quedarse embarazada luego, debe empezar a usar otro método de planificación familiar inmediatamente.

Implantes Anticonceptivos

(marcas conocidas: *Norplant, Implanon, Jadelle*)

Los implantes anticonceptivos evitan que los ovarios de la mujer suelten óvulos (huevos o semillas de la mujer). Por eso la mujer no puede quedar embarazada. Las hormonas en las inyecciones también hacen más espesa la mucosidad que cubre el cuello de la matriz. Por eso, a los espermatozoides (la semilla del hombre) les cuesta más atravesar la mucosidad y entrar en la matriz. Las mujeres que están dando pecho a un bebé pueden usar los implantes, pero no los deben usar las mujeres que tienen cualquiera de los problemas de salud descritos en la página 288. La marca *Norplant* es la más común. Consiste de 6 tubitos y evita el embarazo por 5 a 7 años. La marca *Jadelle* tiene 2 tubitos y evita el embarazo por 5 años. *Implanon* tiene 1 tubito y evita el embarazo por 3 años.

Durante el primer año de tener un implante, algunas mujeres sangran irregularmente o por muchos días seguidos. A algunas mujeres les corta la regla, pero esto no significa que estén embarazadas. Los cambios de la regla son efectos normales de las hormonas. A veces las mujeres que tienen implantes sufren jaquecas o suben de peso, pero estos cambios generalmente se quitan después de que su cuerpo se acostumbre a la hormona que suelta el implante.

Una mujer puede dejar de usar el implante cuando desea, pero sólo un trabajador de salud capacitado puede retirar los tubitos de su brazo. Es posible que la mujer quede embarazada muy pronto después de que le retiren el implante. Ella debe usar otro método de planificación familiar si no quiere quedar embarazada.

APUNTE AQUÍ INFORMACIÓN SOBRE OTRAS MEDICINAS
O REMEDIOS CASEROS QUE SEAN ÚTILES EN SU REGIÓN.

Nueva Información - Páginas Azules

En esta edición actualizada de *Donde No Hay Doctor* hemos agregado varios temas nuevos para poner el libro al día y hacerlo más completo. Uno de los temas, el **VIH/SIDA,** es una enfermedad que se está propagando rápidamente en todo el mundo. También, las complicaciones que resultan del **aborto ilegal, envenenamiento con pesticidas** y **drogadicción** son problemas que han llegado a afectar a muchas más personas en los últimos años. Otros temas los hemos incluido porque hemos recibido muchas peticiones. Hemos añadido la sección sobre **medición de la presión arterial** porque el libro es muy usado por trabajadores de la salud y algunos de ellos tienen equipo para tomar la presión de la sangre.

VIH/SIDA (Virus de Inmunodeficiencia Humana/Síndrome de Inmunodeficiencia Adquirida)

El SIDA es una enfermedad nueva y peligrosa que una persona puede pasar a otra a través del virus llamado VIH. Ahora hay SIDA en casi todos los países del mundo y en muchos de ellos es una de las causas de muerte más comunes.

El VIH/SIDA reduce la capacidad del cuerpo para resistir las enfermedades. Una persona con VIH/SIDA se puede enfermar fácilmente de muchos males diferentes como diarrea, pulmonía, tuberculosis o un grave tipo de cáncer de la piel. La mayoría de la gente con SIDA muere de enfermedades que sus cuerpos no tienen fuerza de combatir.

El VIH/SIDA se contagia cuando la sangre, el semen, o el líquido vaginal de una persona que tiene VIH entra al cuerpo de otra persona. Éstas son algunas maneras de que se pega el VIH:

Tener relaciones sexuales con alguien que traiga el virus del SIDA.

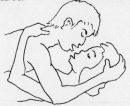

Alguien que mantiene relaciones sexuales con más de una persona, corre mayor riesgo de que le dé VIH/SIDA.

Usar la misma aguja o jeringa (o cualquier instrumento que corte la piel) sin esterilizarlo.

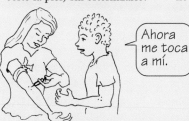

Ahora me toca a mí.

Quienes comparten la misma aguja al usar drogas corren un alto riesgo.

Pasar el VIH de una madre embarazada al bebé que lleva en el vientre.

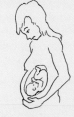

Como a un tercio de los bebés de madres con VIH, les da VIH/SIDA también.

IMPORTANTE: **El VIH se lo puede pegar alguien que parezca estar totalmente sano.** Muchas veces pasan meses y hasta años después de que el virus ha entrado al cuerpo antes de que aparezcan las primeras señas—pero **la persona le puede pasar el VIH/SIDA a otras a través del sexo o compartiendo agujas o jeringas.**

El VIH no se pega por el contacto diario como el de darse las manos, o vivir, jugar o comer juntos. Tampoco se contagia a través de la comida, agua, insectos, asientos de excusado o copas de comunión.

Señas: Las señas del SIDA son diferentes en diferentes personas. Muchas veces son las señas típicas de enfermedades comunes y corrientes, pero son más graves y duran más tiempo.

Si aparece una combinación de estas 3 señas y la persona se sigue enfermando más y más a menudo, él o ella podría tener SIDA (pero no se puede estar seguro sin un examen especial que detecte el VIH):

- **pérdida gradual de peso.** La persona adelgaza más y más.
- **diarrea** que dura más de un mes.
- **calentura** (fiebre) por más de un mes. A veces va y viene.

La persona puede tener también una o más de estas otras señas:

- tos fuerte por más de 1 mes
- algodoncillo en la boca (manchitas blancas en el fondo de la boca, lengua y paladar, vea pág. 232)
- nodos linfáticos hinchados, en cualquier parte del cuerpo (vea pág. 88)
- ronchas en la piel (salpullido)
- verrugas o llagas que siguen creciendo y no se quitan con tratamientos, sobre todo alrededor de las partes ocultas y nalgas
- cansancio constante
- a las personas con VIH/SIDA les puede dar más fácilmente la tuberculosis (pág. 179) o el herpes zona (pág. 204)

En África, al SIDA se le suele llamar la 'enfermedad flaca' porque las personas con SIDA bajan mucho de peso.

Tratamiento:

Aún no hay medicinas para curar el SIDA. Pero como la gente con VIH/SIDA tiene dificultad en combatir las infecciones, es muy importante que hagan los tratamientos indicados:

- Para la diarrea, dé Suero para Tomar (pág. 152).
- Para el algodoncillo, use violeta de genciana o nistatina (pág. 232).
- Para las verrugas, use ácido dicloroacético o tricloroacético o podofilina (págs. 374 y 402).
- Para la calentura dé muchos líquidos, aspirina, y baje la calentura alta con un baño fresco (págs. 75 y 76).
- Trate la tos y la pulmonía con antibióticos (págs. 170 y 171). Si la tos y la calentura duran mucho trate de conseguir un examen de TBC. Busque consejo sobre prevención y tratamiento de la tuberculosis en personas con VIH.
- Para picazones de la piel dé antihistamínicos (pág. 386) y trate cualquier infección (pág. 202).
- Trate de mantenerse saludable: coma bien (Capítulo 11), no fume, no beba alcohol ni mastique tobacco, y no use drogas; descanse y duerma bastante; siempre use un condón cuando tenga relaciones sexuales.

Nuevas medicinas llamadas "anti-retrovirales" (ARVs), como zidovudina (AZT), nevirapina y las combinaciones de "terapia triple" pueden ayudar a las personas con VIH/SIDA a mantenerse sanas y vivir más. Estas medicinas no matan el VIH ni curan el SIDA, pero hacen más fácil soportar la enfermedad. Desgraciadamente, estas medicinas a menudo son muy caras y difíciles de conseguir en países pobres. Consulte a un trabajador de salud que tiene experiencia con VIH/SIDA para averiguar si puede conseguir estas medicinas en su comunidad. Vea la página 249 para información sobre el uso de nevirapina para prevenir el contagio del VIH de madre a bebé.

No es necesario que las personas con VIH/SIDA vivan o duerman solas. Ni su piel ni su respiración pueden pasar la enfermedad.

En el hogar, la familia y los amigos pueden dar cariño y apoyo para ayudar a la persona a prepararse para la muerte que se acerca (vea pág. 330).

Prevención del VIH/SIDA:

♦ Tenga relaciones sexuales con una sola persona que le sea fiel.

♦ Use condón si usted o su pareja han tenido relaciones sexuales con otras personas (vea pág. 290). **Usando condón se corre menos riesgo de contagiarse uno o contagiar a otra persona con VIH/SIDA.**

♦ No tenga relaciones con personas que tienen muchas parejas sexuales, como prostitutas (mujeres u hombres), o con personas que se inyectan drogas ilegales.

♦ Trate pronto las enfermedades de transmisión sexual, sobre todo las que causan llagas o úlceras.

♦ No acepte una inyección sin estar seguro de que los instrumentos estén esterilizados. **Los trabajadores de la salud NUNCA deben volver a usar una aguja o jeringa sin esterilizarla primero (vea pág. 74).**

♦ No se inyecte drogas ilegales. Si lo hace, no comparta la misma aguja o jeringa a menos que primero la esterilice con cloro o hirviéndola por 20 minutos (pág. 74).

♦ Asegúrese de que los instrumentos para circuncisión, para hacer hoyitos en las orejas, para acupuntura y para prácticas tradicionales como tatuajes, estén bien hervidos.

♦ Si es posible, no acepte una transfusión de sangre que no haya sido examinada. Evite las transfusiones a menos que sean absolutamente necesarias.

♦ Busque formas de proteger y educar a los niños vagos, trabajadores migratorios, drogadictos y otras personas de 'alto riesgo' sobre cómo evitar que una persona se contagie, o contagie a otro, con VIH/SIDA.

♦ A largo plazo, el VIH/SIDA puede ser mejor controlado luchando por condiciones sociales y económicas más justas. Así las familias no tendrán que separarse para encontrar trabajo y las personas no tendrán que vender sexo a cambio de dinero.

Las personas con SIDA que tienen mucha calentura, diarrea o dolor necesitan cuidados especiales. Esto puede hacerse generalmente sin ningún riesgo. Pero para evitar que el virus se propague, hay algunas cosas que deben recordarse:

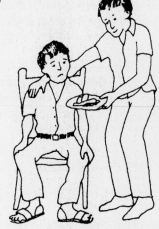

♦ La sangre, las heridas abiertas y la diarrea o vómitos con sangre pueden pasar el virus. Trate de usar guantes de plástico o de hule, o cubra las manos con bolsas de plástico, para no tocar estas cosas. Lávese las manos seguido.

♦ Hay que manejar con cuidado las toallas, sábanas y cualquier ropa que esté manchada de orina, caca o sangre. Lave todo con jabón y agua caliente o agua con blanqueador de cloro.

Trate bien a las personas con SIDA.

LLAGAS EN LAS 'PARTES OCULTAS'

Una sola llaga que no duele en los genitales (partes ocultas) puede ser seña de sífilis (vea pág. 237). Pero varias llagas pueden ser seña de otras enfermedades de transmisión sexual: verrugas genitales, herpes genital o chancro blando.

Verrugas en los Genitales

Estas verrugas son causadas por un virus que se pega por contacto sexual. Se parecen a las verrugas en otras partes del cuerpo (vea pág. 210), pero generalmente hay más de ellas.

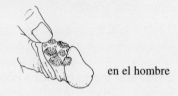

en el hombre

Señas:

Tumores de la piel chicos, duros, blancuzcos o cafés, que tienen una superficie áspera. En los hombres generalmente aparecen en el pene pero también pueden crecer en el *escroto* o en el ano (hoyo de la cola). En las mujeres crecen en los labios de la vagina, dentro de la vagina o alrededor del ano.

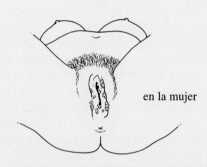

en la mujer

Tratamiento:

Póngale un poco de ácido dicloroacético o podofilina (vea pág. 374) a cada verruga. (Si es posible, ponga primero vaselina u otro ungüento grasoso alrededor de cada verruga para proteger la piel sana.) Si se usa podofilina, hay que lavarla 6 horas después. Es necesario hacerse este tratamiento varias veces. Las verrugas se encogerán poco a poco y desaparecerán. Pero muchas veces regresan.

Prevención:

El hombre debe usar condón (vea pág. 290) cuando tenga relaciones sexuales si él o su pareja tienen verrugas genitales.

> **El usar condones cada vez que tiene relaciones sexuales ayuda a evitar la transmisión de verrugas, herpes, chancro blando, VIH/SIDA y otras enfermedades que se pegan por contacto sexual.**

Herpes Genital

El herpes genital es una infección dolorosa de la piel causada por un virus. Con el herpes genital salen pequeñas ampollas en las partes sexuales. El herpes genital se lo pega una persona a otra durante el acto sexual. De vez en cuando, esta infección pasa a la boca por medio del sexo oral. Pero es diferente del tipo de herpes que comúnmente ocurre en la boca. Ese tipo por lo general no se pega mediante el sexo (vea Llagas de Fiebre, pág. 232).

Señas:

- Una o más pequeñas ampollas muy dolorosas, que parecen gotas de agua sobre la piel, salen en las partes sexuales (pene y vagina), ano, nalgas o muslos.
- Las ampollas se rompen y forman pequeñas llagas abiertas.
- Luego las llagas se secan y hacen costras.

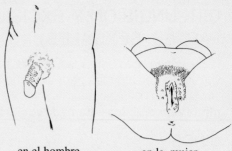

en el hombre   en la mujer

Las llagas del herpes pueden durar 3 semanas o más, con calentura, dolores, escalofríos y nodos linfáticos hinchados en la ingle. Las mujeres pueden tener dificultades para orinar.

El virus queda en el cuerpo después de que hayan desaparecido todas las señas. Pueden salir nuevas ampollas en cualquier momento, desde semanas hasta años más tarde. Generalmente las nuevas llagas salen en el mismo lugar, pero hay menos, no duelen tanto y sanan más rápido.

Tratamiento:

No hay medicinas para curar el herpes. Mantenga limpia la zona afectada. No tenga relaciones sexuales mientras tenga ampollas o llagas—ni siquiera con condón.

Lávese siempre las manos con agua y jabón después de tocar las llagas. No toque los ojos. Una infección de herpes en los ojos puede causar ceguera.

PRECAUCIÓN: Si una mujer tiene llagas de herpes al dar a luz, el bebé puede contagiarse. Esto es muy peligroso. Avísele a su trabajador de la salud o partera si alguna vez ha tenido herpes genital.

Chancro Blando

Señas:

- llagas blandas y **dolorosas** en los genitales o en el ano.
- los nodos linfáticos de la ingle se pueden hinchar (bubones)

Tratamiento:

en el hombre   en la mujer

- ◆ Dé 1 g. de azitromicina por la boca 1 sola vez., ó 500 mg. de eritromicina por la boca 4 veces al día por 7 días, ó 500 mg. de ciprofloxacina por la boca 2 veces al día por 3 días. **Las mujeres embarazadas y los niños adolescentes no deben tomar ciprofloxacina.**
- ◆ Generalmente conviene tratar la sífilis al mismo tiempo (pág. 237).

CIRCUNCISIÓN Y EXCISIÓN (CORTAR PIEL DE LAS PARTES SEXUALES)

En muchas comunidades, es una 'tradición' o 'costumbre' circuncidar a los niños varones—y en algunas partes del mundo también a las niñas. Por razones de salud la circuncisión no es necesaria. A los varones por lo general no los daña. **Pero para las niñas esta práctica—llamada excisión—es muy peligrosa y debe evitarse.**

NIÑOS

Un varoncito nace con una capucha de piel (prepucio) que cubre la 'cabeza' del pene. Mientras la orina salga por el hoyito de la punta no debe haber ningún problema. El prepucio generalmente no se puede jalar para destapar completamente la 'cabeza' del pene hasta que el chico tiene alrededor de 4 años. Esto es normal y la **circuncisión no es necesaria.** No trate de jalar el prepucio hacia atrás a la fuerza.

Pero si el prepucio se pone rojo, hinchado y tan apretado que el bebé no puede orinar sin dolor, esto no es normal. Llévelo a un trabajador de la salud para que lo circuncide tan pronto como sea posible.

Como ritual familiar, la simple circuncisión de un niño varón sano la puede hacer una partera u otra persona con experiencia. Usando una navaja nueva, se corta una pequeña parte del prepucio que se extiende más allá de la cabeza del pene. Después de cortar, sale un poco de sangre. Sostenga el pene firmemente con una gasa o tela limpia por 5 minutos, hasta que pare de sangrar. Algunos curanderos usan el jugo de una planta que ayuda a parar el sangrado (vea pág.13).

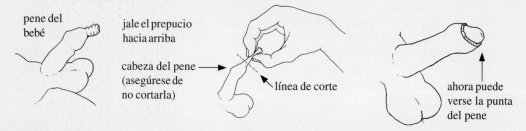

pene del bebé

jale el prepucio hacia arriba

cabeza del pene (asegúrese de no cortarla)

línea de corte

ahora puede verse la punta del pene

Si no para el sangrado, quite los coágulos de sangre con agua limpia y apriete entre los dedos la punta del prepucio con un pedacito de tela limpia hasta que deje de sangrar. No se necesita ninguna medicina.

NIÑAS

En la circuncisión o 'excisión' de las niñas, se corta el nudito blando de carne (clítoris) que está en la parte delantera de la vagina. A veces también se corta parte de los labios vaginales. Cortar el clítoris es tan malo como cortar la cabeza del pene de un varón. **La excisión no debe hacerse.** Las niñas que han tenido una excisión pueden tener muchas infecciones urinarias y vaginales y dificultades durante el parto.

También hay el peligro de un sangrado grave durante la excisión. **La niña puede morir en unos cuantos minutos. Actúe rápidamente.** Lave los coágulos para hallar el punto exacto de donde está saliendo la sangre y apriételo con fuerza por 5 minutos. Si el sangrado continúa, siga apretando el punto del sangrado mientras lleva a la niña con un trabajador de la salud o un médico que pueda ayudarle.

CUIDADOS ESPECIALES PARA BEBÉS PEQUEÑOS, PREMATUROS Y DE BAJO PESO

Un bebé que nace muy pequeño (pesa menos de 2 1/2 kilos) necesitará cuidados especiales. Si es posible, llévelo a una clínica u hospital. En el hospital pondrán al bebé en una incubadora, que es una caja especial con la temperatura controlada. La incubadora mantendrá calientito y protegido al bebé. Pero si un niño está básicamente sano, una madre puede protegerlo y calentarlo de un modo parecido a una incubadora:

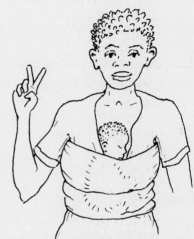

◆ Ponga al niño desnudo y derechito (no acostado), con o sin pañal, dentro de su ropa contra su piel, entre sus pechos. (Ayuda usar una blusa o suéter suelto o un rebozo amarrado a la cintura).

◆ Deje que el niño mame de sus pechos cuando él quiera, pero por lo menos cada 2 horas.

◆ Duerma medio sentada para que el bebé quede derecho.

◆ Todos los días lávele la cara y las nalgas al bebé.

◆ **Asegúrese de que el bebé esté siempre calientito.** Si hace frío, póngale más ropa y tápele la cabeza.

◆ Mientras usted se baña o descansa pídale al padre, o a algún otro familiar, que 'incube' al bebé.

◆ Lleve regularmente al bebé con un trabajador de la salud. Asegúrese de que le den todas sus vacunas (pág.147).

◆ Dele al bebé vitaminas y hierro—sobre todo vitamina D (pág. 392).

CERA EN LOS OÍDOS

Es normal tener un poco de cera en los oídos. Pero algunas personas tienen demasiada, o la cera se seca y forma una bolita dura cerca del tímpano. Esto puede tapar el canal del oído de modo que la persona no pueda oír bien.

Tratamiento:

Para quitar la cera, ablándela primero poniendo varias gotas de aceite vegetal tibio dentro de la oreja de la persona. Luego pídale que se acueste de lado con la oreja hacia arriba por unos 15 minutos. Después, lave bien la oreja echándole por dentro varias tazas de agua tibia (no caliente).

Si esto no sirve, quítele la aguja a una jeringa. Llene la jeringa con agua tibia y riegue el canal del oído. Repítalo varias veces o hasta que la cera se afloje. Deténgase si la persona empieza a sentirse mareada. Si la cera sigue sin salir, consiga ayuda médica.

jeringa
sin aguja

LEISHMANIASIS

Esta enfermedad da en África, India y el Medio Oriente, y también en el sur de México, en Centroamérica y Sudamérica. La infección la pasa de persona a persona un mosquito simúlido que infecta a la persona al picarla.

Algunas formas de esta enfermedad dañan el cuerpo por adentro (leishmaniasis visceral, kala-azar, fiebre dumdum). Éstas son muy difíciles de reconocer y el tratamiento es muy complicado y caro. Si puede, consiga ayuda médica.

Otra formas afectan principalmente la piel (leishmaniasis cutánea, llaga tropical, absceso de Delhi, espundia, uta, úlcera del chiclero). Éstas son más fáciles de tratar.

Señas de leishmaniasis de la piel:

- De 2 a 8 semanas después de ser picado, aparece una hinchazón donde picó el mosquito.
- La hinchazón se convierte en una llaga, generalmente con pus.
- Las llagas se curan solas, pero esto puede tardar desde varias semanas hasta 2 años.
- Las llagas se infectan (con bacterias) muy fácilmente.

Tratamiento:

- ♦ Limpie la llaga con agua hervida y enfriada.
- ♦ Ponga sobre la llaga un trapo mojado con agua caliente (no tan caliente que queme la piel) por 10 ó 15 minutos.
- ♦ Haga esto 2 veces al día durante 10 días. Este 'tratamiento de calor' muchas veces cura la llaga por completo.
- ♦ Si la llaga se ve infectada (roja y dolorosa), dé también antibióticos (vea pág. 351).

ENFERMEDAD DE CHAGAS
(Tripanosomiasis Americana o de Brasil)

La enfermedad de Chagas la causa un parásito que entra a la sangre y luego afecta el corazón y otros órganos. La enfermedad se transmite así: las vinchucas, un tipo de cucarachas voladoras que viven en las casas de las áreas rurales, muerden a la gente y les pasan el parásito. La enfermedad de Chagas se halla comúnmente en Sudamérica, Centroamérica y México.

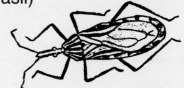

Las vinchucas (chinches compostela, chinchorros, barbeiros, chirimachas) muchas veces muerden a la gente en la cara y los labios.

Una forma temprana y muy grave de la enfermedad ocurre sobre todo en niños y a veces causa la muerte. Pero muchas veces, la enfermedad queda en el cuerpo por mucho tiempo, sin que la persona tenga señas de la enfermedad o aunque tenga muy pocas señas. Luego, después de 10 a 30 años, aparecen problemas crónicos (duraderos), incluyendo el mal del corazón. En algunas áreas, la enfermedad de Chagas es la causa principal de las muertes por mal del corazón.

Señas:

Primeras señas (pueden durar de 2 a 4 meses):

- Una llaga (chagoma) puede aparecer en el lugar de la mordida, muchas veces en la cara.
- O un ojo se puede poner rojo y tener el párpado hinchado (signo de Romaña).
- Calentura, cansancio, dolor de cabeza frecuente.
- Nodos linfáticos hinchados ('incordios' o 'secas'—vea pág. 88); a veces también se hinchan el bazo y el hígado (vea pág. 36).

Señas más tardías:

- Muchas veces pasan años con muy pocas señas o sin que haya señas. Años después aparecen los problemas.
- A veces, algunas personas tienen estreñimiento (constipación), o dificultades para tragar, o tienen náuseas (basca) y vómitos.
- Pulso irregular (disparejo) u otras señas de mal del corazón (pies hinchados, cada vez más dificultades para respirar y otras señas—vea pág. 325).

Tratamiento:

- El tratamiento médico puede curar la enfermedad al principio, pero no más tarde. Las medicinas más efectivas son el benzonidazole y nifurtimox, pero son caras y pueden tener malos efectos secundarios. Si usted sospecha que tiene chagas, consiga ayuda médica pronto.
- Para tratar el mal del corazón, vea la página 325. Un buen trabajador de la salud puede recomendarle medicinas para el corazón o unas medicinas llamadas "diuréticos", que reducen el líquido en los pies hinchados y los pulmones (haciendo que la persona orine mucho). Las barbas de elote también tienen este efecto al igual que una planta medicinal llamada cola de caballo.

Prevención:

- Las vinchucas muchas veces se esconden en las rajaduras de las paredes y en los techos de palma. Trate de tapar cualquier rajadura. O saque a las vinchucas de la casa echando hojas verdes en un fuego para que haga mucho humo. También se pueden rociar pesticidas (pero tome todas las precauciones necesarias, vea la pág. 413). Enseñe a los niños a reconocer y matar a estos bichos, pero no con las manos para que no se infecten.

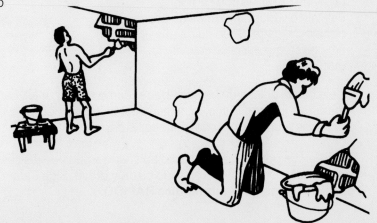

EMERGENCIAS CAUSADAS POR EL FRÍO

Pérdida de calor del cuerpo (Hipotermia)

En climas fríos, o cuando hace frío y hay lluvia o viento, las personas que no llevan puesta suficiente ropa caliente pueden perder el calor del cuerpo. **Esto es muy peligroso.** Muchas veces la persona no se da cuenta de lo que le está pasando. Puede confundirse mucho y no pedir ayuda. Y puede hasta morir.

Señas:

• No puede dejar de temblar de frío.
• Habla despacio y no muy claro.
• Se tropieza al caminar.
• No puede pensar con claridad.
• Se siente muy cansado.

Tratamiento:

♦ Lleve rápido a la persona a un lugar seco y protegido del viento.
♦ Si su ropa está mojada, quítesela y tápelo con ropa seca. Envuélvalo en cobijas.
♦ Asegúrese de taparle bien la cabeza, pies y manos.
♦ Caliente algunas piedras en un fuego y envuélvalas en trapos. Ponga las piedras calientes junto al pecho, espalda e ingle de la persona.

> *ADVERTENCIA:* **No caliente a la persona demasiado rápido porque podría causarle problemas del corazón y la muerte.**

♦ Haga todo lo que pueda para mantener caliente a la persona. Si es un niño, envuélvalo dentro de su ropa, contra su piel (vea el cuidado de niños prematuros, pág. 405). O duerma con él en sus brazos. Si puede, consiga que alguien más se acueste del otro lado. O ponga cazuelas con carbón caliente o varias lamparitas de aceite debajo del catre. (Pero cuide que el niño no se queme ni se caliente demasiado.)

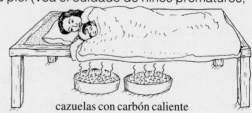
cazuelas con carbón caliente

♦ Dele cosas dulces de comer y beber como azúcar, miel, caramelos, fruta dulce y madura o jugo de frutas. Si no tiene estas cosas, dele comidas que tengan fécula (almidón) como arroz, pan, plátanos o papas.

Si la persona deja de temblar pero aún tiene alguna de las señas que mencionamos arriba, o está inconsciente, su estado es muy grave. Siga tratando de calentarlo, pero si no despierta, **consiga ayuda médica RÁPIDO.**

Temperatura Peligrosamente Baja en Bebés y Enfermos

A veces, sobre todo en tiempo frío, un bebé, un niño enfermo o una persona muy viejita, enferma, desnutrida o débil puede perder tanto calor del cuerpo que su temperatura baja más allá de lo normal. Pueden aparecer las señas que mencionamos en la página anterior y la persona puede morir. Trate de subirle la temperatura a la persona manteniéndola calientita, como explicamos en la página 408.

Piel Congelada (Congelación)

En un clima helado, si una persona no está bien abrigada, se le pueden empezar a congelar los pies, manos, orejas y a veces la cara. **La congelación es muy peligrosa.** Si se congela completamente, la piel muere y después se pone negra (pág. 213). Puede que sea necesario cortar la parte congelada (amputación).

Señas de congelación:

- Al principio, una parte del cuerpo se siente entumida y tiene dolores fuertes.
- Luego la persona no siente esa parte para nada, a medida que se congela más.
- La parte se pone pálida y se siente dura al tocarla.

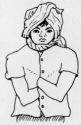

Trate de tapar las orejas y cara.

Tratamiento de la congelación leve:
Si la piel se siente blanda al tocarla, la persona probablemente tiene una congelación leve. Envuelva la parte congelada con trapos secos y caliéntela contra otra parte del cuerpo de la persona o de alguien más. Haga que la persona se siga moviendo y sáquela del frío lo antes posible.

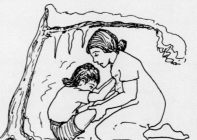

Caliente las manos y pies contra el cuerpo.

Tratamiento de la congelación grave:
PRECAUCIÓN: No comience el tratamiento hasta que esté en un lugar donde todo el cuerpo de la persona pueda mantenerse caliente durante y después del tratamiento. Es mejor dejar que una mano o un pie estén congelados por varias horas que calentarlos y luego dejar que vuelvan a congelarse. Cuando llegue a un lugar caliente y protegido:

- Llene una vasija grande con agua tibia **(no caliente)** que usted sienta agusto cuando meta la mano.
- Remoje las partes congeladas en el agua hasta que se calienten.
- Si el agua se enfría agregue más agua caliente, pero saque la mano o el pie de la persona mientras lo hace. Recuerde que ella no puede sentir qué tan caliente está el agua y podría quemarse.
- Al calentarse, la parte congelada dolerá mucho. Dé aspirina o codeína (págs. 379 y 384).
- Ya que pase la congelación, la persona debe descansar y mantenerse calientita.
- Tenga mucho cuidado con la parte que estuvo congelada. Trátela como si tuviera una herida o quemada grave (pág. 96). Consiga ayuda médica. A veces hay que cortar las partes muertas del cuerpo mediante una operación.

CÓMO MEDIR LA PRESIÓN DE LA SANGRE

Para los trabajadores de la salud y las parteras puede ser muy importante saber cómo medir la presión de la sangre (también llamada presión arterial). Les puede servir sobre todo para examinar a:

- mujeres embarazadas (vea págs. 249, 251 y 253)
- madres antes y durante el parto
- una persona que pueda estar perdiendo mucha sangre de alguna parte del cuerpo, ya sea por dentro o por fuera (pág. 77)
- una persona que pueda estar en choque (pág. 77), incluyendo choque alérgico (pág. 70)
- personas mayores de 40 años
- personas gordas (pág. 126)
- cualquier persona que tenga señas de problemas del corazón (pág. 325), de embolia (pág. 327), dificultades para respirar, dolores de cabeza frecuentes, hinchazón, diabetes (pág. 127), problemas urinarios crónicos (pág. 234) o venas hinchadas y dolorosas (pág. 175)
- personas que se sabe que tienen la presión alta (pág. 125)
- mujeres que toman (o piensan tomar) píldoras anticonceptivas (pág. 288)

Hay dos tipos de instrumentos para medir la presión:

Un manguito de presión arterial con manómetro

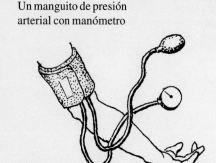

y el esfigmomanómetro que muestra el nivel de mercurio. (Este instrumento es más viejo.)

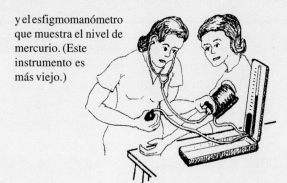

Para medir la presión:

- **Asegúrese de que la persona esté relajada.** Si hizo algún esfuerzo hace poco, o está enojada o nerviosa, su presión podría subir y dar un resultado falso. Explíquele a la persona lo que va a hacer para que no se sorprenda ni se asuste.
- Pídale a la persona que se destape el brazo y **amarre el manguito de presión** arriba del codo.
- **Cierre la válvula** de la perilla de hule dándole vuelta al tornillo en dirección de las manecillas del reloj.
- **Bombee la presión** hasta que llegue más arriba de 200 milímetros de mercurio.
- **Ponga el estetoscopio** sobre la parte del brazo que queda del lado opuesto del codo.
- **Escuche cuidadosamente el pulso** a medida que deja salir el aire del manguito. Mientras baja despacito la aguja del manómetro (o el nivel de mercurio) **tome dos lecturas:**

1. **Tome la primera lectura en el instante en que empiece a oír el suave latir del pulso.** Esto pasa cuando la presión en el manguito baja al punto más alto de la presión en la arteria (presión sistólica). La presión sistólica se alcanza cada vez que el corazón se contrae y empuja la sangre a través de las arterias. En una persona normal, esta presión es generalmente de 110 a 120 mm.

2. Siga soltando despacito la presión mientras escucha con cuidado. **Tome la segunda lectura cuando el sonido del pulso empiece a desaparecer.** Esto pasa cuando la presión en el manguito cae al punto más bajo de la presión de la arteria (presión diastólica). La presión diastólica ocurre cuando el corazón se relaja entre pulsaciones. Normalmente es de 60 a 80 mm.

Cuando apunte la presión de una persona, siempre escriba ambas lecturas. Decimos que la presión de la sangre de una persona adulta normal es "120 sobre 80", y la escribimos así:

$$PA \ \frac{120}{80} \qquad \circ \qquad PA \ 120/80$$

120 es la lectura sistólica

80 es la lectura diastólica

Para los trabajadores de la salud puede ser mejor hablar del número de arriba y el número de abajo, que usar palabras raras como sistólica y diastólica.

Usualmente, el número de abajo nos dice más sobre la salud de la persona. Por ejemplo, si la presión es 140/85 no hay mucho de que preocuparse. Pero si es 135/110, la persona tiene la **presión alta** y debe enflacar (si es gorda) o conseguir tratamiento. Por lo general se considera que una presión es alta cuando el número de abajo es de más de 100. Entonces hay que atenderla (con dieta y tal vez medicinas).

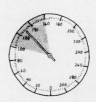

La presión arterial normal para un adulto es generalmente de 120/80, pero presiones entre 100/60 y 140/90 pueden ser normales.

Si una persona por lo regular tiene la **presión baja,** no hay que preocuparse. De hecho, una persona cuya presión tiende hacia el lado bajo de lo normal (90/60 a 110/70) puede vivir más tiempo y corre menos riesgo de tener problemas del corazón o embolias.

Una baja repentina de la presión es una seña de peligro, sobre todo si cae a menos de 60/40. Los trabajadores de la salud deben fijarse en cualquier baja repentina de la presión en personas que están sangrando o que corren el riesgo de caer en estado de choque (vea pág. 77).

Para más información sobre la medición de la presión arterial, vea *Aprendiendo a promover la salud,* Capítulo 19.

ENVENENAMIENTO CON PESTICIDAS

Los pesticidas son venenos químicos que se usan para matar ciertas plantas (herbicidas), hongos (fungicidas), insectos (insecticidas) u otros animales (por ejemplo: veneno para ratas). En los últimos años, el mal uso de pesticidas ha ido aumentando y se ha vuelto un gran problema en muchos países pobres. Estos peligrosos productos químicos pueden causar problemas de la salud muy graves. También pueden dañar el 'equilibrio de la naturaleza'. Con el tiempo, esto puede causar que las cosechas sean más pobres.

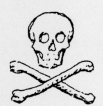

Muchos pesticidas son extremadamente peligrosos. Los campesinos muchas veces los usan sin saber cuáles son sus riesgos ni cómo protegerse contra ellos al usarlos. Por eso muchas personas **se enferman gravemente, quedan ciegas, estériles** (no pueden tener hijos), **paralíticas,** o sus hijos **nacen con defectos.** Trabajar con estos productos o comer alimentos rociados con ellos a veces también causa **cáncer.**

Al principio, los pesticidas les ayudan a los campesinos a producir cosechas más abundantes. Pero hoy en día, las cosechas tratadas con pesticidas a menudo producen menos que las cosechas sin pesticidas. Esto pasa porque los pesticidas también matan a los pájaros e insectos 'buenos' que de un modo natural controlan las plagas y mejoran la tierra. También, a medida que los insectos y las hierbas se vuelven resistentes, se necesitan mayores cantidades de pesticidas aún más venenosos. Así que una vez que los campesinos empiezan a usar estos venenos químicos, luego ya no los pueden dejar de usar.

Los pesticidas también matan a los animales beneficiosos— como abejas y lombrices.

A medida que los campesinos necesitan más y más pesticidas y fertilizantes químicos, sus costos van subiendo. Cuando los campesinos más pobres ya no pueden comprarlos para trabajar sus tierras, se las quitan. Cuando las tierras se vuelven propiedad de unos cuantos terratenientes 'gigantes' y más y más gente queda sin tierras, hay también más y más gente desnutrida y hambrienta.

Los campesinos mal pagados, que no tienen tierra, corren, junto con sus familias, un gran riesgo de envenenarse con pesticidas. Muchos viven en jacales abiertos a la orilla de campos que son rociados con pesticidas. El veneno puede entrar fácilmente en sus hogares y depósitos de agua. Esto es peligroso sobre todo para los niños chiquitos, porque hasta un poquito de estos venenos los puede dañar mucho. Los campesinos que cargan tanques de veneno en la espalda, que muchas veces gotean, también corren un gran peligro.

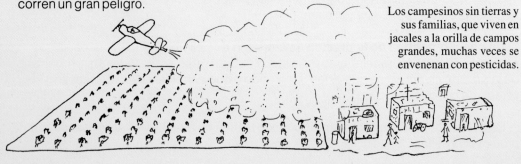

Los campesinos sin tierras y sus familias, que viven en jacales a la orilla de campos grandes, muchas veces se envenenan con pesticidas.

Se necesitan leyes que prohíban los pesticidas más peligrosos y que requieran advertencias claras en los demás. Por desgracia, cuando los gobiernos de los países industrializados limitaron el uso de muchos pesticidas peligrosos, los fabricantes empezaron a venderlos en países pobres, donde las leyes son menos estrictas.

Algunos de los pesticidas más peligrosos son: aldrin, dieldrin, endrin, clordano, heptacloro, DDT, DBCP, HCH, BHC, dibromo etileno (EDB), paraquat, paratión, agente naranja (2-4D con 2-4-5T), clorocanfeno (toxafeno), poentaclorofenil (PCP) y clordimeformo. Es muy importante leer con cuidado toda la información en las etiquetas de los pesticidas, para saber exactamente qué contienen.

ADVERTENCIA: Si usa cualquier pesticida, tome estas precauciones:

♦ Mezcle los productos y cargue el equipo rociador con mucho cuidado.
♦ Párese de modo que el viento se lleve los pesticidas lejos de usted.
♦ Use ropa protectora que le cubra todo el cuerpo.
♦ Lávese bien las manos antes de comer.
♦ Lávese todo el cuerpo y cámbiese de ropa justo después de rociar.
♦ Lave su ropa después de rociar.
♦ No deje que el agua con que lave caiga en el tanque de agua para beber.
♦ Asegúrese de que los botes de pesticidas estén claramente marcados y no estén al alcance de los niños. No use botes de pesticidas para guardar comida o agua.

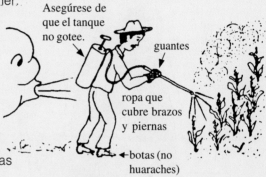

Asegúrese de que el tanque no gotee.

guantes

ropa que cubre brazos y piernas

botas (no huaraches)

PRECAUCIÓN: **Asegúrese de que los niños, y las mujeres que están embarazadas o amamantando, no toquen ni se acerquen a los pesticidas.**

Tratamiento para envenenamiento con pesticidas:

• Si la persona no respira, dele rápido respiración de boca a boca (vea pág. 80).
• Siga las instrucciones de la pág. 103 para hacer que la persona vomite, y para darle carbón en polvo (o claras de huevo) que absorban el veneno en las tripas. Pero no la haga vomitar si no sabe qué tipo de pesticida estaba usando o si tragó un pesticida con gasolina, kerosene, xileno u otro líquido con 'base de petróleo'.
• Quítele toda la ropa que esté empapada de pesticida y lave la piel que el pesticida haya mojado.

Las medidas de arriba ayudan a tratar los problemas inmediatos del envenenamiento con pesticidas, pero para llegar a la raíz del problema se necesita:

1. Educación para evitar los pesticidas más peligrosos y leyes para limitar su uso.
2. Que se organicen los campesinos para insistir en que se protejan sus derechos, y que no se ponga en peligro su seguridad personal.
3. Una distribución más justa de la tierra.

¡La gente antes que las ganancias!

¡Prohíban los pesticidas peligrosos!

COMPLICACIONES DEL ABORTO

La acción de terminar un embarazo antes de que el bebé se haya desarrollado lo suficiente como para sobrevivir se llama **aborto.** (En esta sección del libro usamos la palabra 'aborto' para referirnos a una acción planeada. La pérdida natural, no planeada, de un bebé la llamamos aquí 'malparto', aunque muchas veces a ésta también se le llama aborto o aborto natural.)

Puede ser difícil decidir si se debe o no tener un aborto. Para ayudar a una mujer a tomar esta decisión, lo mejor es darle consejos amables y respetuosos y apoyo amistoso. Cuando un aborto lo hace un trabajador de la salud entrenado bajo condiciones muy limpias en un hospital o clínica, generalmente es seguro para la mujer. Los abortos son más seguros cuando se hacen al comienzo del embarazo.

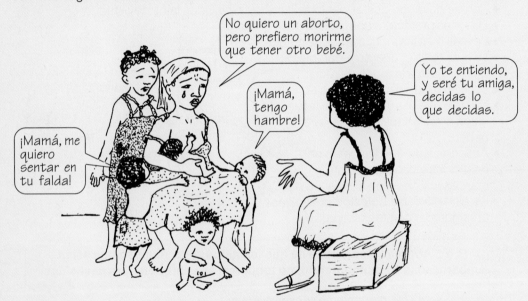

Pero cuando los abortos son hechos en casa, por personas inexpertas o en condiciones sucias, pueden ser mucho muy peligrosos. En los lugares donde los abortos son ilegales o difíciles de conseguir, estos abortos 'caseros' son una causa común de la muerte para las mujeres entre 12 y 50 años de edad.

Algunos modos de acabar con un embarazo, como meter palos u otras cosas duras en la vagina o en la matriz, apachurrar la matriz o usar medicinas modernas o hierbas medicinales, pueden causar **sangrados muy fuertes, infección** y **la muerte.**

Señas de peligro después de un aborto:

- calentura
- dolor en la barriga
- sangrado muy fuerte de la vagina

Si usted ve estas señas en una mujer que puede haber estado embarazada, podrían ser el resultado de un aborto. Pero también podrían ser señas de 'malparto' (pág. 281), de 'embarazo ectópico' (pág. 280), o de enfermedad inflamatoria del vientre (pág. 243).

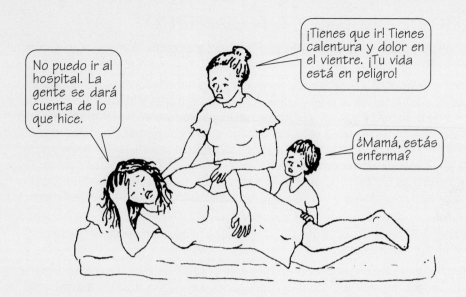

Algunas mujeres que tienen problemas después de un aborto consiguen ayuda médica. Pero tienen miedo o vergüenza de decir lo que de veras pasó. Otras pueden tener demasiado temor o vergüenza como para pedir ayuda, sobre todo si el aborto fue secreto o ilegal. Pueden esperarse hasta que estén muy enfermas. Esta espera puede ser fatal. **Un sangrado muy fuerte (más que con una regla normal) o una infección después del aborto son de mucho peligro. ¡Consiga ayuda médica de inmediato!** Mientras tanto haga lo siguiente:

♦ Trate de controlar el sangrado. Siga las instrucciones de la pág. 281 para el sangrado después de un malparto. Dé ergonovina (pág. 391).
♦ Dé tratamiento para choque (vea pág. 77).
♦ Si hay señas de infección, dé antibióticos como para Fiebre del Parto (vea pág. 276).

Para prevenir que una mujer se enferme o muera de un aborto:

♦ Dé antibióticos (ampicilina, pág. 353 o tetraciclina, pág. 356) después de cualquier aborto, sea hecho en casa o en un centro médico. Esto baja el riesgo de infecciones y complicaciones peligrosas.
♦ **Evite los embarazos no deseados.** Tanto las mujeres como los hombres deben tener a su disposición *anticonceptivos* (vea el Capítulo 20).
♦ Trabaje para hacer de su comunidad un lugar más agradable y mejor, sobre todo para las mujeres y los niños. Cuando la sociedad garantice que las necesidades de cada quien sean satisfechas, menos mujeres necesitarán conseguir abortos.
♦ Todas las mujeres deben tener a su alcance abortos hechos bajo condiciones limpias y seguras, por personas entrenadas, a un costo bajo o gratis. De esa forma las mujeres no tendrán que hacerse abortos peligrosos e ilegales.
♦ Una mujer que tenga **cualquier seña** de problemas después de un aborto—sea hecho en casa o en el hospital—debe recibir atención médica **de inmediato.** Para lograr esto, los doctores y trabajadores de la salud **nunca deben hacer que una mujer se sienta avergonzada por haberse hecho un aborto.**

ABUSO DE DROGAS Y ENVICIAMIENTO

Hoy en día, el uso de **drogas que son dañinas y que crean vicio** es un problema creciente en el mundo entero.

Aunque el **alcohol** y el **tabaco** son legales en casi todos los países, ambos son drogas 'enviciadoras' (que crean vicio). Ambos contribuyen a la mala salud y muerte de millones de personas cada año. *El abuso del alcohol* causa enormes problemas de salud y conflictos familiares y sociales en todo el mundo. *Fumar cigarrillos* ha sido durante muchos años una de las principales causas de muerte en los países ricos. Ahora se está volviendo una causa aún mayor de muerte en los países pobres. A medida que más gente ha dejado de fumar en los países ricos, las compañías de tabaco se han dirigido al Tercer Mundo. Allí han hallado un nuevo mercado para sus productos.

Hablamos sobre los problemas de salud relacionados con el uso del alcohol y el tabaco en las páginas 148 y 149.

Además del alcohol y el tabaco, en diferentes partes del mundo mucha gente está usando *'drogas ilegales'*. Éstas varían de lugar en lugar, e incluyen la **marihuana** (yerba, pasto, mota, hashish, ganja), el **opio** (heroína, morfina, smack) y la **cocaína** (crack, nieve, polvo, roca).

Un problema que se está volviendo más común es que los niños pobres de las ciudades **aspiran ciertos productos químicos,** sobre todo **ciertos tipos de gomas o pegamentos,** pero a veces también tíner, cera para zapatos, gasolina y líquidos de limpieza. También algunas personas abusan de las medicinas— sobre todo de las pastillas fuertes para el dolor, de los estimulantes y las medicinas para no engordar.

Las drogas se pueden tragar, inyectar, fumar, mascar o aspirar. Diferentes drogas causan diferentes efectos en el cuerpo y la mente. La cocaína y las nueces de cola pueden hacer que una persona se sienta contenta y con energía. Pero después de un rato se sentirá cansada, de mal humor y triste. Algunas drogas como el alcohol, opio, morfina y heroína, pueden hacer que al principio la persona se sienta relajada y calmada. Pero más tarde puede que pierda la vergüenza, el control de sí misma y quizás hasta el conocimiento. Otras drogas, como la marijuana, PCP, LSD y el peyote hacen que la persona se imagine cosas que no existen, o que tenga fantasías como de un sueño.

ADVERTENCIA: **Las mujeres embarazadas que usan alcohol, cigarros u otras drogas pueden dañar al bebé que traen adentro. Además, cuando 2 o más personas comparten la misma aguja para inyectarse drogas, corren el riesgo de contagiarse enfermedades peligrosas como la hepatitis (pág 172) y el VIH/SIDA (pág 399).**

Por lo general, la gente empieza a tomar drogas para escaparse de sus dificultades, olvidar el hambre o calmar el dolor de su vida diaria. Pero una vez que comienzan, muchas veces se envician. Si tratan de parar, se sienten mal o se vuelven violentas. Para conseguir más drogas, a menudo cometen delitos, pasan hambres o descuidan a sus familias. Así es como las drogas llegan a afectar a familias y comunidades enteras.

El vicio puede causar:

el descuido propio

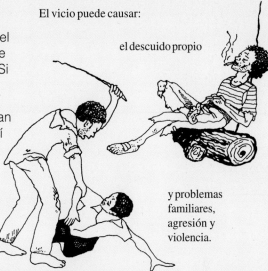

y problemas familiares, agresión y violencia.

Algunas drogas como la cocaína y heroína son muy enviciadoras. Una persona puede probar la droga una sola vez y sentir que tiene que seguir tomándola. Otras drogas envician después de un buen tiempo. El vicio es una trampa peligrosa que puede causar problemas de salud y hasta la muerte. Pero **con determinación, esfuerzo y ayuda, los vicios pueden vencerse.**

Cuando una persona recién deja una droga con que estaba enviciada, se siente muy mal y se porta raro. A esto se le llama "retiro". La persona puede estar mucho muy nerviosa, triste o enojada. Puede sentir que sin la droga no puede vivir .

Con algunas drogas, como la heroína o la cocaína, el retiro puede ser tan grave que la persona se pone violenta y lastima a otros o a sí misma. La persona puede necesitar la ayuda de una clínica especial. Para otros tipos de drogas, como alcohol, marihuana, tabaco y productos químicos, generalmente no se necesita ayuda médica. Pero el cuidado y apoyo de la familia y amigos es muy importante.

Éstas son algunas sugerencias para ayudar a resolver el problema del uso de drogas y el enviciamiento:

♦ Ayude y apoye lo más que pueda a la persona que esté tratando de vencer el uso de drogas. Recuerde que su mal humor se debe a su enviciamiento, no a usted.

♦ Los miembros de la comunidad que antes eran drogadictos pero que han vencido el vicio pueden formar un grupo de apoyo para ayudar a otros que están tratando de dejar el alcohol o las drogas. Alcohólicos Anónimos es un grupo de este tipo (vea págs. 435 y 437). Este grupo de alcohólicos en recuperación ha ayudado con éxito a mucha gente en todo el mundo a manejar sus problemas con drogas.

♦ Las familias, escuelas y trabajadores de la salud pueden informar a los niños sobre los peligros de los cigarros, el alcohol y las drogas. Ayude a los niños a aprender que hay formas más sanas de 'sentirse bien', de 'actuar como adultos' o de ser rebeldes.

♦ Trabaje para corregir algunos de los problemas en su comunidad que pueden hacer que la gente use drogas: hambre, malas condiciones de trabajo y falta de oportunidades para llevar una vida mejor. Ayude a las personas en desventaja a reclamar sus derechos.

> **Las acciones de apoyo y bondad son más efectivas que las acciones crueles y de castigo.**

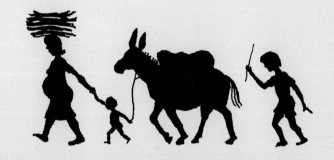

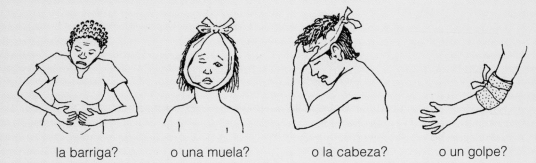

Dígito-presión

¿Qué hace una persona cuando le duele. . .

la barriga?　　　　o una muela?　　　　o la cabeza?　　　　o un golpe?

Casi todos nos apretamos la parte afectada con la mano o la vendamos para hacer que nos duela menos. ¡Es cierto! Muchas veces la presión calma el dolor.

De esto se trata la dígito-presión: de poner presión con los dedos en ciertos puntos del cuerpo, para tratar de aliviar diferentes dolencias o enfermedades.

Dígito-presión quiere decir "presión con los dedos". Es un método antiguo para calmar ciertas dolencias. Se parece a otro famoso método antiguo: la acupuntura.

Con la **acupuntura** se clavan agujas delgaditas en ciertos puntos en el cuerpo.

Con la **dígito-presión,** en lugar de usar agujas, se presionan esos puntos con un dedo.

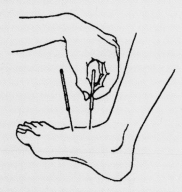

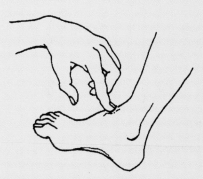

La dígito-presión, como la acupuntura, fue desarrollada en China y se ha usado más de 4 mil años. Con ella se trata de reponer el equilibrio del cuerpo que se pierde al estar enfermo. La dígito-presión ayuda a que el cuerpo se cure solo.

La dígito-presión no cura todo. Pero ayuda a calmar muchas molestias y no estorba a otros tipos de curaciones. Hoy en día, muchos médicos reconocen el valor de la dígito-presión y la acupuntura y las usan junto con la medicina moderna.

La dígito-presión se puede combinar con otras formas de tratamiento, como los medicamentos, los remedios de hierbas, los masajes y los baños.

¿PARA CUÁLES ENFERMEDADES SIRVE LA DÍGITO-PRESIÓN?

La dígito-presión puede ayudar a aliviar muchas molestias, pero **sirve mejor para algunas enfermedades que para otras.** Más que todo, aumenta la capacidad del cuerpo para defenderse o curarse.

La dígito-presión muchas veces sirve para las siguientes dolencias:

- dolor de cabeza, inclusive jaqueca (migraña)
- malestar o dolor del estómago (gastritis, gases, torcijones)
- cualquier dolor, en especial dolores lentos y duraderos (como artritis)
- asma
- problemas que producen mucha flema, como catarro, gripe, sinusitis, nariz tapada, algunas reacciones alérgicas
- problemas 'nerviosos': problemas para dormir, 'nervios' (ansiedad), 'susto'
- problemas de salud de la mujer; trastornos de la regla; la menopausia

PRECAUCIÓN: Aunque sirve para calmar muchas dolencias, **la dígito-presión no basta para combatir enfermedades peligrosas,** como tuberculosis, meningitis o apendicitis. **En caso de una posible EMERGENCIA MÉDICA no pierda tiempo probando la dígito-presión.** Consiga atención médica pronto.

CÓMO SE ESTIMULAN LOS PUNTOS DE DÍGITO-PRESIÓN

Podemos estimular (o activar) los puntos aplastándolos así, con . .

| el dedo índice, | el pulgar | o un nudillo. | Así no, porque así no se hace suficiente fuerza. |

Ponga presión continua, y haga círculos muy pequeños con la yema del dedo.

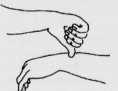

Se puede estimular cada punto indicado durante 3 ó 4 minutos varias veces al día.

Es mejor estimular el punto de ambos lados del cuerpo. Enséñele al enfermo o a uno de sus familiares a hacerlo para que ellos mismos lo hagan cada vez que lo necesiten.

CÓMO ENCONTRAR LOS PUNTOS

Para hallar la posición de los puntos que queremos estimular, podemos usar nuestras manos para medir. Las medidas se toman con el grosor de:

el pulgar	2 dedos	4 dedos
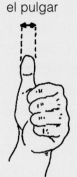	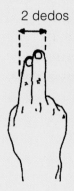	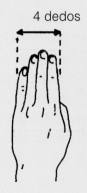

Si la persona es más o menos del tamaño suyo, usted puede medir con sus manos.

Pero si la persona es más grande o más chica que usted, mida con las manos de él o ella.

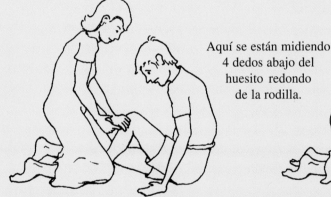

Aquí se están midiendo 4 dedos abajo del huesito redondo de la rodilla.

Después de hallar la zona indicada, trate de encontrar cerca de allí un punto doloroso. A menudo, ese punto doloroso es el que hay que apretar.

¿CUÁNDO NO SE DEBE USAR DÍGITO-PRESIÓN?

- Cuando la persona acaba de comer, bañarse o hacer mucho ejercicio. Espere como una media hora.

- Cuando el punto que se va a estimular está hinchado o se encuentra sobre una cicatriz, una várice (pág. 175) o un nacido (absceso). (Se puede estimular el mismo punto del otro lado del cuerpo, si la zona se ve sana.)

- Si la persona está borracha o muy alterada. Espere a que se calme.

PUNTOS BÁSICOS PARA PROBLEMAS COMUNES

Del gran número de puntos donde se puede aplicar dígito-presión, aquí señalamos sólo unos cuantos. Son los que se usan con más frecuencia para dolencias comunes.

Cada punto actúa sobre varias partes del cuerpo. Escoja los puntos indicados para su problema. Para mejores resultados, se pueden combinar 3 ó 4 puntos para un solo problema.

Es importante, como con cualquier remedio, identificar bien la enfermedad, buscar las causas y observar cómo responde la persona al tratamiento para seguir usándolo o cambiarlo.

Punto Universal—Tronco del Pulgar

Es de los puntos más importantes, pues calma muchos dolores.

Se encuentra en la parte más alta de la curva donde se juntan el pulgar y el índice.

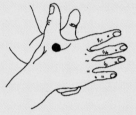

Para hallar el punto, fíjese donde hay dolor en esa zona, así:

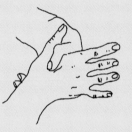

SIRVE PARA:

- Malestar o dolor del estómago o la tripa (gastritis, mala digestión)
- Asma, resfriado, gripe, bronquitis y dolor de anginas
- Problemas 'nerviosos' ('nervios', problemas para dormir, dolor de cabeza)
- Dolor en varias partes del cuerpo, sobre todo en los brazos y los hombros

Punto de la Muñeca

Se encuentra del lado del pulgar en la muñeca, en la parte plana del hueso del brazo. Para encontrarlo, junte las manos así:

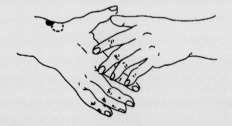
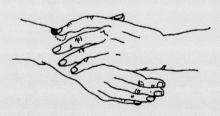

SIRVE PARA: asma, resfriado, gripe, bronquitis y dolor de anginas.

Punto Arriba de la Cabeza

Este punto está en la parte más alta de la cabeza, justo en el centro. Búsquelo con una línea imaginaria entre las puntas de las 2 orejas.

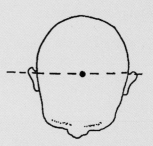

SIRVE PARA:

- Problemas de los ojos
- Problemas de los nervios y dolor de cabeza
- Enfermedades en la cabeza: sinusitis, nariz tapada, dolor de garganta

Puntos para el Dolor de Cabeza

Hay muchos puntos. No siempre se tiene que saber dónde se encuentra un punto para ayudar a calmar el dolor. Cuando tenga dolor de cabeza, busque los puntos donde duela al aplastarlos, y allí haga la dígito-presión.

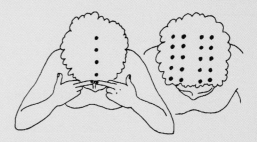

Puntos para Tensión en el Cuello, los Hombros y el Cuerpo

Estos 2 puntos se encuentran donde se junta el cráneo con la nuca. Para hallarlos, primero busque los bultitos huesudos en la parte trasera de su cabeza, y aplaste un poco más abajo de ellos hasta que halle la parte donde duela más. Ésos son los puntos.

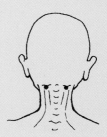

Luego búsquelos en la otra persona. Si la persona tiene tensión y dolor en cualquier parte del cuerpo, al presionar estos puntos sentirá mucho dolor. Pero la dígito-presión ayudará a relajar los músculos y a calmar el dolor. Enseñe a la persona a presionar sólo los puntos. ⟶

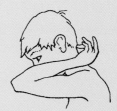

SIRVEN PARA:

- Tensión y dolor en el cuello y los hombros
- Dolor por tensión múscular o tensión nerviosa en cualquier parte del cuerpo
- Dolor de cabeza
- Si la persona tiene entumidos los brazos o las manos

Para el dolor y la tensión en el cuello y los hombros, también hace provecho sobar o dar masajes en los músculos de la nuca, los músculos entre el cuello y los hombros y los músculos de la espalda.

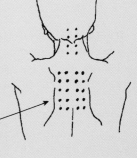

Los masajes se pueden combinar con la dígito-presión. Hágala en unos o todos estos puntos. ⟶

Punto Abajo de la Rodilla

Se encuentra 4 dedos abajo del hueso redondo
de la rodilla, del lado de afuera de la pierna,
un poco atrás del borde del hueso largo.

SIRVE PARA:
- Malestar o dolor del estómago o de la tripa
  (gastritis, mala digestión)
- Enfermedades de la mujer
- Dolores de la espalda y problemas de la rodilla
- Problemas 'nerviosos' ('nervios', problemas para
  dormir, dolor de cabeza)
- Cansancio y debilidad

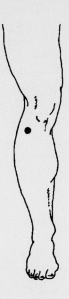

Punto del Tobillo

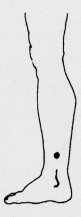

Se encuentra midiendo 4 dedos arriba del huesito del tobillo
del lado del dedo gordo, un poco atrás del hueso de la pierna.

SIRVE PARA:
- Problemas de salud de la mujer, especialmente
  trastornos de la regla
- Malestar o dolor del estómago o de la tripa
  (gastritis, mala digestión)

Puntos de la Nariz

Se encuentran junto a las alas
de la nariz.

SIRVEN PARA:
- Problemas de la nariz (nariz
  tapada, estornudos, sinusitis)
- Golpes o dolores en la cara o en la boca

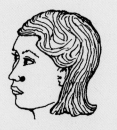
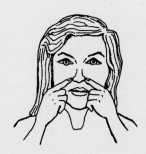

PARA MÁS INFORMACIÓN SOBRE LA DÍGITO-PRESIÓN Y LA ACUPUNTURA hay
muchos libros y folletos que usted puede consultar. PRODUSSEP en México y CISAS
en Nicaragua tienen algunos buenos. Los domicilios de estas organizaciones se
encuentran en las páginas 435 y 436.

La mayoría de los dibujos de esta sección provienen del libro *Cúrese con DIGITOPUNTURA: basta la presión de un dedo en el punto indicado*, de Pierre Diderot y Ch'ih I Sheng Shou. Agradecemos a Editorial Pax el permiso de usarlos.

VOCABULARIO

Este vocabulario está en el orden del alfabeto:
A B C CH D E F G H I J K L LL M N Ñ O P Q R RR S T U V W X Y Z

Las palabras marcadas con una estrella (*****) probablemente no aparecen en este libro, pero son usadas mucho por los doctores o se encuentran en los paquetes de las medicinas.

En este vocabulario casi no se incluyen los nombres de enfermedades. Vea el Índice (páginas amarillas) y lea la información sobre la enfermedad en el libro.

A

Abdomen   La parte del cuerpo que contiene el estómago, el hígado y las tripas. La barriga.

Abono   Una mezcla de desechos de plantas y animales que se deja podrir para usarla como fertilizante. El heno, las hojas podridas, los restos de verduras y el estiércol de los animales sirven para hacer buen abono.

Aborto espontáneo   Vea **Pérdida**.

Absceso   Una bolsa de pus producida por una infección de bacterias o de otro tipo. Por ejemplo: un nacido es un tipo de absceso.

Absceso del pecho   Vea **Mastitis**.

Acceso   Vea **Convulsiones**.

Accidente cerebral   Vea **Embolia**.

Ácido fólico   Una sustancia nutritiva que se encuentra en las verduras de hojas verdes.

Acné (barros y espinillas)   Un problema de la piel que produce granos en la cara, el pecho o la espalda. Los granos tienen cabecitas blancas de pus o a veces cabezas negras de mugre. Más común en los jóvenes (adolescentes).

Adolescente   Muchacho o muchacha de entre 12 y 17 años de edad, más o menos.

*Agítese antes de usar   Que bata bien la medicina.

Agotamiento   Muchísimo cansancio.

Agruras   Acidez; una sensación de ardor en la parte de abajo del pecho o en la parte de arriba del estómago.

Agudo   Repentino y de corta duración. Una enfermedad aguda empieza de repente y dura poco tiempo. Lo opuesto de 'crónico'.

Alcoholismo   Una necesidad continua e incontrolable de tomar alcohol (cerveza, ron, vino, etc.).

Alergia, reacción alérgica   Un problema como ronchas con comezón, salpullido, estornudos y a veces dificultad para respirar o estado de choque, que afecta a ciertas personas cuando respiran, comen, se inyectan o tocan ciertas cosas.

Alimentos que protegen el cuerpo   Alimentos que son ricos en vitaminas y minerales. Ayudan a la gente a tener cuerpos sanos y a resistir o combatir mejor las enfermedades.

Almidones   Alimentos que dan energía, como maíz, arroz, trigo, yuca, papas y calabaza.

Almorranas   Vea **Hemorroides**.

Amibas (también amebas)   Animalitos pequeñísimos que viven en el agua o en la tripa y que sólo se pueden ver con microscopio. Pueden causar diarrea, disentería y abscesos en el hígado.

Amputación   Pérdida de una parte del cuerpo.

*Analgésico   Medicina para calmar el dolor.

Anemia   Una enfermedad en que la sangre se 'aguada' por falta de glóbulos rojos. Algunas de las señas son: piel pálida, debilidad y cansancio. Vea también **Anemia perniciosa**.

Anemia perniciosa   Una clase de anemia muy rara causada por la falta de vitamina B_{12}. Perniciosa quiere decir dañina.

Ano   La abertura al final de la tripa por donde sale el excremento; fundillo, 'istantino'.

Anormal   Diferente de lo que es usual, natural o común. Lo opuesto de 'normal'.

Antiácido   Medicina que se usa para controlar el ácido en el estómago cuando hay demasiado y para calmar el malestar de estómago.

Antibiótico   Medicina que combate las infecciones causadas por bacterias.

Antibiótico de alcance amplio   Medicina que actúa contra muchos tipos de bacterias, a comparación con un antibiótico de alcance limitado, el cual sólo actúa contra unas pocas.

Antibiótico de alcance limitado   Medicina que actúa contra un número limitado de tipos de bacterias.

Anticonceptivo   Cualquier método para evitar el embarazo.

*Antiemético   Medicina para controlar los vómitos. Una medicina que ayuda a evitar que la gente vomite o sienta náuseas.

Antiespasmódico Medicina que se usa para calmar los torcijones o espasmos de la tripa.

Antihistamínico Medicina que se usa para curar alergias, como fiebre del heno y comezón. También ayuda a controlar los vómitos y produce sueño.

Antiséptico Un jabón o líquido para limpiar que evita el crecimiento de bacterias.

Antitoxina Medicina que neutraliza o actúa contra un veneno (toxina). A menudo se hace de suero sanguíneo de caballo.

Antiveneno Contraveneno. Una antitoxina que se usa para tratar envenenamiento, como con veneno de víbora.

Aorta La principal arteria o canal que lleva sangre del corazón al resto del cuerpo.

Apéndice Una bolsita parecida a un dedo, pegada al intestino grueso (tripa).

Apoplejia Una palabra vieja para embolia. Vea **Embolia**.

Apropiado Algo que es más fácil, más seguro y más probable que sirva en cierta situación o bajo ciertas condiciones.

Arteria Un canal o tubo que lleva sangre desde el corazón hasta las demás partes del cuerpo. Las arterias tienen pulso. Las venas, que regresan la sangre al corazón, no tienen pulso (no se siente que 'brinquen').

Ascaris Lombrices grandes que viven en las tripas de la gente y causan malestar, indigestión, debilidad y que a veces tapan la tripa.

Ataques Vea **Convulsiones**.

Azúcares Alimentos dulces como la miel, el azúcar o las frutas. Dan energía.

B

Bacterias Gérmenes pequeñísimos que sólo se pueden ver con un microscopio y que causan muchas enfermedades infecciosas diferentes.

Barros Vea **Acné**.

Bazo Un órgano que está debajo de las costillas del lado izquierdo del cuerpo. Normalmente es del tamaño de un puño. Su tarea es ayudar a hacer y a filtrar la sangre.

Bebé prematuro Un bebé que nace antes de los 9 meses y que pesa menos de 2 kilos.

Bilis Un líquido verde y amargo que es producido por el hígado y guardado en la vesícula biliar. Ayuda a digerir las grasas.

Bocio Una hinchazón de la parte de adelante y de abajo del cuello (agrandamiento de la glándula tiroide). Se debe a falta de yodo en la alimentación.

Bolsa de aguas La bolsa dentro de la matriz que sostiene al bebé; bolsa amniótica. Muchas veces, el parto empieza cuando esta bolsa se rompe y suelta su líquido.

Bronquios Los tubitos que llevan aire a los pulmones cuando una persona respira.

Bronquitis Una infección de los bronquios.

Bubón Un nodo linfático muy hinchado.

Bubones Nombre común del linfogranuloma venéreo.

C

Caca-a-boca Que pasa de los excrementos (suciedad) de una persona a su propia boca o a la de otra persona, generalmente mediante la comida, el agua o los dedos.

Calambre Cuando un músculo se aprieta o se entiesa y causa dolor.

Cálculos o piedritas en la vejiga Vea **Piedras en los riñones**.

Calentura Fiebre; temperatura del cuerpo más alta de lo normal.

Callos Partes duras, gruesas y dolorosas de la piel que se forman donde las sandalias o los zapatos tallan la piel o donde un dedo empuja a otro.

Calostro La primera leche que dan los pechos de la madre. Aunque se ve aguada, es rica en proteínas y ayuda a proteger al bebé contra infecciones.

Cáncer Una bola o tumor que crece y puede seguir creciendo hasta causar la muerte.

Carbohidratos Almidones y azúcares. Alimentos que dan energía.

Caries Un hueco o una parte podrida o picada (por bacterias) de un diente o una muela.

Caspa Escamas grasosas blancas o grises que aparecen en el pelo. Seborrea del cuero cabelludo.

Cataratas Un problema del ojo en que el cristalino del ojo se nubla. La persona va perdiendo la vista mas y más. La pupila se ve gris o blanca cuando uno la alumbra.

Catéter Vea **Sonda**.

Centígrado (° C.) Una medida o escala de calor y frío. La temperatura de una persona sana (temperatura normal) es 37° C. El agua se congela a los 0° C y hierve a los 100° C.

Cervix La abertura o cuello de la matriz al fondo de la vagina.

Circulación La corriente de sangre por las arterias y venas que se produce con los latidos del corazón.

Climaterio Menopausia.

Cólicos Fuertes dolores en la barriga causados por espasmos o torcijones de la tripa.

Coma Estado que se da cuando una persona pierde el conocimiento y uno no la puede despertar. Se puede deber a una enfermedad, una herida o envenenamiento, y a menudo termina en la muerte.

*Complicaciones Problemas de salud secundarios que a veces se desarrollan durante una enfermedad. Por ejemplo, la meningitis puede ser una complicación peligrosa del sarampión.

Compresa (lienzo) Un trapo doblado que se pone en una parte del cuerpo. Se puede mojar con agua caliente o fría.

Comunidad   Un grupo de personas que viven en el mismo pueblo o lugar y que tienen condiciones de vida, intereses y problemas parecidos.

Conjuntiva   Capa delgadita que cubre y protege el blanco del ojo y la parte de adentro de los párpados.

Contacto   Una persona enferma que entra en contacto con otra (la toca o está cerca de ella) puede pasarle una enfermedad contagiosa.

Contaminar   Ensuciar o infectar por contacto. Una jeringa no hervida, aunque se vea limpia, a menudo está contaminada y puede causar infecciones.

Contracciones   Cuando se encogen o se aprietan los músculos. Las contracciones fuertes de la matriz durante el parto ayudan al bebé a nacer.

Contracturas   Músculos de una coyuntura encogidos o apretados que limitan los movimientos.

*Contraindicación   Situación o condición en que no se debe usar cierta medicina. (Muchas medicinas están contraindicadas durante el embarazo.)

Convulsiones   Ataques no controlados. Una parte o todo el cuerpo se mueve o tuerce de repente, como en la meningitis o la epilepsia.

Cordón umbilical   Una cuerda en forma de manguera que conecta el ombligo del bebé con la placenta de su madre en la matriz.

Córnea   La capa transparente del ojo que cubre el iris y la pupila del lado de afuera.

Cretinismo   Condición en que un niño nace con retraso mental. Muchas veces también es sordo. Generalmente se debe a la falta de yodo en la alimentación de la madre.

Crónico   De larga duración o que se repite seguido (compare con 'agudo'). Una enfermedad crónica dura mucho tiempo.

Cucharada   La medida de una cuchara sopera que es igual a 3 cucharaditas o 15 ml.

Cucharadita   La medida de una cucharita que es igual a 5 ml. Tres cucharaditas equivalen a 1 cucharada.

CH

Chancro   Una llaga o úlcera en los genitales (partes ocultas), un dedo o un labio. No duele, pero es una de las primeras señas de la sífilis ('sangre mala').

Choque   Condición peligrosa con debilidad grave o pérdida del conocimiento, sudor frío y pulso rápido y débil. Se puede deber a deshidratación, hemorragia, una herida, quemaduras o una enfermedad grave.

D

Defectos de nacimiento   Son problemas físicos o mentales con los que nace un niño. Ejemplos son el labio leporino, un pie deforme o un dedo extra.

Deficiencia   La falta de algo; carencia.

Deforme   Que no tiene la forma correcta.

Delirio   Un estado de confusión mental en el cual la persona se pone extraviada y se mueve y habla de una manera rara; se puede producir por mucha calentura o una enfermedad grave.

*Deposiciones   Vea **Heces**.

Dermatitis   Una infección o irritación de la piel.

*Dérmico   De la piel.

Derrame   Vea **Embolia**.

Descongestionante   Una medicina que ayuda a destapar la nariz constipada.

Desecho   Flujo de líquido, moco o pus.

Deshidratación   Una condición en la que el cuerpo pierde más líquido del que toma. Esta falta de agua es especialmente peligrosa en los bebés.

Desnutrición   Problemas de salud causados por no comer suficientes de los alimentos que el cuerpo necesita.

Diarrea   Tener seguido excrementos aguados.

Dieta   Las clases y cantidades de alimentos que una persona debe comer o evitar.

Disentería   Diarrea con moco y sangre. Generalmente se debe a una infección.

Dislocaciones   Huesos zafados o que se han salido de su lugar en una coyuntura; luxaciones.

Dolor de ijar   Dolor fuerte que da en el vientre, la cintura o la barriga.

Dolor de rebote   Un dolor muy fuerte en la barriga que da cuando uno quita de repente la mano de la barriga, después de aplastarla firme pero lentamente. Este dolor es seña de 'panza peligrosa'.

Dolores del parto   Las contracciones (apretones) de la matriz que indican que el bebé nacerá pronto.

E

*Eclampsia   Ataques repentinos, sobre todo durante el embarazo o el parto. Resulta por toxemia (envenenamiento) del embarazo.

Efectos secundarios   Problemas causados por usar una medicina.

Embarazo   El período (normalmente 9 meses) en que una mujer lleva un bebé dentro de su cuerpo.

Embolia (apoplejía, derrame o accidente cerebral)   La pérdida repentina del conocimiento o de la capacidad de sentir o de moverse, causada por una hemorragia o un cuajarón dentro del cerebro.

*Embrión   Los comienzos de un bebé no nacido aún, cuando todavía es muy pequeño.

Emergencia   Una enfermedad o herida repentina que requiere de atención inmediata.

*Emético   Medicina o bebida que causa vómitos. Se usa cuando una persona ha tragado algún veneno.

Enema (lavado, lavativa o ayuda)   Una solución de agua que se pone por el ano para que la persona obre.

Enfermedad contagiosa Una enfermedad pegadiza, o sea que puede pasar fácilmente de una persona a otra.

Enfermedad de transmisión sexual (ETS) Una enfermedad que se pasa por contacto sexual.

Enfermedad infecciosa Una enfermedad 'pegadiza' o contagiosa, o sea que se pega fácilmente.

Enfermedad no infecciosa Una enfermedad que no pasa de persona a persona.

Enfermedad venérea Una enfermedad que se transmite por contacto sexual. Ahora se le llama enfermedad de transmisión sexual.

Epidemia El brote de una enfermedad que afecta al mismo tiempo a muchas personas de una comunidad o región.

Escorpión En Sinaloa, México, un lagarto venenoso. (Usualmente 'escorpión' quiere decir 'alacrán'.)

Escroto La bolsa entre los muslos de un hombre, la cual contiene los testículos o 'huevos'.

Esparadrapo Tela adhesiva.

Espasmo Una contracción muscular repentina que la persona no puede controlar. Los espasmos de la tripa producen torcijones o cólicos. Con el asma, hay espasmos de los bronquios. El tétano causa espasmos de la quijada y otros músculos.

Espástico Que tiene contracciones musculares anormales debido a un daño en el cerebro. Las piernas de los niños espásticos muchas veces se cruzan como tijeras.

Espinillas Vea **Acné**.

*Esputo El moco y pus (flema) que salen de los pulmones y bronquios de un enfermo cuando tose.

Estéril (1) Completamente limpio y sin microorganismos vivos. Las cosas generalmente se esterilizan hirviéndolas o calentándolas. (2) Estéril también quiere decir no poder tener hijos nunca.

Esterilización (1) Esterilizar instrumentos, botellas y otras cosas hirviéndolas o calentándolas en un horno. (2) También una operación para hacer que un hombre o una mujer no pueda tener más hijos.

Estetoscopio Un instrumento que se usa para escuchar los ruidos dentro del cuerpo, como el latido del corazón.

Estómago El órgano como bolsa en la barriga donde se digieren los alimentos. Comúnmente, la gente dice 'estómago' para referirse a toda la barriga o abdomen.

Estreñimiento Tener excrementos secos y duros que salen con dificultad y poco seguido.

Evacuación Vea **Obrar**.

Evaluación Un estudio para averiguar el valor de algo o cuánto se ha logrado. Muchas veces se hace comparando diferentes factores o condiciones antes y después de comenzar un proyecto o actividad.

Excremento Vea **Heces**.

*Expectorante Una medicina que ayuda a soltar y sacar el moco de las vías respiratorias (pulmones, bronquios, etc.); un ayudante para la tos.

F

Fahrenheit (° F) Una medida o escala de calor y frío. La temperatura de una persona sana (temperatura normal) es 98,6° F. El agua se congela a los 32° F y hierve a los 212° F.

Farmacia Una tienda que vende medicinas y materiales para el cuidado de la salud.

Fecha de caducidad o de vencimiento La fecha (mes y año) marcada en un paquete de medicina que indica cuándo ya no servirá. Hay que tirar la mayoría de las medicinas después de esta fecha.

*Feto El bebé que se está desarrollando en la matriz.

Fetoscopio Un instrumento para escuchar los ruidos que hace el bebé (feto) en la matriz.

Fiebre Calentura. Temperatura del cuerpo más alta de lo normal.

Fiebre del parto (También se llama fiebre del posparto o infección puerperal.) La fiebre e infección que a veces le da a la madre después del parto.

Flema Moco con pus que se forma en cantidades anormales en los pulmones y que sale con la tos.

Folículos Pequeñas bolitas.

Fontanela Mollera; el lugar blandito en la parte de arriba de la cabeza de un bebé chiquito.

Forúnculo Nacido.

Fractura Un hueso quebrado.

*Frecuencia El número de veces que algo ocurre en un tiempo determinado.

*Frecuencia respiratoria El número de veces que una persona respira en un minuto.

G

Garrapata Un animalito rastrero, parecido a un insecto, que entierra la cabeza debajo de la piel y chupa la sangre.

Gasa Telita blanda y liviana que se usa para vendas.

Genitales Los órganos del sistema reproductivo, especialmente los órganos sexuales ('partes ocultas').

Gérmenes Organismos pequeñísimos que pueden crecer en el cuerpo y causar algunas enfermedades infecciosas; microorganismos.

Giardia Un parásito pequeñísimo, que puede infectar los intestinos y causar una diarrea amarilla y espumosa.

Glándula prostática (próstata) Una glándula muscular firme en la base del canal urinario (uretra) del hombre. En hombres mayores, muchas veces la próstata se hincha y causa problemas para orinar.

Glucosa Una clase simple de azúcar que el cuerpo puede usar rápida y fácilmente. Se encuentra en las frutas y en la miel, y se puede comprar en polvo para preparar el Suero para Tomar.

Gramo (gr.) Una unidad métrica de peso. Hay 1.000 gramos en 1 kilogramo (kilo). Hay más o menos 28 gr. en una onza.

Grano (gn.) Una unidad de peso basada en el peso de un grano de trigo. 1 grano pesa 65 mg.

Gripe Un catarro fuerte, a menudo con calentura, dolor de coyunturas y a veces diarrea.

H

*Heces Excrementos; materia fecal; mierda; caca. Los desechos del cuerpo que salen por las tripas al obrar.

Hechizo Embrujo. El acto de encantar o hacer brujería.

Hemorragia Un sangrado grave o peligroso. A veces la gente usa la palabra hemorragia para cualquier sangrado, aunque sea leve.

Hemorragia de posparto Sangrado muy fuerte, que una madre puede tener después del parto.

Hemorroides (almorranas) Bolitas dolorosas cerca o dentro del ano. En realidad son várices o venas hinchadas.

Hereditario Que pasa de padres a hijos.

Hernia Abertura o desgarro en los músculos que cubren la barriga. Esta abertura deja que una parte de la tripa salga y forme una bola o bulto bajo la piel.

Hernia umbilical Un bulto grande y salido en el ombligo. Se debe a que una parte del intestino se ha salido de la bolsa que contiene las tripas.

Hígado Un órgano grande debajo de las costillas del lado derecho; ayuda a limpiar la sangre y a eliminar venenos.

Higiene Hábitos de aseo personal que contribuyen a la buena salud.

Hilo de sutura (catgut) Un hilo especial para coser (suturar) ciertas heridas y, en especial, los desgarros del parto. Este tipo de hilo se deshace lentamente para que no haya que sacar los puntos.

*Hipertensión Presión alta de la sangre.

*Hiperventilación Respiración muy rápida y profunda en una persona que está asustada.

Hipocondría Preocupación exagerada por una enfermedad imaginaria.

Histeria (1) En lenguaje común, una condición de muchos 'nervios', miedo y aflicción. (2) En términos médicos, señas de una enfermedad causada por el miedo o la mala sugestión.

Historia clínica o médica Lo que se puede averiguar al hacer preguntas sobre una enfermedad: cómo empezó, cuándo mejora o empeora, qué la alivia, si otros en la familia o comunidad también tienen la enfermedad, etc.

Hormonas Sustancias químicas producidas en ciertas partes del cuerpo para hacer algo en especial. Por ejemplo: el estrógeno y la progesterona son hormonas que regulan la regla y las posibilidades de embarazo.

I

Ictericia Color amarillo de los ojos y la piel. Es una seña de enfermedad en el hígado, la vesícula biliar, el páncreas o la sangre.

Inconsciente Vea **Pérdida del conocimiento**.

Infección Una enfermedad causada por bacterias u otros gérmenes. Las infecciones pueden afectar a una sola parte del cuerpo (como un dedo infectado) o a todo el cuerpo (como el sarampión).

Inflamación Una parte que está colorada, caliente y adolorida, muchas veces debido a una infección.

Ingle La parte delantera del cuerpo donde se juntan las piernas. El área de los genitales.

Inmunizaciones (vacunas) Medicinas que dan protección contra enfermedades específicas; por ejemplo: difteria, tos ferina, tétano, polio, tuberculosis y sarampión.

Insecticida Un veneno que mata insectos. El DDT y el lindano son insecticidas.

*Insomnio Una condición en que una persona no puede dormir, aunque quiera y necesite hacerlo.

Insulina Una sustancia (enzima) producida por el páncreas, que controla la cantidad de azúcar en la sangre. A veces las personas con diabetes necesitan inyecciones de insulina.

Intestinos Tripas. El canal que lleva comida y finalmente desechos del estómago al ano.

Intususcepción Cuando una parte de la tripa se mete dentro de la misma tripa. Usualmente esto es peligroso porque la tripa se tapa.

Inyección intramuscular (IM) Una inyección que se pone en un músculo—generalmente del brazo o de la nalga—diferente de una inyección endovenosa (EV), la cual se pone directamente en la vena.

Iris La parte de color u oscura del ojo que está alrededor de la pupila.

J

Jaqueca Vea **Migraña**.

K

Kilogramo (kg.) Mil gramos. Un 'kilo' pesa un poco más de 2 libras.

Kwashiorkor (desnutrición mojada) Desnutrición grave causada por no comer suficientes proteínas (alimentos que forman el cuerpo). Un niño con kwashiorkor tiene la cara, las manos y los pies hinchados. También tiene manchas peladas en la piel.

L

Labio leporino Labio hendido; una abertura en el labio de arriba que va desde la boca hasta la nariz (como una liebre o conejo). Algunos bebés nacen con labio leporino.

Larva El animalito como lombriz que sale del huevecillo de muchos insectos y parásitos. Cambia de forma cuando se convierte en adulto.

Lavado Una forma de lavarse la vagina metiéndose agua.

Laxante Una medicina que se usa para el estreñimiento; ablanda los excrementos y hace que sean más frecuentes.

Letrina Un hoyo o pozo en la tierra que sirve de excusado. Puede tener una casita.

Ligamentos 'Cuerdas' fuertes que mantienen las coyunturas en su lugar.

*Lingual De o relacionado con la lengua.

*Liofilizado En polvo; forma de preparar medicina inyectable para que no necesite refrigeración.

Litro (l.) Una medida métrica que es igual a un poquito más de un cuarto de galón. Un litro de agua pesa un kilogramo.

*Lubricante Un aceite o crema que se usa para hacer que una cosa se ponga resbalosa.

Luxaciones Vea **Dislocaciones**.

LL

Llagas de presión o de cama o úlceras de decúbito Llagas crónicas que aparecen en la gente que está tan enferma que no puede voltearse ni cambiar de posición en la cama.

M

Mal de ojo Una mirada de alguien que la gente cree que tiene poderes para embrujar o hacer daño.

Mandioca (yuca) Un tipo de raíz con mucho almidón, que se cultiva en las regiones tropicales.

Marasmo (desnutrición seca) Una condición causada por no comer suficiente. La persona se está muriendo de hambre. Está muy flaca y baja de peso, muchas veces barrigona.

Marca registrada Nombre comercial. El nombre que una compañía le da a su producto. Una medicina con marca registrada se vende bajo un nombre especial y a menudo es más cara que la misma medicina genérica (sin marca).

Máscara del embarazo Manchas oscuras de color verde olivo en la cara, los pechos o en medio de la panza, que son normales en una mujer embarazada.

Mastitis (absceso del pecho) Una infección del pecho que generalmente da en las primeras semanas o meses de amamantar al bebé. Hace que parte del pecho se hinche y se ponga rojo y caliente.

Matriz La 'bolsa' dentro del vientre de una mujer donde se forma el bebé. El útero.

Membrana Una capa delgada y blanda que cubre o protege alguna parte de un animal o planta.

Menopausia (climaterio) La temporada cuando se va quitando naturalmente la regla de una mujer. Por lo general ocurre entre los 40 y 50 años de edad.

Menstruación La regla de una mujer.

Mental Que tiene que ver con la mente (pensamiento, cerebro).

Microorganismo Planta o animal tan pequeñito que sólo se puede ver con ayuda de un microscopio.

Microscópico Tan pequeñito que sólo se puede ver con un microscopio.

Microscopio Un instrumento con lentes de aumento muy fuertes, que hace que las cositas pequeñas se vean más grandes.

Migraña (jaqueca) Un dolor de cabeza muy fuerte y pulsante, que a veces sólo da de un lado de la cabeza. A menudo causa vómitos.

Miligramo (mg.) La milésima parte de un gramo.

Mililitro (ml.) La milésima parte de un litro.

Minerales Metales u otras sustancias simples que el cuerpo necesita, como hierro, calcio y yodo.

Mollera Vea **Fontanela**.

Mongolismo (síndrome de Down) Una enfermedad en que el niño nace 'tonto' (retrasado mental) y con ojos rasgados, cara redonda y manos anchas con dedos cortos. Se ve torpe.

Mucosidad o moco Un líquido espeso y resbaloso que humedece y protege el 'forro' de adentro de la nariz, garganta, estómago, tripas y vagina.

N

Nacido Un bulto hinchado e inflamado con una bolsa de pus debajo de la piel. Un tipo de absceso.

Nalgas La parte del cuerpo sobre la cual se sienta una persona; asentaderas, culo, posaderas, pompas, tafanario, trasero.

*Nasal De o relacionado con la nariz.

Náusea Basca; ganas de vomitar; malestar en el estómago.

Nervios 'Hilos' delgados que van del cerebro a todas las partes del cuerpo y llevan mensajes para que la persona pueda sentir y moverse.

Nigua, güina o pique Arañita pequeñísima o un animalito parecido a una garrapata, que entierra la cabeza debajo de la piel y chupa la sangre.

Nodos linfáticos Bolitas bajo la piel en diferentes partes del cuerpo. Son trampas para los gérmenes. Al infectarse, duelen y se hinchan ('secas', 'ganglios', 'incordios'). En la tuberculosis y el cáncer, muchas veces se hinchan pero no duelen.

Nombre genérico El nombre científico de una medicina, distinto a las marcas registradas que le dan las diferentes compañías que la hacen.

Normal Usual, natural o común. Algo que es normal no tiene nada que funcione mal.

Nutritivo Alimenticio. Los alimentos nutritivos son los que tienen las cosas que el cuerpo necesita para crecer, estar sano y combatir las enfermedades.

O

Obrar Defecar, cagar, hacer popó; la manera de sacar los desechos sólidos del cuerpo.

Obstrucción Condición de estar bloqueado o tapado, sin que pueda pasar nada. Una obstrucción de la tripa es una emergencia médica.

Oftálmico De o para el ojo.

Ombligo El lugar en medio de la barriga donde estaba pegado el cordón umbilical.

Onza Una medida de peso que es más o menos igual a 28 gramos. Hay 16 onzas en una libra.

*Oral Por la boca. Una medicina oral es una que se toma por la boca.

Organismos Cosas vivas (animales o plantas).

Órgano Una parte del cuerpo que en sí es más o menos independiente y que lleva a cabo una tarea específica. Por ejemplo, los pulmones (bofes) son órganos para respirar.

Orina Desecho líquido del cuerpo; pichí; pipí.

Orzuelo Bulto rojo e hinchado en el párpado (por lo general cerca del borde), debido a una infección.

*Ótico Relacionado con los oídos.

Ovarios Dos bolsitas en el vientre de la mujer, cerca de la matriz. Producen los huevecillos que se juntan con los espermas del hombre para formar un bebé.

Oxitócicos Medicinas peligrosas que hacen que la matriz y los vasos sanguíneos se aprieten. Sólo se deben usar para controlar una hemorragia fuerte en la madre después de que el bebé haya nacido.

P

Paladar La parte de arriba y de adentro de la boca.

Paladar hendido Paladar partido; una abertura anormal en el paladar.

Páncreas Órgano debajo del estómago, del lado izquierdo, que produce insulina.

Pannus Vasos sanguíneos pequeñísimos que aparecen en el borde de arriba de la córnea en ciertas enfermedades de los ojos, como tracoma.

'Panza peligrosa' Una emergencia del abdomen que muchas veces requiere de una operación. Una persona con dolor fuerte de barriga y vómitos, pero sin diarrea, puede tener 'panza peligrosa'.

Paño Vea **Máscara del embarazo.**

Parálisis Pérdida de la capacidad para mover una parte del cuerpo o el cuerpo entero.

Parásitos Lombrices y animalitos dañinos que viven dentro o sobre otro animal o persona. Las pulgas, lombrices intestinales y amibas son parásitos.

Parásitos intestinales Lombrices y animalitos pequeñísimos que se meten en las tripas (intestinos) de la gente y causan enfermedades.

*Parenteral Que no se da por la boca, sino con una inyección.

Pasteurización El proceso de calentar la leche u otros líquidos a una temperatura específica (60° C) durante 30 minutos más o menos, para matar las bacterias dañinas.

Pelvis Huesos de la cadera.

Pérdida (aborto espontáneo) La muerte del bebé que se está desarrollando en la matriz; a veces, después viene una hemorragia fuerte con cuajarones de sangre.

Pérdida del conocimiento o del sentido Condición de una persona enferma o herida que parece estar dormida y no puede ser despertada.

Peritoneo La capa delgada entre las tripas y la pared del cuerpo. La bolsa que contiene las tripas.

Peritonitis Inflamación muy peligrosa del peritoneo. La barriga se pone dura como una tabla y la persona siente mucho dolor, sobre todo cuando trata de acostarse con las piernas derechas.

Petrolato (petrolado, *Vaselina*) Una jalea grasosa que se usa para hacer pomadas para la piel.

Piedras en los riñones Piedritas (cálculos) que se forman en los riñones y bajan al canal urinario. Pueden producir un fuerte dolor en la cintura, el costado, el canal urinario o el vientre. En la vejiga pueden tapar el canal urinario y hacer que sea muy doloroso o imposible orinar.

Placenta ('lo demás') La capa oscura y esponjosa dentro de la matriz donde el bebé se une al cuerpo de la madre. Normalmente sale de 15 a 30 minutos después de que nace el bebé.

Placenta previa Una condición en la cual la placenta se encuentra muy abajo en la matriz y tapa el cuello de la matriz. El riesgo de una hemorragia peligrosa es alto. Las mujeres que sangran en los últimos meses del embarazo—una posible seña de placenta previa— deben ir de inmediato a un hospital.

Planificación familiar El uso de métodos anticonceptivos para planear cuándo tener y no tener hijos.

Poder de sugestión o poder de la fe La influencia de las creencias o ideas firmes. Por ejemplo, las personas enfermas pueden sentirse mejor porque tienen fe en un remedio, aunque el remedio no tenga ningún efecto médico.

Polen El polvo fino que hace la flor de una planta de semilla. La gente que es **alérgica** al polen muchas veces tiene fiebre del heno, en las épocas del año cuando las plantas tiran mucho de este polvo al aire.

Pomada Un ungüento o loción que se pone en la piel.

*Posparto Después del parto.

Precaución Cuidado que se puede tener de antemano para evitar algún daño o para estar listo para una emergencia antes de que ocurra.

Prematuro Vea **Bebé prematuro.**

Presentación de nalgas o pies Un parto en el que primero salen las nalgas o piernas del bebé.

Presentación de un brazo Una posición anormal del bebé que causa que, durante el parto, salga primero una mano. Ésta es una emergencia en que se necesita un médico.

Presión de la sangre La fuerza que hace la sangre sobre las paredes de los vasos sanguíneos (arterias y venas); varía con la edad y la salud de la persona.

Prevención Lo que puede hacer uno para evitar enfermedades antes de que empiecen.

Primeros auxilios Cuidado o tratamiento de emergencia para una persona enferma o herida.

Profiláctico La palabra profiláctico quiere decir preventivo, pero a veces los condones se llaman profilácticos.

Programa para los Menores de Cinco Años Un plan que ayuda a las madres a entender las necesidades de salud de sus hijos, hacer visitas regulares a una clínica y llevar un registro (Tarjeta del Camino de Salud) del crecimiento de sus hijos menores de 5 años.

Prolapso La caída de una parte del cuerpo de su posición normal; por ejemplo: un prolapso del recto o de la matriz.

Próstata Vea **Glándula Prostática.**

Proteínas Alimentos que forman el cuerpo. Son necesarios para crecer bien y tener fuerza.

Pterigión (carnosidad) Un pedacito de carne que va creciendo poco a poco desde el borde del ojo hacia la córnea.

Pulso El número de veces que late el corazón en un minuto.

Pupila La abertura redonda o centro negro en el iris del ojo. Se achica con la luz fuerte y se agranda en la oscuridad.

Purga o purgante Laxante muy fuerte que causa diarrea.

Q

*Queratomalacia Opacidad y ablandamiento del ojo, que termina en ceguera. Es causada por falta de vitamina A.

Quiste Un bulto anormal, parecido a una bolsa llena de líquido, que se forma en el cuerpo.

R

Recto La parte donde termina el intestino grueso, cerca del ano.

Recurso Lo que se necesita o lo que hay a mano para hacer algo. La gente, tierra, animales, dinero, habilidades y plantas son recursos que se pueden aprovechar para mejorar la salud.

Reflejo Una reacción o un movimiento automático que la persona hace sin querer.

Refrescos Bebidas gaseosas como la Coca-Cola.

Resistencia La capacidad de algo para defenderse contra algo que normalmente le haría daño o lo mataría. Muchas bacterias se vuelven resistentes a ciertos antibióticos.

Respiración de boca a boca Respiración artificial. Una manera de ayudar a que respire otra vez una persona que ha dejado de respirar.

Retraso (retardo) Lentitud anormal de los pensamientos, las acciones o del crecimiento mental y emocional.

Riesgo La posibilidad de herirse, lastimarse o hacerse daño. Peligro.

Rinitis Una inflamación del 'forro' de la nariz por dentro, que muchas veces es causada por alergias. Fiebre del heno o catarro alérgico.

Riñones Dos órganos grandes con forma de frijol, que se hallan en la cintura. Filtran los desechos de la sangre y forman la orina.

Ronchas Bolitas en la piel que dan comezón. Pueden deberse a una enfermedad o alergia. Salpullido.

Rotación de cultivos Cultivar diferentes cultivos uno tras otro en el mismo terreno, para que la tierra se enriquezca más en lugar de debilitarse año tras año.

Rozadura Manchas coloradas e irritadas entre las piernas o en las nalgas de un bebé, causadas por la orina en sus pañales o en su ropa de cama.

S

Saneamiento El aseo público que incluye los esfuerzos comunitarios para prevenir enfermedades, promover la higiene y mantener limpios los lugares públicos.

Secreción Vea **Desecho.**

Sedante Medicina que da sueño.

Señas Las cosas o condiciones que se buscan al examinar a un enfermo, para saber qué enfermedad tiene. En este libro se incluyen los síntomas (los problemas que siente el enfermo) junto con las señas.

Septicemia Una infección de la sangre.

Síntomas Las molestias o condiciones que una persona nota sobre su enfermedad. En este libro se incluyen los síntomas junto con las señas.

Sinusitis Inflamación en los huecos del hueso de la cara que desemboca en la nariz. A esos huecos se les llamo senos, y la sinusitis causa dolor arriba y abajo de los ojos.

Sistema Órganos y partes del cuerpo que funcionan juntos para llevar a cabo una tarea específica; por ejemplo: el sistema urinario limpia la sangre y elimina la orina.

Sonda (catéter)   Un tubo de hule o plástico que se usa para sacar orina de la vejiga.

Sucrosa (sacarosa)   Azúcar corriente de caña o de remolacha. Es más compleja que la glucosa y al cuerpo le es más difícil usarla.

Suero para Tomar   Una bebida para corregir la deshidratación. Se puede preparar con agua hervida, sal y azúcar o cereal en polvo.

Supositorio   Una pastilla de medicina con forma de bala que se mete en el ano o en la vagina.

*Suspenda el medicamento   Deje de usar la medicina.

Suspensión   Un polvo mezclado en un líquido.

Susto   Miedo grande o repentino.

Sutura   Un punto hecho con aguja e hilo para coser una abertura o herida.

T

Tabú   Algo que se evita, está prohibido o no se permite debido a una creencia cultural.

*Talasanemia   Una clase de anemia hereditaria que se ve sólo en ciertos países. A los 2 años, el niño ya puede estar muy anémico, con el hígado y el bazo hinchados.

Tarjeta del Camino de Salud   Un registro mensual del peso de un niño, que indica si está subiendo de peso normalmente.

Temperatura   Grado de calor del cuerpo.

Tendones   'Cuerdas' fuertes que conectan los músculos con los huesos (distintos de los ligamentos, que conectan unos huesos con otros en las coyunturas).

Termómetro   Un instrumento que se usa para medir el calor del cuerpo.

Tisis   Tuberculosis.

*Tópico (local)   Para la piel. Una medicina tópica se debe poner en la piel.

Toxemia   Una enfermedad que resulta cuando hay ciertos venenos en el cuerpo; por ejemplo: toxemia del embarazo y toxemia de la orina (o uremia).

Tóxico   Venenoso.

Trabajador de la salud   Persona que ayuda a hacer de su comunidad un lugar más sano para vivir.

Tradiciones   Prácticas, creencias o costumbres que una generación pasa a otra por medio del ejemplo o de la palabra hablada.

Transmitir   Pasar de una persona a otra. Contagiar.

Trematodos   Lombrices que infectan el hígado u otras partes del cuerpo y causan diferentes enfermedades. Los trematodos de la sangre entran en la sangre y causan esquistosomiasis (Bilharzia).

Tripas   Intestinos.

Tropical   Relacionado con los trópicos o las regiones calurosas del mundo.

Tumor   Una bola anormal de tejido sin inflamación. Algunos tumores son de cáncer.

U

Ubar   En Sinaloa, México, una araña muy venenosa. Viuda negra.

Úlcera   Una abertura en la piel o en la membrana mucosa; una llaga crónica de la piel, la superficie del ojo, el estómago o la tripa.

Uretra   Tubo o canal urinario. El tubo que va desde la vejiga hasta la abertura por donde sale la orina.

Urticaria   Granos duros, gruesos y levantados en la piel que pican muchísimo. Pueden ir y venir de repente o cambiarse de un lugar a otro. Una clase de reacción alérgica.

Útero   Matriz.

V

Vacuna de refuerzo   Vacuna que se vuelve a poner después de un tiempo para renovar el efecto de las vacunas puestas antes.

Vacunas   Vea **Inmunizaciones**.

Vagina   Tubo o canal que va desde la abertura de los órganos sexuales de la mujer hasta el cuello de la matriz.

Vaginal   De o relacionado con la vagina.

Vaselina   Vea **Petrolato**.

Vasos   Tubos. Los vasos sanguíneos son las venas y arterias que llevan la sangre a través del cuerpo.

Venas varicosas (várices)   Venas muy hinchadas, muchas veces torcidas y llenas de bultos, generalmente en las piernas de personas mayores, mujeres embarazadas y mujeres que han tenido muchos hijos.

Ventosas   Vasos o tazas que contienen una llama y que se usan para hacer que la sangre suba a la superficie del cuerpo (un tipo de remedio casero).

Vesícula biliar   Una bolsita muscular pegada al hígado. La vesícula biliar guarda la bilis, un líquido que ayuda a digerir los alimentos grasosos.

Vías urinarias   El sistema de órganos dedicados a producir y deshacerse de la orina—como los riñones, la vejiga y el canal urinario (uretra).

Virus   Gérmenes más pequeños que las bacterias, que causan algunas enfermedades infecciosas (que se pegan fácilmente).

Vitaminas   Alimentos que protegen al cuerpo y que éste necesita para funcionar bien.

Vomitar   Echar por la boca lo que esté en el estómago.

X

Xeroftalmía   Resequedad anormal de los ojos debida a la falta de vitamina A.

Y

Yeso   Un vendaje duro que mantiene en su lugar un hueso quebrado hasta que sana. Enyesadura.

MÁS VOCABULARIO

Si al leer este libro encuentra otras palabras que no entiende, pídale a un trabajador de la salud, a un maestro o a alguna otra persona que se las explique. Luego puede apuntar cada palabra aquí, junto con su explicación.

DÓNDE CONSEGUIR MATERIALES EDUCATIVOS

Fundación Hesperian
1919 Addison St. #304
Berkeley, CA 94704
EE.UU.

Donde no hay doctor, Aprendiendo a promover la salud, Donde no hay doctor para mujeres y otros libros en español e inglés.

Alcohólicos Anónimos
Apartado Postal 2970
México, D.F.
06000 MÉXICO

Información sobre alcoholismo y otras adicciones. Materiales gratuitos para formar grupos de apoyo.

Editorial Pax-México
Av. Cuauhtémoc 1430
Col. Santa Cruz Atoyac
México, D.F.
03310 MÉXICO

Muchos libros y folletos sobre nutrición, parteras, planificación familiar, salud, etc.

MEXFAM
Juárez 208
Tlalpan Centro
México, D.F.
14000 MÉXICO

Libros, folletos, videos y rotafolios educativos sobre planificación familiar, sexualidad, SIDA y otras enfermedades de transmisión sexual.

María, Liberación del Pueblo
Apartado 128
CIVAC
Jiutepec, Morelos
62500 MÉXICO

Noticiero mensual escrito por mujeres sobre nutrición, derechos de la mujer, políticas nacionales e internacionales, con muchos dibujos y fotonovelas.

Movimiento Popular de Salud
a/c Mujeres para el Diálogo
Apartado Postal 19-493
Col. Mixcoac
México, D.F.
03910 MÉXICO

Diversos materiales educativos, boletín **La Salud por el Pueblo,** coordinación de encuentros nacionales y regionales.

PRODUSSEP
Kramer 71
Col. Atlántida
México, D.F.
04370 MÉXICO

Asociación de programas independientes para la promoción de servicios y educación de la salud. Asesoría, capacitación, materiales educativos, medicamentos. *Donde no hay dentista.*

A.S.E.C.S.A.
Apartado #27
Chimaltenango
04901 GUATEMALA

Periódico «El Informador Comunitario», folletos, libros, filminas, películas e información sobre programas de salud comunitaria, la medicina maya, etc.

C.I.S.A.S
Apartado 3267
Managua
NICARAGUA

Toda clase de materiales educativos, asesoría y capacitación para la salud.

CEP-ALFORJA
Apartado 369-1000
San José
COSTA RICA

Talleres, folletos y audiovisuales sobre métodos educativos.

ACCIÓN CULTURAL POPULAR
Apartado 7170
Santafé de Bogotá
COLOMBIA

Folletos, libros, cursos, grabaciones en audio y video, correspondencia.

PROFAMILIA
Calle 34 No. 14-52
Santafé de Bogotá
COLOMBIA

Información y servicios de planificación familiar y salud reproductiva.

Editorial Cuatro Vientos
Casilla 131
Santiago 29
CHILE

Donde no hay doctor, edición chilena.

Educación Popular en Salud
(EPES)
Casilla 22
Correo 44
Santiago
CHILE

Educación para la sexualidad, diagnóstico comunitario de salud, alcoholismo, drogadicción, SIDA.

ASONGS
Casilla 4242
Teófilo Vargas 322
Cochabamba
BOLIVIA

Asociación de programas, cursos, materiales educativos, libros y folletos sobre salud.

PROCOSI
Casilla 9932
Av. 20 de octubre No. 2164
La Paz
BOLIVIA

Biblioteca, contactos, libros y material didáctico para educación en salud.

Instituto de Cultura Popular
Rivadavia 1275
Reconquista
Santa Fé (3600)
ARGENTINA

Periódico «Acción» y varios folletos sobre primeros auxilios, alimentación, diarrea, medio ambiente y tecnología apropiada.

Alcohólicos Anónimos
General Services Office
P.O. Box 459
Grand Central Station
New York, NY 10163
EE.UU.

Información sobre alcoholismo y materiales para fundar grupos de apoyo para alcohólicos y drogadictos.

Media/Materiales Clearinghouse
111 Market Place, Suite 310
Baltimore, Maryland 21202
EE.UU.

Gran variedad de información y materiales para la educación en salud.

Vecinos Mundiales
4127 NW 122 St.
Oklahoma City, OK 73120-9933
EE.UU.

Libros y folletos sobre agricultura, salud, letrinas, etc.

Organización Panamericana de Salud
525 23rd Street NW
Washington, D.C. 20037
EE.UU.

Diversos materiales.

T.A.L.C.
P.O. Box 49
ST. ALBANS
Herts AL1 5TX
INGLATERRA

Filminas, tarjetas del camino de la salud, hojas de actividades Niño-a-niño.

Tearfund
P.O. Box 200
Bridgnorth
WV16 4WQ
INGLATERRA

Revista *Paso a Paso*, con excelentes ideas de tecnología apropiada.

ÍNDICE

Las palabras están apuntadas en este orden:

A B C CH D E F G H I J K L LL M N Ñ O P Q R RR S T U V W X Y Z

Los números de página que aparecen en **este tipo de letra,** le indican dónde encontrar la referencia principal en este libro. Las medicinas incluidas en las Páginas Verdes, se encuentran en el Índice de Medicinas, pág. 341.

Fichas para recetar medicinas a personas que no saben leer bien (vea pág. 64)

Nombre:

Medicina:

Para:

Dosis:

Nombre:

Medicina:

Para:

Dosis:

Nombre:

Medicina:

Para:

Dosis:

Nombre:

Medicina:

Para:

Dosis:

Nombre:

Medicina:

Para:

Dosis:

Nombre:

Medicina:

Para:

Dosis:

Nombre:

Medicina:

Para:

Dosis:

Nombre:

Medicina:

Para:

Dosis:

Fichas para recetar medicinas a personas que no saben leer bien (vea pág. 64)

	☀		☽

Nombre:

Medicina:

Para:

Dosis:

	☀		☽

Nombre:

Medicina:

Para:

Dosis:

	☀		☽

Nombre:

Medicina:

Para:

Dosis:

	☀		☽

Nombre:

Medicina:

Para:

Dosis:

	☀		☽

Nombre:

Medicina:

Para:

Dosis:

	☀		☽

Nombre:

Medicina:

Para:

Dosis:

	☀		☽

Nombre:

Medicina:

Para:

Dosis:

	☀		☽

Nombre:

Medicina:

Para:

Dosis:

Fichas para recetar medicinas a personas que no saben leer bien (vea pág. 64)

Nombre:
Medicina:
Para:
Dosis:

Nombre:
Medicina:
Para:
Dosis:

Nombre:
Medicina:
Para:
Dosis:

Nombre:
Medicina:
Para:
Dosis:

Nombre:
Medicina:
Para:
Dosis:

Nombre:
Medicina:
Para:
Dosis:

Nombre:
Medicina:
Para:
Dosis:

Nombre:
Medicina:
Para:
Dosis:

INFORME SOBRE EL ENFERMO

PARA IR A PEDIR AYUDA MÉDICA CUANDO NO PUEDE LLEVAR AL ENFERMO

Nombre del enfermo: _____ Edad: _____

¿Hombre o mujer? _____ ¿Dónde está? _____

¿Qué problema o enfermedad tiene ahora? _____

_____

_____

_____

¿Cuándo empezó? _____

¿Cómo empezó? _____

¿Ha tenido el mismo problema antes? _____ ¿Cuándo? _____

¿Tiene calentura? __ ¿Cuántos grados? __ ¿Desde cuándo la tiene? _____

¿Cuándo le da? _____ ¿Tiene dolor? _____ ¿Dónde? _____

¿De qué tipo? _____

Dé una descripción (con detalles) de todo lo siguiente que no esté normal:

Piel: _____ **Oídos:** _____

Ojos: _____ **Boca y garganta:** _____

Partes ocultas: _____

Orines: ¿Muchos o pocos? _____ ¿Color? _____ ¿Dificultad al orinar? __

Detalles: _____ Veces en 24 horas: _____ Veces en la noche: ___

Excremento: ¿Color? _____ ¿Sangre o moco? _____ ¿Diarrea? _____

Veces al día: _____ ¿Calambres? _____ ¿Deshidratación? _____

¿Poca o mucha? _____ ¿Lombrices? _____ ¿De qué tipo? _____

Respiración: Veces por minuto: _____ ¿Profunda, corta o normal? _____

Dificultad al respirar (detalles): _____ Tos (detalles): _____

¿Resuello ruidoso? _____ ¿Moco? _____ ¿Con sangre? _____

¿Hay alguna de las SEÑAS DE ENFERMEDADES GRAVES? (vea pág. 42) _____

¿Cuáles? (dé detalles) _____

_____

Otras señas: _____

¿Está el enfermo tomando alguna medicina? _____ ¿Cuál? _____

¿Ha usado antes una medicina que le haya causado ronchas con comezón o algún

otro trastorno? _____ ¿Qué medicina? _____

El estado del enfermo es: No muy grave: _____ Grave: _____ Muy grave: ___

Al reverso de esta hoja escriba cualquier información que pueda ser importante.

INFORME SOBRE EL ENFERMO

PARA IR A PEDIR AYUDA MÉDICA CUANDO NO PUEDE LLEVAR AL ENFERMO

Nombre del enfermo: _____ Edad: _____

¿Hombre o mujer? _____ ¿Dónde está? _____

¿Qué problema o enfermedad tiene ahora? _____

_____

_____

_____

¿Cuándo empezó? _____

¿Cómo empezó? _____

¿Ha tenido el mismo problema antes? _____ ¿Cuándo? _____

¿Tiene calentura? ___ ¿Cuántos grados? ___ ¿Desde cuándo la tiene? _____

¿Cuándo le da? _____ ¿Tiene dolor? _____ ¿Dónde? _____

¿De qué tipo? _____

Dé una descripción (con detalles) de todo lo siguiente que no esté normal:

Piel: _____ **Oídos:** _____

Ojos: _____ **Boca y garganta:** _____

Partes ocultas: _____

Orines: ¿Muchos o pocos? _____ ¿Color? _____ ¿Dificultad al orinar? __

Detalles: _____ Veces en 24 horas: _____ Veces en la noche: ___

Excremento: ¿Color? _____ ¿Sangre o moco? _____ ¿Diarrea? _____

Veces al día: _____ ¿Calambres? _____ ¿Deshidratación? _____

¿Poca o mucha? _____ ¿Lombrices? _____ ¿De qué tipo? _____

Respiración: Veces por minuto: _____ ¿Profunda, corta o normal? _____

Dificultad al respirar (detalles): _____ Tos (detalles): _____

¿Resuello ruidoso? _____ ¿Moco? _____ ¿Con sangre? _____

¿Hay alguna de las SEÑAS DE ENFERMEDADES GRAVES? (vea pág. 42) _____

¿Cuáles? (dé detalles) _____

_____

Otras señas: _____

¿Está el enfermo tomando alguna medicina? _____ ¿Cuál? _____

¿Ha usado antes una medicina que le haya causado ronchas con comezón o algún

otro trastorno? _____ ¿Qué medicina? _____

El estado del enfermo es: No muy grave: _____ Grave: _____ Muy grave: ___

Al reverso de esta hoja escriba cualquier información que pueda ser importante.

INFORME SOBRE EL ENFERMO

PARA IR A PEDIR AYUDA MÉDICA CUANDO NO PUEDE LLEVAR AL ENFERMO

Nombre del enfermo: _____ Edad: _____

¿Hombre o mujer? _____ ¿Dónde está? _____

¿Qué problema o enfermedad tiene ahora? _____

_____

_____

_____

¿Cuándo empezó? _____

¿Cómo empezó? _____

¿Ha tenido el mismo problema antes? _____ ¿Cuándo? _____

¿Tiene calentura? __ ¿Cuántos grados? __ ¿Desde cuándo la tiene? _____

¿Cuándo le da? _____ ¿Tiene dolor? _____ ¿Dónde? _____

¿De qué tipo? _____

Dé una descripción (con detalles) de todo lo siguiente que no esté normal:

Piel: _____ **Oídos:** _____

Ojos: _____ **Boca y garganta:** _____

Partes ocultas: _____

Orines: ¿Muchos o pocos? _____ ¿Color? _____ ¿Dificultad al orinar? __

Detalles: _____ Veces en 24 horas: _____ Veces en la noche: ___

Excremento: ¿Color? _____ ¿Sangre o moco? _____ ¿Diarrea? _____

Veces al día: _____ ¿Calambres? _____ ¿Deshidratación? _____

¿Poca o mucha? _____ ¿Lombrices? _____ ¿De qué tipo? _____

Respiración: Veces por minuto: _____ ¿Profunda, corta o normal? _____

Dificultad al respirar (detalles): _____ Tos (detalles): _____

¿Resuello ruidoso? _____ ¿Moco? _____ ¿Con sangre? _____

¿Hay alguna de las SEÑAS DE ENFERMEDADES GRAVES? (vea pág. 42) _____

¿Cuáles? (dé detalles) _____

_____

Otras señas: _____

¿Está el enfermo tomando alguna medicina? _____ ¿Cuál? _____

¿Ha usado antes una medicina que le haya causado ronchas con comezón o algún

otro trastorno? _____ ¿Qué medicina? _____

El estado del enfermo es: No muy grave: _____ Grave: _____ Muy grave: ___

Al reverso de esta hoja escriba cualquier información que pueda ser importante.

OTROS LIBROS DE LA FUNDACIÓN HESPERIAN

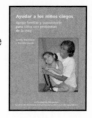

Ayudar a los niños ciegos por Sandy Niemann y Namita Jacob da inicio a la serie Asistencia temprana para niños discapacitados, una colección de libros prácticos para los padres, trabajadores de salud y otras personas que cuidan a niños discapacitados durante los primeros 5 años de vida. Este libro utiliza un lenguaje sencillo y muchas ilustraciones para mostrar actividades que ayudan a un niño o una niña con problemas de la vista a desarrollar los otros sentidos —el oído, el tacto, el olfato y el gusto— para explorar, aprender y participar en el mundo. 200 páginas.

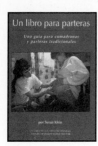

Un libro para parteras por Susan Klein es una guía para parteras, comadronas, trabajadoras de la salud comunitaria, y cualquier persona interesada en la salud de las mujeres embarazadas y sus bebés. La autora ha puesto énfasis especial en formas de ayudar a las mujeres embarazadas a cuidar su salud; cómo dar una buena atención durante el embarazo y el parto; y cómo resolver las complicaciones que pueden surgir antes, durante y después del parto. Trata además la planificación familiar, el amamantamiento, y la preparación de equipo casero de bajo costo que facilitan el trabajo de la partera. 528 páginas.

Donde no hay doctor para mujeres por A. August Burns, Ronnie Lovich, Jane Maxwell y Katharine Shapiro utiliza un lenguaje sencillo y más de 1000 ilustraciones para explicar cómo identificar los problemas de salud más comunes que afectan a las mujeres, y cómo las mujeres pueden cuidarse a sí mismas. Los autores analizan cómo la pobreza, la discriminación y la cultura machista perjudican la salud de la mujer y limitan su acceso a una atención satisfactoria. Se incluyen muchos ejemplos de acciones comunitarias que pueden beneficiar la salud de todas las mujeres. 584 páginas.

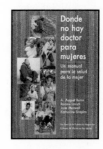

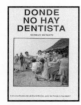

Donde no hay dentista por Murray Dickson le enseña a la gente a cuidarse los dientes y las encías. Además da información detallada y ilustrada de cómo usar equipo dental, tapar muelas, sacar dientes y más. Hace hincapié en los métodos de enseñar la importancia de la salud bucal y la nutrición. 208 páginas.

El niño campesino deshabilitado por David Werner contiene un tesoro de información sobre las discapacidades comunes de la niñez, como son: la polio, la artritis juvenil, la parálisis cerebral, la ceguera y la sordera. El autor explica cómo hacer, a bajo costo, una variedad de aparatos de ayuda. 672 páginas.

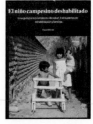

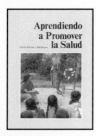

Aprendiendo a promover la salud por David Werner y Bill Bower. Un libro de métodos, materiales e ideas para promotores de salud que trabajan en el campo y para sus instructores, basándose en las necesidades y los recursos de la gente con quien se trabaja. Explica cómo planificar un programa de capacitación, hacer materiales de enseñanza, el uso de cuentos y sociodramas, etc. 640 páginas.

Fundación Hesperian
1919 Addison Street #304
Berkeley, California 94704 EE.UU.

tel: 1-510-845-4507, fax: 1-510-845-0539
correo-e: bookorders@ hesperian.org
sitio web: www.hesperian.org

INFORMACIÓN SOBRE LAS SEÑAS VITALES

TEMPERATURA

Hay dos sistemas de numeración para termómetros: Centígrado (°C) y Fahrenheit (°F). Se puede usar cualquiera de los dos para medirle la temperatura a una persona.

Así se comparan:

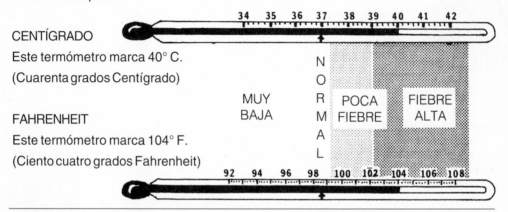

CENTÍGRADO

Este termómetro marca 40° C.

(Cuarenta grados Centígrado)

FAHRENHEIT

Este termómetro marca 104° F.

(Ciento cuatro grados Fahrenheit)

PULSO (LATIDO DEL CORAZÓN)

Para una persona en descanso {
ADULTOS .... de 60 a 80 latidos por minuto es normal.
NIÑOS .... de 80 a 100 latidos por minuto es normal.
NIÑOS MUY CHIQUITOS .... de 100 a 140 latidos por minuto es normal.

Por cada grado Centígrado (°C) que sube la calentura, el pulso aumenta más o menos 20 latidos por minuto.

RESPIRACIÓN

Para una persona en descanso {
ADULTOS Y NIÑOS GRANDES .... de 12 a 20 veces por minuto es normal.
NIÑOS .... hasta 30 veces por minuto es normal.
NIÑOS MUY CHIQUITOS .... hasta 40 veces por minuto es normal.

Más de 40 respiraciones cortas por minuto es seña de pulmonía (vea pág. 171)

PRESIÓN DE LA SANGRE

(Esto se incluye para los trabajadores de salud que tienen aparato para medir la presión de la sangre.)

Para una persona en descanso } 120/80 es normal, pero esto varía mucho.

El que la segunda medida (cuando ya no se oye el latido) sea de más de 100, es una seña peligrosa de presión alta (vea pág. 125).